The BioMechanics Method for Corrective Exercise

The BioMechanics Method for Corrective Exercise

교정 운동을 위한 생체역학

Justin Price, MA
Creator, The BioMechanics Method

Hansol

교정 운동을 위한 생체역학

발 행 2023년 11월 20일
저 자 Justin Price, MA
역 자 공두환, 구두회, 권일수, 송기재, 김영주, 김용연, 김정규, 김지혁
김철현, 신화경, 양상진, 어수주, 윤진호, 장혁기, 지무엽, 천성용
발행처 한솔의학
주 소 서울시 마포구 월드컵북로 64-1, 1층
전 화 02-3144-6788
정 가 45,000원

ISBN 979-11-89657-50-5

mdbook.co.kr

The BioMechanics Method for Corrective Exercise

The BioMechanics Method for Corrective Exercise

교정 운동을 위한 생체역학

지은이 Justin Price, MA

역자대표 김영주(성신여자대학교)

역자 공두환(서울점프정형외과의원)
구두회(성신여자대학교)
권일수(한국체육대학교)
송기재(나사렛대학교)
김영주(성신여자대학교)
김용연(신구대학교)
김정규(강원대학교)
김지혁(경남정보대학교)
김철현(순천향대학교)
신화경(대구가톨릭대학교)
양상진(동원대학교)
어수주(한국열린사이버대학교)
윤진호(한국체육대학교)
장혁기(서울여자대학교)
지무엽(건강운동과학연구소)
천성용(호남대학교)
(가나다순)

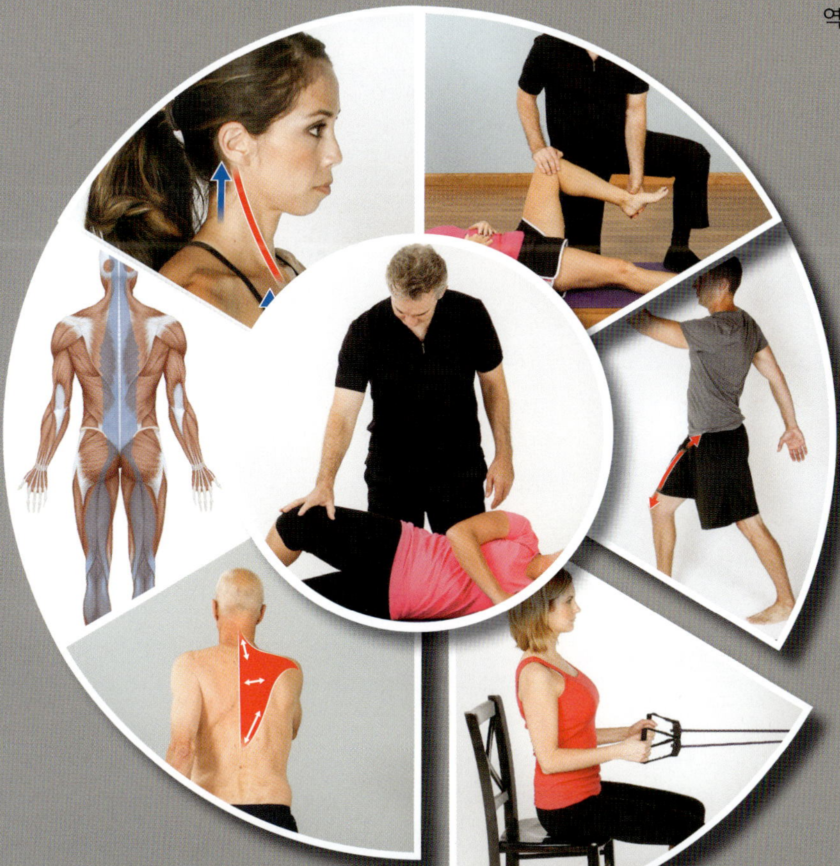

Hansol

목차

목차

추천사

대부분의 인간 행동은 반복적으로 일어나며 적응과 습관을 형성합니다. 이러한 이유로 현대인은 다양한 정적 및 동적 자세 모순을 안고 생활하고 있습니다. 안타깝게도 우리는 통증이라는 형태의 신체적 경고 신호가 있기 전까지는 신체의 이상을 인식할 수 없습니다. 즉, 통증이 시작되었다는 것은 신체가 부정적인 환경에 장기간 노출되었음을 의미하며 다양한 자극에 대한 우리 몸의 이해와 반응에도 다양한 오류가 포함되었을 가능성이 있음을 의미합니다.

최근에는 이를 극복하기 위한 다양한 방법이 제안되고 있습니다. 여기에는 수술적 치료, 비수술적 치료, 보존적 치료가 포함됩니다. 이 중 최근에 움직임 관련 영역에서 관심이 증가하고 있는 부분이 움직임의 재교육을 위한 교정운동이라고 할 수 있습니다.

인간은 신체활동의 오류로 인해 다양한 근골격계 관련 질환 및 통증 발생의 가능성을 내재하고 있습니다. 질환 및 통증의 발생 부위와 형태에 따라 치료 방법은 달라집니다. 그러나 현재까지 근골격 관련 질환 및 통증에 대한 교정운동에 대해 온몸에 걸쳐 설명하고, 개선에 이르는 과정을 정리한 정보는 아직 미비한 것이 현실입니다.

이 책은 교정운동에 대해 준비, 근육의 이해, 운동 지도의 방법으로 분류해 설명하고, 실제에 대해서도 자세히 기술하였습니다. 따라서 근골격계 질환 · 통증의 운동학적 해결에 관한 '현장 지침서'라고 할 수 있습니다. 인구 고령화와 운동 부족 및 과로로 인한 근골격계 질환의 발생률이 증가함에 따라 교정운동은 성별이나 연령에 관계없이 매우 중요합니다. 더욱이 초고령 사회를 맞이하는 우리의 사회환경을 고려하면 이 책의 역할이 중요할 것입니다.

이 책이 운동 현장에 계신 분들과 근골격계 질환, 통증이 있는 분들에게 큰 도움이 되기를 바랍니다.

2023년

사)대한선수트레이너협회 회장김 용 일

Preface

피트니스 전문가들을 위한 교정 운동 교육의 세계 최고의 교과서인 *BioMechanics Method for Corrective Exercise*에 오신 것을 환영한다. 이 책은 교정 운동을 통해 일반적인 근골격계 불균형의 해결방안을 가르치기 위해 피트니스 전문가를 위해 작성되었다. 근골격계 및 운동 기능 장애에 관한 다른 책과 달리 이 책은 전문 용어가 없는 언어를 사용하여 이해하기 쉬운 개념을 설명하고 있다. 내용은 독자가 의뢰인과 작업할 때 이러한 전략을 쉽게 이해하고 구현할 수 있도록 단계별 프로세스(실제 사례 및 사례 연구 포함)로 제공된다.

나는 운이 좋게도 거의 30년 동안 건강 및 피트니스 산업의 필수적인 부분이 되었다. 이것은 저에게 고객과 전문가가 개인 및 직업 목표를 달성하기 위해 노력하는 것을 관찰하고 도울 수 있는 훌륭한 기회를 주었다. 이 흥미진진하고 깨달음을 주는 여정 동안, 저는 업계의 판도에 분명한 변화가 있음을 목격했다.

전통적으로 피트니스 전문가의 임무는 운동 또는 미적 개선을 추구하는 일반 대중에게 광범위한 운동 교육 및 프로그래밍, 교육 및 동기 부여를 제공하는 것이다.

이러한 목표를 추구하기 위해 피트니스 전문가는 고객이 대부분의 스포츠 환경에서 나타나는 다소 힘든 신체 활동을 수행하도록 안내해 왔다. 그러나 연구에 따르면 현재 개인 훈련 서비스를 사용하는 사람들의 대략 90%가 통증없이 낮은 수준의 신체 활동을 수행할 수 없는 일시적 또는 만성 근골격 문제가 있다고 보고했다(Schroeder and Donlin 2013). 업계 연구에 따르면 체육관에 가입하는 인구 중 가장 빠르게 성장하는 부분 중 하나가 55세 이상 인구이지만, 피트니스 전문가의 약 50%만이 근육이나 관절 통증 및 기타 신체적으로 제한된 근골격계 질환이 있는 사람들에게 서비스를 제공할 수 있는 적절한 기술을 보유하고 있다고 보고했다(IHRSA 2017; Schroeder and Donlin 2013). 분명히, 고객의 능력과 일반적인 피트니스 서비스 제공 사이에는 관리의 격차가 존재한다. 확실히 피트니스 전문가의 역할은 이러한 요구사항을 충족하도록 발전해야 한다.

나는 특히 근골격계 기능 장애를 겪고 있는 고객과 함께 일하는 피트니스 전문가의 교육적 필요를 채우기 위해 이 책을 썼다(그리고 BioMechanics Method Corrective Exercise Specialist 자격증명을 만들었다). 이것은 근골격계 평가, 해부학, 교정 운동 및 프로그램 설계 영역에서 역량을 제공하여 건강 및 피트니스 산업에서 잘 관리될 수 있도록 이러한 격차를 해소할 수 있도록 한다.

BioMechanics Method는 근육 및 관절 통증을 평가하고 해결하기 위한 가장 효과적인 교정 운동 전략을 탐구, 발견, 생성, 교육 및 적용하기 위해 평생을 바친 결과물이다. 교정 운동 분야에서 국제적으로 인정받는 전문가로서 저는 50개국 이상에서 수십만 명의 학생들에게 직접 교정 운동 교육을 제공할 수 있는 특별한 기회를 가졌다. 나는 또한 근골격 재활 분야에서 가장 존경받는 의료 및 건강 전문가들과 함께 일할 수 있는 특권을 누렸으며 일반적이고 독특한 근골격 문제를 가진 수많은 고객들을 개인적으로 도왔다. 이러한 환상적인 경험들은 복잡한 의학 텍스트의 정보와 방법을 살펴보고 교정 운동 분야에 대한 가치를 고려했으며, 나의 고객과 수천 가지 기술을 시도하여, 존경하는 동료와 네트워크를 구축하였으며, 궁극적으로 이 텍스트에 요약된 실제적이고 실용적이면서 체계적인 전략을 개발하도록 했다.

나는 의도적으로 피트니스 전문가들이 고객과 함께 일할 때 이해하기 쉬운 방법으로 할 수 있도록 그 내용을 발표했다.

다루는 주제는 다음과 같다.

- 일련의 평가를 시행하여 일반적인 근골격계 불균형을 확인
- 이러한 일반적인 불균형이 뼈와 연부조직 구조에 어떤 영향을 미치는지 이해
- 교정 운동들의 다양한 유형들에 대해 배우기
- 고객들의 상태에 대해 적절한 운동 전략을 선택하는 방법 알기
- 근육과 관절 통증의 근본적인 원인을 다루기 위해 전체 교정 운동 프로그램 설계

성공적인 교정 운동 프로그램을 개발하는데 있어 가장 중요하고 가장 간과되는 측면 중 하나인 이 모든 정보를 고객에게 효과적으로 전달하기 위한 전략과 예제가 본문 전반에 통합되어 있다. 추가적인 보너스로 여러분 자신과 여러분의 기술을 마케팅, 홍보 및 네트워크화하는 방법에 대한 자료도 있는데, 이를 통해 여러분은 교정적인 운동 재능을 재정적으로 활용할 수 있다. 모든 절차, 기술 및 프로세스는 학습경험을 향상시키기 위해 표, 그림으로 잘 설명되어 있다. 또한 모든 장에 "자가 점검" 및 기술 습득 활동이 포함되어 있어 평가, 해부학, 프로그램 설계 및 비즈니스 기술을 연습하고 완벽하게 수행할 수 있다.

평가 및 운동 자료의 단계별 특성은 이러한 기술에 대해 훈련을 받고 자격을 갖춘 전문가가 잠재적인 원인과 일반적인 근골격 불균형을 완화하여 통증을 신속하게 제거하고 신체 기능을 개선하기 위한 가장 성공적인 기술을 모두 식별할 수 있도록 보장한다.

교정 운동을 위한 BioMechanics 기법은 어떤 종류의 정렬이 어떻게 몸 전체에 통증, 부상, 기능 장애를 일으킬 수 있는지에 대해 피트니스 전문가들을 교육한다. 또한 개별 상담과 평가 결과를 활용하여 고객의 운동 욕구를 정확히 파악하여 성공적으로 시작하거나 정규 피트니스 프로그램으로 복귀할 수 있도록 한다. 간단히 말해서, BioMechanics 기법을 훈련받은 사람들은 고객의 근골격계 회복을 위해 직접적으로 충족시킬 수 있는 기술을 가지고 있다. 그들은 미래의 피트니스 전문가들을 완벽하게 대변한다.

Preface

이책의 구성(organization)

책의 내용은 논리적이고 순차적인 형식으로 구성되어 있으며, PART I '구조 평가의 기본'부터 순서대로 읽어야 한다. 이 장에서는 발과 발목, 무릎, 허리-골반 다리이음뼈(lumbo-pelvic hip girdle), 등뼈(thoracic spine)와 팔이음뼈(shoulder girdle), 목과 머리에 대한 일련의 언어, 시각 및 실기 평가를 수행하는 방법과 이러한 평가를 고객에게 효과적으로 전달하는 방법에 대해 배우게 된다. 평가과정에서 고객에 대해 얻은 결과가 전체 교정 연습 과정의 기초로 활용되기 때문에 책의 처음부터 시작하는 것이 필수적이다. 처음부터 고객의 골격 구조를 이해하면 Part II에서 자세한 기능 해부학 및 연부조직 정보를 이해하는 데 필요한 기본 구조와 배경 정보를 얻을 수 있다.

다음으로 당신은 근육과 움직임을 이해하면서 Part II로 진행한다. 여기에서 100개 이상의 뼈, 관절, 근육, 그리고 다른 연부조직 구조를 소개하고 이 부분들이 Part I에서 논의된 근육의 불균형에 어떻게 영향을 받는지 배울 것이다. 이 절의 해부학적 정보는 역시 근막구조가 교정 운동 프로그램의 일부로 다루어져야 할 수도 있다는 것을 가르쳐줌으로써 운동 선택의 단계를 설정한다.

Part III '교정 운동의 기본'에서는 교정 운동 프로그램의 요소, 각 고객의 요구에 맞게 연습 프로그램을 선택하고 적응하는 방법, 각 기술을 코칭하는 방법에 대해 알아보며 교정 연습 프로그램과 통합하기 위한 비운동 관련 전략도 이 장에서 다뤄진다.

Part IV, Complete Correct Exercise Library에는 자가근막이완, 스트레칭, 근력운동의 배열이 포함되어 있다. 이 포괄적인 요소들은 고객의 근골격계 및 신체 조건을 건설적으로 해결할 특정 기술의 선택을 안내한다.

Part V, 교정 운동 프로그램 설계는 교정 운동 프로그램을 개발하고 긍정적인 고객 관계를 육성하여 상담, 개별 세션 및 프로그램이 성공적임을 입증하는 방법에 대한 자세한 지침을 제공한다. Part V에는 고객과 작업 시 과정의 다양한 구성요소를 원활하게 구현할 방법을 이해하는 데 도움이 되는 귀중한 사례 연구도 포함되어 있다.

마지막으로, Part I에서 V까지 배운 교정 연습 기술을 활용할 수 있도록 Part VI, 교정 연습 비즈니스, 네트워킹 및 추천 시스템에 대한 세부 사항, 실습 범위를 유지하기 위한 팁, 그리고 고객을 유치하고 유지하기 위한 마케팅 방법이 소개되어 있다. 이 텍스트에 설명된 관행은 두 저자 모두 실생활에서 성공적으로 사용되었으며 입증되었다. 그리고 전 세계 수천 명의 BioMechanics 방법 교정 운동 전문가가 이러한 기술을 훈련받았다. 이 책을 읽고 여기에 있는 교정 운동 전략을 적용하기 위한 귀하의 노력은 의심할 여지 없이 뛰어난 피트니스 전문가로서의 발전에 지속적인 가치를 가져다줄 것이다.

Acknowledgments

감사의 말(Acknowledgments)

이 책을 만드는 데 도움을 준 Human Kinetics의 헌신적이고 열심히 일하는 모든 전문가에게 감사드린다. 특히 Amy Tocco, Amanda Ewing 및 Joshua Stone에게 이 프로젝트가 결실을 맺기 위한 지속적인 열정과 헌신에 감사드린다. 감사의 말은 또한, Mary, Gene, Robert, Mazza, Gloria, Elizabeth, Jason 및 Angel에게 특별한 감사와 함께 BioMechanics Method의 놀라운 팀에 진심으로 감사드린다. 여러분의 도움이 없었다면 BioMechanics Method와 이 책은 불가능했을 것이다.

01

FUNDAMENTALS OF STRUCTURAL ASSESSMENT

구조적 평가의 기초

1부에서는 BioMechanics Method 구조평가 프로세스에 대해 배우게 된다. 이 섹션에서는 일련의 언어적, 시각적, 실제적 평가를 수행하여 고객의 근골격계 상태에 대한 적절한 정보를 수집하는 방법을 알려준다. 움직임을 방해하고 운동 범위를 제한하며 근육과 관절 통증을 유발할 수 있는 일반적인 근골격계 불균형에 대해 발과 발목, 무릎, 목과 머리를 평가하는 단계별 과정을 배우게 된다. 신체의 특정 부위를 평가하기 위한 학습 방법 외에도 신체의 한 부분의 근골격계 불균형이 다른 부위의 움직임과 위치에 어떤 영향을 미치는지 배울 것이다. 신체가 일련의 상호 관련된 부분으로 작동하는 방식에 대한 통찰력을 통해 고객의 증상을 넘어 운동 기능 장애의 근본적인 원인을 찾을 수 있다. 또한, 고객의 근골격계 상태를 평가하여 얻은 지식은 해당 시스템의 편차에 의해 영향을 받을 수 있는 근육과 연조직 구조를 이해하는 데 도움이 된다(2부에서 다룬다). 효과적인 의사소통 전략은 고객이 구조평가 접근의 단계별 특성을 이해하고 인식할 수 있도록 1부 전반에 걸쳐 강조된다. 이러한 간단한 전략은 고객에게 평가과정을 더욱 즐겁게 만들고 교정 운동 프로그램 개발에 전적으로 귀하와 함께 참여하려는 고객의 욕구를 강화할 것이다. 마지막으로, 고객의 평가 결과 및 근골격계 건강 기록에 대한 기타 관련 정보를 고객 평가 다이어그램(CAD, 부록 참조)에 기록하는 방법에 대한 자세한 지침이 제공된다. CAD는 고객의 교정 연습 프로그램을 설계하기 시작할 때 매우 유용한 지침서 역할을 할 것이다.

01

CHAPTER 01
The Process of Structural Assessment
구조적 평가 과정

구조적 평가는 피트니스 전문가가 고객의 근골격계 상태와 기능에 대한 정보를 수집하는 데 사용할 수 있는 가장 중요한 도구 중 하나이다. BioMechanics Method 구조평가 과정은 정보를 조직적이고 순차적이며 논리적인 형식으로 수집하도록 설계되었다. 이 과정에는 초기 구두 상담 후 고객의 발과 발목, 무릎, 허리-엉덩이 다리이음뼈(요추-골반 고관절대, lumbo-pelvic hip girdle), 등뼈와 팔이음부위(견갑대, shoulder girdle), 목 및 머리에 대한 시각 및 수기 평가가 포함된다. 이 구조적 평가의 결과는 고객 근골격계의 현재 상태에 대한 정보를 제공할 것이다. 또한, 고객이 일상 활동, 운동 및 스포츠에 참여할 때 나타날 수 있는 기능 장애 및 움직이는 방식에 대한 통찰력을 제공한다. 예를 들어, 구조적 평가가 서 있을 때 발이 과도한 엎침(over-pronated feet)된 것으로 밝혀지면(즉, 평발) 걷기 및 달리기와 같은 보다 역동적인 활동 중에 고객의 발도 과도한 엎침의 가능성이 있다(Bryant and Green 2010).

구조 평가를 위해서 고객을 만나기 전에 평가과정이 원활하게 진행되는지 확인사항에 대해 여러 가지 사항을 고려해야 한다. 다음 지침은 여러분이 능숙해지고 고객의 스트레스를 최소화하는 데 도움이 될 것이다.

고객과의 초기 접촉

대면 평가 전에 고객에게 연락하여 약속에 대한 질문에 답하십시오. 이 첫 번째 대화는 본질적으로 일상적이지만 고객과의 지속적인 관계에 대한 분위기를 조성하므로 전문적인 신뢰를 구축하는 데 도움이 되도록 잘 수행해야 한다.

현재 이메일과 문자 메시지의 인기에도 불구하고 가능하면 전화로 연락해야 하며 고객과 직접 대화해야 한다. 내담자는 구조적 평가과정에 대해 매우 불안해할 수 있으며, 고객이 무엇을 입을지, 약속이 얼마나 오래 지속하는지, 비용이 얼마인지, 가족 구성원을 약속에 데려갈 수 있는지와 같은 질문을 할 것이다. 직접 연락하면 이러한 초기 불안을 완화하고 처음부터 더 격려적이고 지원하는 관계를 구축하는 데 도움이 된다(Bryant, Green, and Newton-Merrill 2013). 고객과의 관계에 대한 자세한 내용은 22장을 참조한다.

상담을 위해 고객을 적절하게 준비시키기 위해 예상되는 것에 대한 기본 개요를 제공하십시오. 예를 들어, 다음과 같이 말할 수 있다. "초기 세션에서 귀하의 신체에 대한 일련의 질문을 하고 철저한 근골격 평가를 수행할 것이다. 이것은 우리가 효과적으로 운동하는 능력에 영향을 줄 수 있거나 느끼는 통증을 유발할 수 있는 가능한 기능 장애 영역을 식별하는 데 도움이 된다. 진행되는 과정에 대해 궁금한 점에 대해서도 기꺼이 답변해 드리겠다." 고객에게 평가 과정에서는 신체의 특정 부분을 명확하게 볼 것을 요구한다고 말한다. 따라서 평가에 적합한 복장을 착용해야 한다. 남성 고객은 반바지를 입고(또는 약속 장소에 가져와서 갈아입고) 탱크톱을, 여성 고객은 반바지와 스포츠 브라 또는 탱크톱을 착용하도록 조언한다. 또한 고객에게 평가를 위해 양말과 신발을 벗어야 한다고 알려야 한다.

고객이 방금 설명한 옷을 입는 것이 불편하다고 말하거나 여성고객이 그런 옷을 입는 것이 걱정스럽다고 하면 두 가지 요구 사항을 모두 충족할 수 있는 수용 가능한 대안을 찾아야한다. 몸에 꼭 맞는 티셔츠로 상체를 평가할 수 있으며 반바지 대신 러닝 레깅스나 요가 바지를 입을 수 있다. 고객에게 불편함을 주는 옷을 입도록 강요하지 않는다. 고객이 이전에 귀하의 시설, 체육관 또는 사업장에 가본 적이 없는 경우 건물 또는 회의 장소에 대한 정확한 길찾기, 주차 정보 및 건물에 대한 기타 유용한 정보를 제공한다. 약속 당일에 참조할 수 있도록 이 정보를 자세히 설명하는 이메일로 대화 내용을 확인해야한다. 초기 상담 일정을 잡는 것은 고객에게 스트레스가 되는 경험이 될 수 있다. 전화나 후속 이메일에서 처음 말할 때 너무 많은 정보로 잠재 고객을 압도하지 않는다. 지침을 간결하고 명확하며 단순하게 유지한다. 직접 만나서 추가 사항에 대해 자세히 설명할 수 있다(Price 2012).

구조적 평가과정

구조 평가과정에는 다음 세 가지 요소가 포함된다.

1. 구두 평가(verbal assessment)
2. 시각적 평가(visual assessment)
3. 실기 평가(hands-on assessment)

이 과정의 각 부분은 고객에 대한 중요한 정보를 수집하도록 설계되었다. 과정의 각 요소를 차례로 완료하고 어떤 부분도 생략하지 않는다.

구두 평가

구두 평가는 구조적 평가 과정의 첫 번째이다. 고객의 근골격계 건강에 대한 건강 이력 정보를 얻는 데 사용된다. 구두 평가는 전화로 고객과 처음 접촉하는 동안 비공식적으로 시작된다. 처음 방문 시 고객을 직접 만날 때 구조화된 형식으로 계속된다. 구두 평가에는 근골격계 불편감, 과거 부상 및 수술, 신체 활동의 유형 및 강도, 직업, 근골격계에 영향을 미칠 수 있는 진단된 의학적 상태에 대해 내담자가 가질 수 있는 정보에 대한 질문이 포함된다. 응답은 고객의 현재 기능 수준을 평가하는 데 도움이 될 것이다. 그것은 또한 내담자가 근골격 건강에 대해 신체적으로나 정신적으로 어떻게 느끼는지에 대한 귀중한 통찰력을 제공할 것이다. 더욱이, 구두 평가는 당신이 평가 과정의 시각적인 부분과 실제적인 부분으로 진행함에 따라 당신과 고객의 신뢰 관계를 발전시키는 데 도움이 된다(Price and Bratcher 2010). 고객 평가 도표(CAD)(이 장의 뒷부분에서 자세히 설명하고 부록에서 사용 가능)는 구두 평가 중에 물어야 하는 질문을 안내한다.

CAD에는 각 질문에 대한 고객의 답변을 위한 공간이 있다. CAD에 X를 표시하여 고객이 현재 또는 과거에 통증이나 기능 장애를 경험한 신체 부위를 나타낼 수 있다. 고객이 편안하게 앉아서 모든 질문에 답할 수 있도록 약속 시작 시 구두 평가를 전체적으로 수행해야한다. 고객이 직접 CAD를 작성하도록 요청하지 말아야한다. 모든 질문을 직접 하고 CAD에 정보를 기록하는 것이 중요하다. 각 질문에 시간을 할애하면 피드백을 장려하고 신체 언어를 관찰하며 팀워크와 의사 소통의 분위기를 조성할 수 있다(Whitworth et al. 2007). 때때로 고객은 구두 평가 중에 무언가를 잊어버리는 것에 대해 긴장할 수 있다. 시각적 평가 및 실제 평가를 수행할 때 기억하는 추가 정보를 기록해 두도록 해야한다.

시각적 및 실기 평가

구조적 평가 프로세스의 시각 및 실기 평가 부분에는 고객 신체의 각 주요 영역을 시각적이고 수동적 검사를 하는 것이 포함된다(Kendall, McCreary, and Provance 2005).

평가 과정의 이 두 가지 구성 요소는 별개이지만 과정을 보다 실용적이고 시간이 덜 소요되도록 하려면 동시에 수행해야 한다. 호기심 많은 피트니스 전문가로서 당신은 고객의 근골격계 불균형에 대한 정보를 수집하는 데 큰 관심을 가질 수 있지만 꽉 끼는 옷을 입고 당신 앞에 서 있는 긴장된 고객은 당신의 관심을 중요하게 생각하지 않을 수도 있다.

따라서 고객이 과정의 각 단계를 이해하도록 하는 동시에 시각적 및 실제 평가를 빠르고 효율적으로 수행한다. 이름에서 알 수 있듯이 실제 평가에는 귀하와 고객 간의 물리적 접촉이 필요하다. 어떤 식으로든 고객을 만지기 전에 항상 허락을 구하고 시행하기 전에 무엇을 할 것인지 설명해야한다. 또한 고객에게 불편함을 느끼거나 접촉을 원하지 않거나 평가를 계속하고 싶지 않은지 말하도록 요청해야 한다. 발과 발목에서 시각 및 실기 평가를 시작한다. 이것은 발과 발목이 신체의 다른 부분보다 더 관련이 있기 때문이 아니라 여기에서 평가를 시작하는 것이 고객이 덜 불편하기 때문이다. 발과 발목에 대한 평가를 완료한 후에는 무릎, 요추-골반 고관절 거들, 흉추, 어깨 거들, 목 및 머리에 대한 평가를 수행하면서 몸의 위쪽으로 올라가게 된다.

발에서 머리쪽 접근 방식을 통해 고객은 과정이 진행됨에 따라 긴장을 풀고 신체의 각 후속 영역을 평가할 때 더 편안함을 느낄 수 있다(Price and Bratcher 2010).

시각 및 실기 평가를 수행할 때 과정을 설명하고 결과를 공유하여 고객이 각 단계에서 일어나는 일을 이해할 수 있도록 해야 한다. 각 신체 부위를 평가할 때 CAD의 적절한 공간에 결과를 기록해야한다. 고객이 평가 중 언제라도 통증이나 불편함을 나타내면 즉시 평가를 중지하고 괜찮아진 다음 평가를 계속한다. 구조적 평가를 수행하는 데 더 능숙해지고 연습을 할수록 각 절차를 설명하고 고객에게 간단한 용어로 결과를 설명하는 것이 더 쉬워질 것이다. 흥미로운 방식으로 평가를 수행하는 귀하의 능력은 또한 과정에 대한 고객의 관심을 강화하는 데 도움이 될 것이다. 그러면 그들은 자신의 근골격계 불균형이 신체 기능에 어떻게 부정적인 영향을 미치는지 이해하기 시작할 것이다. 평가 과정 중 효과적인 의사소통은 또한 고객이 교정 운동 프로그램을 차후 준수하는 데 도움이 될 수 있다(Price 2016). 예를 들어, 운동할 때 무릎의 불편함을 완화하기 위해 도움을 구하는 고객을 생각해 보라. 구조적 평가를 하는 동안 무릎의 불편함에 영향을 줄 수 있는 발과 발목의 불균형을 확인한다. 결과적으로 발과 발목에 대한 일련의 교정 운동을 권장한다. 발과 발목의 불균형이 무릎에 어떤 영향을 미칠 수 있는지 구조적 평가 중에 효과적으로 설명하지 않으면 운동을 하는 것의 가치를 깨닫지 못할 수 있다. 사실, 고객은 통증이 있는 무릎이 아니라 발/발목을 위한 운동이기 때문에 당신이 "잘못된" 운동을 제공하고 있다는 사실에 짜증을 낼 수도 있다. 반면에 그녀의 발과 발목의 불균형이 어떻게 무릎 통증을 유발할 수 있는지 잘 설명했다면 고객은 당신이 추천하는 운동을 더 잘 수행할 것이다. 각 신체 부위를 평가할 때 신체 전체에 대해 생각하고 현재 평가 중인 영역에 다른 구조가 어떻게 영향을 미칠 수 있는지 결정한다. 예를 들어, 고객이 발과 발목의 불균형을 발견했다면 신체의 다른 불균형이 발과 발목 문제의 원인이 될 수 있는지 고려해야된다. 이 텍스트의 Park I에 있는 나머지 장에서는 각 신체 영역이 다른 부분에 의해 어떻게 영향을 받는지 자세히 설명한다. 인체의 각 구조는 상호 연결된 사슬에서 연결 고리로 기능한다는 것을 이해하는 것이 중요하다.

고객 평가도표(CAD)

구조적 평가 과정을 진행하면서 고객에 대해 수집한 모든 정보를 기록하시오. 이를 수행하는 가장 쉬운 방법은 이 목적을 위해 설계된 고객 평가 도표(CAD)를 사용하는 것이다. CAD에는 질문해야 하는 모든 질문과 수행해야 하는 평가가 나열되어 있다. 또한 항목이 완료되었음을 표시하는 공간이 있으며 신체의 각 영역에 대한 구두, 시각 및 실습 결과를 기록하는 영역이 있다.

구두 평가 중에 고객이 보고한 통증 및 기능 장애 영역을 표시할 수 있도록 해부학적 그림이 제공된다. 이 그림에 X로 빠른 참조 표시를 하면 고객이 말하는 내용과 평가를 수행할 때 고객이 밝힐 수 있는 비언어적 단서에 계속 집중할 수 있다. 고객 평가 도표의 빈 사본은 부록에서 찾을 수 있다.

요점 정리

구조적 평가 과정을 통해 피트니스 전문가는 조직적이고 순차적이며 논리적인 형식으로 고객의 근골격 상태에 대한 관련 정보를 수집할 수 있다.

- 평가과정은 다음 세 부분으로 구성된다.
  1. 구두 평가(verbal assessment)
  2. 시각 평가(visual assessment)
  3. 실기 평가(hands-on assessment)
- 구두 평가는 전화로 처음 연락할 때부터 시작하여 고객과의 첫 만남 동안 구조화된 형식으로 계속된다.
- 시각적 평가와 실기 평가는 별개의 평가이다. 그러나 과정을 보다 실용적이고 효율적으로 만들기 위해 동시에 수행해야 한다.
- 육안 및 실기 평가는 발과 발목에서 시작하여 몸을 무릎, 허리-골반 다리이음뼈(lumbo-pelvic hip girdle), 등뼈와 팔이음뼈(shoulder girdle)로 이동하여 목과 머리에서 끝난다.
- 구조적 평가과정에는 고객과 평가자 모두에게 스트레스를 덜 주는 경험을 제공하는 프로토콜을 포함한다.
  - 약속 중 예상되는 사항에 대한 정보를 제공한다.
  - 시설 또는 회의 장소에 대한 명확한 방향을 제공한다.
  - 평가를 위해 무엇을 입을 것인지에 대한 정보를 제공한다.
  - 고객이 약속에 대해 가질 수 있는 추가 질문에 답변한다.
- 구조적 평가과정에서 사용된 모든 질문과 평가는 고객 평가 다이어그램에 나열된다. 이 양식에는 평가 결과를 기록할 공간도 제공된다.

자가 점검

구조적 평가를 수행하는 것을 여러분과 고객 모두에게 필요 이상으로 혼란스럽게 하거나 스트레스를 줄 수 있는 많은 장애물이 있다. 평가 전, 평가 중 또는 평가 후에 발생할 수 있는 다음과 같은 잠재적인 문제를 고려한다. 각 문제 옆의 공간에 누가(귀하, 귀하의 고객 또는 둘 다) 각 어려움의 영향을 받고 문제를 해결하기 위해 무엇을 할 수 있는지 표시한다.

구조 평가과정에서 함정 피하기

잠재적인 문제	영향을 받는 사람: 귀하, 고객 또는 둘 다	가능한 해결책
구두 평가 중에 당신이 요청한 질문에 대해 고객의 대답을 기억할 수 없다		
고객은 시설 근처에 주차장을 찾을 수 없어서 약속시간에 15분 늦게 도착했다.		
고객은 당신이 무엇을 하고 있고 왜 그렇게 하는지에 대해 평가과정에서 짜증을 낸다.		
평가자는 고객의 의복 때문에 평가하려는 신체의 구조나 부위를 명확하게 볼 수 없다.		
고객은 특정 문제(예: 무릎 통증)에 대해서만 내원했을 때 평가자가 전신 평가를 수행하는 요점을 알지 못한다.		

CHAPTER 02

Assessing the Feet and Ankles

발과 발목 평가

발과 발목 복합체(ankle complex)는 매우 복잡하다. 한쪽 발에는 26개의 뼈, 33개의 관절, 100개 이상의 인대, 근육 및 힘줄이 있다(Gray 1995). 발과 발목의 가장 중요한 두 가지 기능은 신체의 균형을 유지하고 이러한 구조뿐만 아니라 근골격계 전체에 스트레스가 올바르게 분산되도록 하는 것이다(Frowen et al. 2010; Kelikian 2011). 체중 부하 활동 중에 발과 발목 복합체의 기능이 손상되면 신체의 다른 부분이 균형을 유지하기 위해 보상해야 하고 다른 곳의 기존 불균형이 악화한다. 발과 발목은 또한, 표면과 지형의 변화에 적응해야 하므로(Frowen et al, 2010) 위와 아래에서 지속해서 스트레스를 받는다.

기본 해부학

발과 발목 복합체는 발목의 3개 관절과 발의 3개 영역인 6개 부분으로 나눌 수 있다. 아랫다리(하퇴골, lower leg)[정강뼈(경골, tibia)와 종아리뼈(비골, fibula)]가 발목에서 만나는 관절이 **정강종아리관절**(경비관절, tibiofibular joint)이다(그림 2.1). 정강뼈와 종아리뼈 아래[및 목말뼈(거골, talus) 위]는 **실제 발목관절**(true ankle joint)이라고 알려진 종아리목말관절(거골관절, talocrural joint)이다. 이 관절은 아랫다리가 발 및 발목과 상호작용하는 데 도움이 되며 스트레스를 발뒤꿈치까지 아래쪽으로 이동시킨다(Snell 2008). 발목의 다른 주요 관절은 **목말밑관절**(거골하관절, subtalar joint)(목말뼈 아래) 이다. 발로 힘을 앞으로 전달하는 데 도움이 되며 무게와 압력을 분산하고 신체를 지형이나 접촉면에 적응시키는 데 도움이 되는 훌륭한 좌우 이동 기능이 있다(Snell 2008).

발은 뒷발(후족부, hindfoot), 중간발(중족부, midfoot), 앞발(전족부, forefoot)로 나뉘어져 있다(그림 2.2). **발꿈치뼈**(종골, calcaneus)을 포함하는 **뒷발**은 발목 아래에 있으며 충격을 흡수하고 힘을 분산시키는 데 도움이 된다. 또한, 중간발과 앞발으로 스트레스를 전달하는 데 도움이 된다. 발 중앙에 있는 뼈를 포함하고 발 아치의 가장 높은 부분인 **중간발**은 충격을 흡수하도록 설계되었다. 중간발은 또한, 좌우 움직임을 통해 힘을 분산시키는 데 도움이 된다. 발허리뼈(중족골, metatar-

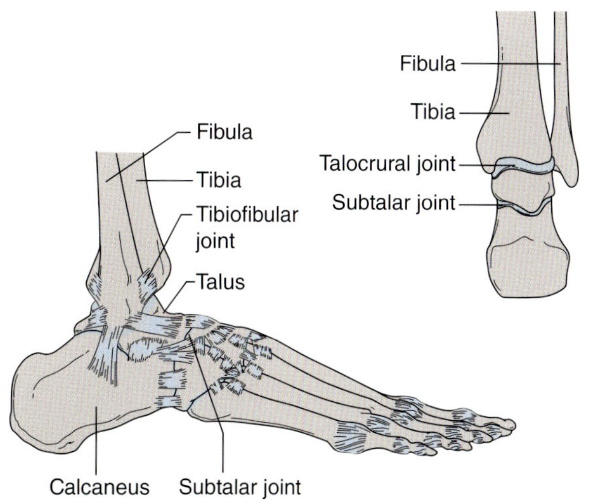

그림 2.1 발목의 관절들

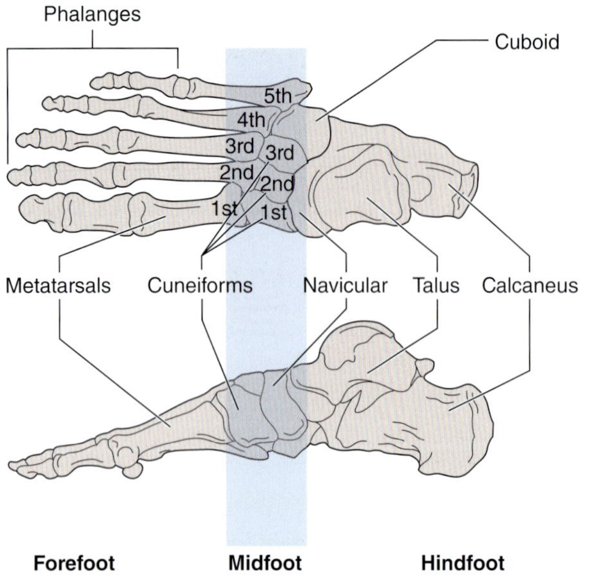

그림 2.2 발의 영역들

sals)과 발가락을 포함하는 **앞발**은 매우 유연하다. 이 유연성은 발의 표면적을 증가시켜 신체 균형과 신체와 지면의 상호작용을 향상시키는 역할을 한다(Davis, Davis 및 Ross 2005).

발이 지면에 닿을 때 발의 영역이 맞물려서 힘의 분산이 느려질 수 있다. 이것은 발목 회전을 줄이고 아치 체계가 완전히 무너지는 것을 방지한다.(Kelikian 2011; Snell 2008). 이 안정화 기능은 부상 위험을 줄이는 데 매우 중요하며 발의 모든 영역이 올바르게 기능해야 한다. 또한, 지면에 대한 신호를 뇌에 보내 지면과의 상호작용을 예측할 수 있다(Price and Bratcher 2010). 매우 정교한 구조로 구성된 발과 발목은 많은 스트레스를 견딜 수 있다. 부상이나 정렬 불량(malalignment)은 특히 체중 부하 활동 중에 완전히 휴식을 취하지 못하기 때문에 악화된다. 따라서 발과 발목 복합체가 가능한 건강하고 잘 정렬되어 기능하는 것이 중요하다.

흔한 변위

발과 발목 부위에 통증, 부상 및 운동 기능 장애를 일으키는 두 가지 주요 근골격 문제가 있다(Hertel 2002).

- 과다엎침(과회내, overpronating)
- 발등굽힘(배측굴곡, dorsiflexion)의 제한

엎침(회내, pronation)은 발이 지면에 닿을 때 발과 발목이 몸의 정중선을 향해 안쪽으로(앞으로) 굴러갈 때 발생하는 정상적이고 필요한 기능이다. 이 움직임으로 인해 발뒤꿈치가 안쪽으로 굴러가고[가쪽번짐(외번, eversion)], 발목이 앞으로 구부러지고(발등굽힘), 아래다리(lower leg)가 안쪽으로 회전하고 발이 약간 바깥쪽으로 움직인다[벌림(외전, abduction)].

이러한 움직임을 통해 몸은 체중을 앞으로, 좌우로, 회전할 수 있다. **과다엎침**은 발이 무너지거나 정상적인 기능을 하기에 너무 안쪽으로 굴러갈 때 발생한다.

신체 내부를 향한 이러한 지나친 움직임은 발꿈치와 발목이 안쪽으로 떨어지게 하여 발과 발목의 전방 움직임을 제한하고 발 안쪽을 따라 있는 아치를 평평하게 만든다. 또한, 발이 무너질 때 발생하는 신체의 정중선을 향한 지나친 압력 전달을 보상하기 위해 발을 너무 많이 회전시킬 수 있다(Hertel 2002; Lowe 2009). 지나친 내전은 발과 발목에서 발생하지만, 몸 전체의 움직임을 방해할 수 있다(Kendall, McCreary 및 Provance 2005).

발등굽힘은 발목에서 발생하며 엎침의 필수 구성요소이다. 발등굽힘은 발에서부터 종아리까지(또는 그 반대)를 포함하는 동작으로 다음과 같이 지면에 발이 닿은 상태에서 모든 체중의 부하가 발에 가해질 때 발생한다. 예를 들면 스쿼트 하면서 앉았다가 일어날 때, 앞으로 걸어갈 때, 그리고 걸어가면서 땅을 차는 동작 등이 포함된다. 과다엎침은 다리, 발목, 발이 몸의 정중선을 향해 너무 많이 무너지게 만든다. 이것은 발목의 적절한 전방 움직임을 제한하고 **발등굽힘의 제한**을 초래한다(Hertel 2002). 사람이 전체 가동 범위를 통해 발등굽힘을 할 수 없으면 발과 발목 기능뿐만 아니라 다른 움직임도 손상된다(Cook 2010).

보통 발과 발목의 불균형은 일반적으로 함께 발생한다. 즉, 과다엎침하는 사람은 거의 항상 발등굽힘이 부족하다. 사람들은 과다뒤침(과회외, oversupination)보

다 과다엎침을 하는 것이 훨씬 더 일반적이다. 이 텍스트의 목적은 피트니스 전문가로서 볼 수 있는 가장 일반적인 편차를 다루는 것이므로 과다뒤침은 논의되지 않았다.

평가 프로세스

발과 발목의 구조적 해부학과 고객의 불균형을 검토한 후 신체의 이러한 영역을 평가하기 위한 세부 절차로 넘어간다. 1장에서 언급했듯이 발과 발목 평가과정은 구두 평가로 시작한다.

구두 평가

발과 발목을 평가할 때는 고객이 자신의 상태나 통증을 다른 신체 부위와 격리된 상태 및 활동을 수행할 때 어떻게 인식하는지를 배우는 것이 중요하다(Price and Bratcher 2010). 다음 항목에 대해 질문하고 평가를 수행할 때 관련 정보를 CAD(Client Assessment Diagram)에 기록한다.

1. 고객이 발이나 발목에 통증을 경험한 적이 있는지 묻고 통증의 구체적인 위치를 묻습니다(예: 발목 옆이나 앞쪽, 발뒤꿈치 아래 또는 발아치 아래, 아킬레스건의 발 뒤쪽, 발가락 또는 발 위). 구두 설명을 장려하는 것은 고객의 개별 요구 사항을 더 잘 이해하는 데 도움이 된다(Petty and Moore 2002). 예를 들어, 고객이 발아래 쪽에 통증이 있는 경우 내측 세로궁(종족궁, longitudinal arch)이 스트레스를 받고 있다는 신호일 수 있다. 이렇게 하면 시각 및 실기 평가를 수행할 때 과다엎침 징후를 확인하라는 메시지가 표시된다.
2. 고객이 관절염이나 근골격계 건강에 영향을 줄 수 있는 진단된 다른 상태가 있는지 물어보라. 이를 통해 평가 중인 관절과 기타 구조물의 무결성을 이해할 수 있을 뿐만 아니라 교정 연습 프로그램의 성공에 영향을 미칠 수 있는 요인을 파악할 수 있다. 예를 들어, 심한 관절염이 있는 고객은 근골격계 불균형을 해결하도록 도운 후에도 관절에 여전히 통증을 경험할 수 있다. 그러나 관절염 진단이 고객의 통증을 줄이고 기능적 능력을 향상하는 데 도움이 되도록 하면 안된다. 정렬(alignment)은 관절염의 경우에도 관절의 스트레스나 통증을 줄이는 데 항상 중요하다(Miller 1995).
3. 고객의 과거 부상이나 수술에 대해 질문한다. 부상이나 수술이 발생한 시기, 발이나 발목의 어떤 부위인지, 면허를 소지한 의료 전문가가 내린 진단(있는 경우)인지, 수술이나 부상을 검사한 외과의 또는 신체검사를 한 치료사의 이름을 기록한다. 부상이나 수술이 교정 운동 프로그램의 설계, 구현 및 성공에 어떤 영향을 미칠 수 있는지에 대한 통찰력을 얻기 위해 의료 전문가와 후속 조처를 할 수 있도록 가능한 많은 정보를 수집한다(Petty and Moore 2002).
4. 고객의 신체 활동 수준에 대해 질문한다. 본인의 활동에 얼마나 자주, 어느 정도까지, 얼마나 오래 참여하는지 알아본다. 이것은 고객이 자신의 몸에 가하는 스트레스의 유형과 양을 이해하는 데 도움이 된다(Petty and Moore 2002). 예를 들어, 무릎 통증이 있는 고객이 달기기 애호가이고 그녀가 교정 운동 프로그램 동안 수 마일을 달릴 계획이라면 이것은 잠재적인 성공에 직접적인 영향을 미칠 것이다.
5. 고객의 직업에 관해 물어본다. 이것은 그가 경험하는 정상적인 신체적 스트레스를 이해하는 데 도움이 된다(Petty and Moore 2002). 집배원은 컴퓨터 기술자보다 발과 발목에 더 많은 스트레스를 받는다.
6. 고객에게 발이나 발목이 활동에 참여하는 것을 방해하거나 제한하는지 물어본다. 이 질문에 대한 답은 고객이 당신을 찾아온 근본적인 동기를 이해하는 데 도움이 된다(Price and Bratcher 2010). 예를 들어 발 통증으로 고객이 테니스를 치지 못하는 경우, 처음부터 이 사실을 알면 특정 운동의 이점과 고객이 프로그램을 준수할 경우 테니스를 다시 할 수 있는 방법을 연관시킬 수 있다.

7. 고객의 발목이나 발 통증이 신체의 다른 통증이나 증상과 일치하는지 물어본다. 이것은 증상과 활동 또는 상황 사이의 인과관계를 설정하는 데 도움이 된다. 그것은 또한, 고객들이 신체의 문제가 어떻게 관련될 수 있는지에 대해 생각하게 한다. 예를 들어, 발목 통증을 호소하는 고객이 발목이 아플 때 등도 같이 아프다는 것을 알게 된다면, 고객은 엉덩이와 허리를 정렬하는 데 도움이 되도록 당신이 디자인한 운동을 수행할 가능성이 더 커진다. 또한, 그의 발목이 나아지는 데 도움이 된다.
8. 고객에게 무엇이 상태를 악화시키고 무엇이 기분을 좋게 하는지 물어본다. 이것은 통증의 원인을 찾는 데 도움이 된다. 예를 들어, 고객의 요통이 아침에 더 심하다면, 그녀의 수면 자세를 평가하는 것이 좋다(Petty and Moore 2002). 과거에 배웠던 운동을 수행한 후 통증이 나아졌다면, 고객의 술기를 검토하고 잠재적인 원인에 대한 추가 단서를 수집하하며, 이 유익한 운동을 성공적으로 적용한 그녀를 칭찬할 기회가 있다.

구두 평가를 마치면 고객에게 시각 및 실기 평가를 위해 신발과 양말을 벗도록 요청한다.

시각 및 실기 평가

평가 과정의 시각 및 실습 부분은 고객의 발과 발목 상태에 대한 추가 정보를 얻는 데 사용된다. 또한, 구두 평가 중에 만들 수 있는 가정을 확인하거나 이의를 제기하는 데 사용된다.

시각적 평가

고객이 당신 앞에 서서 당신을 마주 보도록 하며 시각적 평가를 시작한다. 고객에게 발과 발목의 상태를 주의 깊게 살펴볼 것이라고 설명한다. 특별히, 발, 발목 및 발가락 사이에 부기, 굳은살 또는 불규칙한부분이 있는지 살펴본다.

과다엎침을 위한 평가

고객의 발에서 엎침(pronation)의 정도와 유형을 시각적으로 결정하기 위해 두 발로 서서 당신을 향하고 있는지 확인한다. 각 발의 안쪽을 따라 흐르는 영역을 본다. 아치가 떨어지거나 없어졌거나 고객의 한쪽 또는 양쪽 발 안쪽에 살덩이가 튀어나온 경우 이는 고객의 과다엎침을 의미한다(그림 2.3 참조)(Schamberger 2002).

발의 벌림(abduction) 또는 모음(adduction) 평가

고객과 마주 보고 서 있는 상태에서 고객의 발 위치를 확인한다. 한쪽 또는 양쪽 발이 정면을 향하고 있는지, 한쪽 또는 양쪽 발이 모음되었는지("비둘기처럼" 안쪽으로 돌림), 한쪽 또는 양쪽 발이 벌림되었는지("오리처럼" 바깥쪽으로 돌림) 몸의 정중선에서 확인한다.(그림 2.4 참조). 발의 벌림 또는 모음된 위치는 과다엎침을 나타낼 수 있다(Schamberger 2002). 예를 들어, 발이 과다엎침된 고객은 서 있을 때 발을 벌림할 수도 있다. 과다엎침은 다리의 안쪽돌림을 일으켜 무릎이 몸의 정중선을 향하게 하기 때문이다. 결과적으로, 고객은 무릎을 정면으로 향하도록 재정렬하기 위해 발을 바깥쪽으로 돌릴 수 있다(Price and Bratcher 2010). 과다엎침을 하는 대부분의 사람들은 발을 모음하기 보다는 벌림

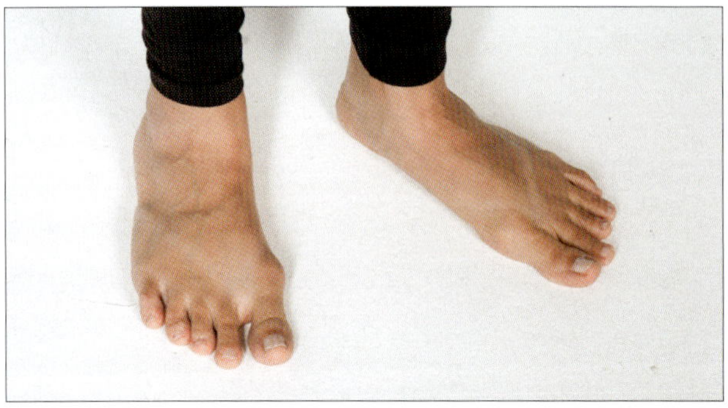

그림 2.3 안쪽 아치가 없고 발목이 안쪽으로 말려 있으면 발의 위치가 과다엎침 되었음을 나타낸다.

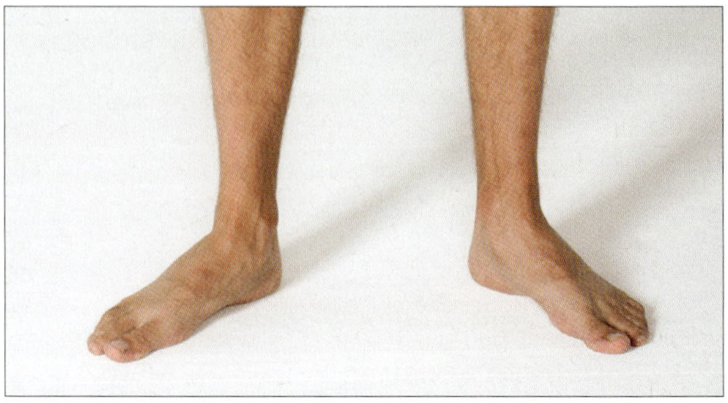

그림 2.4 벌림된 발 위치의 예.

한다. 그러나 때때로 한 발을 모음(즉, 회전)하는 고객이 있는데, 일반적으로 과다엎침으로 인해 발생한다. 앞서 논의한 바와 같이 과다엎침하면 발과 발목이 신체의 정중선을 향해 움직인다. 이로 인해 무릎도 정중선으로 이동한다. 이러한 무릎 위치의 변화를 보상하기 위해 고객은 발을 바깥쪽으로 돌려 무릎이 앞쪽을 향하도록 한다. 그러나 안굽이무릎(내반슬, bowlegged)이거나 다리의 정렬과 위치에 영향을 미치는 다른 선천적 질환이 있는 고객의 경우 무릎이 실제로 무릎이 몸의 바깥쪽을 향할 수 있다. 이러한 고객은 과다엎침할 수도 있지만 발을 안쪽으로 돌려 무릎이 앞으로 향하도록 할 수도 있다.

엄지발가락 확인

굳은살(Calluses), 엄지건막류(bunions), 구부러진 발가락(crooked toes)도 발과 발목의 일반적인 근골격계 불균형의 증거일 수 있으므로 고객의 발가락 상태를 확인하는 것이 중요하다(Arnot 2003). 각 발의 엄지발가락을 보고 해당 발가락의 첫 번째 관절이 부어 있는지, 건막류가 있는지 또는 정면이 아닌 정중선에서 벗어나 있는 것처럼 보이는지 확인한다(그림 2.5 참조). 한쪽 또는 양쪽 발의 엄지발가락이 똑바르지 않다면 이는 과다엎침을 의미한다. 과다엎침이 있으면 발이 무너지고 체중이 몸의 중심선으로 이동한다. 엄지발가락 끝을 통과하기 전에 발을 가로지르는 이러한 무게의 이동은 엄지발가락 안쪽의 자극(예: 굳은살), 엄지발가락의 첫 번째 관절에 염증과 추가적인 뼈 성장, 또는 엄지발가락이 다른 발가락 쪽으로 이동(엄지발가락가쪽휨증, 무지외반증, hallux valgus)을 일으킬 수 있다.

작은발가락 확인

작은발가락이라는 용어는 엄지 발가락을 제외한 모든 발가락을 의미한다. 발과 발목의 구조적 불균형과 특정 유형의 신발은 작은 발가락에 많은 이상을 유발할 수 있다. 이러한 불규칙성은 종종 발톱발가락 또는 망치발가락이라고 불리며 매우 고통스러울 수 있다(그림 2.6 참조)(Arnot 2003). 이러한 문제에 대해 고객을 평가하려면 작은 발가락을 살펴보고 말리거나, 발톱을 형성하거나, 항상 구부러진 것처럼 보이는지 확인한다. 작은 발가락의 시각적 이상은 체중이 더 이상 앞발과 발가락 끝을 올바르게 통과하지 못하기 때문에 고객이 과다엎침이 되었다는 것을 의미할 수 있다.

실기 평가

발과 발목에 대한 시각적 평가가 완료되면 평가 과정의 실습 부분을 시작한다. 시각적 평가 결과를 확인하거나 반박하기 위해 발과 발목을 수동으로 평가할 것이라고 말한다. 발목의 관절위치가 불규칙한지, 발과 다리의 연부조직 구조에 지나친 긴장이 있는지 찾을 수 있다. 고객을 만지거나 실제 평가를 수행하기 전에 항상 허락을 구하는 것을 잊지 않는다.

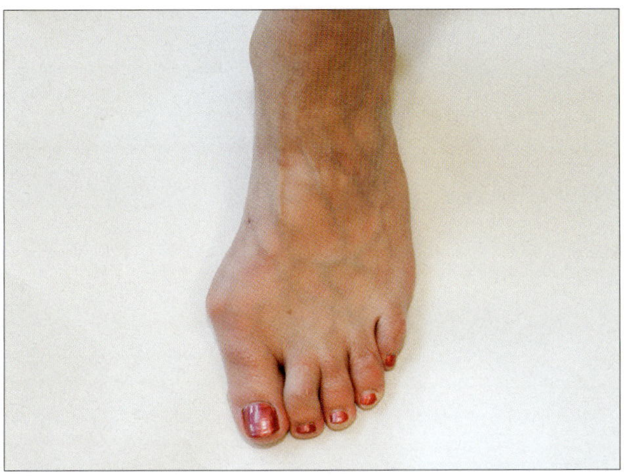

그림 2.5 엄지발가락의 엄지발가락가쪽휨(hallux valgus)과 건막류

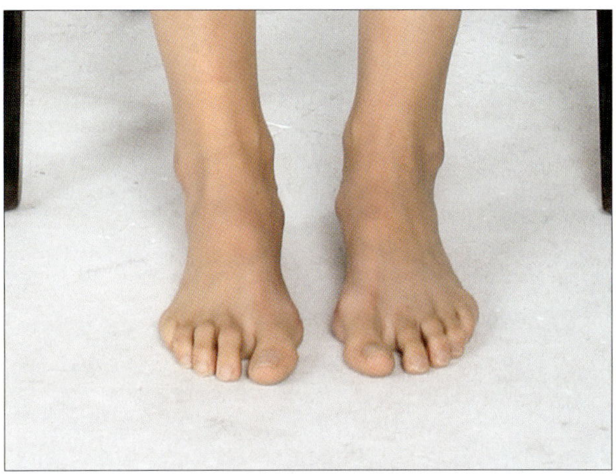

그림 2.6 작은 발가락의 불규칙한 예

목말뼈의 위치 평가

아랫다리(lower leg) 바로 아래 발목에 있는 목말뼈(거골, talus)은 체중을 싣는 활동 중에 발과 발목의 좌우 스트레스를 분산시킨다. 목말뼈의 위치를 평가하면 고객이 과다엎침을 하는지 아닌지와 그 정도를 확인하는 데 도움이 된다(Muscolino 2009).

목말뼈의 위치를 평가하려면 고객에게 두 발을 곧게 펴고 앞을 향하도록 서게 한 후, 무릎을 꿇고 오른손의 엄지와 검지를 고객의 왼쪽 발목 양쪽 발목뼈[복사뼈(malleolus)] 바로 아래에 놓는다. 발목 양쪽에 쏙 들어간 곳이나 움푹 들어간 곳이 느껴질 것이다. 발목 안쪽에서 보조개(dimples)는 발을 정강이(경골부, shin) 쪽으로 당기는 근육인 앞정강근(전경골근, tibialis anterior)의 큰 힘줄 바로 아래와 뒤에 있다. 발목 바깥쪽에서 보조개는 작은 발가락(lesser toes)를 정강이 쪽으로 들어올리는 근육인 긴발가락폄근(장지신근, extensor digitorum longus)의 힘줄 바로 아래와 뒤에 있다(Gray 1995).

고객에게 발의 무게를 바깥쪽으로 굴리고[즉, 뒤침(회외, supinate)] 정강이 앞쪽 근육을 사용하여 발과 엄지발가락을 위로 당기도록 요청하면 보조개를 더 쉽게 찾을 수 있다. 이렇게 하면 발목 안쪽의 힘줄을 드러내고 엄지손가락을 놓을 보조개 부분이 강조된다(그림 2.7a). 이 위치를 찾으면 고객에게 엎침(즉, 발의 무게를 안쪽으로 굴림)하고 정강이의 근육을 사용하여 작은 발가락을 위로 당기도록 요청한다. 이렇게 하면 발목 안쪽의 힘줄이 노출되고 엄지손가락을 놓을 보조개가 있는 부분이 강조된다(그림 2.7b)(Price and Bratcher 2010).

엄지와 검지 손가락으로 발목 안쪽과 바깥쪽의 함몰 부위 중앙을 단단히 누른다(그림 2.8). 그런 다음 고객에게 발의 아치를 올리거나 내리기 위해 발목을 좌우로 굴리도록 요청한다(뒤침 및 엎침). 고객이 발목을 안쪽으로 굴리면 엄지손가락 아래 발목 안쪽에 압력이 가해지는 것을 느낄 것이다. 이것은 목말뼈가 엄지손가락을 밀고 있는 것이다. 발목을 바깥쪽으로 굴리면 집게손가락 아래에 압력이 가해지는 것을 느낄 것이다. 이것은 다른 방향으로 움직이는 목말뼈다. 고객에게 발목을 천천히 안팎으로 굴리도록 지도하고 엄지와 집게 손가락 아래의 압력이 고르게 느껴질 때 그 위치에서 멈추도록 한다.

엄지손가락 아래에 균일한 압력이 느껴질 때 그리고 집게손가락으로 고객에게 그 위치에서 발과 발목을 잡도록한다. 이것이 목말뼈의 중립 위치이며 직립 자세에서 발과 발목의 올바른 위치이다(Magee and Sueki 2011). 당신이 평가하는 사람이 습관적으로 과다엎침한다면, 마치 무게가 모두 발 바깥쪽에 있는 것처럼 중립적인 발과 발목 위치가 어색하게 느껴질 것이다. 발과 발목이 몸을 제대로 받쳐주고 옮기는 것보다 몸의 무게로 인해 무너지는 데 익숙하기 때문에 그렇게 느끼는 것이 정상임을 고객에게 미리 말하여 안심시킨다.

이제 손을 바꾸고 왼쪽 엄지와 검지를 사용하여 고객의 오른쪽 발에 있는 목말뼈의 위치를 평가한다.

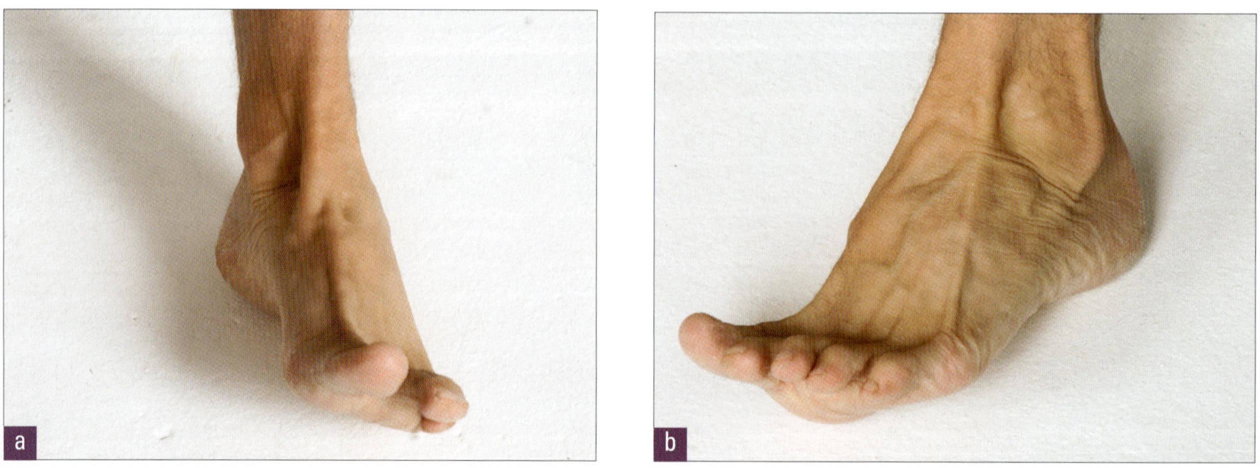

그림 2.7(a) 발목 내측의 보조개. (b) 발목 측면의 보조개

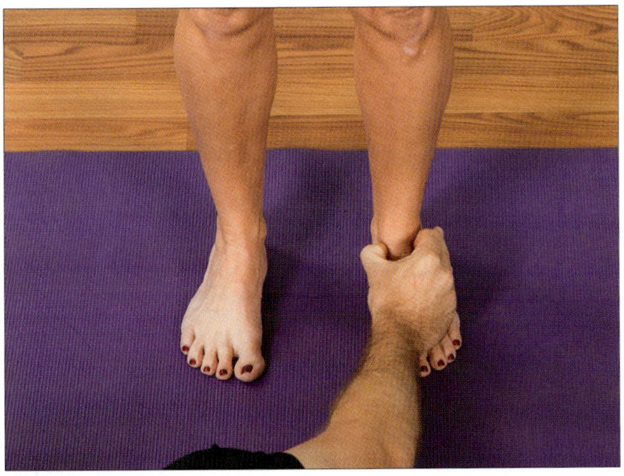

그림 2.8 목말뼈의 위치 평가.

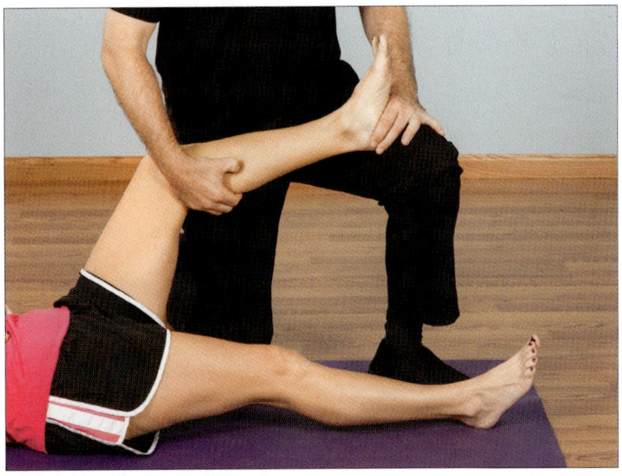

그림 2.9 종아리 근육평가하기

평가가 완료되면 고객에게 중립 위치를 찾는 방법을 시각적으로 그리고 운동 감각적으로 가르쳐 발과 발목이 일직선으로 서 있는 것이 어떤 것인지 보고 느낄 수 있게 한다. 고객에게 스스로를 평가하는 법을 가르치는 것은 스스로 이 위치를 찾을 수 있도록 한다. 그들은 친구, 동료 또는 가족에게 이 기술을 전달할 수도 있으며, 이로 인해 다른 사람이 교정 운동 프로그램을 설계하는 데 도움을 요청할 수도 있다.

종아리 근육(Calf Muscles)의 상태 평가

발과 발목의 근골격계 불균형은 종아리 근육에 부정적인 영향을 미친다(Kendall, McCreary, Provance 2005). 발이 과다엎침되면서 발뒤꿈치가 안쪽으로 굴러 발꿈치힘줄(아킬레스건, achilles tendon)과 장딴지근(비복근, gatrocnemius)과 넙치근(가자미근, seleus) 이 힘줄을 통해 발뒤꿈치에 부착되는 다리 뒤쪽의 종아리 근육을 당긴다. 이렇게 과도하게 당기면 근육이 아프고 유연성을 잃게되고, 이 근육이 효과적으로 늘어나지 않으면 발과 발목의 발등굽힘(dorsiflexion)이 잘 되지 않는다. 이러한 발등굽힘의 제한은 발목 앞쪽의 구조를 압박하여 발꿈치힘줄의 염증과 자극을 유발할 수 있다(Barnes 1999).

고객에게 무릎을 구부린 상태로 바닥에 등을 대고 눕도록 요청한다. 한쪽 다리를 앞으로 내밀고 고객 옆에 무릎을 꿇고 고객 다리 중 하나의 아래쪽 부분을 들어 올린다. 고객의 발을 무릎 위에 놓고 엄지와 검지를 사용하여 고객의 종아리 근육의 불룩한 부분을 쥐어 짠다(그림 2.9). 통증유발점, 결절 또는 지나친 근육 긴장의 존재를 찾기 위해서이다. 종아리를 꽉 조이는 느낌인지 압통인지 확실하지 않은 경우, 종아리를 쥐었을 때 어떤 느낌이 드는지 고객에게 말해달라고 요청하고 다른 쪽 다리도 같은 방법으로 평가를 반복한다. 압통을 포함한 모든 발견 사항을 CAD에 기록한다.

발바닥널힘줄의 상태 평가

발바닥널힘줄(족저근막, Plantar Fascia)은 발바닥의 전체를 가로지르는 넓고 조밀하며 상당히 단단한 결합 조직이다. 걷기나 달리기와 같이 체중을 지탱하는 활동 중에는 위로부터의 힘과 아래로부터의 지면 반력이 발의 발바닥 표면에 엄청난 스트레스를 가한다(Hyde and Gegenbach 2007). 과다엎침 및 발등굽힘의 제한과 같은 근골격계의 불균형은 발바닥널힘줄에 가해지는 스트레스를 증가시키고, 이로 인해 시간이 지남에 따라 조직이 과도하게 스트레스를 받고 기능 장애를 일으키며 통증을 유발할 수 있다(Snell 2008).

발바닥널힘줄의 상태를 평가하기 위해 고객에게 무릎을 구부린 상태로 바닥에 등을 대고 눕도록 한 후, 한쪽 다리를 앞으로 내밀고 고객 옆에 무릎을 꿇고 고객 다리 중 하나의 아래쪽 부분을 들어 올린다. 고객의 발을 무릎 위에 놓고 엄지손가락이나 손가락을 발뒤꿈치에서 발가락까지 아치와 발바닥을 누른다(그림 2.10). 압통이나 통증이 있는 부위를 기록하고 CAD에 기록한

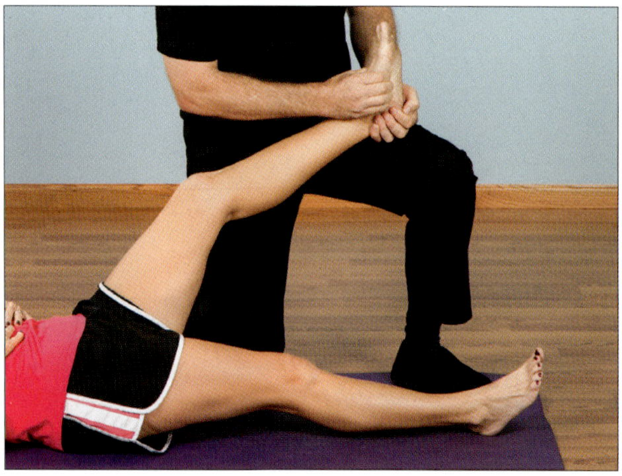

그림 2.10 발바닥널힘줄 평가하기

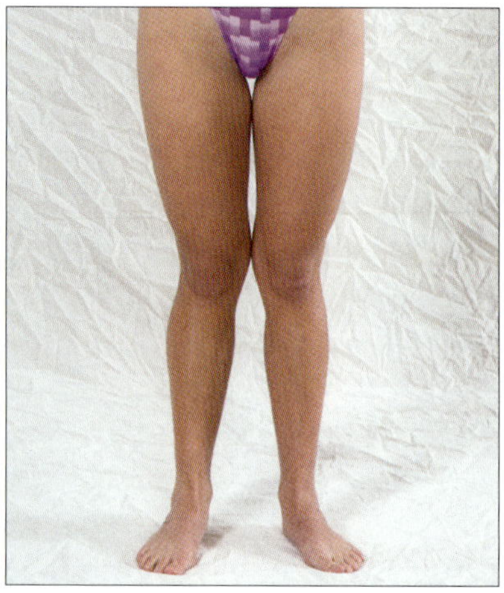

그림 2.11 밖굽이무릎(무릎외반, Valgus knee) 자세

다. 뻐근한 부위인지 압통 부위인지 확실하지 않은 경우 고객의 피드백을 요청한다. 대부분의 사람들에게 가장 아픈 부위는 일반적으로 아치의 가장 높은 부분에 있는 뒤꿈치 바로 앞쪽 또는 엄지발가락의 첫 번째 관절 바로 뒤쪽이다(Hobrough 2016).

발과 발목의 평가가 끝나면 고객이 이 영역의 근골격계 불균형을 이해하도록 도울 수 있을 뿐만 아니라 이러한 불균형이 무릎에 미치는 영향을 설명할 수 있다. 방금 완료한 평가는 발과 발목의 특정 문제를 드러낼 수 있지만 신체의 모든 부분이 상호 연결되어 있음을 보여주기 시작한다. 이것은 고객의 통증이나 기능 장애의 부위가 항상 문제의 원인이 아니라는 것을 이해하는 데 도움이 되기 때문에 중요하다. 따라서 무릎에 대한 구두, 시각 및 실기 평가로 진행하기 전에 고객의 발과 발목에 대한 결과를 간략하게 요약한다. 이 신체 영역에 대한 CAD를 완료했는지 확인하고 발과 발목이 무릎과 어떻게 관련되어있는지 간략하게 설명한다(발과 발목이 무릎과 어떻게 관련되어있는지 참조). 이 정보를 고객에게 전달하면 평가과정의 다음 부분으로 원활하게 이동할 수 있다.

발과 발목은 무릎과 어떤 관련이 있습니까?

발과 발목은 인체의 기초를 형성한다. 모든 구조와 마찬가지로 기초의 무결성은 그 위의 모든 것에 영향을 미치고 위의 무게는 기초에 직접적인 영향을 미친다. 따라서 발과 발목의 상태는 서기, 구부리기, 뻗기, 쪼그리고 앉기, 걷기, 달리기, 크게 내딛기 같은 모든 체중 부하 활동의 수행에 영향을 미친다(Schamberger 2002).

발이 과다엎침되면 아랫다리(lower leg)가 안쪽으로 말려들어가고 발꿈치뼈(종골, heel bone)가 몸의 정중선 쪽으로 무너진다(collapse). 이렇게 발, 발목 및 아랫다리가 안쪽으로 무너지면 발등굽힘이 부족해져 발, 발목 및 아랫다리가 발 위로 제대로 앞으로 나오지 않게된다. 간단히 말해서, 발과 발목이 너무 많이 무너지면 충분히 앞으로 나오지 못하게 된다. 넙치근(soleus)과 종아리근(gastrocnemius)이 발꿈치뼈에 붙어 있기 때문에 발과 발목이 무너지면 이 근육의 기능에 영향을 미치고 발등굽힘을 더욱 제한한다(Lowe 2009).

무릎 관절의 바닥이 정강뼈(경골, tibia)과 종아리뼈(비골, fibula) 바로 위에 위치하기 때문에 과다엎침으로 인한 아랫다리의 내부 움직임도 무릎의 위치에 영향을 미친다. 과다엎침은 밖굽이무릎(무릎외반, valgus knee), 즉 무릎의 안쪽 변위를 유발한다(그림 2.11 참조)(Johnson and Pedowitz 2007). 무릎 관절의 과도한 안쪽 움직임이나 변위는 무릎뼈가 넙다리뼈 홈 위로 부드럽게 미끄러지지 않는 이동경로(tracking) 문제를 유발할 수 있다(Johnson and Pedowitz 2007).

발목의 발등굽힘 제한은 무릎을 구부리고(굴곡) 펴는 것(신장) 모두 무릎의 기능에 직접적인 영향을 미친

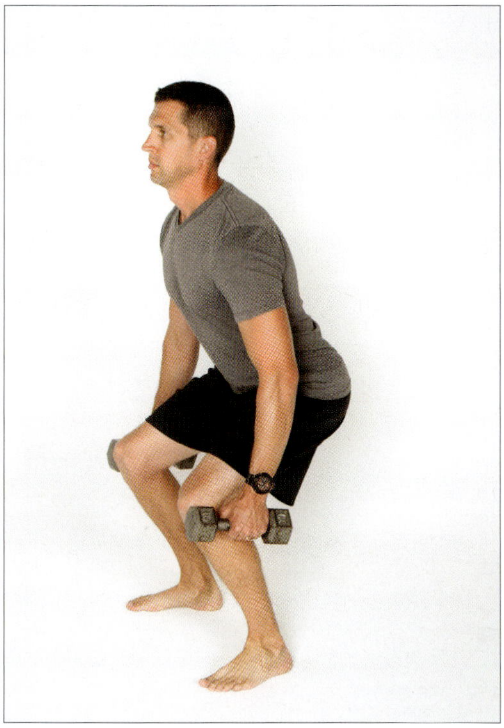

그림 2.12 무릎을 구부렸을 때 발등굽힘의 발목

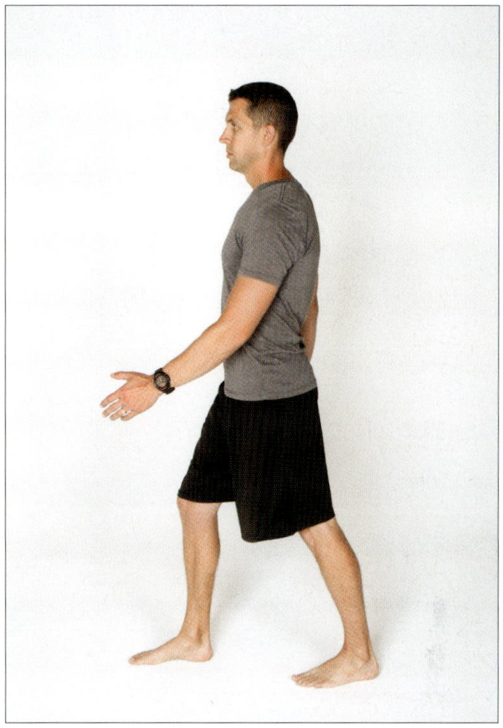

그림 2.13 무릎이 곧게 펴졌을 때 발등굽힘의 발목

다. 예를 들어, 쪼그리고 앉기 및 런지와 같은 많은 체중 부하 활동은 무릎이 구부러지는 동시에 발목이 앞으로 구부러져야 한다(그림 2.12).

걷기와 달리기와 같은 다른 체중 부하 활동은 무릎을 펴고 있는 동안 발목을 앞으로 구부려야 한다(그림 2.13). 그러나 발과 발목 복합체가 발등굽힘이 부족하면 무릎 관절이 발목의 이러한 운동 부족을 보상해야 하며 통증과 부상이 발생할 수 있다(Cook 2010).

평가 체크리스트

무릎 평가로 넘어가기 전에 발과 발목에 대한 다음 질문에 답해야 한다.

- □ 고객이 발과 발목에 어떤 유형의 통증을 겪고 있으며 이것이 기능에 어떤 영향을 미치는지 완전히 이해하고 있습니까?
- □ 고객이 프로그램의 성공에 영향을 미칠 수 있는 관절염이나 진단된 상태가 있습니까?
- □ 고객의 엄지발가락과 작은발가락의 상태는 어떻습니까?
- □ 고객이 발과 발목이 좋아지거나 나빠지는 이유는 무엇입니까?
- □ 고객의 발이 지나치게 내전되어 있습니까?
- □ 고객의 발이 벌림 또는 모음되어 있습니까?
- □ 고객의 종아리 근육과 발바닥널힘줄의 상태는 어떻습니까?
- □ 발과 발목 통증이 어떤 식으로든 기능을 제한합니까?
- □ 고객이 서 있을 때 발과 발목을 중립 위치에 두는 방법을 알고 있습니까?
- □ 발과 발목이 아플 때 고객의 신체 다른 부분이 영향을 받습니까?
- □ 당신과 고객은 그녀의 발과 발목이 무릎과 어떤 관계가 있는지 알고 있습니까?

고객 평가 다이어그램의 평가 부분을 위한 메모를 입력한다(예시를 보려면 그림 2.14 참조).

발과 발목	√	상세한 설명
통증	√	오른쪽 측면 발목
관절염/상태?	√	보고된 바 없음
기능?	√	양쪽 제한된 발등굽힘
무엇이 더 나아지거나 나빠지는가?	√	달리기
인과 관계?	√	오른쪽 내측 무릎통증
시각적인 불규칙성?	√	오른쪽 발목 안쪽의 붓기
엎침(pronation)?	√	오른쪽 발 0/엎침
벌림/모음?	√	오른쪽 발 벌림
발가락의 상태?	√	엄지발가락은 정상이고 오른쪽에서 덜 굴곡됨
발바닥널힘줄의 상태는?	√	매우 고통스러운 오른쪽 발바닥
종아리 근육의 상태?	√	양쪽 경직
고객이 중립을 알고 있습니까?	√	달성할수 있다

그림 2.14 고객 평가표에서 완료된 발 및 발목 평가 예시.

요점 정리

발과 발목의 근골격 불균형은 위와 아래에서 전달되는 힘에 의해 크게 강화될 수 있다.

- 발과 발목의 가장 흔한 두 가지 편차는 다음과 같다.
  1. 과다엎침(과회내, 과내전, overpronation)
  2. 발등굽힘의 제한(lack of dorsiflexion)
- 엄지발가락이나 그 주변의 굳은살이나 건막류, 또는 몸의 정중선에서 작은 발가락 쪽으로 이동한 엄지발가락은 사람이 과다엎침 한다는 시각적 단서일 수 있다.
- 과다엎침은 과다뒤침(과외전, oversupinate)보다 훨씬 더 일반적이다. "높은 아치"가 있는 발도 과다엎침 될 수 있다. 따라서 목발뼈(talus)의 실제 평가를 수행해야 한다. 시각적 단서에만 의존할 수는 없다.
- 고객의 발과 발목에 가해지는 스트레스의 양을 이해하기 위해 고객의 신체 활동 수준과 유형을 결정한다. 이 정보는 통증을 유발하거나 완화하는 활동을 식별하는 것 외에도 어떤 연부조직 구조가 관련될 수 있는지 결정하는 데 도움이 될 수 있다.
- 과다엎침은 발과 발목이 안쪽으로 너무 많이 무너지면서 충분히 앞으로 나올 수 있는 능력을 상실하기 때문에 발등굽힘 능력 감소에 기여한다. 이것은 또한, 종아리 근육이 전체 운동 범위를 통해 기능하는 능력을 잃게 한다.
- 발과 발목의 구조적 편차는 무릎의 정렬과 기능에 직접적인 영향을 미친다.
- 고객 평가표에 모든 관련 정보를 기록한다.

자가 점검

자신의 발과 발목의 상태를 평가하여 기초 상태를 결정한다.
신발과 양말을 벗고 다음과 같은 마모 흔적(wear and tear)이 있는지 확인한다.

당신은 이러한 것을 가지고 있습니까?	예	아니요	어디/어느쪽
엄지건막류(무지외반증, Bunion)			
발바닥널힘줄(plantar fascia)의 압통(tender) 또는 아픔(sore, pressure ulcer)			
망치발가락(Hammer) 또는 갈퀴발가락(claw toes)			
발목관절과 그 주변의 통증			
엄지발가락의 벌림위치(Valgus position)			
굳은살(Calluses)			
벌림된 발 위치			
종아리 근육의 뭉침이나 아픔			

이제 목말뼈의 위치 평가에 자세히 설명된 수정된 목말뼈 평가 절차를 사용하여 과다엎침 여부를 확인한다. 오른손으로 아래로 손을 뻗어 오른쪽 발목을 평가한다. 왼손으로 왼쪽 발목에 대한 평가를 반복한다.

과다엎침을 합니까? ________________

목말뼈 평가를 사용하여 발과 발목의 중립 위치를 찾으십시오. 올바른 위치를 찾을 수 있다는 확신이 들 때까지 양쪽을 평가한다.

발과 발목의 중립 위치를 찾을 수 있습니까? ________________

자신의 발과 발목이 중립 위치에 도달하면 다른 사람에게 평가를 연습한다.

구조 평가 기술 검사

다른 사람에 대한 완전한 발 및 발목 평가를 수행한다. 다음 차트에 결과를 기록한다.

발과 발목	√	상세한 설명
통증		
관절염/상태?		
기능?		
무엇이 더 나아지거나 나빠지는가?		
인과 관계?		
시각적인 불규칙성?		
엎침(회내, pronation?		
모음/벌림?		
발가락 상태?		
발바닥널힘줄의 상태는?		
종아리 근육의 상태?		
고객이 중립을 알고 있습니까?		

CHAPTER 03

Assessing the Knees
무릎평가

무릎은 신체의 다른 관절에 비해 움직임이 상당히 제한된 비교적 단순한 구조이다. 무릎의 주요 기능은 굽힘(굴곡, flexion)과 폄(신전, extension)이며, 운동 사슬 운동을 허용하기 위해 윗다리를 아래쪽 다리에 연결한다. 무릎은 또한, 작은 각도로 회전하고 좌우로 아주 최소한으로 움직일 수 있다.

무릎의 구조적 완전성은 발과 발목, 허리-골반 다리이음뼈(요추-골반 고관절대, lumbo-pelvic hip girdle)가 올바르게 작동하지 않을 때 손상될 수 있다. 이는 무릎을 안정시키는 데 도움이 되는 근육이 이 두 부위에 이는곳(기시, origin)과 닿는곳(삽입, insertion)가 있기 때문이다. 결과적으로, 발과 발목 또는 허리-골반 다리이음뼈의 근골격계 문제로 인해 무릎 위 또는 아래 구조의 불균형이 무릎에 타격을 줄 수 있다.

기본 해부학

무릎 관절의 주요 구성요소는 넙다리뼈(대퇴골, femur), 정강뼈(경골, tibia), 종아리뼈(비골, fibula), 무릎뼈(슬개골, patella; kneecap), 반월판(반달, menisci), 넙다리네갈래근 힘줄(대퇴사두근건, quadriceps tendon), 무릎뼈인대(슬개인대, patellar ligament), 곁인대(측부인대, collateral ligament)(그림 3.1) 및 십자인대(cruciate ligament)(그림 3.2)이다.

무릎뼈는 무릎 중앙에 있는 작은 뼈로 넙다리네갈래근 힘줄을 통해 허벅지의 넙다리네갈래근에 부착된다. **넙다리네갈래근 힘줄**이 무릎뼈를 지나갈 때 **무릎뼈인대**로 변형된 다음 무릎뼈를 아랫다리의 **정강뼈**에 부착한다(**종아리뼈는** 아랫다리의 아래쪽 정강뼈 옆에 있다). **넙다리**

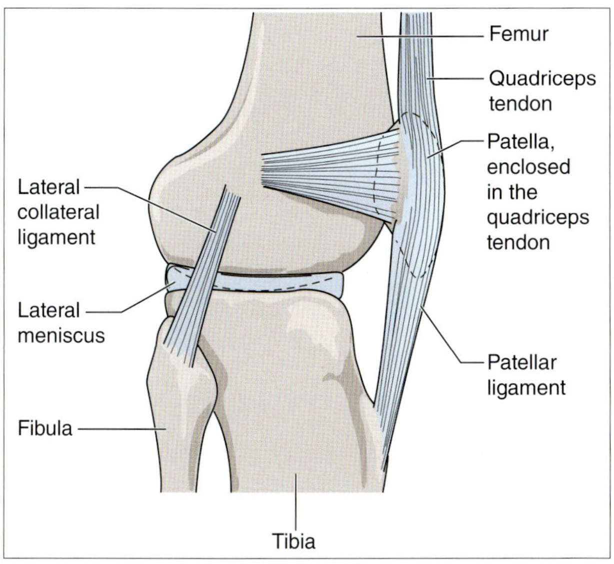

그림 3.1 무릎의 기본 해부학.

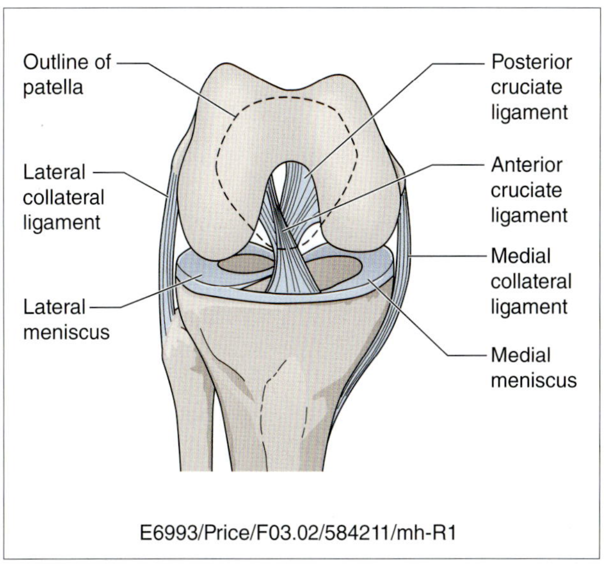

그림 3.2 무릎의 십자인대.

뼈(대퇴골, femur; 윗다리)과 정강뼈가 올바르게 정렬되면 무릎뼈가 넙다리뼈 아래쪽의 대퇴고랑(femoral groove) 위로 부드럽게 미끄러질 수 있다(Dimon and Day 2008).

반달연골(menisci, 단일 반달연골)이라고 하는 두 개의 C자 디스크가 넙다리뼈와 정강뼈 사이에 있다. 반달연골은 연골로 만들어지며 윗다리(upper leg)와 아랫다리(lower leg)의 뼈 사이에서 완충 역할을 한다(Dimon and Day 2008).

안쪽 및 가쪽곁인대는 무릎 관절의 양쪽에 있다. **안쪽곁인대**(내측측부인대, medial collateral ligament)는 정강뼈과 넙다리뼈 사이의 가이드 로프(guide rope) 역할을 하고, **가쪽곁인대**(외측측부인대, lateral collateral ligament)는 종아리뼈와 넙다리뼈 사이의 가이드 로프 역할을 하여 무릎에 좌우 안정성을 제공한다(Hyde and Gengenbach 2007).

앞십자인대(전방십자인대, anterior cruciate ligament) 및 **뒤십자인대**(후방십자인대, posterior cruciate ligaments)는 무릎 관절 내부에 있다. 그들은 넙다리뼈와 정강뼈에 대각선으로 붙는다. 십자인대는 무릎의 안정성을 제공하고 무릎 관절의 회전 스트레스를 최소화한다. 또한, 넙다리뼈와 관련하여 정강뼈가 앞뒤로 과도하게 움직이는 것을 방지한다(Hyde and Gengenbach 2007).

흔한 변위

무릎 부위의 통증, 부상 및 운동 기능장애를 유발할 수 있는 다음과 같은 두 가지 문제가 있다(Hamel and Knutzen 2003).

- 좌우 정렬 문제(예: 무릎 벌림(valgus knee))
- 굽힘 및 폄 중 이동경로 문제(tracking problems)

좌우 정렬(Side-to-side alignment)은 넙다리뼈와 정강뼈의 정렬과 신체의 중심선에 대한 뼈의 움직임과 위치를 나타낸다. 좌우 정렬 문제는 무릎이 몸의 정중선 쪽으로[벌림위치(내반슬, valgus position)] 또는 몸 바깥쪽으로[모음위치(외반슬, varus position)]로 쓰러질 때 발생할 수 있다. 이 경우 근육과 연부조직 구조가 무릎 관절에 가해지는 힘을 적절하게 관리할 수 없게된다. 가장 흔한 좌우 정렬 불균형은 한쪽 또는 양쪽 무릎의 벌림위치이다(Hamel and Knutzen 2003). 시간이 지남에 따라 이 상태로 인해 무릎뼈가 옆으로 당겨져 더 이상 넙다리뼈 고랑 위로 올바르게 움직이지 않을 수 있다. 좌우 정렬 문제는 일반적으로 사람이 걷기, 달리기, 쪼그리고 앉기, 앞으로 크게 내딛는 동작 또는 계단 오르내리기와 같은 역동적이고 체중 부하 운동에 관여할 때 기능을 방해한다. 그러나 만성 또는 심각한 좌우 정렬 문제는 서 있는 것과 같은 정적 활동 중에도 나타날 수 있다.

무릎을 구부리고 펴는 동안 무릎뼈가 넙다리뼈 바닥(넙다리뼈 고랑) 위로 부드럽게 미끄러지지 않을 때 무릎의 굽힘과 폄 중 **이동경로 문제**(tracking problems)가 발생할 수 있다. 이동경로 문제는 무릎뼈 아래쪽에 비정상적인 압력을 가한다. 시간이 지남에 따라 이 지나친 압력은 염증과 자극을 일으켜 통증과 기능장애를 유발할 수 있다(Hamel and Knutzen 2003). 무릎이 구부러지고 펴지면(즉, 시상면에서 이동) 무릎 위의 넙다리뼈와 무릎 아래의 정강뼈와 종아리뼈도 좌우로 움직이며 어느 정도 회전한다. 따라서 굽힘 및 폄 중 이동경로 문제는 정면 및 횡단면의 움직임, 즉 좌우 및 회전에도 영향을 미친다.

평가 프로세스

무릎의 구조적 해부학과 일반적인 불균형을 검토한 후 이제 세부 평가 절차로 넘어갑니다.

구두 평가

고객이 격리된 상태에서 그리고 다른 신체 부위 및 활동과 관련하여 자신의 상태나 통증을 인식하는 방법을 배우는 것이 중요하다(Price and Bratcher 2010). 다음 주제에 대해 질문하고 고객 평가 다이어그램(CAD)에 관련 정보를 기록한다.

1. 고객이 무릎 통증을 경험한 적이 있는지 묻고 통증의 특정 위치를 묻는다(Petty and Moore 2002). 예를 들어, 통증이 무릎의 안쪽에 있는 경우 고객이 움직이는 자세로 인해 안쪽이 스트레스를 받고 있음을 의미할 수 있으며 벌림무릎변위(valgus knee displacement)를 나타낼 수 있다. 이렇게 하면 평가과정의 시각 및 실습 부분으로 이동할 때 이러한 불균형을 확인하라는 메시지가 표시된다.
2. 고객이 관절염이나 무릎의 근골격 건강에 영향을 줄 수 있는 진단된 다른 상태가 있는지 물어본다.
3. 고객에게 과거의 부상이나 수술에 대해 물어본다. 부상이나 수술이 발생한 시간, 수행한 작업, 진단명 및 담당 의사의 이름을 기록한다. 인공무릎 관절치환술 같은 시술은 움직임과 기능 모두에 영향을 미친다(Petty and Moore 2002).
4. 고객의 신체 활동 수준에 대해 질문한다. 예를 들어, 평가 대상자가 스포츠를 즐기는지 자주 뛰는지 아는 것이 중요하다. 이것은 평상시 또는 일주일 동안 무릎에 가해지는 스트레스를 측정하는 데 도움이 되며, 교정 운동 프로그램 중에 무릎이 휴식을 취하고 회복할 수 있는지 여부를 이해하는 데 도움이(Petty and Moore 2002).
5. 고객의 직업에 대해 물어본다.(Petty and Moore 2002). 하루 종일 무릎을 꿇고 일하는 정원사나 카펫을 까는 사람인지 아는 것이 중요하다. 무릎을 꿇는 자세는 무릎뼈에 많은 스트레스를 가한다. 시간이 지남에 따라 이는 무릎의 올바른 기능과 교정 운동 프로그램의 궁극적인 성공에 영향을 미칠 수 있다.
6. 고객의 무릎이 활동에 참여하는 것을 방해하거나 할 수 있는 것을 제한하는지 물어본다. 이렇게 하면 고객이 왜 당신을 만나러 왔는지, 완전한 기능을 회복하거나 통증을 완화한 후 무엇을 할 수 있기를 희망하는지 이해하는 데 도움이 된다(Price and Bratcher 2010).
7. 고객의 무릎 통증이 다른 통증이나 증상과 함께 발생하는지 질문한다. 이것은 고객이 신체의 상호 연결성을 이해하는 데 도움이 될 것이며 교정 운동 프로그램에 대한 순응도를 촉진할 것이다(Price and Bratcher 2010). 예를 들어, 고객이 특정 신발을 신었을 때만 무릎이 아프다는 것을 알게 된 경우 이 기회를 이용하여 발과 발목 움직임이 무릎에 미치는 영향에 대해 교육하고 더 적절한 신발을 선택하도록 지도할 수 있다(신발 및 18장에서 보조기의 역할).
8. 고객에게 무엇이 그의 상태를 악화시키고 무엇이 기분을 좋게 하는지 물어본다. 이것은 그가 일상적인 활동이 프로그램의 성공에 어떻게 영향을 미칠 수 있는지 이해하는 데 도움이 된다(Petty and Moore 2002). 예를 들어, 자전거를 타는 것이 고객의 무릎을 악화시키는 경우 이 기회를 이용하여 자전거 안장의 높이를 평가할 수 있다. 시트를 올리면 무릎 굽힘이 줄어들어 무릎에 가해지는 스트레스를 줄이는 데 도움이 된다는 것을 알 수 있된다.

평가과정의 구두 부분을 마치면 시각적 평가와 실기평가로 넘어갑니다.

시각 및 실기평가

무릎을 평가할 때 평가하는 구조를 명확하게 볼 수 있어야 한다. 반바지를 입지 않은 고객은 바지를 다리 위로 올려 무릎이 드러나도록 하고 맨발을 유지하도록 요청해야 한다(발 및 발목 평가 후). 실제 평가를 수행하기 전에 고객을 만질 수 있도록 허가를 요청하는 것을 잊지 않는다.

시각적 평가

고객에게 발을 엉덩이 너비로 벌리고 서서 당신을 바라보도록 요청함으로써 평가를 시작한다. 무릎 위나 주변의 부종이 있는지 확인하고 근육의 크기 차이 및 흉터와 같은 기타 불규칙성을 확인한다(그림 3.3)(Magee, Zachazewski, and Quillen 2009). CAD에 이상이 있으면 기록해 두십시오.

다음으로 좌우 정렬을 평가한다. 여기에는 두 단계

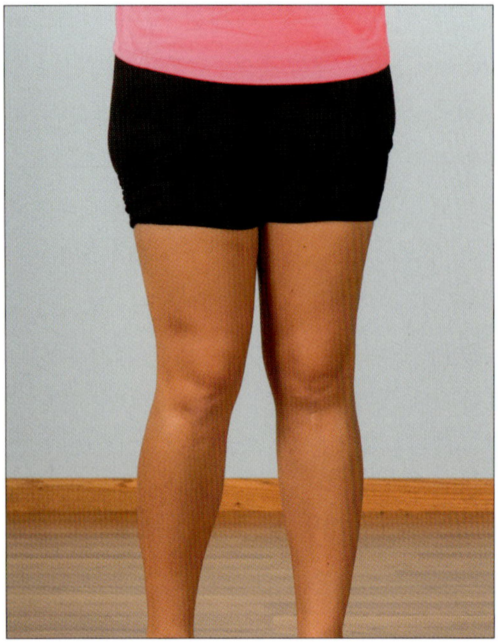

그림 3.3 무릎의 부기와 흉터는 시각적으로 불규칙하다.

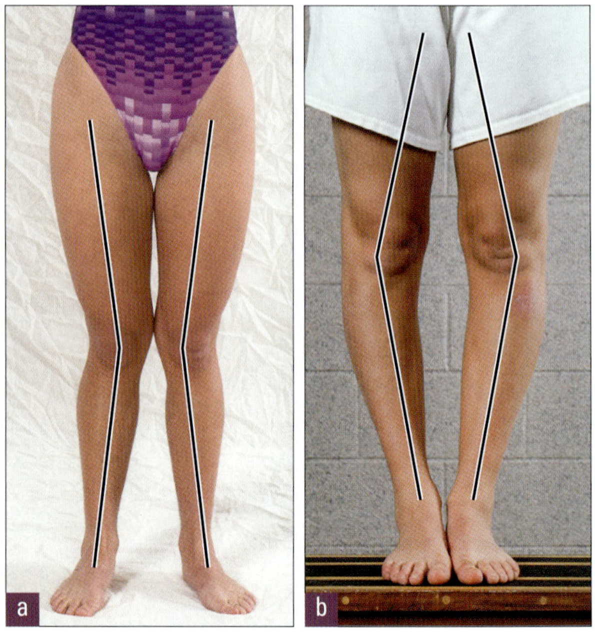

그림 3.4(a) 밖굽이 무릎(외반슬, valgus knee) 및 (b) 안굽이(내반슬, Varus) 무릎 위치의 예.

가 포함된다. 첫 번째는 무릎뼈 중앙의 위치에 대한 정적 시각적 평가이다. 두 번째 단계는 싱글 레그 스쿼트(single-leg squat)와 같은 동적 상황에서 무릎뼈 중앙을 시각적으로 평가하는 것이다.

정적 자세에서 무릎뼈를 평가하려면 고객이 당신 앞에 서 있는 동안 고객의 무릎 중앙을 본다. 무릎뼈에서 발목 중앙까지 가상의 선을 그린다. 무릎에서 고객의 윗다리(upper leg) 앞 중앙(넙다리네갈래근이 시작되는 곳)까지 또 다른 가상의 선을 그린다.

무릎뼈에서 두 선의 교차점이 너무 안쪽으로 또는 바깥쪽으로 벗어나 있는지 확인한다(그림 3.4)(Hamel and Knutzen 2003).

넙다리뼈는 자연스럽게 무릎을 향해 안쪽으로 기울어져 있다. 따라서 무릎관절은 엉덩관절보다 정중선에 더 가깝게 위치해야 한다. 무릎 중심에 대한 넙다리뼈 각도를 Q각 이라고 하며 도 단위로 정량화한다(그림 3.5). 남성의 Q각이 약 15도 이상, 여성의 Q 각이 18도를 초과하면 비정상으로 간주한다(여성의 경우 엉덩이가 넓어 더 큰 각도가 허용됨)(Fernandez des-laPenas, Cleland 및 Dommerholt 2016, Frisch 1994). 시각적 평가의 목적은 고객의 무릎이 안쪽으로 또는 바깥쪽으로 과도하게 벗어난 것처럼 보이는지 아닌지를 단순히 측정하는 것임을 기억한다. 정확한 Q 각도는 이 평가에서는 중요하지 않으므로 측정을 위한 기술 프로토콜은 논의되지 않는다.

역동적인 환경에서 무릎뼈를 시각적으로 평가하려면 고객에게 한쪽 다리로 서도록 한다. 고객이 이 위치에 있는 동안 서 있는 다리의 무릎을 약 30도 구부리면서 얕은 스쿼트를 수행하도록 요청한다. 고객이 움직일 때 무릎뼈의 중심을 관찰하고 그것이 고객의 몸에서 중심선을 향해 과도하게 움직이는지 또는 멀어지는지 주목한다. 사람이 쪼그리고 앉을 때 무릎이 몸의 정중선을 향해 움직이는 것은 정상이다. 이 평가에서 그림 3.6에 표시된 것처럼 무릎이 중심선을 향해 과도하게 움직이거나 불균형적인 움직임을 찾는다.

무릎 통증이 심한 고객에게 싱글 레그 스쿼트를 하도록 요청하지 않는다. 이것은 무릎에 스트레스를 더 주고 상태를 악화시킬 수 있다. 단순히 정적인 시각적 평가를 수행하여 무릎뼈 중앙의 배치에 대한 아이디어를 얻으십시오.

또한, 뒤에서 옆으로 정렬 문제에 대해 무릎을 시각적으로 평가할 수 있다. 고객에게 한쪽 다리로 당신과 반대 방향으로 서서 약 30도 각도로 쪼그려 앉으라고 요청

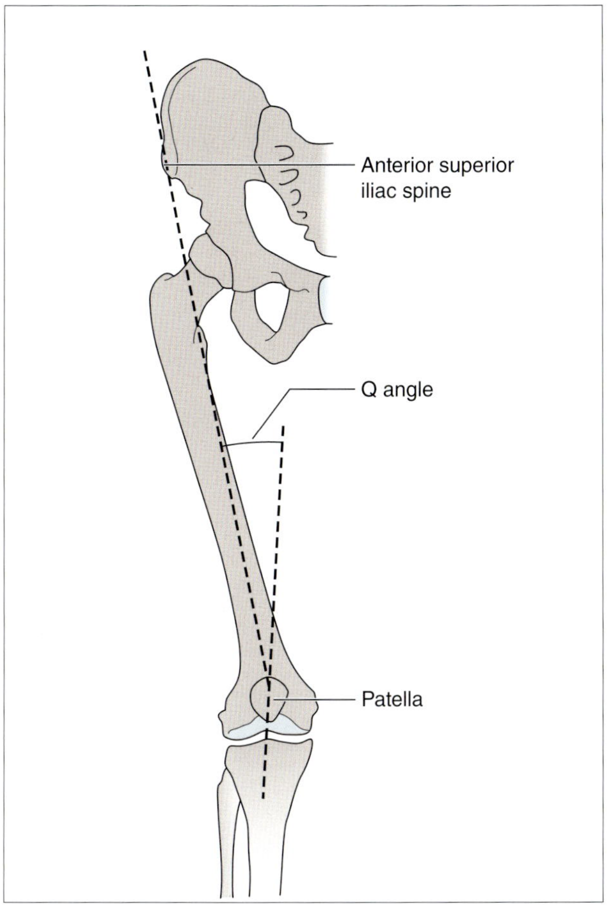

그림 3.5 Q 각도의 예.

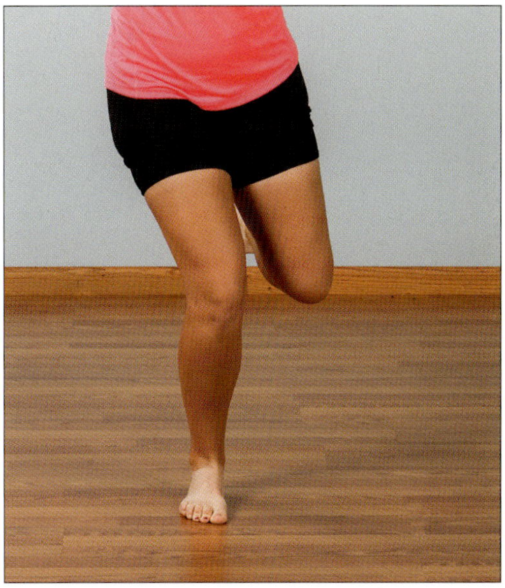

그림 3.6 동적 평가 중 무릎의 밖굽이 변위(valgus displacement)의 예

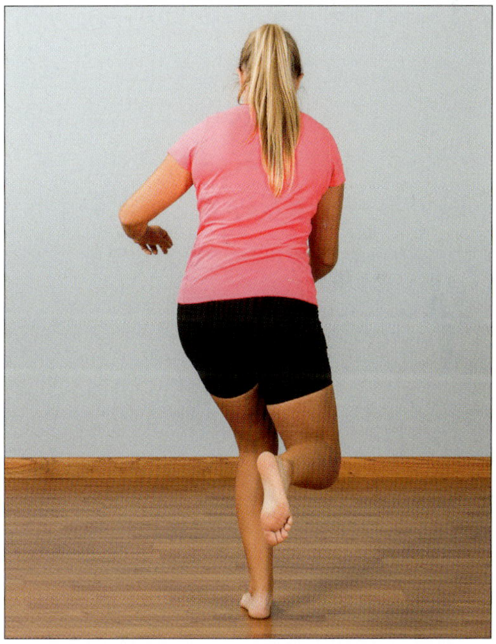

그림 3.7 무릎의 밖굽이 변위와 함께 "살사 댄스 엉덩이" 예.

한다. 그녀가 이 동작을 수행할 때 엉덩이 또는 궁둥뼈결절(좌골결절, ischial tuberosity)의 중심을 관찰한다. 이상적으로는 고객이 쪼그려 앉을 때 큰볼기근(대둔근, gluteus maximus)의 중심이 발뒤꿈치 중심 옆으로 내려와야 한다. 볼기(glutes)와 엉덩이(hip)가 몸의 중심선에서 멀어지는 "살사 댄스 엉덩이" 동작으로 과도하게 움직이면 무릎의 정렬 문제가 있음을 나타낼 수 있다(그림 3.7). 이런 일이 발생하면 일반적으로 무릎이 불균형적으로 정중선을 향해 이동하여 보상한다(McLester and St. Pierre 2008).

실기 평가

무릎에 대한 시각적 평가가 완료되면 평가 과정의 실습 부분을 시작한다. 고객에게 이제 시각적 평가결과를 확인하거나 잘못된 점을 파악하기위해 수동으로 무릎을 평가할 것이라고 말한다. 무릎 관절을 구부렸다 펴면서 비정상적인 움직임과 불규칙한 소리를 듣게 될 것이다.

고객에게 바닥에 등을 대고 눕도록 요청한다. 그녀 옆에 무릎을 꿇고 그녀가 한쪽 무릎을 구부리도록 지도한다. 한 손은 고객의 무릎뼈에 놓고 다른 손으로 다리를 2~3회 구부렸다 편다(그림 3.8). 이 평가를 수행할 때 무릎뼈가 아랫다리(lower leg)를 과도하게 누르지 않는다. 다리를 구부리고 곧게 펴면서 무릎뼈가 윗다리(upper

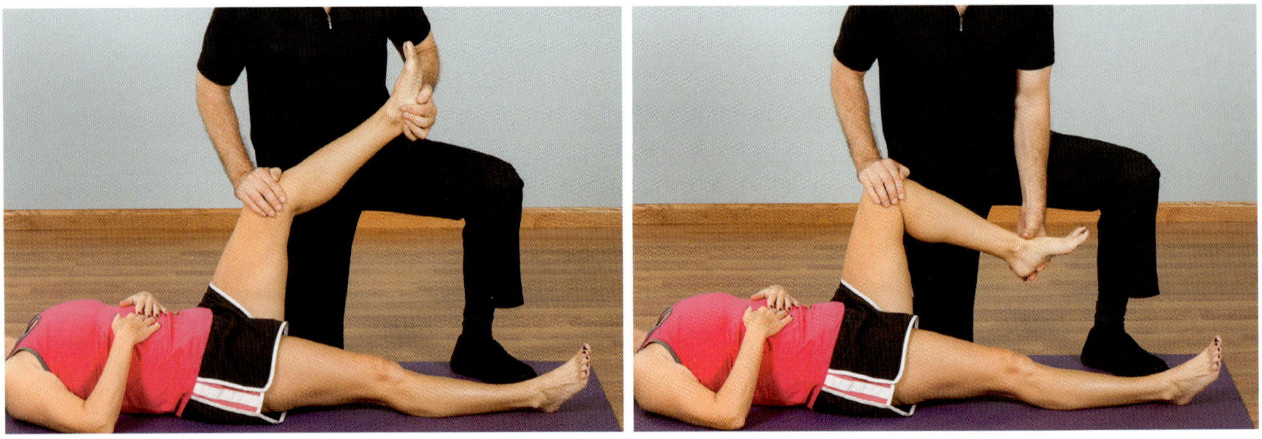

그림 3.8 무릎뼈의 이동경로 평가

leg)의 바닥 위로 미끄러지는 것을 느낀다. 갈리는 소리(grinding), 빠지직(crunching) 소리, 깨지는 소리(cracking), 딱딱(popping) 소리가 들리거나 느껴지면 이동경로(tracking issue) 문제가 있을 수 있다(Frisch 1994). 고객이 어떤 종류의 고통을 느낀다면 즉시 평가를 중단한다.

무릎 평가과정을 마치면 고객이 무릎을 중립 위치에 두는 방법을 이해하고 더 나은 무릎 정렬이 무릎 자체뿐만 아니라 발과 발목 또는 무릎의 통증과 허리-엉덩이 부위의 기능장애를 예방하는 방법을 설명할 수 있다.

고객에게 무릎의 중립 위치 가르치기

고객에게 서 있을 때 무릎이 중립적인 자세를 취하도록 가르치는 것은 신체의 각 부분이 서로에게 어떻게 영향을 미치는지 더 잘 이해하는 데 도움이 될 수 있다. 2장(목말뼈의 위치 평가)에 설명된 기술을 사용하여 발과 발목의 중립 위치에 도달하도록 고객에게 지시하는 것으로 시작한다. 이 위치가 달성되면 무릎은 고객의 무릎뼈 중심이 두 번째 발가락과 일직선이 되도록 자연스럽게 정렬되어야 한다(Clippinger 2016). 고객이 윗다리(upper leg)와 아랫다리(lower leg)를 바깥쪽으로 회전시켜 보다 중립적인 위치로 만들 때 엉덩이 근육에 어떤 일이 일어나는지 느끼도록 코칭한다. 허리뼈에서 곡률이 감소하도록 골반을 뒤쪽으로 기울이도록(즉, 아래로 밀어넣도록) 고객을 코칭하여 무릎을 정렬하도록 더 도울 수 있다. 골반을 뒤쪽으로 기울이면 또한, 윗다리와 아랫다리를 바깥쪽으로 회전시켜 발과 발목을 정렬하는 데 도움이 된다(Kendall, McCreary, and Provance 2005).

때때로, 사람은 완벽한 무릎-발 및 발목 정렬을 달성하지 못할 수 있다. 이것은 일반적으로 고객이 심각하거나 장기적인 정렬 문제, 활 다리(bow legs, O자 다리, 오다리, 내반슬) 또는 다른 선천적 이상이 있을 때 발생한다(Price and Bratcher 2010). 이러한 고객들이 발, 발

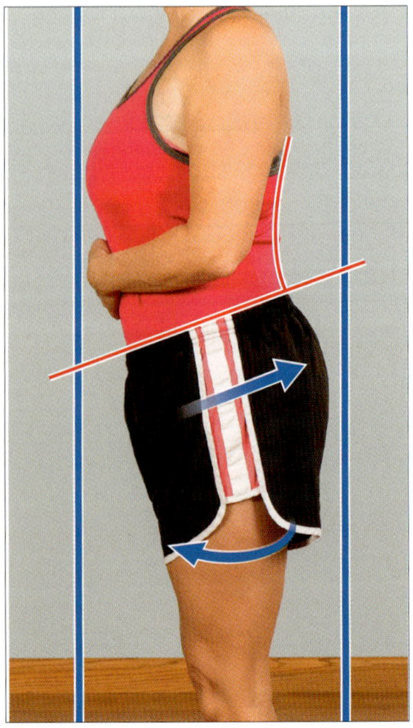

그림 3.9 윗다리와 아랫다리의 지나친 안쪽돌림으로 인한 골반의 보상.

목, 무릎을 최대한 중립에 가깝게 하여 더 나은 정렬을 달성하기 위해 어떤 상태인지(그리고 관련된 근육과 움직임이 무엇인지) 느낄 수 있도록 지도한다.

허리-골반 다리이음뼈(lumbo-pelvic hip girdle)에 대한 구두, 시각 및 실기 평가로 진행하기 전에 고객의 무릎에 대한 결과를 간결하게 요약한다. 이 영역에 대한 CAD를 완료했는지 확인하고 무릎이 위 및 아래 구조와 어떻게 관련되어있는지 고객에게 간략하게 설명한다(다음 장 참조).

무릎이 발, 발목 및 허리-골반 다리이음뼈와 어떻게 관련되어 있습니까?

무릎은 발과 발목과 허리-골반 다리이음뼈를 연결하는 구조이다. 따라서 위 또는 아래 구조의 불균형(imbalances)이나 부정렬(malalignments)은 무릎의 느낌과 기능에 직접적인 영향을 미친다. 예를 들어, 싱글 레그 스쿼트 평가 중에 밖굽이 무릎(무릎외반, Valgus knee)은 일반적으로 발과 발목 복합체의 과다엎침을 동반한다는 사실을 인식해야 한다. 이는 과다엎침 시 발과 발목이 정중선을 향해 무너지면서 하지도 안쪽으로 과도하게 회전하여 밖굽이 무릎 위치로 당기기 때문이다. 무릎의 이러한 움직임은 또한, 넙다리뼈가 안쪽으로 회전하도록 하여 무릎의 위치에 영향을 준다. 엉덩관절 소켓(hip socket)(윗다리가 골반과 연결되는 곳). 윗다리와 엉덩관절 소켓의 위치 변화로 인해 골반이 아래로 그리고 앞으로 회전하여 정렬에서 벗어난다. 이러한 골반 위치의 변화는 허리를 과도하게 아치형으로 만든다(그림 3.9)(Kendall, McCreary, and Provance 2005; Price and Bratcher 2010).

평가 체크리스트
허리-골반 다리이음뼈(lumbopelvic hip girdle)을 평가하기 전에 무릎에 대한 다음 질문에 답해야 한다.
□ 고객이 겪고 있는 통증의 유형과 무릎의 기능에 어떤 영향을 미치는지 알고 있습니까?
□ 고객이 관절염이나 프로그램의 성공에 영향을 미칠 수 있는 진단된 상태가 있습니까?
□ 고객의 무릎이 좋아지거나 나빠지는 이유는 무엇입니까?
□ 고객의 무릎 통증이 어떤 식으로든 기능을 제한합니까?
□ 무릎이 아플 때 고객의 신체의 다른 부분이 영향을 받습니까?
□ 고객의 무릎 사이에 시각적으로 불규칙한 부분이 있습니까?
□ 고객은 한쪽 무릎 또는 양쪽 무릎에 외반 위치가 있습니까?
□ 고객의 무릎뼈 이동경로에 문제가 있습니까?
□ 고객이 서 있을 때 무릎과 발의 위치를 중립적으로 유지하는 방법을 알고 있습니까?
□ 발과 발목, 허리-골반 다리이음뼈가 무릎과 어떤 관계가 있는지 알고 있으며 고객에게 설명할 수 있습니까?
고객 평가 다이어그램에서 평가의 이 부분에 대한 모든 표기법을 작성한다(예시를 보려면 그림 3.10 참조).

무릎	√	상세한 설명
통증?	√	오른쪽 중간
관절염상태?	√	보고된 바 없음
기능?	√	서있을 때 아프다
무엇이 더 좋아지거나 나빠지나요?	√	오랜시간 앉아있는
인과관계?	√	오른쪽의 발과 골반 문제
시각적인 불규칙성?	√	오른쪽의 붓기
싱글 레그 스쿼트(Single-leg squat)?	√	오른쪽 외반(valgus)
무릎뼈 이동경로(tracking)?	√	오른쪽에서 터지는 소리(Popping)
고객이 중립을 알고 있습니까?	√	달성할 수 있다

그림 3.10 고객 평가 다이어그램에서 완료된 무릎 평가의 샘플.

요점 정리

무릎 관절은 주로 아래 다리와 위 다리를 연결하는 경첩 관절(hinge joint)이다. 발과 발목 또는 허리-골반 다리이음뼈의 움직임이 더 많은 관절의 부정렬이나 불균형은 연결 지점인 무릎에 영향을 준다.

- 무릎에서 발견되는 가장 흔한 두 가지 편차는 다음과 같다.
  1. 좌우 정렬 문제[예: 밖굽이 무릎(무릎외반, Valgus knee) 위치]
  2. 굽힘 및 폄 중 이동경로(tracking problems) 문제
- 급성 외상을 제외하고 무릎 통증은 일반적으로 무릎 관절 위와 아래 구조의 불균형으로 인해 발생한다. 따라서 발과 발목, 허리-골반 다리이음뼈의 전반적인 건강과 기능은 무릎의 상태에 직접적인 영향을 준다.
- 서 있을 때 발과 발목을 중립 위치에 놓으면 무릎이 제대로 정렬될 가능성이 큽니다. 발과 발목이 과다 엎침(overpronation)되면 아랫다리(low leg)와 윗다리(upper leg)가 너무 안쪽으로 회전하여 무릎이 정중선 쪽으로 이동한다.
- 사람들이 하는 신체 활동의 유형과 강도에 대해 알 때 무릎에 가하는 스트레스의 양을 더 잘 이해할 수 있다. 통증을 유발하거나 감소시키는 활동을 식별하면 어떤 연부조직 구조가 자극을 받거나 기능장애를 일으킬 수 있는지 결정하는 데 도움이 될 수 있다.
- 사람이 앉거나 일어설 때 또는 무릎을 구부리거나 펼 때 발생하는 터지는 소리(popping) 또는 갈리는(grinding) 소리는 이동경로(tracking problems) 문제를 시사한다.
- 고객 평가 다이어그램에 모든 관련 정보를 기록한다.

자가 점검

무릎의 상태는 발과 발목 또는 허리-골반 다리이음뼈의 잠재적인 근골격 불균형에 대한 조기 경고 시스템으로 작용할 수 있다. 자신의 무릎을 평가하고 다음 무릎 건강 보고서 카드에 자신에게 부여할 등급을 표시한다.

가능한 등급	설명	나의 등급
A	서 있을 때 무릎뼈가 두 번째 발가락 중간에 정렬된다. 쪼그리고 앉을 때 정중선을 향한 적절한 양의 움직임; 움직임 중에 통증이나 터짐 또는 갈리는 소리가 없습니다.	
B	서 있을 때 무릎뼈가 두 번째 발가락 중간에 거의 정렬됨; 쪼그리고 앉을 때 무릎의 정중선을 향한 적당한 양의 움직임; 통증이 적거나 없음; 굽힘/폄 중 터짐 또는 갈리는 소리가 최소화된다.	
C	서 있을 때 무릎이 두 번째 발가락 위로 정렬되지 않지만, 중립 발/발목 위치에 있을 때 정렬될 수 있다. 쪼그리고 앉을 때 무릎의 정중선을 향해 약간 너무 많이 움직이다. 가끔 통증; 굽힘/폄 시 약간의 터짐 또는 갈리는 소리.	
D	서 있을 때 무릎뼈가 두 번째 발가락 위로 정렬되지 않음; 발과 발목의 중립 위치를 정렬/달성/유지하기가 어렵다. 가만히 서서 쪼그리고 앉을 때 무릎이 몸의 중앙으로 눈에 띄게 이동한다. 빈번하거나 지속적인 통증; 터짐 또는 갈리는 소리.	
F	서 있을 때 무릎뼈가 두 번째 발가락 위로 정렬되지 않음; 발과 발목의 중립 위치를 정렬/달성/유지할 수 없다. 무릎의 밖굽이 자세 및 쪼그리고 앉을 때 더욱 악화된다. 부종; 지속적이거나 지속적인 통증.	

구조 평가 기술 검사

다른 사람에 대한 완전한 발 및 발목 평가를 수행한다. 다음 차트에 결과를 기록한다.

발과 발목	√	상세한 설명
통증		
관절염/상태?		
기능?		
무엇이 더 나아지거나 나빠지는가?		
인과 관계?		
시각적인 불규칙성?		
싱글 레그 스쿼트(Single-leg squat)?		
무릎뼈 이동경로(tracking)?		
고객이 중립을 알고 있습니까?		

CHAPTER 04

Assessing the Lumbo-Pelvic Hip Girdle
허리-골반 다리이음뼈 평가

허리-골반 다리이음뼈(lumbo-pelvic hip girdle)는 허리뼈(요추, lumbar spine), 골반(pelvis), 엉덩이(hips)가 모이는 곳이다. 엉덩이, 골반과 허리 부위는 매우 복잡한 구조이며, 뼈와 근육, 힘줄, 인대, 근막과 신경의 조합으로 매우 복잡한 결합을 이룬다.

사람은 두 다리로 서서 움직일 수 있도록 디자인되었다. 허리-골반 다리이음뼈는 직립 자세를 유지하는데 필요한 구조와 지지를 제공하기 때문에 신체의 가장 중요한 특징 중 하나이다. 허리는 몸통을 지지하고 중력에 대한 인체의 무게 중심을 유지할 수 있는 앞굽음 곡선(전만 곡선, lordotic curve)이 특징이다. 골반은 상체와 팔의 움직임, 아랫다리의 추진력, 힘의 전달, 균형 유지 등을 상호 전달하고 조절한다. 허리-엉덩이의 몇몇 대근육은 허리뼈와 골반, 엉덩이 부위를 3개의 면에서 자유로운 움직임을 할 수 있도록 함께 작용한다. 이런 움직임은 매우 특별하지만, 이 부위에서 보상 패턴, 움직임의 기능장애, 근골격계 불균형이 발생할 수 있다(Schamberger 2002).

기본 해부학

허리-골반 다리이음뼈의 주요 구성은 허리뼈, 엉치뼈(천골, sacrum), 엉치엉덩관절(천장관절, sacroiliac joints), 골반, 엉덩이, 볼기뼈절구(관골구, acetabulum)이다(그림 4.1).

골반(pelvis)은 엉덩뼈(장골, ilium), 두덩뼈(치골, pubis), 궁둥뼈(좌골, ischium)의 융합에 의해 만들어진 척추 기저부의 고리 모양 구조물이다. 융합된 뼈들은 골반의 양쪽을 형성하며, 좌, 우 무명골(비절골, innominate) 혹은 일반적으로 엉덩이뼈(hip bones)라고 불린다. **넙다리뼈머리**(대퇴골두, head of the femur)는 **볼기뼈절구**(acetabulum)라 불리는 골반의 깊은 구멍(socket)과 관절한다. 또한 **엉치엉덩관절**(sacroiliac joints)에서 척추와 연결되며, 엉치뼈는 엉덩뼈와 만난다. **엉치뼈**(sacrum)은 허리뼈와 꼬리뼈 사이 척추 기저부에 있는 삼각형 형태의 융합된 뼈이다(Dimon and Day 2008). **허리뼈**(lumbar spine)는 인체에서 가장 큰 5개의 척추뼈로 구성되어 있으며, 척추의 굽힘, 가쪽굽힘, 폄, 돌림(회전)을 돕는 역할을 한다(McGill 2016). 여러 근육과 건, 인대 등은 가동성과 움직임을 만들면서 허리-골반 다리이음뼈 구조의 유지를 돕는다.

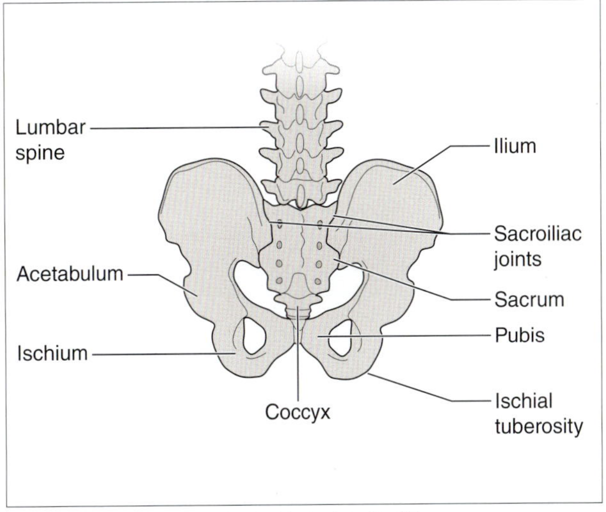

그림 4.1 허리-골반 다리이음뼈의 기초해부학

흔한 변위

허리-골반 다리이음뼈의 통증, 부상, 움직임의 기능장애를 일으키는 두 가지 변위가 있다(Solberg 2008):

- 골반 앞기울임(골반전방경사, anterior pelvic tilt)
- 지나친 허리척주앞굽음(요추전만, lumbar lordosis)

사람이 올바른 정렬자세로 서 있을 때, 골반은 자연스럽게 10도 정도 앞(전방)으로 회전한다(Gajdosik et al. 1985; Heino, Godges, and Carter 1990). 이는 골반의 앞쪽이 뒤쪽과 비교해 높이가 낮다는 것을 의미한다. 다만, 서 있을 때 골반이 10도보다 많이 기울어지면 앞쪽이 전방으로 많이 내려오고, 뒤쪽은 너무 올라간다. 이렇게 앞, 뒤(후방)으로 골반의 기울어짐이 지나치게 발생하는 것을 골반 '**골반 앞기울임**'라 한다(그림 4.2).

반대로 골반의 앞쪽이 너무 올라가면 골반의 뒤쪽이 내려온다. 골반이 뒤로 기울어지는 것을 **골반 뒤기울임**(후방경사, posterior pelvic tilt)이라 한다. 이 장의 목적은 피트니스 전문가로서 경험할 수 있는 가장 흔한 ^I변위를 다루는 것이기 때문에 평가와 골반 뒤기울임에 대한 다른 정보는 논의되지 않을 것이다.

사람이 올바른 정렬로 서 있을 때, 아래쪽 척추인 허리뼈는 약간 안쪽[slight inward or 척주앞굽음(척주전만, lordosis)]으로 커브를 가지고 있다. 이것은 사람의 옆모습을 관찰할 때 보이는 자연스러운 오목한 곡선이다. 허리뼈의 지나친 커브는 **지나친 허리척주앞굽음**(excessive lumbar lordosis)을 의미한다.(그림 4.3) 지나친 허리척주앞굽음은 움직임 기능장애와 통증을 야기하기 때문에 문제가 된다(Houglum 2016).

허리뼈, 엉치뼈와 골반은 엉치엉덩관절과 이 관절을 교차하는 강한 인대들에 의해 연결되어 있다. 따라서 골반의 위치가 엉치뼈와 허리뼈의 위치에 직접적으로 영향을 미친다. 골반이 앞쪽으로 많이 내려오면 허리뼈의 커브는 과도해진다. 그러므로 골반 앞기울임은 항상 허리척주앞굽음을 동반한다. 마찬가지로 지나친 허리척주앞굽음은 항상 골반 앞기울임을 동반한다(Solberg 2008).

평가 프로세스

허리-골반 다리이음뼈의 구조와 고객이 가질 수 있는 공통적인 불균형을 검토했으므로, 이제 자세한 평가 절차를 진행할 수 있다.

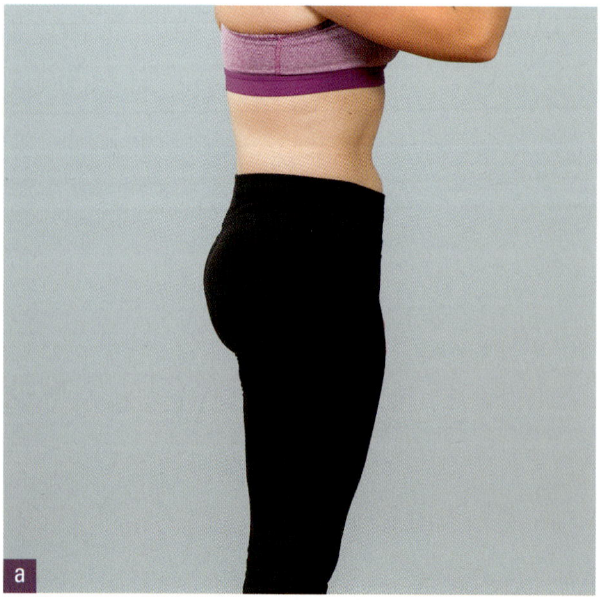

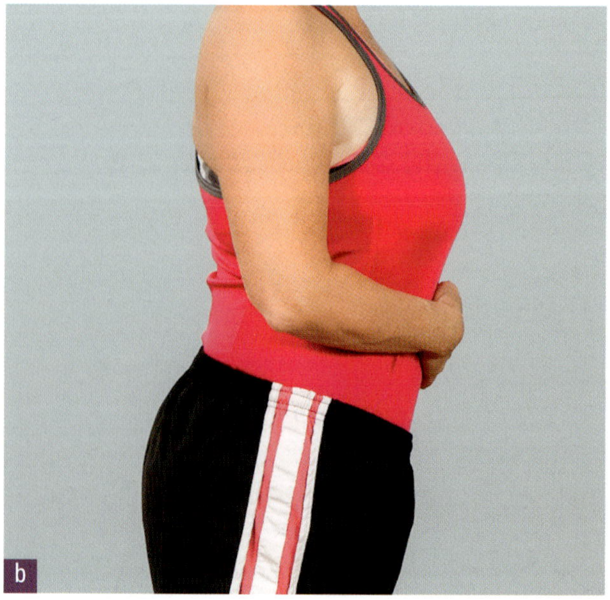

그림 4.2 (a) 골반의 정상 경사와 (b) 골반 앞기울임의 예시

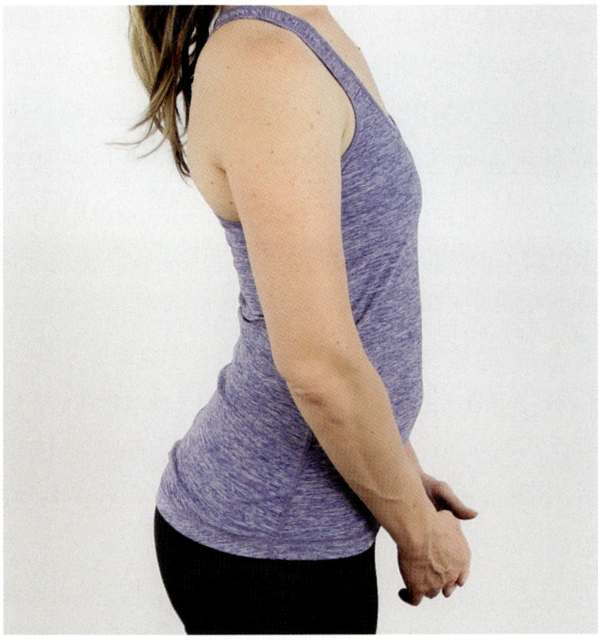

그림 4.3 지나친 허리척주앞굽음증의 예시

구두 평가

허리-골반 다리이음뼈를 평가할 때, 고객이 다른 신체 영역과 관련해 동작과 활동을 하면서 상태와 통증을 어떻게 느끼는지 배우는 것이 중요하다(Price and Bratcher 2010). 다음 주제에 대해 질문하고, 고객 평가도(CAD)에 관련된 정보를 기록한다.

1. 엉덩관절, 샅굴부위(서혜부), 엉덩이 또는 허리의 통증을 느낀 적이 있는지 묻는다. 통증의 위치와 특징을 설명할 때 구체적으로 하도록 권장한다. 예를 들어 엉덩관절의 옆 혹은 앞쪽에 통증이 있나요? 샅굴부위의 심부인지 또는 다리의 위쪽인지, 엉덩이의 위쪽 혹은 중간부인지, 앉을 때 의자에 닿는 부위인지? 척추의 기저부에 있다면 엉치엉덩관절의 높이인지 꼬리뼈 위나 근처에 있는지? 통증이 쑤시는지 따끔따끔한지? 다리 아래로 내려가는지? 복부에도 통증이 있는지?(Petty and Moore 2002) 고객이 엉덩관절 옆쪽 통증을 얘기한다면 염증으로 인해 다리가 소켓에서 올바르게 움직이지 않는 것일 수 있다. 이와 같은 구체적인 증상들은 다리, 엉덩관절, 골반의 정렬을 더 자세히 검사하는 데 도움이 될 수 있다(Price and Bratcher 2010).
2. 허리-골반 다리이음뼈의 근골격계 건강에 영향을 미칠 수 있는 다른 진단이 있었는지 질문한다. 예를 들어 추간판 퇴행성을 진단받은 고객은 통증으로 인해 교정 운동 프로그램의 성공에 영향을 미칠 수 있다(Cramer and Darby 2014). 외부의 도움이 필요하거나 당신의 능력을 넘어선 상태에 대해 알았을 때 장기적으로 성공에 도움을 줄 수 있는 전문가를 추천할 수 있다(실행범위, 관계, 추천에 관한 내용은 28장 참조).
3. 과거 상해와 수술에 대해 질문한다. 예를 들어 엉덩관절치환술(hip replacement)이나 척추유합술(lumbar fusion)은 움직임과 기능 모두에 영향을 미친다(Petty and Moore 2002).
4. 신체 활동 수준을 질문한다. 예를 들어 골프와 테니스 같이 엉덩관절과 척추에 많은 스트레스를 가하는 운동하는지 알아야 한다(Petty and Moore 2002).
5. 직업에 대해 질문한다. 예를 들어 많은 시간을 허리가 둥근 자세로 오랜 시간 앉아 엉덩관절 굽힘을 한다면 허리-골반 다리이음뼈의 기능에 안 좋은 영향을 미칠 수 있다(McGill 2016).
6. 허리나 엉덩관절의 문제로 인해 활동과 움직임에 제한이 있는지 질문한다. 이는 당신을 만나러 온 고객의 동기를 이해하고, 완전한 기능을 회복하거나 통증이 완화된 후 원하는 것이 무엇인지 이해할 수 있도록 도와줄 것이다(Price and Bratcher 2010).
7. 통증이 다른 부위의 통증이나 증상과 일치하는지 질문한다. 이는 고객이 인체의 상호연관성과 원인, 보상과 수정을 이해하는 데 도움이 된다. 예를 들어 많은 시간 컴퓨터를 사용하는 허리 통증을 가진 고객은 허리가 아플 때 목도 아프다는 사실을 알 수 있다. 여러분은 이를 통해 그녀의 머리와 목의 위치가 어떻게 허리뼈에 영향을 미치는지 강조할 수 있다(6장에서 머리와 목이 나머지 신체와 어떻게 관련이 있는지 알아볼 수 있다). 그런 다음 나중에 평가과정에서 머리와 목의 상태를 자세히 살펴볼 것이라고 얘기할 수 있다(Price and Bratcher 2010).
8. 무엇이 고통을 악화시키고 감소시키는지 질문한다

(Petty and Moore 2002). 예를 들어 앉아있는 것이 허리의 통증을 악화시킨다면, 이 문제를 해결하기 위해 앉는 자세의 개선 방법을 교육할 수 있다(18장 "정적 자세 고려사항" 참조).

9. 통증 때문에 잠이 깨거나 수면에 문제가 있는지 질문한다. 이것은 수면 자세의 문제로 허리-골반 다리이음뼈 증상이 악화되기 때문에 매우 중요하다(18장 "정적자세 고려사항" 참조)(Price and Bratcher 2010).

구두 평가를 마쳤으면 시각적 평가와 실기 평가로 넘어갑니다.

시각 및 실기 평가

허리-골반 다리이음뼈를 평가할 때는 고객의 구조를 확실히 보는 것이 중요하다. 고객에게 요추, 골반, 엉덩관절이 잘 보이도록 셔츠를 넣어달라고 요청한다.

골반 앞기울임 및 지나친 허리척주앞굽음에 대한 시각적 평가

고객의 골반 앞기울임를 시각적으로 평가하기 위해, 옆을 보고 서달라고 요청한다. 그녀의 바지나 반바지가 앉을 때 엉덩관절에서 어떻게 되는지, 허리띠가 몸의 앞쪽이 뒤쪽보다 낮은지 확인한다. 허리띠의 앞부분은 전형적으로 골반 앞쪽 뼈의 융기인 위앞엉덩뼈가시(전상장골극, ASIS)에 놓여 있고, 허리띠의 뒷부분은 전형적으로 골반 뒤쪽 뼈의 융기인 위뒤엉덩뼈가시(후상장골극, PSIS)에 놓여있다. 이처럼 고객의 허리띠를 시각적으로 검사하면 골반의 위치를 파악할 수 있다. 골반 뒤쪽이 앞쪽보다 훨씬 높게 보인다면, 골반 앞기울임이 되어있음을 추측할 수 있다(그림 4.4).(Palmer, Epler, and Epler 1998). 반면 골반 뒤쪽이 앞쪽보다 낮아 보인다면 이는 골반 뒤기울임이 되어있음을 의미한다. 그러나 대부분의 사람은 골반이 앞쪽으로 기울어진다.

고객이 옆으로 서 있는 동안, 허리뼈의 커브를 확인하고 지나친 허리척주앞굽음을 평가한다. 요추부에 약간의 곡선이나 오목한 부분이 보일 것이다. 만약 요추부의 곡선이 눈에 띌 정도로 아치형(C형 또는 역 C형)으로 보인다면, 고객은 지나친 허리척주앞굽음(그림 4.5)이 있는 것이다(Boos and Aebi 2008).

허리-골반 다리이음뼈의 실기 평가

허리-골반 다리이음뼈에 대한 시각적 평가가 완료되면 실기 평가를 시작한다. 고객에게 시각적 평가결과를

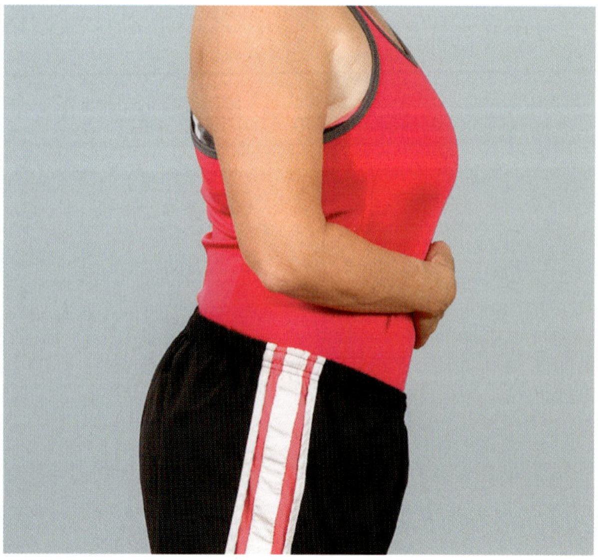

그림 4.4 골반 앞기울임의 시각적 평가

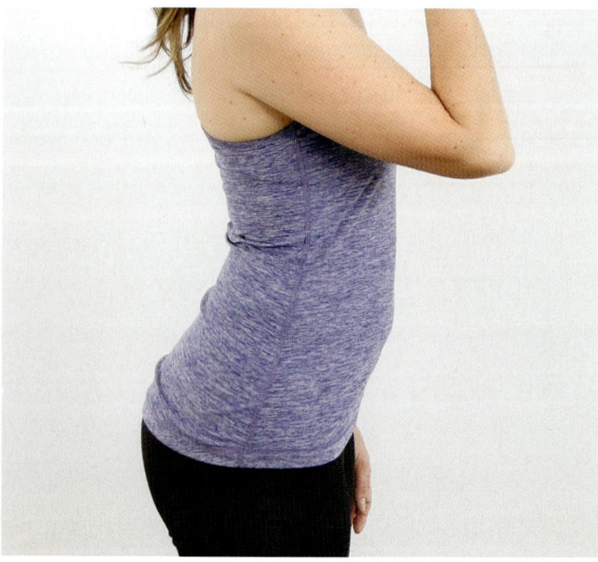

그림 4.5 지나친 허리척주앞굽음증의 시각적 평가

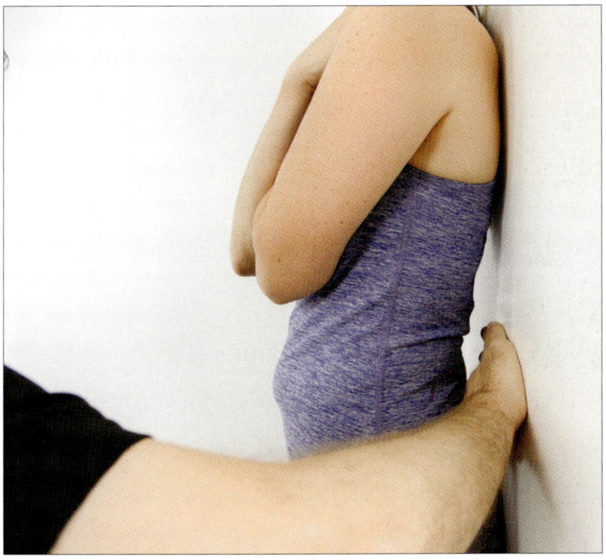

그림 4.6 지나친 허리척주앞굽음과 골반 앞기울임의 실기 평가

확인하기 위해 요추부의 수동적 평가를 시작한다고 얘기한다. 허리뼈부의 커브가 어느 정도인지 느껴질 것이다. 실기 평가를 진행하기 전 고객에게 접촉과 관련해 동의를 얻어야 하는 것을 잊지 말아야 한다. 지나친 허리척주앞굽음 여부를 수동적으로 평가하려면 고객에게 맨발로 등, 엉덩이, 발 뒤꿈치, 어깨, 머리를 벽에 대고 설 수 있도록 요청한다. 평가 전 요청한 부분들이 벽에 닿았는지 확인한다. 그런 다음 손바닥을 벽에 대고 고객의 요추부 쪽으로 밀어 넣습니다(그림 4.6).

이제 허리뼈와 벽 사이의 공간을 확인한다. 손가락을 편 상태에서 들어가는 정도라면 허리척주앞굽음이 허용 가능한 정도이다. 만약 벽과 등 사이에 손이나 팔 전체가 들어가는 정도라면, 고객의 허리척주앞굽음이 지나친 것이다. 벽과 허리뼈 사이의 공간이 클수록 변위 혹은 불균형이 더욱 심해진다(Price and Bratcher 2010). 지나친 허리척주앞굽음으로 골반 앞기울임이 나타날 것이다(Kendall, McCreary, Provance 2005). 만약 엉덩이 근육이 매우 발달된 사람을 평가하면 허리뼈가 벽에 닿지 않을 뿐 아니라 더욱 큰 공간이 발견될 것이다. 허리척주앞굽음이 지나친지 판단하기 위해 최선을 다해야 한다.

고객이 똑바로 누운 자세에서 지나친 허리척주앞굽음을 평가할 수 있다. 고객에게 다리를 곧게 펴고 누워달라고 요청한다. 무릎과 발가락이 천장을 향하도록 하고,

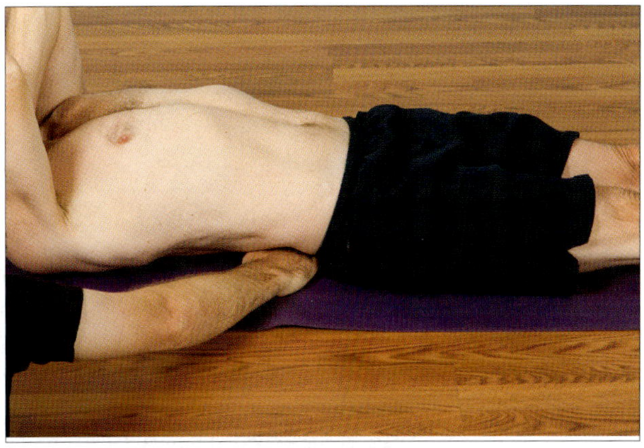

그림 4.7 지나친 허리척주앞굽음증과 골반 앞기울임의 누운자세 평가

손을 허리 아래로 넣어 허리뼈의 아치를 평가한다(그림 4.7). 손가락이나 손 전체를 허리와 바닥 사이 공간에 밀어 넣을 수 있다면 지나친 허리척주앞굽음의 가능성을 보여주는 것이다.

고객이 체지방량이 너무 많으면 정확한 평가가 어려울 수 있다. 이런 경우 피부가 허리 아래 공간으로 흘러내려 손을 넣어보는 평가를 방해할 수 있다. 마찬가지로 마사지 베드 같이 푹신한 표면을 사용하는 경우 평가의 정확도에 영향을 미칠 수 있다. 고객의 허리 통증이 심하다면 다리를 펴고 누운 자세에서 상태가 악화할수 있으므로 주의해야 한다. 이런 경우 다리를 곧게 펴고 자는 것이 허리에 어떤 영향을 미치는지 고객을 이해시키기에 효과적인 교육이다.(Price and Bratcher 2010).

허리-골반 다리이음뼈 평가를 마치면 어떻게 이 부위의 중립적인 위치를 확보할 수 있는지 고객의 이해에 도움을 줄 수 있으며, 허리는 물론 발, 발목, 무릎, 등, 어깨 등의 통증 및 기능장애를 어떻게 예방할 수 있는지 설명할 수 있다(이 장의 끝 부분에서 허리-골반 다리이음뼈와 등뼈, 팔이음뼈 사이의 관계를 학습할 수 있다).

허리-골반 다리이음뼈 중립위치 교육

다음 계획을 이용해 고객이 서 있을 때 골반과 허리뼈의 중립 자세를 만들고 유지할 수 있도록 알려준다.

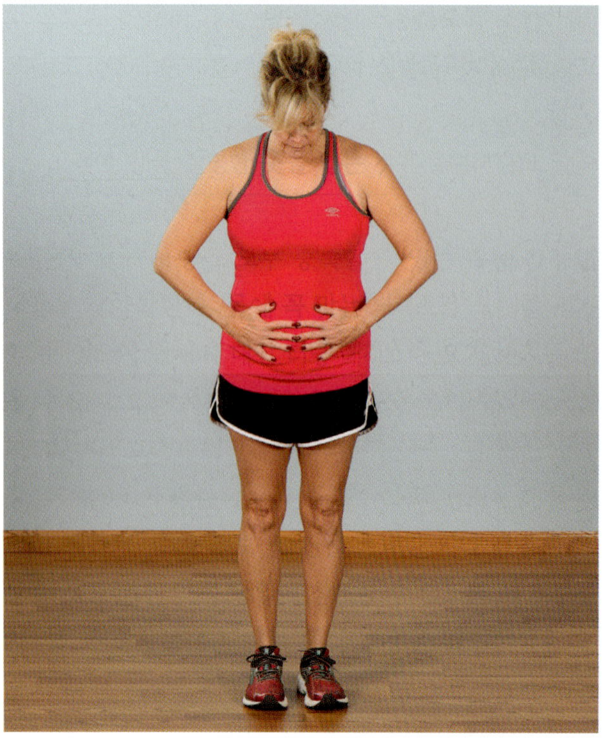

그림 4.8 손등을 골반에 올리는 허리-골반 다리이음뼈의 정상위치 확인 테크닉

고객에게 바로 선 자세를 하도록 하고, 손가락을 편 상태에서 손바닥을 골반 앞쪽에 놓는다. 손바닥의 중앙은 배꼽 아래 선상 골반 융기에 놓여야 한다. 다음 손가락이 바닥과 평행, 손가락을 편 상태에서 붙여야 한다(그림 4.8). 마지막으로 손가락을 볼 수 있도록 얘기한다. 두 번째, 세 번째 손가락이 잘 보이지 않는다면 골반이 전·하방으로 기울었을 가능성이 크다. 두 번째, 세 번째 손가락이 모두 잘 보일 때까지 골반을 뒤쪽으로 낮춰주도록 지도한다. 그때 골반은 중립 자세로 위치하게 된다(Price and Bratcher 2010).

고객이 골반의 조정을 마친 후 앞서 설명한 실기 평가에서처럼 허리, 엉덩이, 어깨, 머리와 발뒤꿈치를 벽에 대고 서 달라고 요청한다. 손바닥을 골반 앞에 위치시키고 골반의 중립 위치를 만들어 준다. 이런 움직임은 허리가 벽으로 편평하게 붙을 수 있어 허리뼈의 지나친 아치를 줄이는 데 도움이 된다. 이 동작을 할 때 고객과 당신이 허리 뒤 공간이 줄어드는 것을 느낄 수 있도록 손을 허리 뒤쪽에 넣어 놓는다. 손가락 관절의 처음 두 마디 정도만 그 공간으로 들어갈 수 있을 때까지 계속해서 골반을 뒤쪽으로 기울이도록 한다. 고객이 골반을 기울일 때 무릎은 곧게 펴고, 발 뒤꿈치, 엉덩이, 어깨, 머리는 벽에 닿아 있어야 한다. 이것은 전체적으로 허리-골반 다리이음뼈가 상대적으로 중립적인 위치를 찾아가게 할 것이다(Price and Bratcher 2010).

몇몇 사람들은 허리-골반 다리이음뼈의 중립적인 정렬을 하지 못할 수도 있다. 이는 오랜 기간 정렬에 문제가 있거나, 허리의 통증 혹은 과체중이 심할 경우에 발생한다(Price and Bratcher 2010). 이런 경우 고객의 더 나은 정렬을 위해 최대한 중립 위치와 가깝도록 지도(어떤 근육과 움직임이 관련되어있는지)한다.

등뼈와 팔이음뼈(shoulder girdle)에 대한 구두, 시각적, 실기 평가로 넘어가기 전에 고객의 허리-골반 다리이음뼈에 대한 평가결과를 간단히 요약한다. 이 부분에 대한 CAD를 완료했는지 확인하고, 고객을 위해 허리-골반 다리이음뼈가 위, 아래의 구조와 어떻게 관련되어있는지 간단히 설명한다(다음 장 참조).

허리-골반 다리이음뼈와 발, 발목, 무릎 및 무릎, 등뼈, 팔이음뼈와의 관계

발, 발목과 무릎 평가 장에서 발과 발목이 과다엎침(과내전, overpronation)되면 인체의 정중선을 향해 아랫다리(lower leg)가 내측으로 무너지는 것을 배웠다. 이런 구조의 움직임은 무릎이 정중선을 향해 움직이고, 윗다리(upper leg)가 안쪽으로 회전하게 된다. 발, 무릎과 다리의 위치 변화는 엉덩관절 소켓에 관절하는 넙다리 근위부를 뒤쪽으로 이동하게 한다(그림 4.9). 골반 내에는 엉덩관절의 소켓이 있으므로 정렬에서 벗어나야 하며, 즉 앞쪽으로 회전한다. 이것은 허리뼈의 지나친 아치를 유발한다(Price and Bratcher 2010).

하지 운동사슬(lower kinetic chain)의 이러한 보상적 변화는 등뼈와 팔이음뼈의 위치에도 영향을 준다(Kendall, McCreary, Provance 2005). 과다엎침, 무릎의

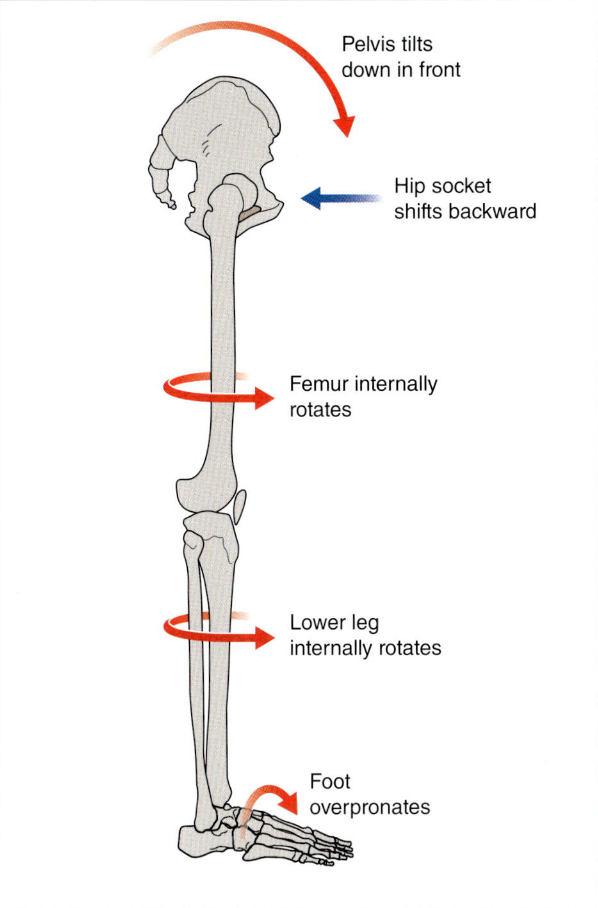

그림 4.9 발, 발목, 무릎, 다리가 엉덩관절과 골반의 자세에 미치는 영향

밖굽이 무릎(무릎 외반, valgus knee), 골반 앞기울임, 지나친 허리척주앞굽음(lumbar lordosis) 등에서 모두 발, 발목, 무릎, 골반, 허리뼈 등이 앞쪽으로 무너진다. 이런 움직임은 몸의 무게 중심을 최적의 위치에서 앞으로 이동시켜 상체가 전방으로 기울게 된다(Whiting and Zernicke 2008). 이러한 전방으로의 이동은 지나친 등척추뒤굽음(흉추후만, thoracic kyphosis), 둥근 어깨와 가슴우리 후면에서 어깨뼈의 내밈(전인, protracting)과 올림(거상, elevating), 팔이 안쪽돌림하는 특징이 있다(Price and Bratcher 2010).

이러한 움직임 패턴과 보상을 이해하고 고객에게 상·하지의 상호 관련성에 대해 알려주는 것이 중요하다. 이것은 고객과 당신에게 부정적 움직임 패턴과 몸의 자세를 더 잘 이해할 수 있도록 도울 것이다.

평가 체크리스트

등뼈와 팔이음뼈(shoulder girdle)를 평가하기 전에 당신은 허리-골반 다리이음뼈에 대한 다음 질문에 답해야 한다.

- ☐ 고객이 어떤 종류의 통증이 있는지, 엉덩관절과 허리 기능에 어떤 영향을 미치고 있습니까?
- ☐ 고객이 프로그램의 성패에 영향을 미칠 수 있는 관절염이나 다른 질환이 있습니까?
- ☐ 고객이 허리-골반 다리이음뼈의 기능에 영향을 줄 만한 과거의 부상이나 수술경력이 있습니까?
- ☐ 무엇이 고객의 엉덩관절과 허리에 좋은 혹은 안 좋은 느낌을 받게 합니까?
- ☐ 고객의 엉덩관절 혹은 허리통증으로 인해 기능이 제한됩니까?
- ☐ 고객의 엉덩관절 혹은 허리 통증이 수면에 영향을 미칩니까?
- ☐ 엉덩관절 혹은 허리에 통증이 있을 때 고객 몸의 다른 부분도 영향을 받습니까?
- ☐ 고객은 골반 앞기울임이 있습니까?
- ☐ 고객은 허리뼈에 지나친 커브를 가지고 있습니까?
- ☐ 고객은 선 자세에서 골반의 중립 자세를 만드는 방법을 알고 있습니까?
- ☐ 당신은 허리-골반 다리이음뼈가 하지의 운동 사슬, 등뼈, 팔이음뼈와 어떤 관계가 있는지 고객에게 설명해줄 수 있습니까?

고객의 고객 평가표에 이 모든 부분을 메모한다(그림 4.10 참조).

발과 발목	√	상세한 설명
통증?	√	오른쪽 골반의 상단
관절염/상태?	√	보고된 바 없음
기능?	√	테니스 후 당김
무엇이 더 나아지거나 나빠지는가?	√	수면 후 아침에 당김
인과 관계?	√	오른쪽 골반- 오른쪽 발과 발목
시각적인 불규칙성?	√	없음
지나친 앞굽음증(excessive lordosis)?	√	지나친 굽이(excessive curvature)
앞기울임(Anterior rotation)?	√	앞기울임(anterior tilt)
고객이 중립을 알고 있습니까?	√	달성할 수 있다

그림 4.10 허리-골반 다리이음뼈 고객 평가표의 완성본 예시

요점 정리

허리-골반 다리이음뼈는 상체와 하체가 연결되는 부위이다. 그것은 뼈, 근육, 인대, 힘줄, 근막의 복합적인 결합으로 인간이 똑바로 서서 두 다리로 움직일 수 있게 한다.

- 허리-골반 다리이음뼈에서 발견되는 가장 흔한 두 가지 변위는 다음과 같다.
  1. 지나친 허리척추앞굽음(요추전만, lumbar lordosis)
  2. 골반 앞기울임(anterior pelvic tilt)
- 골반은 일반적으로 약 10도 정도 앞쪽으로 기울어진다. 이런 회전은 윗다리의 끝이 엉덩관절 소켓에 제대로 들어가 골반, 허리뼈, 다리 사이의 관절이 원활하게 연결될 수 있다. 그러나 골반 앞기울임 지나치면 엉덩관절 소켓이 뒤로 이동하여 윗다리가 최적의 정렬에서 벗어나 무릎과 발의 위치에 영향을 미친다.
- 지나친 골반 앞기울임은 대부분 허리의 지나친 커브를 동반한다. 허리뼈와 골반이 엉치엉덩관절을 통해 연결되기 때문에 이러한 현상이 발생한다.
- 고객이 주로 하는 신체활동의 종류와 강도를 확인해 허리와 엉덩관절에 얼마나 스트레스를 주는지 파악하는 것이 중요하다. 통증의 경감과 더불어 어떤 연부조직 구조에 자극 혹은 도움을 주어야 하는지 결정하는 데 도움을 줄 수 있다.
- 발, 발목, 무릎, 어깨뼈, 팔이음뼈(shoulder girdle)의 건강과 기능은 허리-골반 다리이음뼈의 부정렬에 직접적으로 영향을 받는다.
- 고객의 평가표에 관련된 정보를 기록한다.

자가 점검

허리-골반 다리이음뼈는 상체와 하체가 연결되는 부위이기 때문에 이 부분의 변위에 의해 위, 아래 모든 것이 영향을 받습니다. 거울 앞에 서서 골반 뒤쪽을 뒤쪽으로 기울여 허리-골반 다리이음뼈의 중립 자세를 취하는 연습을 한다.

골반과 허리뼈를 정렬하려고 할 때, 당신의 신체의 다른 부위에서 발생하는 움직임이나 보상을 찾아본다. 예를 들어 골반을 뒤쪽으로 움직이면 어깨가 앞으로 나오는 것을 느낄 수 있다. 이는 일반적으로 등과 어깨 근육을 사용하여 직립 자세를 유지하기보다는 허리에 힘을 주어 몸통을 똑바로 세우기 때문에 발생할 수 있습니다. 이러한 보상 패턴을 없애면 어깨를 벽에 붙이기 어려울 수 있다. 각각의 신체 부위를 검사하고, 보고 느낀 것들을 차트에 기록한다.

신체 부위	내가 알게된 것들
발(feet)	
발목(Ankles)	
무릎(Knees)	
허리(Lower back)	
등/어깨(Upper back/shoulders)	
목/머리(Neck/head)	

구조 평가 기술 검사

타인에게 허리-골반 다리이음뼈 평가를 수행한다. 다음 고객의 평가표에 당신이 확인한 것을 기록한다.

발과 발목		상세한 설명
통증?		
관절염/상태?		
기능?		
무엇이 더 나아지거나 나빠지는가?		
인과 관계?		
시각적인 불규칙성?		
지나친 전만증(excessive lordosis)?		
앞기울임(Anterior rotation)?		
고객이 중립을 알고 있습니까?		

CHAPTER 05

Assessing the Thoracic Spine and Shoulder Girdle 등뼈와 팔이음뼈 평가

등뼈와 팔이음뼈(견갑대, shoulder girdle)는 척추의 등부위(흉부, thoracic portion), 가슴우리(흉곽, rib cage), 팔이음뼈, 위팔(상완, upper arms)을 포함한다. 이 구성요소들은 필수적이며, 움직임에 필요한 기능을 제공한다. 등뼈는 앞·뒤, 좌·우, 회전을 한다(Middleditch and Oliver 2005). 등뼈에 부착되어있는 갈비뼈의 역할은 장기를 보호하고, 호흡을 가능하게 하며, 상체 구조를 지지한다. 팔이음뼈[위팔뼈가 빗장뼈(쇄골, Clavicle)]과 어깨뼈의 도움을 받아 몸통에 부착되는 부위는 근육, 건, 인대, 뼈와 신경을 통해 등뼈와 연결된다(McMinn 2005).

기본 해부학

등뼈(thoracic spine)는 허리뼈와 목뼈 사이의 척추 부분이다. 12개의 추체(vertebrae)가 몸통의 중간과 윗부분에 있다(Middleditch and Oliver 2005). 등뼈는 중간 크기로 허리뼈에 비해 움직임이 제한적(McGill 2016) 이지만 가슴우리의 지지로 인해 더 안정적이다. **갈비뼈**(rib cage)는 24개(등뼈 좌우로 12쌍)로 구성되어 있으며, 연골에 의해 가슴 앞쪽은 복장뼈(흉골, ternum), 뒤쪽은 등뼈의 각 측면에 부착된다. 아래 두 쌍의 갈비뼈는 복장뼈에 부착되지 않는 부유늑골로 알려져 있다(Schenck 1999). **복장뼈**는 T자 모양으로 가슴우리의 위부터 중간에 위치하고, 빗장뼈가 부착되어 있다(Goldfinger 1991). 빗장뼈(Clavicle)은 복장뼈에서 바깥쪽으로 뻗어나와 **어깨봉우리**(견봉, acromion)까지 이어져 팔이음뼈의 앞부분을 형성한다. 어깨봉우리는 어깨뼈의 일부분으로 **위팔뼈**(humerus)와 어깨뼈의 윗부분 경계를 형성한다. **어깨뼈**(견갑골, scapula)는 넓고 편평한 뼈로 위쪽 가슴우리의 뒤쪽에 위치하여 어깨뼈의 뒤쪽을 형성한다. 위팔뼈는 어깨뼈 가쪽에있는 고리 모양의 **관절테두리**(labrum)를 통해 **어깨관절**(shoulder joint)과 연결되며, 위팔뼈의 위쪽 끝부분에는 컵 모양의 소켓이 있다(Dimon and Day 2008). 어깨의 모든 움직임은 매우 복잡하고, 모든 관절의 뼈, 건, 인대, 근막 등 적절한 조화에 의해 이루어진다(그림 5.1).

흔한 변위

등뼈와 팔이음뼈에 통증이나 부상, 움직임 기능장애를 일으킬 수 있는 네 가지 변위가 있다(Imhoff et al. 2016):

- 지나친 등척추뒤굽음(흉추후만, thoracic kyphosis)
- 내밈된 팔이음뼈(견갑대 전인, protracted shoulder girdle)
- 팔의 안쪽돌림(internally rotated)
- 어깨뼈의 올림(견갑골 거상, elevated scapula)

등뼈는 자연적으로 뒤굽음 곡선(후만, Kyphotic curve)이라고 하는 완만하게 앞쪽으로 굽어진 형태의 커브를 가지고 있다. 등뼈의 커브가 정상보다 더 큰것을 지

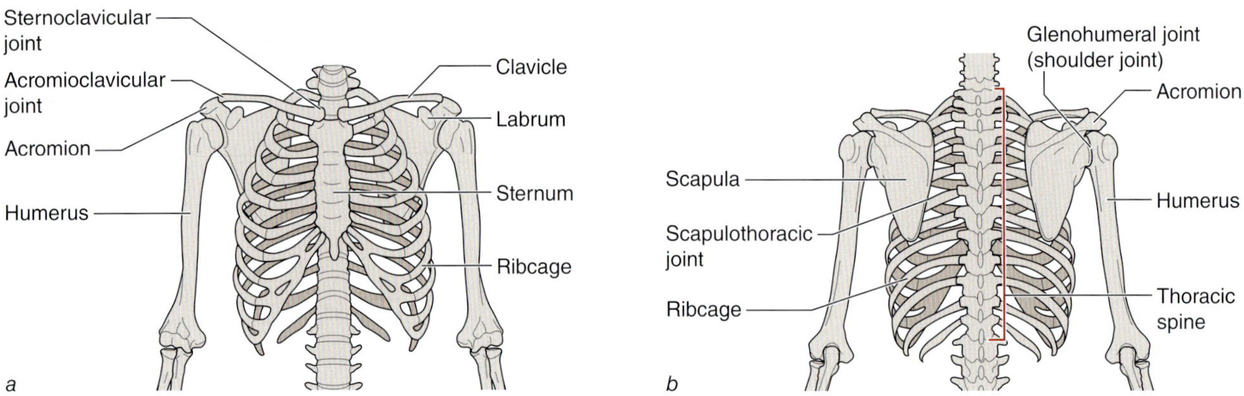

그림 5.1 등뼈와 팔이음뼈의 기초해부학:(a) 전면 과(b) 후면

나친 등척추뒤굽음(excessive thoracic kyphosis)이라고 한다. 지나친 등척추뒤굽음은 팔이음뼈 전체의 기능을 방해한다(Brumitt 2010).

내밈된 팔이음뼈(protracted shoulder girdle)는 어깨뼈가 가슴우리에서 앞으로 움직일 때 척추연에서 멀어지는 움직임으로 발생 된다(Petty and Moore 2002). 어깨뼈의 내밈은 팔이음뼈 전체를 잡아당겨(elevated scapula) 어깨봉우리와 빗장뼈를 앞뒤로 움직이게 한다(Muscolino 2011). 팔이음뼈가 내밈되면, 오목위팔관절(관절와상완관절, glenohumeral joint)의 위치에 영향을 주어 위팔뼈가 인체의 정중선 방향으로 안쪽 회전하게 된다. 어깨관절에서 위팔뼈의 이러한 위치를 **내회전된 팔**(internally rotated arms)이라고 한다(Solberg 2008).

올림된 어깨뼈(elevated scapula)는 가슴우리의 위쪽 방향으로 위치한 어깨뼈를 가리키는 말이다. 어깨뼈가 올림되고, 팔이음뼈가 내밈되고, 팔이 안쪽회전하고, 지나친 등척추뒤굽음증이 나타나면 팔, 상체, 몸 전체의 어깨의 기능과 가동범위를 제한한다(Johnson 2012).

평가 프로세스

우리는 등뼈와 팔이음뼈의 구조적인 해부학과 이 부분에서 나타나는 고객의 일반적인 불균형을 검토하고 자세한 평가 절차를 진행할 수 있다.

구두 평가

등뼈와 팔이음뼈를 평가할 때, 고객이 활동하는데 제한이 있을 경우 다른 신체 부위와 연관된 통증이나 상태를 어떻게 인지하는지 배우는 것이 중요하다(Price and Bratcher 2010).

1. 고객에게 등, 가슴, 어깨, 목, 가슴우리 또는 복부와 특정 부위에 통증을 느낀 적이 있는지 물어본다. 어깨 어느 부위에 발생하는지? 어깨뼈 아래인지 겨드랑이 아래인지? 목의 뒤쪽인지 옆쪽인지? 가슴의 가운데인지 옆쪽인지? 예를 들어, 고객이 어깨뼈의 위쪽(목의 옆쪽 혹은 뒤쪽) 통증을 표현한다면 어깨뼈가 올림되어 있음을 나타내며, 근육의 단축과 긴장이 나타납니다. 이와 같은 자세한 정보를 얻으면 시각적, 실기 평가에서 더 자세히 확인한다.
2. 고객에게 관절염이나 등뼈와 팔이음뼈의 근골격계 건강에 영향을 미칠 수 있는 질환이 있는지 묻는다. 예를 들어 봉우리빗장관절(acromioclavicular joint)의 관절염 진단을 받은 고객은 교정 운동 프로그램의 성공에 영향을 미칠 수 있는 통증과 기능장애를 경험할 수 있다(Cramer and Darby 2014). 일부 상태에 따라 외부의 도움이 필요할 수 있으며, 의료 전문가와의 소통을 통해 더욱 발전시킬 수 있다(자세한 내용은 28장 참조)(Price and Bratcher 2010).

3. 고객의 과거 상해나 수술에 대해 질문한다. 회전근개 근육이 찢어졌거나 등뼈의 유합은 움직임과 기능을 제한하기 때문에 프로그램의 디자인에 영향을 미칠 수 있다(Petty and Moore 2002).
4. 고객의 신체활동 수준에 대해 질문한다. 스포츠 참여도를 확인하고, 만약 참여한다면 어떤 종류의 운동을 하는지 물어본다. 예를 들어 투수는 어깨 기능에 영향을 줄 수 있는 과도한 팔의 움직임을 경험한다.
5. 고객의 직업에 대해 질문한다. 책상에서 일하는지, 육체적 노동을 하는지? 온종일 컴퓨터를 사용하는 사람들은 등을구부리고 팔이음뼈를 내밀며, 팔을 안쪽으로 돌리는 경향이 있다. 이러한 자세로 많은 시간을 보내면 등뼈, 팔이음뼈 등 몸의 정렬에 영향을 미칠 것이다(Price and Bratcher 2010).
6. 고객에게 어깨와 팔 혹은 등의 통증이 활동을 방해하거나 제한한 적이 있는지 질문한다. 이것은 고객이 놓치고 있는 활동과 왜 당신에게 도움을 요청하는지를 보여줄 것이다(Price and Bratcher 2010).
7. 고객에게 통증이 다른 증상이나 통증을 동반하는지 질문한다. 이것은 고객이 신체의 상호연관성을 이해하는 데 도움이 되며, 원인이 되는 문제나 잠재적인 해결책을 파악하는 데 도움이 될 수 있다. 예를 들어, 오랜 시간 컴퓨터 작업 후 어깨뼈 사이에 통증이 있는 고객은 이 통증이 목 뒤쪽에서 나타나는 통증과 일치하는 것을 발견할 수 있다. 등 위쪽의 불균형이 목과 머리 위치에 어떤 영향을 미칠 수 있는지 알려줄 수 있다(등뼈와 팔이음뼈가 다른 신체 부위와 어떻게 관련되어있는지 이 장의 뒷부분에서 학습한다). 그것은 당신이 이 부분을 평가할 때 머리와 목의 위치를 자세히 살펴보도록 할 것이다(Price and Bratcher 2010).
8. 고객에게 고통을 악화시키고 경감시키는 것이 무엇인지 질문한다(Petty and Moore 2002). 예를 들어, 운전이 목의 통증을 악화시킨다고 한다면, 운전 자세를 개선하도록 교육할 수 있다(18장 "정적 자세 고려사항" 참조).
9. 고객에게 통증으로 인해 밤에 잠을 깨거나 잠을 못 이루는 경우가 있는지 질문한다. 예를 들어 옆으로 누워서 자는 것이 그의 어깨나 목의 통증을 악화시킨다고 한다면 이 문제를 해결하기 위해 수면 자세의 개선 방법을 교육할 수 있다(18장 "정적 자세 고려사항" 참조).
10. 고객에게 스트레스를 받으면 통증이 심해지는지, 현재 스트레스를 많이 받고 있는지 질문한다. 어깨를 으쓱하고, 등을 둥글게 하는 만성적 스트레스의 반응이 등뼈와 팔이음뼈의 정렬에 영향을 미칠 수 있기 때문이다(Hanna 1988; Price 2015).

구두 평가를 모두 마쳤으면 시각적 평가와 실기 평가로 넘어갑니다.

시각 및 실기 평가

등뼈와 팔이음뼈를 평가할 때, 평가하고 있는 구조를 명확하게 보는 것이 중요하다. 고객이 입고 있는 옷이 작다면 시각적 평가가 더 정확하겠지만, 옷을 벗거나 탑, 스포츠 브래지어 등을 입도록 요구하지 말아야 한다. 셔츠를 바지에 넣는 것처럼 간단한 방법을 통해 체간과 어깨의 구조를 더욱 쉽게 확인할 수 있다.

지나친 등척추뒤굽음증 평가

고객에게 지나친 등척추뒤굽음증이 있는지 평가하기 위해 옆을 보고 당신의 앞에 서도록 요청한다. 고객의 목 뒤쪽에 손가락을 대고 목뼈의 위치를 확인한다. 목 위쪽에서 아래쪽으로 척추 곡선을 따라가면서 돌출된 척추뼈를 피아노 건반처럼 느껴본다. 목의 마지막 척추뼈(C7)가 바로 위의 척추뼈와 비교해 혹처럼 약간 더 돌출되어있는 것을 알게 될 것이다(그림 5.2 참조)(Bontrager and Lampignano 2014).

만약 당신이 C7의 위치를 찾기 어렵다면, 고객의 목 아래쪽에 손가락을 놓고 고개를 숙여 발을 내려다보도록 하고 다시 원위치로 돌아온다. 그가 발을 내려다보면 C7이 C6와 비교해 크게 움직이지 않는다는 것을 느낄 수 있다(Kehr and Weidner 1987). C7을 찾았다면 검지손가락 끝을 척추뼈에 놓는다. 검지손가락을 지면과 평행하도록 하고(그림 5.3a), 다른 손의 검지손가락을 고객의 몸통 앞쪽 빗장뼈 사이, 복장뼈의 윗부분에 있는 움푹 들어간 부분에 지면과 평행하게 놓는다[즉, 목정맥 패임(경정맥 절흔, jugular notch]; (그림 5.3b). 두 손가락이 모두 정확한 위치일 때 지면과 평행한 두 손가락 높이의 차이를 확인한다(그림 5.3c).

인체가 정상적인 정렬일 때 C7 가시돌기의 해부학적 위치가 복장뼈의 윗부분 보다 약 3.8cm 높으므로, 고객의 가슴 앞쪽에 있는 검지손가락이 C7에 위치한 손가락보다 약 3.8cm 낮아야 한다(Bontrager 및 Lampignano 2014). 가슴 앞쪽에 있는 검지손가락이 목에 있는 검지보다 약 3.8cm 이상 낮으면 지나친 등척추뒤굽음증이 있음을 나타낸다. 가슴우리 뒷부분이 등뼈에 붙어 있어 등이 더 굽을수록 복장뼈가 아래로 더 내려오기 때문이다. 두 손가락 사이의 높이(약 3.8cm 이상) 차이가 클수록 지나친 등척추뒤굽음증도 증가한다.

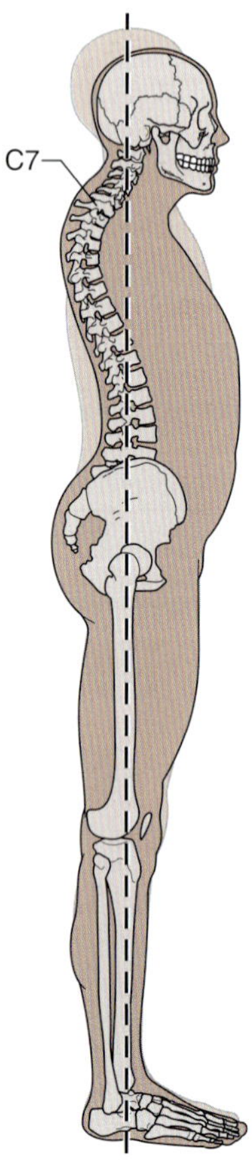

그림 5.2 C7이 돌출된 이미지

어깨뼈의 위치 평가

가슴우리 정렬이 정상인 상태에서 팔을 옆구리에 대고 서 있을 때 어깨뼈는 가슴우리의 뒤쪽(Kendall, Mc Creary, and Provance 2005)에 편평하고 아래로 내려와 있어야 한다. 고객의 어깨뼈를 시각적 및 수동으로 평가하여 어깨뼈가 올바른 위치에서 위로 이동했는지 또는 멀어졌는지 평가한다. 이는 팔이음뼈가 내밈되었거나 올림되었음을 나타낸다.

고객에게 당신과 마주 보고서게 한 후 척추에 가장 가까운 어깨뼈의 가장자리를 보도록한다. 양쪽 어깨뼈

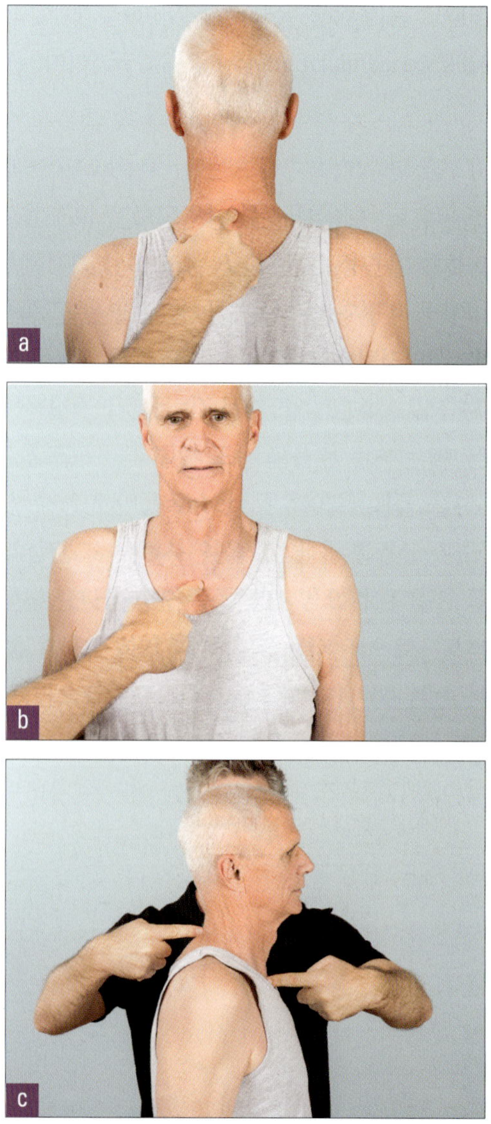

그림 5.3 (a) C7의 가시돌기 위치, (b) 목 아래 패임의 위치 (c) 지나친 등척추뒤굽음의 평가

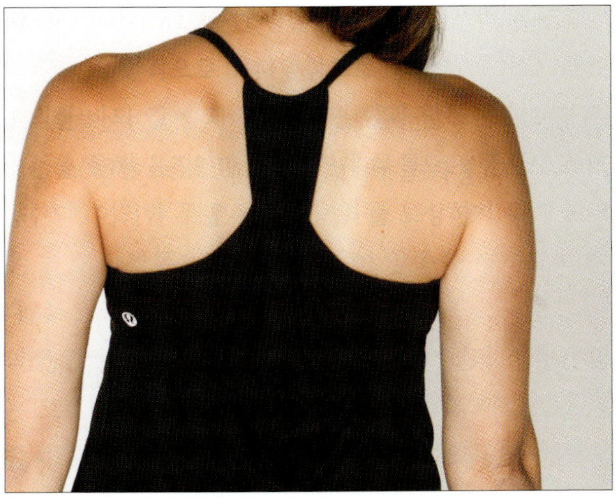

그림 5.4 내밈(protracted)된 팔이음뼈의 시각적 평가

중 하나 혹은 둘 다 몸통에서 튀어나와 보인다면 팔이음뼈가 내밈 되었음을 의미한다(그림 5.4) (Bryant and Green 2010).

고객이 내밈된 팔이음뼈가 있는지 자세히 평가하려면 척추에 가장 가까운 어깨뼈 모서리에 손가락을 올려놓는다. 어깨뼈가 가슴우리 뒤쪽에 편편하게 놓여 있는지를 평가한다. 만약 어깨뼈 중 한쪽이 튀어나왔거나 손가락으로 모서리를 쉽게 느낄 수 있다면 고객의 팔이음뼈 중 한쪽 또는 양쪽이 내밈되어 있을 수 있다(그림 5.5)(Price and Bratcher 2010).

다음으로, 각 어깨뼈의 높이를 시각적, 수동적으로 평가한다. 손가락을 이용해 어깨뼈의 위쪽 경계를 느껴본다. 위쪽 모서리를 찾았으면 양손의 검지손가락을 뼈의 이 부분에 대고 양쪽 어깨뼈의 위치를 시각적으로 평가한

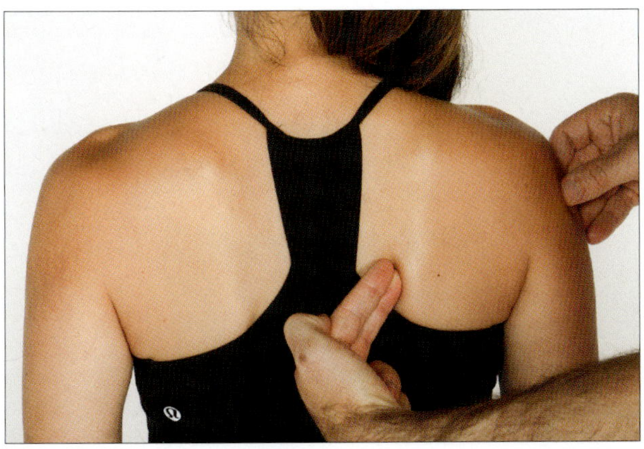

그림 5.5 내밈된 팔이음뼈의 평가

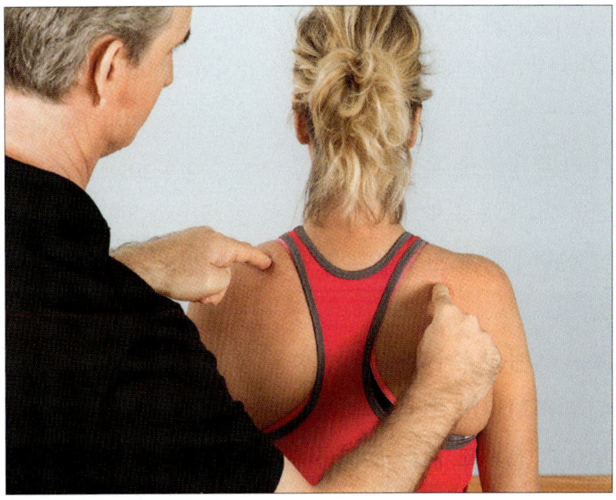

그림 5.6 올림된 어깨뼈의 실기 평가

다. 어깨뼈의 높이가 같을 경우 이상적이다. 어깨뼈 사이가 다르거나 한쪽이 다른 쪽보다 높은 경우 기록해 둔다(그림 5.6) (Rolf 1989).

또한, 이 부위의 근육 긴장을 평가하여 어깨뼈의 올림을 확인할 수 있다(Petty and Moore 2002). 엄지와 검지로 고객의 어깨 상단에 있는 위등세모근(상부승모근, upper trapezius)을 잡는다. 손가락 사이의 근육을 느끼고, 양측 근육의 긴장도 차이를 평가한다. 일반적으로 근육이 과도하게 긴장되었거나 확실히 뭉쳐있는 경우도 기록해 둔다(그림 5.7)(Price and Bratcher 2010). 한쪽이나 양쪽 모두 지나친 긴장감이 느껴지면 어깨뼈에 부착된 근육의 긴장으로 올림되었다고 봐도 무방하다.

어깨뼈의 위치는 척추 옆굽음증의 상태나 정도에 따라 영향을 받을 수 있다. 다만 이 글에서는 피트니스 전문

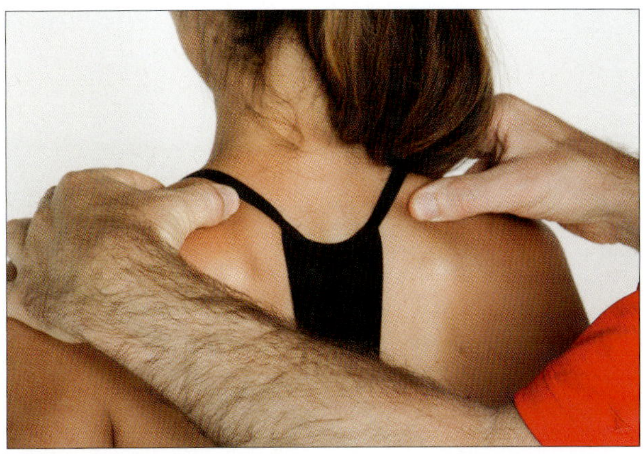

그림 5.7 근육의 긴장(장력, tension)및 어깨뼈 올림에 대한 평가

가로서 접할 수 있는 가장 흔한 변위만 다루고 있으므로 척추 옆굽음증과 관련된 평가는 논의하지 않을 것이다.

어깨봉우리의 위치 평가

팔이음뼈의 위치를 더 자세히 평가하기 위해 고객에게 옆으로 돌아보라고 요청한다. 어깨 윗부분의 뼈 돌출부인 어깨봉우리(acromion)의 위치를 확인한다. 어깨봉우리의 위치는 귀 구멍의 얼굴 쪽 조직(이주; tragus)과 일직선을 이루어야 한다. 어깨봉우리가 이주보다 더 앞쪽에 있는 경우 고객의 팔이음뼈가 내밈되어 있음을 나타낸다(그림 5.8).

팔의 위치 평가

어깨뼈와 팔이음뼈의 평가를 마치면 고객의 팔 위치를 시각적으로 평가한다. 손가락, 손, 손목의 위치를 보면 팔이 안쪽돌림된 것이 아닌지 확인할 수 있다(Johnson 2016). 그녀가 바로 서 있는 동안 팔을 편안하게 내려두라고 요청한다. 바로 앞에 서서 손을 본다. 올바른 정렬일 때 손과 팔은 약간 내회전 되어야 한다. 손과 팔은 몸의 정중선을 향해 약 15도 정도 회전해야 한다(Betts et al. 2013). 엄지, 검지와 세 번째 손가락이 일부만 보이는 경우 올바르게 정렬된 상태이다(그림 5.9). 그러나 만약 고객의 모든 손가락과 손등을 볼 수 있다면 그녀의 팔은 지나친 내회전이 된 것이다(그림 5.10).(Betts et al. 2013)

등뼈와 팔이음뼈의 중립자세 교육

허리-골반 다리이음뼈와 마찬가지로 등뼈와 팔이음뼈의 기능장애를 교정하는 열쇠 중 하나는 고객이 서 있을 때 등뼈, 어깨, 팔을 어떻게 세우고 유지하는지를 교육하는 것이다. 다음 전략을 이용해 교육할 수 있다. 고객에게 벽에 기대어 서고 어깨가 벽에 닿을 때까지 등뼈를 붙여달라고 요청한다. 이렇게 하면서 어깨뼈를 뒤당김(후인, retraction)하고, 팔이 외측으로 회전하며 벽에 어깨가 닿도록 한다. 몸통, 어깨, 팔로 이런 움직임을 할 때 어깨를 으쓱하거나 허리를 숙이지 않도록 코칭한다(그림 5.11). 허리와 벽 사이의 공간으로 손을 넣어 지나친 허리척주앞굽음증이 있는지 확인하여 허리를 사용하여 몸통을 들어 올리는 '속임수(cheated)'를 사용했는지 확인할 수 있

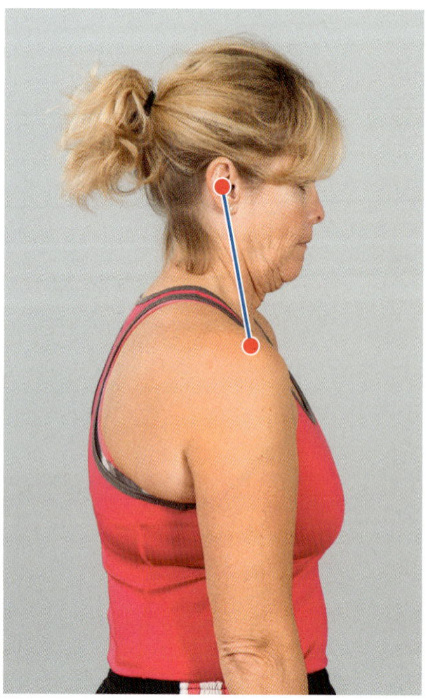

그림 5.8 내밈된 어깨내밈뼈에서 어깨봉우리-이주 시각적 평가

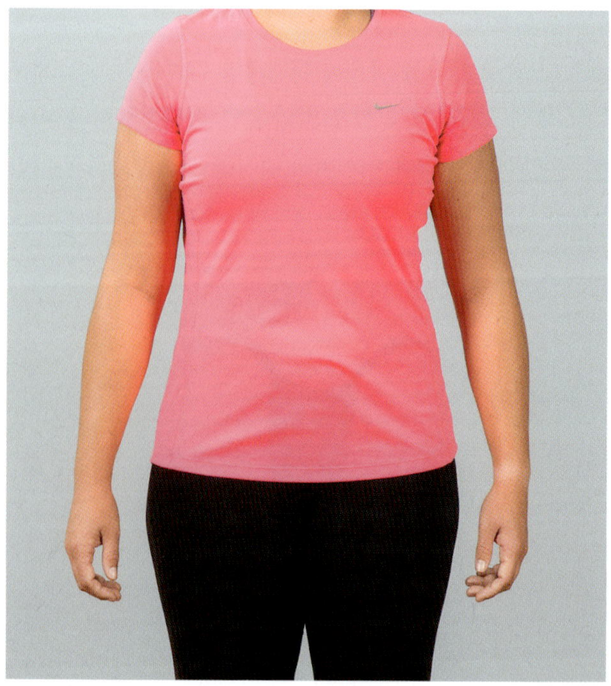

그림 5.9 서 있는 자세에서 팔의 최적 정렬

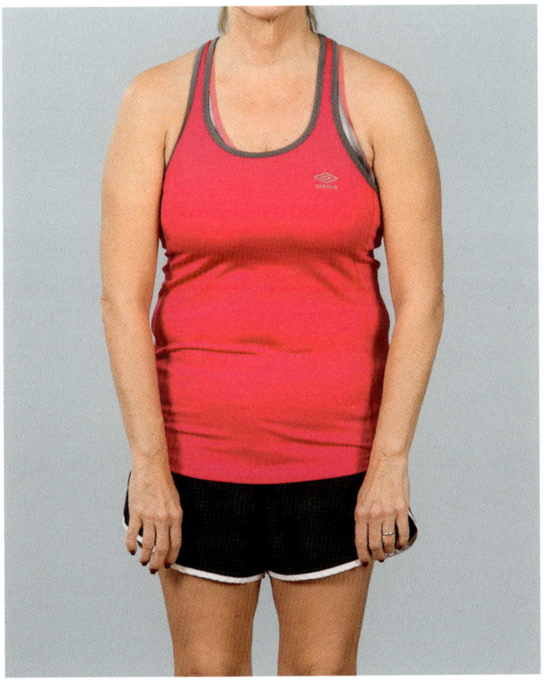

그림 5.10 내회전 된 팔의 예시

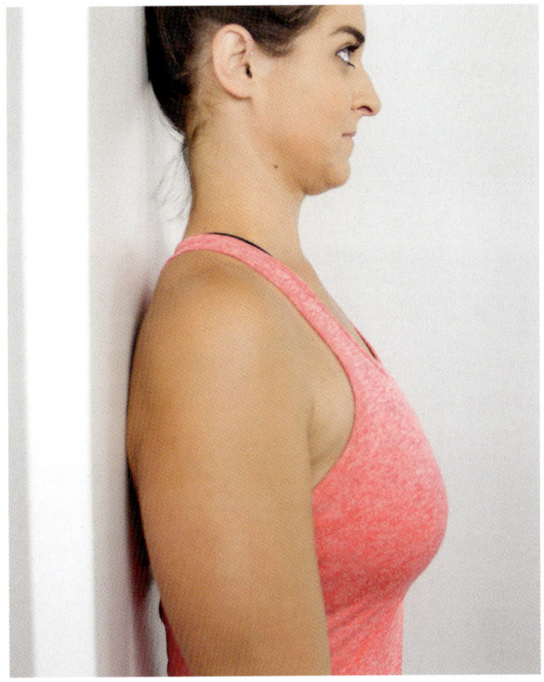

그림 5.11 등뼈와 팔이음뼈의 중립적 자세

다(4장 "허리-골반 다리이음뼈 평가" 참조). 또한, 무릎을 굽히거나 발과 엉덩이를 벽에서 멀리하는 등의 보상작용을 하지 않도록 지도해야 한다.

대부분의 고객은 등뼈와 팔이음뼈의 중립 자세를 달성하고 유지하는 것을 어려워 한다. 하지만 계속 시도하도록 유도하는 것은 중립 자세와 얼마나 많이 차이가 있는지, 중립 자세를 이루기 위해 어떤 근육을 활성화해야 하는지 이해하는 데 도움이 된다. 목과 머리에 대한 구두, 시각, 실기 평가로 넘어가기 전에 고객의 등뼈와 팔이음뼈에 관한 결과를 간략히 요약한다. 이 부위에 대한 CAD를 완료했는지 확인하고, 등뼈와 팔이음뼈 위, 아래의 구조와 어떻게 연관되어있는지 고객에게 간략하게 설명한다.

등뼈, 팔이음뼈와 신체 다른 부분들과 관련성

등뼈가 앞으로 굽어 뒤굽음 곡선(후만, Kyphotic curve)이 증가하면 허리뼈의 앞굽음 곡선(전만, Lordotic curve)도 증가해 균형을 돕고 유지하는 경향이 있다(Kendall, McCreary, and Provance 2005). 이로 인해 골반이 앞쪽으로 회전하고 다리가 내회전하여 무릎에 외반력이 발생하며, 발과 발목 복합체의 변위나 지나친 과다엎침(과회내, overpronating)이 발생한다(그림 5.12)(Price and Bratcher 2010).

지나친 등척추뒤굽음은 팔 이음뼈의 내밈과 어깨뼈의 올림, 팔의 안쪽돌림을 동반한다. 이러한 등뼈와 팔이음뼈의 불균형은 머리가 목에 붙어 있고, 목은 다시 등뼈에 붙어 있기 때문에 결과적으로 목과 머리의 위치에 영향을 미친다(Palmer, Epler, and Epler 1998). 등뼈와 어깨가 무너지면 머리와 목이 따라서 앞으로 내려오고, 머리가 앞·아래로 무너지면서 목은 균형을 유지하고 눈이 수평을 유지할 수 있도록 앞뒤로 아치를 만든다(그림 5.13)(Palmer, Epler, and Epler 1998). 시간이 지남에 따라 고개를 앞으로 숙이고 목뼈를 과도하게 숙이면 목과 등의 구조에 지나친 스트레스와 부담을 줄 수 있다. 이러한 움직임 패턴을 이해하고 고객에게 신체의 한 부분에서 나타나는 문제들이 다른 부위에서 어떻게 보상작용을 하는지 교육하는 것이 중요하다. 이를 통해 고객의 상태를 더 악화시키거나, 효과적인 수행 능력을 방해할 수 있는 움직임 패턴과 자세를 더 잘 이해할 수 있다.

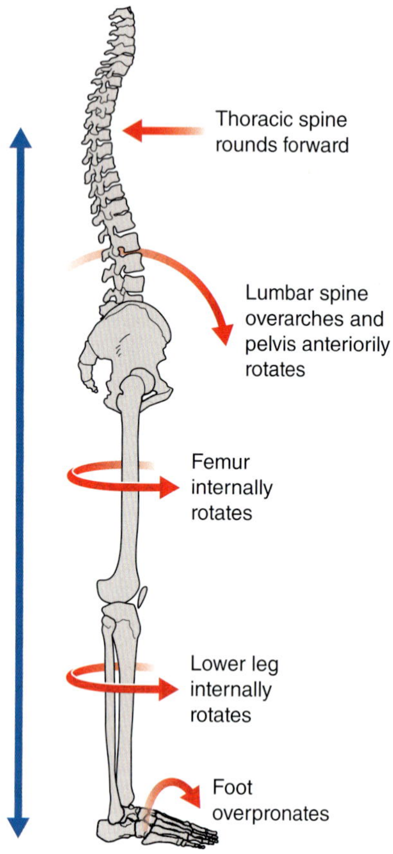

그림 5.12 지나친 과다엎침(과회내, overpronating)과 지나친 등척추뒤굽음증이 무릎과 허리-골반 다리이음뼈에 미치는 영향

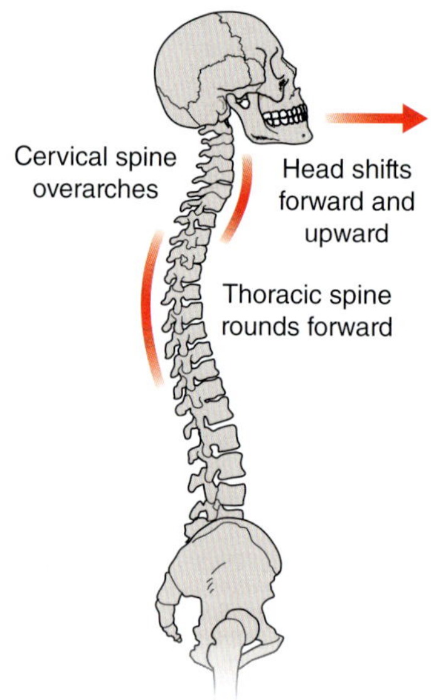

그림 5.13 지나친 등척추뒤굽음증(thoracic kyphosis)이 목과 머리의 위치에 미치는 영향

평가 체크리스트

등뼈-팔이음뼈(shoulder girdle)을 평가하기 전에 목과 머리에 대한 다음 질문에 답해야 한다.

- □ 고객이 어떤 고통을 겪고 있는지, 그리고 그것이 등과 어깨, 팔의 기능에 어떤 영향을 미치는지 알고 있습니까?
- □ 고객이 프로그램의 성공에 영향을 미칠 수 있는 관절염이나 다른 질환이 있습니까?
- □ 고객이 과거에 등뼈와 팔이음뼈의 기능에 영향을 미칠 만한 부상이나 수술을 받은 적이 있습니까?
- □ 무엇이 고객의 등과 어깨에 좋은 혹은 안 좋은 느낌을 받게 합니까?
- □ 고객의 등과 어깨의 통증이 어떤 식으로 기능을 제한합니까?
- □ 고객의 등과 어깨의 통증이 수면에 영향을 미칩니까?
- □ 고객의 등과 어깨에 통증이 발생하면 다른 부위도 영향을 받습니까?
- □ 고객이 지나친 등척추뒤굽음을 앓고 있습니까?
- □ 고객이 팔이음뼈의 내밈(전인, protract)이 있습니까?
- □ 고객의 어깨뼈가 올림되어 있습니까?
- □ 고객의 팔이 내회전 되어 있습니까?
- □ 고객은 서 있을 때 등뼈와 팔이음뼈의 중립 자세를 할 수 있습니까?
- □ 당신은 등뼈와 팔이음뼈가 다른 신체 부위와 어떤 관계가 있는지 알고 있는데 고객에게 설명해줄 수 있습니까?

모든 질문에 대해 고객 평가도에 기록한다(예시는 그림 5.14 참조).

등뼈와 팔이음뼈	√	상세한 설명
통증	√	오른쪽 측면 어깨
관절염/상태?	√	보고된 바 없음
기능?	√	장시간 컴퓨터를 사용한 후의 통증
무엇이 더 나아지거나 나빠지는가?	√	컴퓨터하기, 잠자기, 스트레스
인과 관계?	√	몸통이 허리에 영향을 주나요?
지나친 등척추뒤굽음(흉추후만)?	√	예
어깨뼈의 내밈과 올림	√	오른쪽이 더
팔의 내회전?	√	오른쪽이 더
근육 긴장?	√	오른쪽 측면
고객이 중립을 알고 있습니까?	√	달성할수 있다

그림 5.14. 등뼈와 팔이음뼈 고객 평가표의 완성된 예시

요점 정리

등뼈와 팔이음뼈는 척추의 중간과 중·상부, 가슴우리, 팔이음뼈, 팔로 이루어져 있다. 이러한 구조는 신체의 모든 움직임에 관여하며, 심장과 폐 같은 주요 기관들을 보호한다.

- 등뼈와 팔이음뼈에서 발견되는 가장 흔한 네 가지 변위는 다음과 같다.
  1. 지나친 등척추뒤굽음(excessive thoracic kyphosis)
  2. 내밈된 팔이음뼈(견갑대 전인, protracted shoulder girdle)
  3. 어깨뼈의 올림(elevated scapula)
  4. 팔의 내회전(internally rotated arms)
- 등뼈는 자연스러운 뒤굽음 곡선(후만곡선, Kyphotic curve)을 가지고 있다. 그러나 흉부의 지나친 만곡은 허리뼈와 목뼈 부위의 보상적인 움직임을 일으킬 수 있다. 따라서 허리, 엉덩관절 그리고 목은 지나친 등척추뒤굽음으로 인해 좋지 않은 영향을 받습니다.
- 어깨, 팔, 등 부위에 얼마나 스트레스를 받는지 확인하기 위해 고객이 주로 하는 신체활동의 종류와 강도를 확인해야 한다. 이러한 정보는 통증의 경감과 더불어 교정 운동 프로그램에서 어떤 연부조직 구조에 자극 혹은 도움을 주어야 하는지 결정하는 데 도움을 줄 수 있다.
- 만성적인 스트레스는 등뼈가 방어기전으로 앞으로 굽어지는것에 영향을 미칠 수 있다. 고객에게 스트레스의 수준을 물어 근골격계 건강에 영향을 미칠 수 있는지 확인할 수 있다.
- 내회전된 팔과 올림 혹은 내밈된 어깨뼈는 팔이음뼈와 팔의 기능에 영향을 미칠 수 있으며, 이는 운동과 신체활동에 문제를 일으킬 수 있다.
- 고객 평가표에 관련 정보를 기록한다.

자가 검사

지나친 등척추뒤굽음증이 등뼈와 팔이음뼈의 기능에 얼마나 영향을 미치는지 느낄 수 있게 하려고 다음과 같은 동작을 수행한다. 각각의 동작은 등을 과도하게 후만 된 자세로 시도한다. 그런 다음 자세를 바로잡고 같은 동작을 반복한다. 나쁜 자세(A)와 바른 자세(B)를 각각 시도할 때 움직임의 질과 가동범위를 기록한다.

MOVEMENT 1	Trial A: Bad Posture	등과 어깨를 둥글게 한다. 등과 어깨를 앞으로 구부려 유지하면서 팔을 귀 쪽으로 들어 올린다. 팔을 귀까지 얼마나 높이 올릴 수 있는지 기록한다.
	Trial B: Good Posture	이제 등뼈와 팔이음뼈의 자세를 바로잡고 팔을 다시 들어 올린다. 여러분은 등뼈가 올바른 위치에 있을 때 팔이 귀까지 더 높이 올라갈 수 있다는 것을 알게 될 것이다.
MOVEMENT 2	Trial A: Bad Posture	등과 어깨를 둥글게 한다. 등과 어깨를 둥글게 유지하면서 몸통을 오른쪽, 왼쪽으로 회전시켜 본다. 오른쪽과 왼쪽으로 얼마나 회전할 수 있는지 기록한다.
	Trial B: Good Posture	이제 자세를 바로잡고 몸통을 오른쪽, 왼쪽으로 회전시켜 본다. 등뼈가 올바른 위치에 있을 때 회전이 더 잘 되는 것을 알 수 있다.
MOVEMENT 3	Trial A: Bad Posture	등을 둥글게 구부리고, 양팔을 옆으로 뻗은 다음 손바닥이 천장을 가리키도록 팔을 바깥쪽으로 돌려본다. 움직임을 수행할 때 등과 어깨를 둥글게 유지한다. 당신의 팔과 어깨가 뒤로 얼마나 움직이는지 기록한다.
	Trial B: Good Posture	이제 등뼈의 자세를 바로잡고 같은 동작을 다시 해본다. 등뼈가 올바르게 정렬되어 있을 때 손바닥, 팔, 손의 회전이 더 가능하고 팔을 쉽게 당길 수 있다는 것을 알게 된다.

구조 평가 기술 검사

다른 사람에게 등뼈와 팔이음뼈 전체 평가를 수행한 다음 고객 평가표에 결과를 기록한다.

발과 발목	V	상세한 설명
통증		
관절염/상태?		
기능?		
무엇이 더 나아지거나 나빠지는가?		
인과 관계?		
지나친 뒤굽음(Excessive kyphosis)?		
어깨뼈 내밈과 올림?		
팔의 내회전?		
근육 긴장?		
고객이 중립자세를 알고 있습니까?		

CHAPTER 06

Assessing the Neck and Head
목과 머리 평가

사람의 머리 무게는 보통 3.5~5kg 정도이며, 평균적으로 인체 무게의 약 8%를 차지한다(Louw 2007). 머리의 자세는 균형을 유지하기 위해 신체가 지속해서 조절하기 때문에 근골격계 정렬에 영향을 미친다. 예를 들어 머리가 몸의 무게 중심보다 1인치라도 앞으로 움직이면 다른 신체의 무게부담은 두 배로 늘어난다(Eriksen 2004). 따라서 전신 근골격계 건강을 위해 목과 머리 복합체(neck and head complex) 정렬의 최적화는 필수적이다.

기본 해부학

목과 머리는 목뼈(cervical spine)와 **머리뼈**(두개골, skull; 머리 뼈 전체)로 구성된다(그림 6.1). 머리뼈는 머리의 일반적인 구조를 제공하며, 두 개의 주요 구성요소로는 머리뼈와 아래턱뼈(하악골, mandible)이 있다. 머리뼈는 융합되어 움직이지 않는 여러 개의 뼈가 관절을 이루고 있다. **머리뼈**(두개골, cranium)을 구성하는 뼈는 (뒤통수뼈(후두골, occipital), 마루뼈(두정골, parietal) 1쌍, 관자뼈(측두골 , temporal) 1쌍, 이마뼈(전두골, frontal), 나비뼈(접형골, sphenoid), 벌집뼈(사골, ethmoid)이 있다(Adds and Shahsavari 2012). 턱뼈라고 알려진 아래턱뼈는 턱관절을 통해 머리뼈와 연결되어 있다. 머리뼈는 첫째 목뼈(C1) 아틀라스(Atlas)의 윗부분에 위치한다. '목'이라 불리는 목뼈(cervical spine)는 7개의 작은 척추뼈가 목을 뒤로 구부려 머리와 눈높이를 유지하는 데 도움을 준다. 머리가 앞, 뒤, 좌, 우로 움직일 때 목이 따라 움직이며, 신경과 근육, 힘줄, 인대, 근막을 통해 머리와 상호작용한다.

흔한 변위

목과 머리에 통증, 부상, 운동 장애를 일으킬 수 있는 두 가지 주요 변위가 있다(Muscolino 2011).

- 거북목(전방머리자세, forward head posture)
- 지나친 목척추앞굽음(경추전만증, Cervical lordosis)

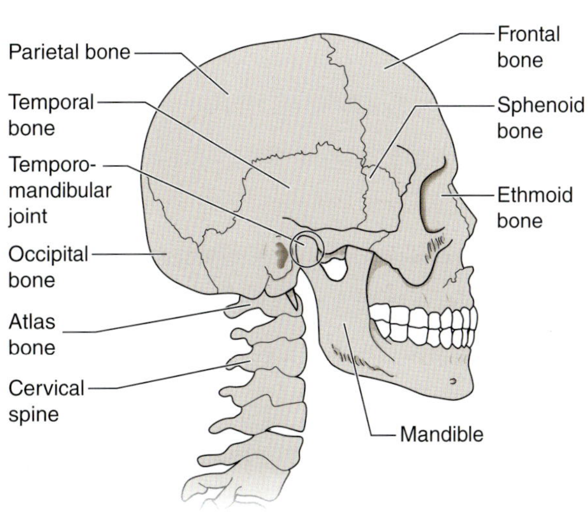

그림 6.1 목과 머리의 기초해부학

정렬이 완벽할 때 머리는 척추, 몸통, 하체 위에 자연스럽게 균형을 잡아야 한다. **거북목**(forward position of the head)은 머리가 몸의 수직선이나 중앙보다 앞쪽에 위치하는 것을 말한다. 머리가 등뼈와 팔이음뼈(견갑대, shoulder girdle) 앞으로 더 멀리 움직일수록 눈은 수평을 유지하기 위해 목이 더 많은 아치(머리를 위로 올리고 뒤로 젖히는 현상)를 만들게 된다(Palmer, Epler, and Epler 1998). 머리의 정렬이 잘못되면 눈, 귀 같은 감각 시스템뿐만 아니라 근골격계 시스템에도 지장을 줄 수 있다(Jones 2011).

목뼈는 자연스럽게 앞굽음(전만, lordotic curve)을 가지고 있다. **지나친 목척추앞굽음**(cervical lordosis)은 거북목 자세에 수반되는 목의 앞굽음이 증가하는 것을 말하며, 목의 디스크나 신경을 압박해 이 부위는 물론 상체(upper torso), 머리, 팔에 통증이나 기능장애를 일으킬 수 있다(Kendall, McCreary, and Provance 2005).

평가 프로세스

목과 머리의 해부학적 구조와 환자가 가질 수 있는 일반적인 불균형을 확인했으므로 이제 자세한 평가를 진행할 수 있다.

구두 평가

목과 머리를 평가할 때 환자가 활동하는데 제한이 있을 경우 다른 신체 부위와 연관되 상태를 어떻게 인지하는지를 배우는 것이 중요하다. 다음 주제에 대해 질문하고, 환자 평가표(CAD)에 관련 정보를 적어본다.

1. 환자가 목이나 머리에 통증, 두통, 긴장을 경험한 적 있는지, 통증의 구체적인 위치와 특징에 대해 질문한다(Petty and Moore 2002). 예를 들어, 많은 사람은 목과 어깨의 신경을 압박하는 근육 긴장으로 인해 두통을 겪는다. 교정 운동은 이런 문제로 인한 두통을 완화하는 데 도움이 될 수 있다.
2. 환자가 관절염이나 목, 머리의 근골격계 건강에 영향을 미칠 수 있는 다른 질환이 있는지 질문한다. 예를 들어 목 관절(척추뼈 사이의 관절)에 관절염 진단을 받은 고객은 교정 운동 프로그램의 성공에 영향을 미칠 수 있는 통증과 기능장애를 경험할 수 있다(Shen and Shaffrey 2010). 이러한 상태에 대해 알면 다른 전문가와 소통하여 문제를 관리할 수 있다.
3. 환자의 과거 부상과 수술 이력에 대해 질문한다. 예를 들어 두 개 이상의 목뼈유합은 움직임과 기능, 프로그램 설계에 영향을 미칠 수 있다(Petty and Moore 2002).
4. 환자의 신체활동 수준을 질문한다. 스포츠에 참여하는지 물어보고, 한다면 어떤 것을 하는지 질문한다. 운동으로 자전거를 타는 사람은 앞을 주시하기 위해 목을 뒤로 젖히기 때문에 상당한 스트레스를 받을 수 있다(Petty and Moore 2002).
5. 환자의 직업에 대해 질문한다. 컴퓨터 앞에 오랜 시간 앉아 있습니까? 그렇다면 앉은 위치와 모니터 위치는 어디입니까? 예를 들어 모니터를 보려면 옆으로 봐야 합니까? 오랫동안 아래를 많이 내려다보거나, 테이블 위로 몸을 굽힙니까? 반복적인 업무 자세는 어깨, 허리, 목의 통증을 유발할 수 있다(Price and Bratcher 2010).
6. 목이나 머리의 통증이 환자의 활동을 방해하거나 그의 행동을 제한한 적이 있는지 질문한다. 이것은 그가 놓치고 있는 활동이 무엇인지 느끼게 해줄 것이고, 당신에게 도움을 구하려는 근본적인 동기를 이해할 수 있도록 도와줄 것이다(Price and Bratcher 2010).
7. 환자의 통증이 다른 통증이나 증상과 일치하는지 질문한다. 이것은 궁극적으로 인체의 상호연관성에 대해 이해를 돕고, 근골격계 문제에 대한 원인과 해결책을 찾는 데 도움이 된다. 예를 들어, 몇 시간 동안 서 있다가 두통을 경험하는 사람은 이 통증이 허리의 통증과 신발 굽의 높이가 관련 있다는 것을

알아차릴 수도 있다. 그리고 당신은 그녀의 신발 선택이 등과 목에 어떤 영향을 미치고 통증을 주었는지 교육할 수 있다(Price and Bratcher 2010).

8. 환자에게 무엇이 자신의 상태에 긍정적, 부정적 영향을 미치는지 질문한다(Petty and Moore 2002). 예를 들어, 앉아서 TV를 보고 있는 것이 목의 통증을 더욱 악화시킨다고 한다면, 당신은 그에게 앉았을 때 자세를 개선하는 방법을 교육할 수 있다(18장, 정적인 자세 고려사항 참조).
9. 환자가 통증으로 인해 잠을 자기 힘든지 질문한다. 예를 들어, 만약 엎드려 자는 것이 그녀의 목 통증을 더욱 악화시킨다고 말한다면 당신은 이 문제를 해결하기 위해 수면 자세의 개선 방법에 대해 교육할 수 있다(18장 "정적 자세 고려사항" 참조)(Price and Bratcher 2010).
10. 스트레스로 통증이 증가하는지, 현재 스트레스를 많이 받는지 질문한다. 이를 가는 등의 만성적인 스트레스 반응은 두통과 긴장, 턱의 통증을 유발할 수 있으며, 목과 머리의 정렬에도 영향을 미칠 수 있다. 턱관절은 목과 머리의 정렬로 인해 만성 스트레스 반응이 발생할 수 있으며, 벌리거나 닫을 때 소리나 삐걱거리는 통증으로 나타날 수 있다(Grimsby and Rivard 2008).

구두 평가를 모두 마쳤으면 시각적 평가와 실기 평가로 넘어갑니다.

시각 및 실기 평가

목과 머리를 평가할 때 구조를 정확히 보는 것이 중요하다. 환자에게 모자를 벗고, 필요하면 머리카락을 묶어달라고 요청한다. 실기 평가를 수행하기 전 접촉에 대해 의사를 물어야 한다.

머리의 위치 평가

환자의 머리가 몸의 다른 부위와 비교해 최적의 위치에 있는지 평가하기 위해 짐볼이나 의자에 발과 머리를 앞으로 향하게 하여 앉도록 한 다음 옆에서 바라본다. 이 자세에서 광대뼈(cheekbone)의 바깥쪽 돌출부위를 눈 바로 아래에 위치시킨다. 검지를 광대뼈의 이 부분에 놓고 다른 검지는 환자의 쇄골 바로 아래에 놓는다. 손가락을 이렇게 배치한 상태에서 머리 위에서 손가락을 내려다보며 위치를 평가한다(그림 6.2). 이상적인 정렬은 두 손가락이 수직 방향으로 정렬되어야 한다(Chek 2001; Palmer, Epler, and Epler 1998; Price and Bratcher 2010). 광대뼈에 있는 손가락이 빗장뼈(쇄골, clavicle)에 있는 손가락보다 앞쪽에 있으면 머리가 너무 앞으로 나와 있어 최적의 정렬이 이루어지지 않는 것이다(Chek 2001; Price and Bratcher 2010).

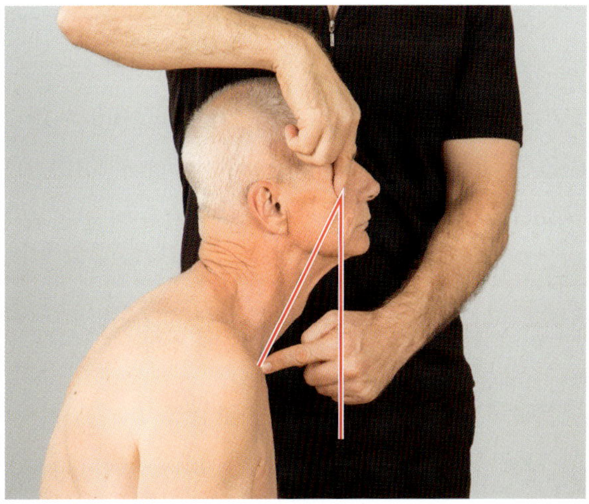
그림 6.2 거북목 자세의 예시

지나친 목척추앞굽음의 평가

환자의 목 곡선이 지나친지 평가하기 위해 뒷꿈치, 엉덩이, 어깨가 벽에 닿도록 등을 대고 서달라고 요청한다. 다리를 곧게 펴고 골반을 뒤로 젖혀서 허리의 아치를 줄여 중립 자세를 하도록 한다(4장의 허리-엉덩이 다리이음뼈 실기 평가 섹션 참조). 그가 이 자세를 취하고 있을 때, 뒤통수를 벽에 가볍게 갖다 대도록 한다. 머리를 뒤로 젖힐 때 허리를 굽히지 않도록 해야 한다. 이는 일반적인 보상 움직임이다. 환자의 뒤통수가 벽에 닿은 상태에서 검사실 안에 가상의 지점을 만들어 쳐다보도록 하고 그의 시선을 평가한다. 목이 뒤로 굽어 안구가 위를 바라보면 가상의 지점을 바라보는 선과 평행하지 않으며, 지나친 목척추앞굽음이 있다는 것을 보여준다(그림 6.3) (Johnson 2016; Price and Bratcher 2010).

목과 머리의 중립 자세 교육

인체의 다른 구조와 마찬가지로 목과 머리에 최적의 중립 자세가 있다. 중립 자세를 만들고, 유지하려는 능력은 통증과 기능장애를 없애는데 핵심이다. 환자가 목과 머리의 중립 자세를 할 수 있도록 교육할 때 몸의 다른 부위를 이용하는 것을 방지해야 한다.

발뒤꿈치, 엉덩이, 등, 어깨를 편평한 벽에 기대고 서도록 한다. 그런 다음 손가락 두 개 관절만 들어갈 정도로 골반을 기울인다(무릎을 굽히지 않고)(4장 허리-엉덩이 다리이음뼈참조). 그리고 허리나 목을 구부리지 말고 머리와 어깨를 벽 쪽으로 당겨달라고 요청한다. 머리와 목은 뒤통수가 벽에 닿을 때 중립 자세에 있고, 어깨는 귀의 이주 아래 정렬되며, 허리와 벽 사이 약간의 공간만 있다(그림 6.4)(Kendall, McCreary, and Provance 2005; Price and Bratcher 2010). 서 있는 자세에서 몸 전체의 최적 정렬은 그림 6.5를 참조한다.

다른 신체 부위와 머리와 목의 연관성

머리가 최적의 위치에서 앞으로 움직일 때, 등뼈와 어깨는 그 움직임에 따른 무게가 증가하여 앞으로 구부러진다. 이렇게 되면 목은 눈높이를 수평으로 맞추기 위해 과도하게 뒤로 굽어진다(Palmer, Epler, and Epler 1998). 등뼈, 어깨, 머리의 전방 이동은 결과적으로 골반과 허리의 보상적인 움직임을 야기한다. 구체적으로 몸을 바로 세우고 균형을 유지하기 위해 허리가 과도하게 굴곡하고 골반이 전방으로 회전한다(Kendall, McCreary, and Provance 2005). 골반과 허리의 이런 이동은 고관절 소켓이 뒤로 움직이게 하고, 무릎이 정중선(midline)으로 향해 발과 발목의 과다엎침(과회내, over-pronating)이 되면서 다리와 엉덩관절이 안쪽돌림하게 된다.(그림 6.6).

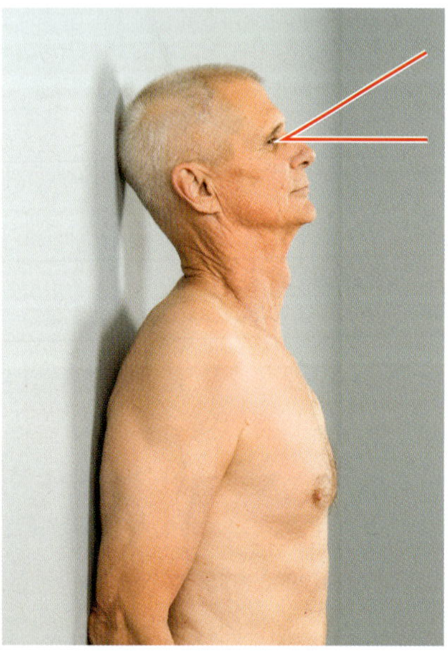

그림 6.3 지나친 목척추앞굽음(**excessive cervical lordosis**)의 예시

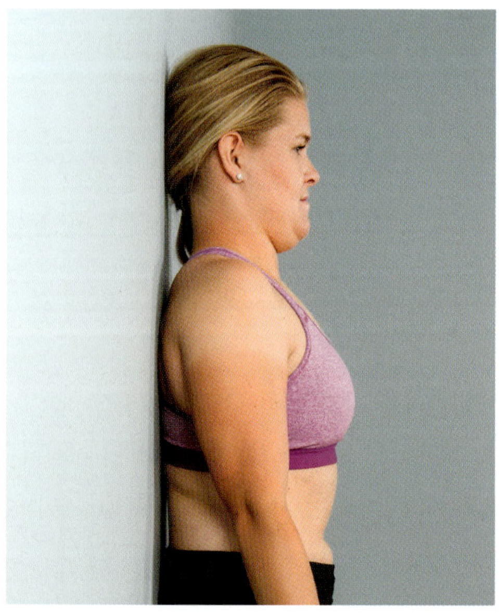

그림 6.4 목과 머리의 중립 자세

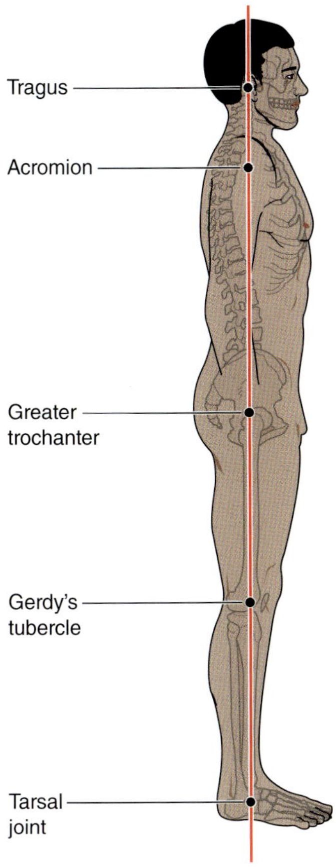

그림 6.5 서 있는 자세에서 몸의 최적 정렬

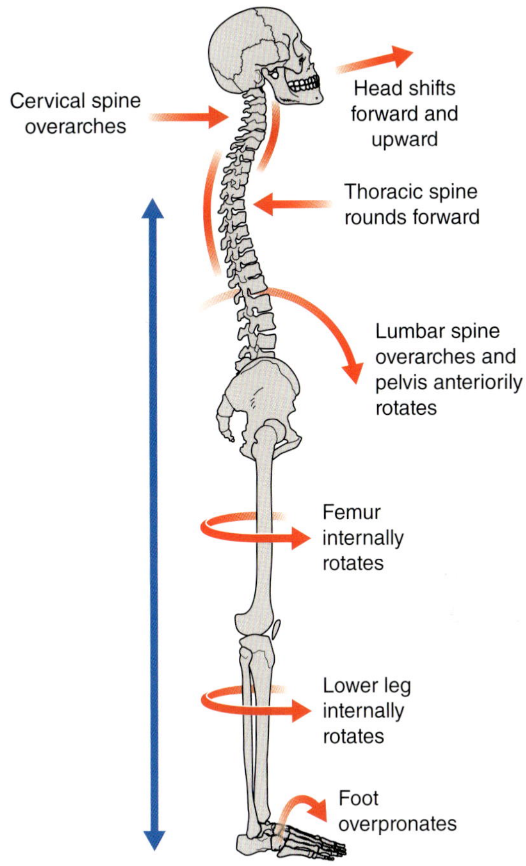

그림 6.6 거북목 자세가 몸의 정렬에 미치는 영향

평가 체크리스트

목과 머리에 대한 평가를 완료하기 전 다음 질문에 대답해야 한다.

- ☐ 당신은 고객이 어떤 고통을 겪고 있는지, 통증이 그녀의 등, 어깨, 목, 머리의 기능에 어떤 영향을 미치는지 알고 있습니까?
- ☐ 고객이 관절염이나 프로그램의 성공에 영향을 미칠 수 있는 질환이 있습니까?
- ☐ 고객이 목과 머리의 기능에 영향을 줄 수 있는 부상이나 수술경력이 있습니까?
- ☐ 무엇이 고객의 목과 머리에 좋은 혹은 안 좋은 느낌을 받게 합니까?
- ☐ 고객의 목과 머리의 통증이 어떤 식으로든 기능을 제한합니까?
- ☐ 고객의 목과 머리의 통증이 수면에 영향을 미칩니까?
- ☐ 고객의 목과 머리가 아플 때 몸의 다른 부분들도 영향을 받습니까?
- ☐ 고객이 거북목 자세를 하고 있습니까?
- ☐ 고객이 지나친 목척추앞굽음증을 앓고 있습니까?
- ☐ 고객은 목과 머리의 중립 자세를 취할 수 있습니까?
- ☐ 목과 머리가 다른 신체에 어떤 관계가 있는지 고객에게 설명해 줄 수 있습니까?

평가의 모든 메모를 고객 평가표에 기록한다(예시는 그림 6.7).

목과 머리	√	상세한 설명
통증	√	목 오른쪽
관절염/상태?	√	보고된 바 없음
기능?	√	오른쪽으로 돌릴 때 통증
무엇이 더 나아지거나 나빠지는가?	√	컴퓨터 작업 시
인과 관계?	√	스트레스 시 심화
시각적인 불규칙성?	√	없음
전방머리자세?	√	전방 약 3인치(8cm)
지나친 목커브?	√	있음
고객이 중립을 알고 있습니까?	√	달성할수 있다

그림 6.7 머리와 목 고객 평가표의 완성된 예시

구조적 평가 프로세스 마무리

신체 각 부위의 구두, 시각 및 실기 평가를 수행하고 결과를 기록함으로써 환자의 모든 근골격계 불균형 및 관련 문제를 상세히 설명하는 환자 평가표를 완성할 수 있다. 이 문서는 본문 PART II의 주제인 특정 근골격계 불균형의 영향을 받은 연부조직 구조를 확인하는 데 도움이 되는 중요한 참고자료이다. PART III부터 PART V까지의 주제인 교정 운동 프로그램을 설계하고 실행하면서 운동을 선택하고, 권장 사항을 안내하는 데 도움이 된다.

요점 정리

몸 전체가 올바른 기능을 하기 위해서는 목과 머리의 최적 정렬과 기능이 필수적이다. 목이나 머리가 부정렬 되면 전체 근골격계(눈, 귀 등을 포함한 뇌, 감각 메커니즘)가 보상적 움직임을 해야 몸이 직립상태의 균형을 유지할 수 있다.

- 목과 머리의 가장 흔한 두 가지 변위는 다음과 같습니다.
  1. 거북목 자세(forward position of the head)
  2. 지나친 목척추앞굽음(cervical lordosis)
- 목뼈는 자연스러운 앞굽음 곡선을 가지고 있다. 그러나 머리가 최적의 위치에서 전방으로 향할 때 목은 수평선에 눈높이를 맞추기 위해 과도하게 뒤로 굽게 된다.
- 목뼈의 지나친 앞굽음 곡선(전만, Lordotic Curve)은 목의 디스크가 신경을 압박해 팔, 몸통, 어깨, 목, 머리에 통증을 유발할 수 있다.
- 고객이 주로 하는 신체 활동의 종류와 강도를 파악해 목에 얼마나 스트레스를 주는지 파악하는 것이 중요하다. 이 정보는 통증을 유발하거나 완화 시키는 활동을 구분하며, 어떤 연부조직 구조에 부정적 영향을 주어 교정 운동 프로그램에서 다루어져야 하는지를 결정하는 데 도움이 될 수 있다.

- 턱, 특히 턱관절(temporomandibular joint) 부근의 통증은 머리와 목의 부정렬(improper alignment)로 인해 발생할 수 있다. 거북목 자세의 사람들은 입을 열거나 닫을 때 통증을 느끼거나 팝핑 사운드, 갈리는 소리를 자주 듣는다.
- 머리와 목의 자세는 발가락까지 몸의 정렬에 영향을 미치며, 반대의 경우에도 마찬가지이다.
- 고객 평가도에 관련 정보를 기록한다.

자가 점검

이제 서 있을 때 몸의 모든 부분에 대해 중립 자세를 취하는 방법을 확인했으니, 발부터 머리까지 중립 자세를 시도해 보십시오.

자신의 구조적 변위가 어디에 있는지 이해를 돕기 위해 다음 이미지에 메모한다. 예를 들어 만약 중립 자세를 유지하려고 할 때 발의 근육들이 많이 활성 된다면 과다엎침 또는 근육의 컨디션이 좋지 않다는 단서일 수 있다. 그렇지 않다면 어깨를 벽 쪽으로 당겨 등뼈와 팔이음뼈의 중립 자세를 취할 때 허리의 지나친 아치가 느껴질 수 있다. 이것은 당신의 등뼈와 어깨의 근육이 약화 되었다는 것을 나타내며, 어깨를 벽 쪽으로 다시 움직일 때 허리를 이용해 보상적 움직임을 해야 한다. 이런 자가 점검는 교정 운동에 주의가 필요한 신체 부위를 구분하는데 도움이 된다. 또한, 고객이 여러분과 함께하는 동안 이러한 움직임을 시도할 때 무엇을 느낄 수 있는지 이해하는 데 도움이 된다.

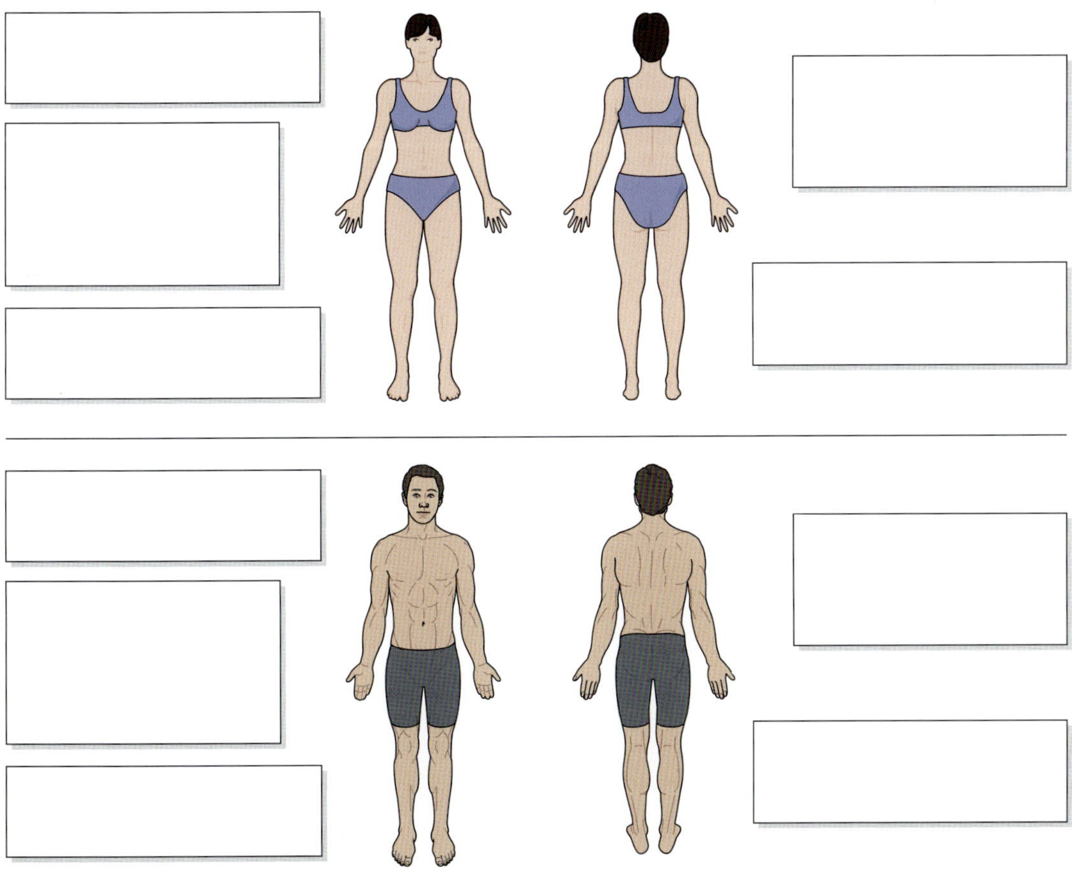

구조 평가 기술 검사

다른 사람에 대한 완전한 발 및 발목 평가를 수행한다. 다음 차트에 결과를 기록한다.

발과 발목		상세한 설명
통증		
관절염/상태?		
기능?		
무엇이 더 나아지거나 나빠지는가?		
인과 관계?		
시각적인 불규칙성?		
앞쪽머리자세?		
지나친 목커브?		
고객이 중립을 알고 있습니까?		

02

근육과 움직임에 대한 이해

Part II에서는 어떤 근육(및 다른 부드러운 조직)이 여러분이 발견한 구조적 불균형(structural imbalances)에 기여하거나 영향을 받았는지 알아보는 통찰력을 키우기 위해 평가결과를 어떻게 사용하는지에 대해 학습한다. 기능적 해부학에 대한 깊은 이해는 근골격계의 불균형에 영향을 미치는 연부조직 문제들에 집중하는 데에 도움이 되기에 이해도가 여러분의 성공에 중요한 요소이다.

Part II에서는 100가지 이상의 근육, 인대, 힘줄들이 소개된다. 근육 위치, 근원 및 삽입 지점, 움직임 동작, 그리고 이러한 모든 요소가 어떻게 근막의 네트워크를 통해 상호 연결을 이루는 것에 대해 알아볼 것이다. 더 나아가서, 이러한 구조의 기능장애, 또는 약점이 part Ⅰ에서 학습한 일반적인 근골격계 불균형에 어떻게 기여할 수 있는지 알아볼 것이다. 또한, 중력과 지면 반발력과 관련하여 근육이 어떻게 작용하는지도 알아볼 것이다. 이 과정을 통해 신체가 실제 환경에서 어떻게 움직이는지 알아봄으로써 통증을 완화할 뿐만 아니라 고객들이 즐겼던 신체 활동을 다시 즐길 수 있도록 하는 효과적인 교정 프로그램을 설계할 수 있을 것이다.

주요 근육의 작용 방법에 대한 기술적, 해부학적 세부사항을 배운다는 것이 부담된다고 느껴질 수 있다. 그러나 다음 과에서는 이해하기 쉬운 언어, 이미지 및 실제 사례를 통해 이해를 도울 것이다. 신체의 주요 근육은 발과 발목, 허리뼈 부위 또는 등 위쪽과 어깨 부위와 같이 신체 부위별로 분류된다. 각 근육은 기원과 삽입 지점과 함께 설명되며, 주요 작용은 전통의 해부학적 관점(예:수축할 때)과 기능적 관점(예: 장력으로 인해 연장될 때) 등 두 가지를 통해 설명된다.

각 근육이 신체의 수행을 돕는 동작에 대한 설명과 걷기, 달리기, 쪼그려 앉기 등의 활동이 있을 때, 근육이 어떻게 작용하는지에 대한 사례도 제공된다. 마지막으로, 각의 근육에 대한 설명은 여러분의 이해력을 높이고 고객들과 함께 일하는 능력을 향상하는 유용한 팁이 포함되어 있다.

제2과에서는 인체의 모든 근육을 논하지 않으며, 의학적 조언의 대체재로 사용해서는 안 된다는 점이 매우 중요하다. 이 장들은 가장 일반적인 근골격계 불균형과 연관성이 있는 주요 근육들의 위치와 기능과 그들이 움직임이 미치는 효과에 대한 개요를 제공한다.

CHAPTER 07
Anatomy in Real Life
실질적 해부학

해부학 교육은 오랫동안 건강 및 피트니스 전문가 교육의 표준적인 부분이었다. 하지만 최근까지 대부분의 해부학 교육은 근육 A가 뼈 1에서 뼈 2로 이동하고, 근육이 수축할 때 이 두 뼈를 함께 당긴다는 전통적인 해부학 관점에서 이루어졌다. 예를 들어, 기존의 전통적인 해부학 교과서에서는 다리의 넙다리네갈래근(대퇴사두근, quadriceps)이 무릎을 펴거나 곧게 펴는 역할을 한다고 설명한다.(Gray 1995; Golding and Golding 2003; Draves 1986).

전통적인 해부학 교육은 여전히 유효하지만, 대부분의 정보는 시체를 해부하면서 특정한 근육이 어느 위치에 붙어 있는지 알 수 있었다. 그 결과 대퇴사두근과 같이 고립된 근육 그룹(isolated muscle group)이 체중을 지탱하지 않는 상황에서 수동으로 수축할 때 일어나는 일만 반영하는 근육 기능에 대한 불완전한 개념이 생겨났습니다. 그러나 실제 환경에서 고객은 검사 테이블에 움직이지 않고 누워 있지 않는다. 그들은 직립의 상태로 사방으로 움직이며, 중력 및 지면 반력(ground reaction forces)을 포함한 다양한 환경적 스트레스 요인에 지속적으로 마주한다. 이 때문에, 건강 전문가는 이러한 활동 중에 근육이 어떤 역할과 작용을 하는지 이해할 필요가 있다. 안타깝게도, 전통적인 해부학 교육에서는 실질적인 기능과 관련 있는 해부학 정보들이 부족하다. 근육의 실제 작용을 이해하는 것은 움직임 장애(기능부전, movement dysfunction)와 근골격계 불균형이 어떻게 발생하는지 완전히 이해하는 데 필수적이며, 따라서 효과적인 교정 운동 프로그램을 설계하는 데 핵심적인 요소이다.

이번 장을 통해서, 근골격계의 구성요소인, 뼈, 근육, 힘줄, 인대와 근막에 대해서 학습한다. 더 나아가서 중력 및 지면 반력이 근육에 어떻게 영향력을 끼치고 일반적인 근골격계 이상을 방지하고 예방하는지에 대해 배울 것이다.

중력이 움직임에 미치는 영향

중력은 지구 표면의 모든 것을 지구의 중심부로 끌어당기는 힘을 말한다. 사람의 움직임에 중력이 어떤 영향을 미치는지 이해하기 쉽도록, 지구의 중심을 거대한 자석으로 상상하고, 몸 전체가 금속으로 되어있다고 생각해 보자. 당연히 자석은 금속을 자기쪽으로 끌어당겨, 신체가 우주 공간으로 끌려나가는 것을 방지할 것이다. 그러나, 지구의 자기핵은 우리가 살고 있는 지표면에서 매우 멀리 떨어져 있기 때문에 일시적으로 자력과의 접촉을 끊고 이동할 수 있다. 그럼에도 불구하고 우리 몸을 끌어당기는 힘은 일정하며, 우리가 중력에 저항하는 힘보다 강력하다. 걷기 위해 발을 들어 올리거나 공을 잡기 위해 뛸 때, 침대에 올라갈 때, 일시적으로 땅으로부터 자유로워질 수 있지만 거의 발을 떼자마자 중력에 인해 지구로 다시 당겨지게 된다.

중력은 강력하고 항상 몸에 영향을 미치게 된다. 즉,

중력은 사람을 지면에 붙잡아 두는 데 도움이 되지만, 신체 구조는 이 아래로 당기는 힘에 대항하여 몸을 똑바로 세우기 위해 열심히 노력해야 한다. 만약 그렇게 하지 못한다면, 우리는 알루미늄 캔이 찌그러드려 지는 것과 같이 납작해질 것이다. 인체에서 가장 중요한 부분 중 하나는 골격계로, 중력에 대한 신체의 저항을 지탱하는 튼튼하고 흔들리지 않는 프레임을 제공한다.

인체는 골격의 움직임을 돕는 역할을 하는 연부조직(근육, 인대, 힘줄, 근막)을 갖추고 있다. 전통적인 해부학에서 볼 수 있듯, 근육이 수축할 때 뼈들이 한데 모인다. 다음 장에서 논의할 것이지만, 근육은 뼈와 관절이 서로 멀어지는 속도를 늦추기 위해 길어지기도 한다. 중력으로부터 오는 골격계에 가해지는 스트레스를 최소화하는 데에 연부조직이 도움을 주기도 한다(Siegfried 2016). 예를 들어 골격계가 인대와 함께 곧게 서 있으면서 완벽한 구조 정렬 상태에 있다면 똑바로 서 있을 수 있을 것이다; 무게 중심이 단단한 기초 위에서 균형을 이루며, 근육이 중력에 대항해 많은 일을 하지 않아도 될 것이다. 그러나, 바닥에 있는 연필을 줍기 위해 앞으로 기울이는 자세를 취할 경우, 무게중심이 앞으로 이동하고 허리의 근육들이 늘어나(긴장 상태에 있는 채로) 바닥을 향해 손을 뻗는 과정에서 골격의 움직임을 줄여주는 데 도움을 줄 것이다.

지면 반발력이 움직임에 미치는 영향

지면 반발력은 뉴턴의 운동 제3 법칙으로 설명되는데, 작용이 있으면 반작용이 존재한다는 것이다. 간단히 말해, 한 물체가 다른 물체에 힘을 가하면(예를 들어 걸을 때 발을 통해 신체가 지면과 접촉하는 경우), 바닥은 같은 양의 힘을 발을 통해 반대 방향으로 신체에 돌려보낸다는 것이다(Ayyappa 1997).

근골격계에 이것이 어떤 의미가 있는지 알아보면 신체가 중력의 지속적인 당김에 대처하는 것 외에도, 신체 일부가 다른 물체나 표면과 접촉할 때마다 모든 기관에 가해지는 충격들에 항상 맞서야 한다는 점이다. 근육, 힘줄, 인대 및 근막은 신체를 통해 관절 및 기본 골격계로 에너지가 전달되는 속도를 늦추기 위해 늘리기(lengthening)와 스트레칭(stretching)을 통해 지면 반력으로 인한 스트레스를 조절할 수 있다.

중력과 지면 반발력이 근육, 힘줄, 인대 및 근막에 미치는 영향은 굉장하다. 근골격계의 모든 구성요소가 완벽하게 작동하면, 신체는 부정적인 영향을 받지 않고 엄청난 압력을 견딜 수 있을 것이다. 그러나, 어느 한 요소라도 최상의 상태로 기능하고 있지 않는다면 움직임과 운동능역에 영향을 줄 수 있는 근골격계 불균형이 발생할 수도 있을 것이다. 사람들이 근골격계 불균형을 식별하고 극복할 수 있도록 돕기 위해서 신체와 연부조직 구조가 중력에 저항하고 지면 반력을 흡수하기 위해 개별적으로 그리고 함께 작동하는 방식을 이해해야 한다. 이를 통해 불균형을 교정하기 위한 적절한 교정 운동을 선택하고 고객의 근골격계가 이러한 지속적인 자연의 힘에 효과적으로 대처할 수 있도록 재훈련할 수 있다.(Price and Bratcher 2010).

근골격 시스템의 개요

연부조직과 특정 근육의 기능들에 대해 깊이 들어가기 전에, 근골격계의 주요 구성요소가 움직임을 만들어내기 위해 어떻게 힘을 합치는 방법에 대한 간단한 개관을 볼 것이다. 개별 근육의 해부학, 특히 각 근육의 이는곳(기시, origin)과 닿는곳(삽입, insertion)의 위치를 이해하면 발에서 머리까지 근육과 근막의 사슬을 연결하는 데 도움이 된다. 신체를 뼈, 인대, 힘줄, 근육, 근막의 결합체로 보기 시작하면, 몸의 어느 한 부분에서 발생한 근골격계 장애가 다른 곳에서 비롯되었을 수도 있다는 것을 알게 될 것이다. 나머지 part II는 각 근육의 목적을 알아보는 것(과 다른 연부조직 구조)과 그것들이 몇몇 가장 흔한 근골격계 불균형에 미치는 영향들을 알아보는 것에 관한 것이다.

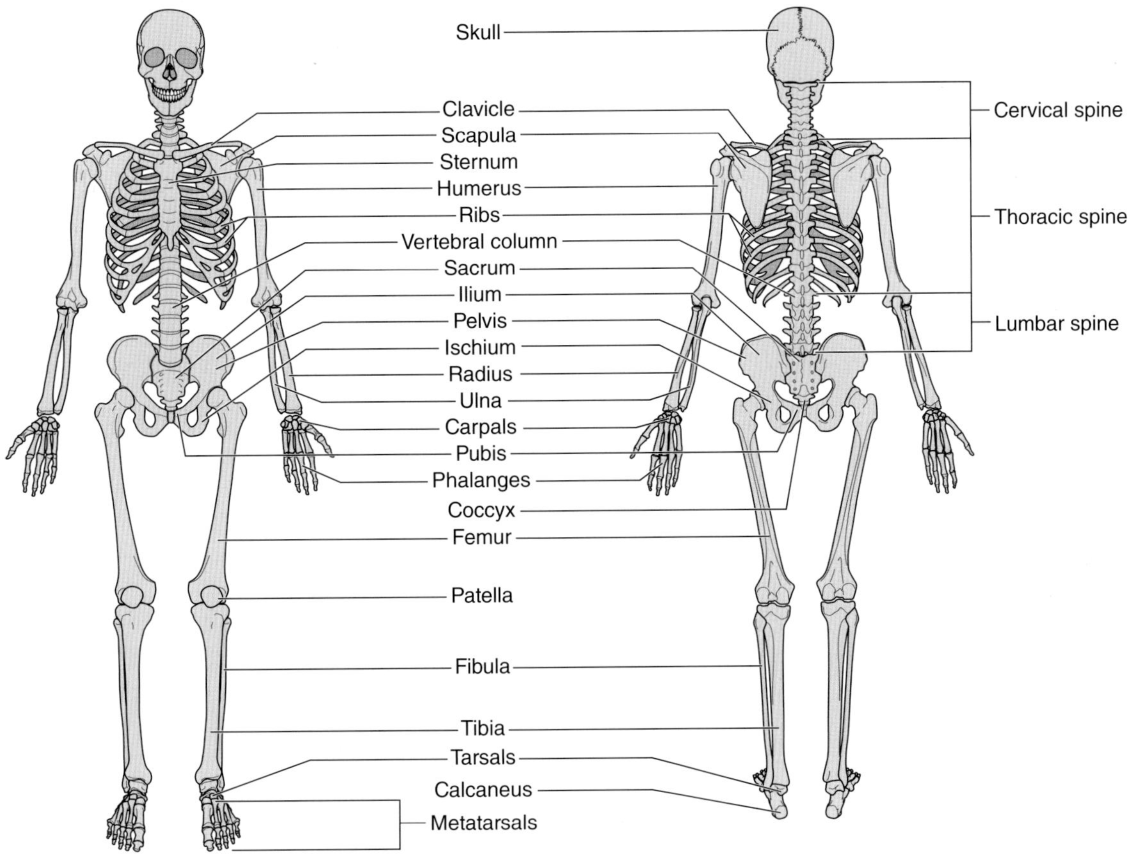

그림 7.1 인간의 골격 체계

뼈

인간의 신체는 약 300개의 뼈로 이루어져 있다(Marshall 2010). 우리가 성장하고 나이가 듦에 따라 몇몇 뼈들, 예를 들어 머리, 골반(pelvis), 엉치뼈(천골, sacrum)들은 서로 융합한다. 결과적으로, 성인은 약 206개의 뼈를 가지게 된다. 일부 사람들은 갈비뼈와 같은 여분의 뼈를 가지고 태어나기 때문에 정확한 수는 사람마다 다를 수 있다(Gray 1995). 뼈는 신체의 내부적인 틀이 된다(그림 7.1). 그 뼈들이 중요한 장기와 신경을 보호하는 역할을 하며, 근육, 인대, 힘줄과 인대와 더불어 근골격계를 구성한다.

뼈는 대체로 칼슘과 콜라겐을 함유한 구부러지지 않는 단단한 조직으로 이루어져있다(Gray 1995). 신체 내에 다섯 종류의 뼈가 있다: 긴뼈(장골, long bone), 짧은뼈(단골, short bone), 납작뼈(편평골, flat bone), 불규칙뼈(불규칙골, irregular bone), 종자뼈(종자골, sesamoid bone). 긴뼈는 대체로 넓기보다는 길이가 길기 때문에 불리며 가동성을 제공되도록 설계되었다. 긴뼈의 예로는 윗다리(upper leg)의 넙다리뼈(대퇴골, femur), 윗팔(upper arm)의 위팔뼈(상완골, humerus), 발바닥의 중족골(발허리뼈, metatarsal), 손의 손허리뼈(중수골, metacarpal) 등이 있다(Dimon and Day 2008). 짧은뼈는 대체로 넓이가 그 길이와 비슷하며, 지지와 안정성을 제공하기 위해 설계되었다. 짧은뼈의 예로는 발 뒤쪽의 발배뼈(주상골, navicula)와 쐐기뼈(설상골, cuneiform)가 있다(Dimon and Day 2008). 납작뼈는 일반적으로 신체를 보호하고 핵심적인 장기들을 보호하는 역할을 한다. 또한, 근육이 부착할 수 있는 표면적을 확보하는 데 도움이 되기도 한다(Dimon and Day 2008). 납작뼈의 예로는 갈비뼈(늑골), 머리뼈(두개골), 어깨뼈(견갑골), 골반 등이 있다(Price and Bratcher 2010). 종자뼈는 주로 힘줄에 내재하여 있으며 힘줄을 보호하기 위한 기능을 한다(Gray 1995). 무릎뼈(슬개골)이 그 예이다. 불규칙뼈는 긴뼈, 짧은뼈, 납작뼈에 해당하지 않는 뼈로서 생김새가 불규칙한 모양을 가지고 있다. 척추, 엉치뼈(sacrum), 그리고 턱뼈는 불규칙뼈의 예이다(Gray 1995).

인대

인대(ligament)라는 단어는 매다, 묶다라는 뜻의 라틴어 'ligare'에서 유래되었다. 인대는 무릎과 같은 관절에서뼈와 뼈를 연결하는 단단한 결합조직이다. 인대는 뼈를 서로 연결하고 관절의 과도한 움직임을 방지하여 신체에 안정성을 제공한다.(Dimon and Day 2008).

무릎의 앞십자인대(전방십자인대, anterior cruciate ligament; ACL)는 잘 알려진 보호인대로 윗다리의 넙다리뼈(femur)을 아랫다리의 정강뼈(tibia)와 결합하며, 무릎이 너무 많이 앞으로 움직이거나 회전하는 것을 방지한다(Draves 1986). 간, 자궁, 방광 그리고 가로막(횡경막)과 같은 내부 장기를 제자리에 있도록 도움을 주는 인대도 있다(Gray 1995). 뼈와 인대는 사람이 움직이지 않을 때 신체를 지탱하는 주요 구조물로 작용하고, 움직임이 있을 때는 근육, 힘줄과 근막이 움직임을 촉진하고 지연시키는 역할을 한다.

근육

근육은 수축[contracting, 짧아짐(shortening)] 이나 이완[expanding, 길어짐(lengthening)]을 통해 신체의 움직임을 제어하는 역할을 하는 세포의 다발로 이루어진 특수 조직이다(Price 2010). 신체에는 세 종류의 근육이 있다.

1. 민무늬 근육(Smooth muscle)은 신체의 무의식적인 움직임을 조절하며 예로는 소화관이나 내장기관 근육이 있다.
2. 심장근육(Cardiac muscle)은 심장에서만 발견되며 의식적으로 제어되지 않는다.
3. 뼈대근육(Skeletal muscle)은 의식적으로 조절하는 근육으로, 뼈대에 주로 부착되어 있으므로 골격근이라고도 불린다.

뼈대근육은 신체의 근육 중에서 가장 흔하며, 근육이라고 말할 때 사람들이 흔히 떠올리는 근육이다. 성인의 신체에는 650개가 넘는 뼈대근육이 있다(Gray 1995). 뼈대근육은 큰움직임 미세한 자발적인 움직임을 함으로부터 우리가 한 지점에서 다른 지점으로 움직일 수 있게 해준다. 뼈대근육의 예로 볼기근(gluteus), 장딴지근(calf) 그리고 넙다리뒤근(햄스트링)이 있다. 다음 장에서 주요 뼈대근육의 기능과 가장 흔한 근골격계 불균형에 어떤 영향을 미치는지에 대해 알아볼 것이다.

힘줄

힘줄(tendon)이라는 단어는 '늘리다'라는 뜻을 가진 라틴어의 ten dere에서 유래되었다. 힘줄은 근육을 뼈에 부착하는 유연하지만 단단한 결합조직이다(Dimon and Day 2008). 힘줄은 근육의 끝에서 섬유가 모여 합쳐진다. 이렇게 근육이 가늘어지면 힘줄을 통해 뼈의 적절한 부위에 근육이 부착된다(Price and Bratcher 2010). 이것의 예로는 아킬레스 힘줄이 있다.

근육은 큰 힘을 낼 수 있으므로 동반되는 아킬레스 힘줄은 단단해야 하지만 운동 중에 근육이 수축되고 이완될 때 뼈에서 분리되지 않도록 충분히 유연해야 한다. 예를 들어서, 사람의 아킬레스 힘줄이 파열 되었다면, 이것은 발꿈치뼈(종골, heel bone)의 뒷부분의 부착 부위에서 힘줄이 찢어져 나간 것을 의미한다. 힘줄이 과도하게 마모되면 자극을 받아 염증이 생길 수 있는데 이를 힘줄염(건염, endonitis)이라 한다(Kendall, McCreary, and Provance 2005).

근막

근막은 신체의 거의 모든 요소를 감싸고, 지지해주며, 또 분리해주는 3차원의 결합조직이다(Myers 2008).

건강한 근골격계 시스템을 위해 가장 중요하지만 때때로 간과하기도 하는 부분이다. 근막은 근골격계의 거의 모든 부분에 관여하기 때문에, 근막에 제한이나 자극이 가해지면 다른 영역들이 기능하는 데 영향을 미칠 수 있다.(예 – 근막이 감싸고 있는 근육들, 관절, 근육이 움직이는 관절)(Rolf 1989). 근막은 근골격계의 기능에 중대한 영향을 미치기에, 근막의 연관성(네트워크)에 관한 추가적인 정보는 13장에서 찾아볼 수 있을 것이다.

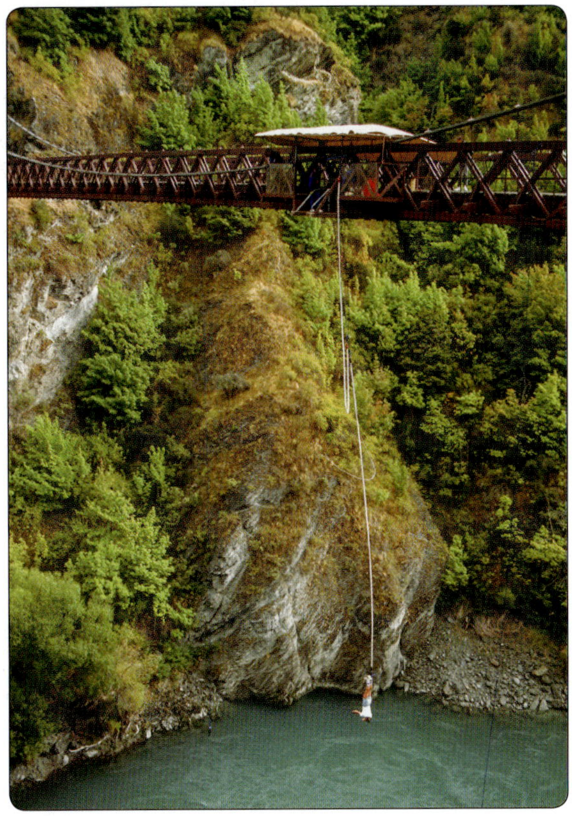

Robert Holmes/Corbis Documentary/Getty Images

그림 7.2 번지코드

인간의 탄성코드 시스템 (번지코드; 유연한 고무줄)

대다수의 해부학 서적에서 근육의 기본적인 기능을 뼈를 각자의 방향으로 잡아당기는 것으로 표현한다. 그러나, 실질적으로는 근육이 항상 이처럼 기능하지 않는다. 근육은 유연한 번지코드 고무줄과 같이 작용하며, 뼈가 서로 멀어지고 근육 섬유가 늘어날수록 근육의 긴장(장력, tension)은 증가한다. 이 긴장감은 몸에 가해지는 힘을 지연시키고 줄이는 데 도움이 되며 잠재적으로 섬유조직이 수축할 때 필요한 에너지를 저장한다(Price 2016). 예를 들어, 웅크려 앉는 자세를 취할 때 볼기근(gluteus)이 늘어나고 길어져 엉덩이가 구부러지는 속도를 줄여준다. 그러면 늘어난 근육에 저장된 긴장이 근육이 수축하면서 풀려 엉덩이를 곧게 펴고 신체가 다시 똑바로 서는 데 이용된다(Price and Bratcher 2010).

근골격계가 어떻게 번지코드와 유사한지 알아보기 위해서 번지코드에 발이 묶여서 절벽에서 뛰어내릴 준비를 하는 사람을 상상해보자. 줄에 매달려있는 사람이 땅/물에 가까워졌을 때 적절한 긴장이 있다면, 땅/물과의 충돌로부터 그는 보호받을 수 있을 것이다. 그러나, 번지코드가 적절한 시간에 잡아당겨 주지 않는다면, 줄을 의지하고 있는 사람은 표면과 충돌하는 끔찍한 결과를 맞이하게 될 것이다. 근육, 힘줄과 근막은 비슷하게 작용한다. 이것들이 모두 적절한 때에 잡아당김을 통해 우리의 신체의 움직임을 지나친 압력으로부터 줄여줌으로써 근골격계(특히 관절)를 보호한다(그림 7.2).

이러한 연부조직인 번지코드는 근골격계에 가해지는 스트레스를 조절하는 데 도움이 될 뿐만 아니라, 에너지가 방출될 때, 즉 근육 섬유가 수축할 때 강하고 강력한 움직임을 만드는 데 사용할 수 있는 에너지를 저장한다. 이는 번지코드가 최대로 늘어났다가 다시 수축하여 사람을 번지코드가 고정된 위치로 힘차게 끌어올리는 것과 비슷하다.

신체 부위에 따른 공통적인 불연부조직인 번지코드는균형

Part 1에서 배운 가장 일반적인 근골격계 불균형은 이 책에서 자주 언급될 것이다. 특정한 근육과 그 근육들이 근골격계에 미치는 영향을 설명하는 것으로 넘어가는 것에 앞서, 공통으로 언급되는 신체 각 영역에 대한 증상(deviation)의 목록을 통해 중요한 정보에 익숙해 질 수 있을 것이다.

발과 발목
- 과다엎침(과회내, overpronating)
- 손, 발 등의 발등굽힘(배측굴곡, dorsiflexion)의 부족

무릎
- 좌우 정렬(side-to-side alignment)[바깥쪽으로 구부러진 무릎 자세, 밖굽이 무릎(무릎외반, valgus knee) 자세]
- 늘리는 것과 굽히는 과정에 있는 이동경로(tracking) 문제

허리-골반 다리이음뼈(lumbo-pelvic hip girdle)
- 골반 앞기울임(anterior pelvic tilt)
- 지나친 허리척추앞굽음(요추전만, lumbar lordosis)

등뼈와 팔이음뼈(shoulder girdle)
- 지나친 등척추뒤굽음(흉추후만, thoracic kyphosis)
- 팔이음뼈 내밈(protracted shoulder girdle)
- 안쪽으로 회전된 팔(internally rotated arms)
- 어깨뼈 올림(elevated scapula)

목과 머리
- 지나친 목척추앞굽음(경추전만, cervial lordosis)
- 거북목 자세(전방머리자세, forward head posture)

요점 정리

근골격계는 뼈, 연골조직과 같은 여러 종류의 복잡한 요소들로 이루어져서 움직임을 제어하고, 지속적인 중력의 끌어당기는 힘에 대항하고 지면 반발력을 분산 시키는 역할을 한다.

- 과거의 전통적인 해부학 교과서에서 근육의 기능을 뼈를 하나로 모으기 위해 수축하는 것으로 강조한다. 그러나, 근육은 늘어나(elongating)거나 편심성(eccentrically) 움직임을 통해 신체로 전달되는 에너지를 통제하는 데 도움을 주기도 한다.
- 뼈는 긴뼈(long bone), 짧은뼈(short bone), 납작뼈(flat bone), 불규칙뼈(irregular bone), 종자뼈(sesamoid bone)의 다섯가지 유형으로 구성되어 우리 몸의 형태를 만들고, 지지하며 보호한다.
- 힘줄은 뼈와 뼈를 연결하고 관절의 안정성과 이동성을 제공하는 결합 조직의 일종이다.
- 인체에는 민무늬근, 심장근과 뼈대근의 세 가지 유형의 근육이 있다.
- 인체에는 약 650개 이상의 뼈대근이 있다. 뼈대근육은 뼈에 힘을 가해 움직임을 만들거나 조절 한다.
- 힘줄은 근육의 섬유조직을 묶어서 각 근육이 뼈에 부착될 수 있도록 하는 결합조직이다. 근육들이 움직임을 만들어 낼 수 있도록 힘줄을 통해 근육이 뼈에 부착되는 구조이다.
- 근막은 신체의 모든 것을 서로 연결한다. 근막은 모든 부위를 서로 연결하고 감싸고 있기 때문에, 근막에 제한이나 자극이 가해지면 해당 부위와 다른 신체 부위의 구조물 기능에 영향을 미칠 수 있다.
- 인간의 근육 시스템은 번지 코드와 유사한 방식으로 작동하는데, 근육과 연부조직이 긴장 상태에서 적절한 속도로 늘어나야 움직임이 느려지고 부상을 예방할 수 있다. 또한 근육과 연부조직 구조는 긴장 상태에서 길어질 때 저장된 잠재 에너지를 사용하여 수축할 때 강력한 움직임을 만들어낸다.

CHAPTER 08

Functional Anatomy of the Feet and Ankles
발과 발목의 기능해부학

발과 발목은 신체가 표현에 접촉할 때 충격을 흡수하는 역할을 하며 지면에 적응할 수 있도록 돕는다. 중력에 저항하고 지면 반발력을 분산시키는 데 도움이 되는 몇 가지 연부조직과 근육이 포함되어 있다.(Davis, Davis, and Ross 2005; Frowen et al. 2010).

뼈와 관절

발과 발목 복합체의 많은 뼈와 관절은 발과 발목의 골격과 견고한 지지력을 제공하고, 발과 발목의 모양과 구조를 형성하는 데 도움이 된다(Dimon and Day 2008). 연부조직은 근골격계를 보조해주며 체중부하 활동을 하는 등의 긴장 상태에서 발과 발목의 모양을 유지해준다. 이러한 연부조직은 움직임을 제어함으로써 기본 골격 구조가 손상되지 않도록 보호하고 지면과 신체가 접촉했을 때 표면의 특성에 대한 피드백을 제공한다(Page, Frank, and Lardner 2010).

연부조직 구조

움직임에 어떻게 영향을 미치고 돕는지에 대해 이해하기 위해 몇 가지 대표적 연부조직 구조를 알아본다. 이러한 구조는 발과 발목 근육에 의해 지지되고 복잡하게 연결 되어있으므로 근골격계 불균형에 의해 부정적인 영향을 받을 수 있다.

발의 활(아치)(Arches of the feet)

발에는 뼈, 근육, 근막, 인대의 조합으로 이루어져 있는 세 개의 아치가 있다(그림 8.1).

1. 안쪽 세로발바닥활(내측종족궁, medial longitudinal arch)
2. 가쪽 세로발바닥활(외측종족궁, lateral longitudinal arch)
3. 가로발바닥활(횡족궁, transverse arch)

두 개의 세로발바닥활은 발 뒤꿈치부터 발가락까지 발 측면따라 이어지며, 몸의 무게가 발 앞으로 쏠릴 때 체중을 분산하고 지면 반발력이 몸으로 전달되는 것을 분산시키기 위해 복잡한 구조로 만들어져 있다. 또한 발은 세로방향(발을 가로질러)으로 아치형으로 설계되어 체중이 좌우로 이동할 때 지면과 부드럽게 작용하고 발에 추가적인 안정성과 이동성을 제공하여 지면의 지형에 적응할 수 있도록 한다. 또한 발의 아치는 발의 구조물을 지면으로부터 들어 올려 이 부위를 부상으로부터 보호한다(Clemente 2011).

안쪽 세로발바닥활(medial longitudinal arch)은 발 뒤꿈치에서 엄지 발가락 바닥까지 발 안쪽을 따라 이어지는 중요하고 큰 아치이다. 발 안쪽의 뼈, 인대, 힘줄 그리고 근막으로 이루어져 있으며, 이 아치는 충격 흡수에 탁월하며, 체중과 힘을 앞쪽과 몸의 정중선 쪽으로 분산시키는 데 도움을 준다.(Dimon and Day 2008).

가쪽 세로발바닥활(lateral longitudinal arch)은 발의

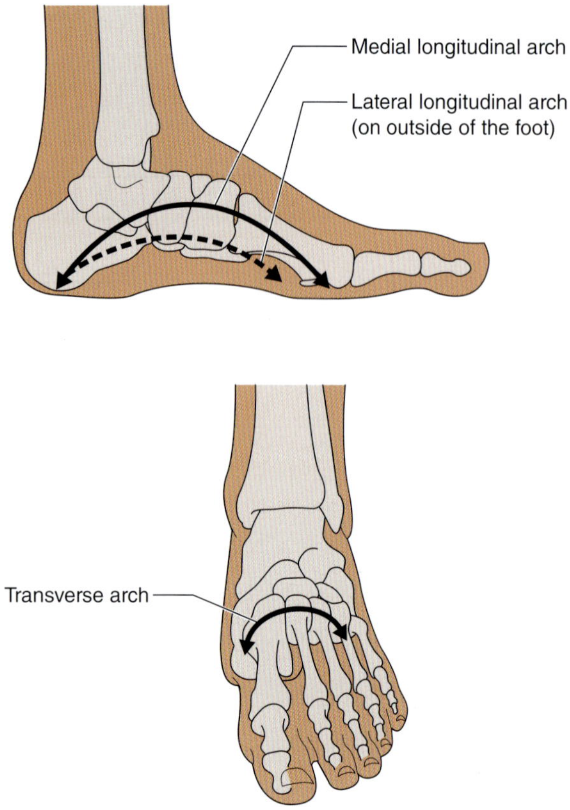

그림 8.1 발의 아치

바깥 부분을 말한다. 발 측면의 뼈, 인대, 힘줄 그리고 근막으로 이루어져 있다. 가쪽 세로발바닥활은 발아래의 바깥 부분을 감싸고 있는 많은 근육에 의해 지지된다(Dimon and Day 2008). 이 아치는 시각적으로는 안쪽 세로발바닥활과 비교해 더 평평하게 보이며, 안쪽 아치(medial counterpart)보다 훨씬 더 견고하고, 움직임이 적기도 하다. 가쪽 세로발바닥활은 안쪽 세로발바닥활과 함께 작용하여, 신체가 하중을 감당해야 되는 활동을 할 때 체중을 받쳐주는 역할을 한다.(Clippinger 2007).

가로발바닥활(transverse arch)은 다양한 요인의 조합에 의해 지지되고 유지된다. 각 아치의 끝부분 아래를 지나는 다양한 근육의 힘줄은 아치들의 높이를 유지하는데 도움이 된다. 발을 따라 길게 늘어선 다른 근육의 힘줄은 이 아치들에 장력을 제공해준다(Snell 2008). 발 뼈의 모양과 순서, 그리고 이를 연결하는 인대가 서로 맞물려 아치의 안정성을 높여주는 메커니즘을 형성한다. 발바닥에 늘어서 있는 단단한 근막은 이런 중요한 구조들을 지지하고 모양을 유지한다.(Dimon and Day 2008).

보행 중 발이 표면과 닿을 때, 이와 같은 아치 형태를 지지하는 근육[뒤정강근(후경골근, tibialis posterior), 앞정강근(전경골근, Tibialis anterior), 긴엄지굽힘근(장무지굴근, flexor hallucis longus), 엄지벌림근(무지외전근, abductor hallucis), 종아리근(비골근, peroneals)]이 번지코드(bungee cords)와 같이 늘어나 팽팽해지는 과정을 통해 세로발바닥활(longitudinal arches)의 구조에서 장력이 생성된다. 이러한 장력은 체중이 앞으로 이동하는 속도를 늦추고 체중을 분산시키는 데 효과적이다. 또한 장력은 발의 뼈를 안정화시켜, 아치에 추가적인 구조적 지지력을 제공한다(Dimon and Day 2008). 활성화된 근육과 연부조직 구조는 발 뒤꿈치에서 발가락으로 분산된 체중을 앞으로 옮기는 데 도움이 되며, 이는 걸음을 앞으로 옮겨 다른 발이 착지하기 위해 앞으로 나아갈 때 몸의 반대편으로 체중을 옮기는 것을 용이하게 한다(Clippinger 2007). 보행주기가 계속되고 다른 쪽 발이 지면과 접촉할 때, 해당 발의 세로발바닥활이 활성화되어 충격을 흡수해주고 체중을 옮기는 순환 과정을 가능하게 한다.

발 중앙의 가로발바닥활은 발 중앙부의 뼈(및 이를 지지하는 인대와 근육)에 의해 만들어진다(Clippinger 2007). 중족부에는 가로발바닥활 외에도 발가락 시작 바로 뒤에서 발을 가로질러 좌우로 이어지는 일련의 작은 돔 모양의 가로 아치가 있다. 이러한 가로발바닥활은 발이 좌우로 충격을 분산하고 발이 옆으로 체중을 전달할 때 지지 시스템을 제공하는 데 도움이 된다(Dimon and Day 2007).

아킬레스건(Achilles tendon)

아킬레스건은 종아리 뒤쪽 근육[장딴지근(비복근, gastrocnemius)과 가자미근(soleus)]과 뒤꿈치 뼈를 연결하는 아랫다리(lower leg)의 중요한 구조물이다(그림 8.2). 이 힘줄은 스쿼트, 런지, 걷기, 조깅과 달리기와 같은 강력한움직임을 지원하는 데 필요한 많은 에너지를 생성하는 데 도움이 된다. 사람이 걷기, 런지나 스쿼트를 할 때 발이 지면에 닿는 동안 아랫다리가 뒤꿈치보다 앞으로

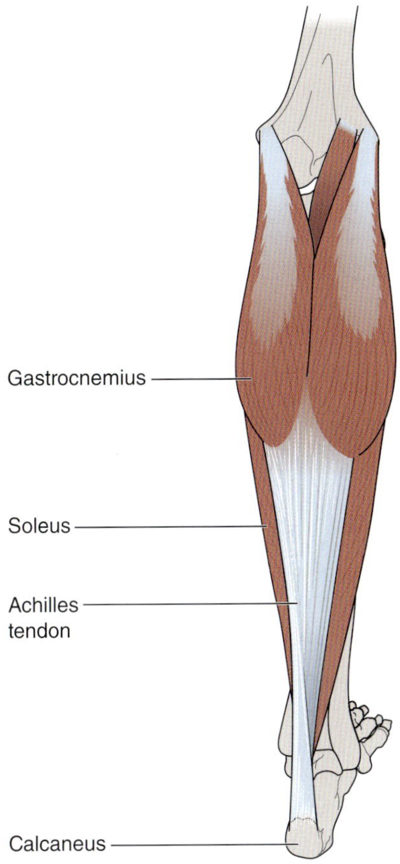

그림 8.2 아킬레스건

움직인다. 이와 같은 움직임이 있을 때, 발 위로 아랫다리가 앞으로 움직이면 무릎이 구부러져 가자미근이 길어지면서 킬레스건에 장력이 발생하게 된다. 아킬레스건과 가자미근에 가해지는 장력이 번지코드의 기능을 활성화 시키며, 무릎과 발목관절이 구부려질 때 두 관절에 가해지는 힘을 늦춘다(그림 8.3)(Hyde and Grenbach 2007).

걷기 또는 달리기에서 다리가 몸 뒤로 이동하여 엉덩이와 다리를 펴면서 발이 지면에 닿아 있는 상태를 유지한다. 이 움직임이 있을 때, 무릎이 곧게 펴지면서 아랫다리(종아리근)가 발 위로 계속 올라간다. 이 움직임으로 가자미근이 길어지고(lengthen) 아킬레스건이 더 많이 긴장되어 발목이 계속 구부러지고 무릎이 곧게 펴지면서 발목에 가해지는 긴장감과 스트레스 속도를 늦춘다.(그림 8.4). 이러한 움직임 동안 이 근육과 아킬레스건에 저장된 잠재 에너지는 발가락이 아래쪽으로 밀면서 발뒤꿈치를 지면에서 당겨 앞으로 추진력을 생성하는 데 사용한다.

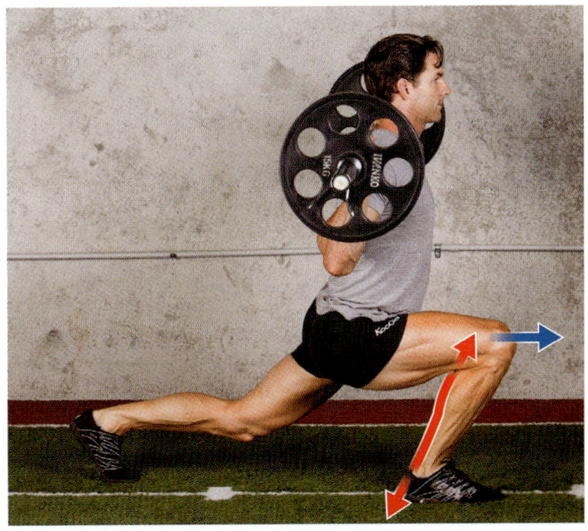

그림 8.3 가자미근과 아킬레스건의 번지코드 작용이 발목과 발목관절이 굽힘 시 관절에 가해지는 힘을 늦추는 예

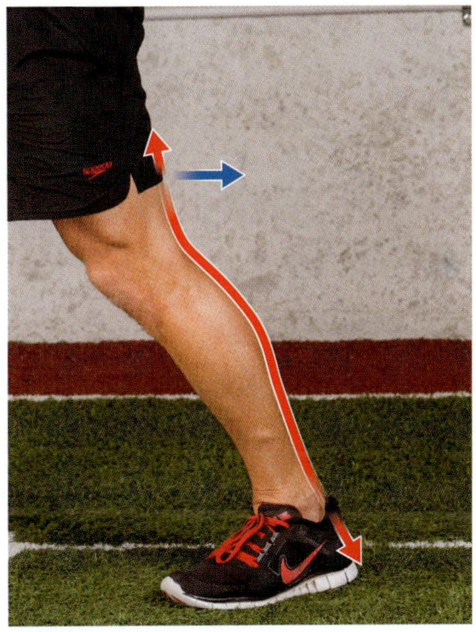

그림 8.4 가자미근과 아킬레스건의 번지코드 작용이 발목이 구부러지고 무릎이 곧게 펴지는 것을 늦추는 예

따라서 아킬레스건과 장딴지 뒤쪽의 관련 근육은 발, 발목, 무릎에 가해지는 스트레스를 완화하고 보행 중에 몸을 앞으로 나아갈 수 있는 에너지를 제공하는 데 중요한 역할을 한다(Kelikian 2011).

발의 슬링(Slings)

이 장에서 언급된 대부분의 근육은 아랫다리무릎 바로 위, 예로 장딴지근)에서 시작하여 발의 아치의 양 끝이나 발 뒷부분을 감싼다. 이 근육들은 발과 발목을 잡아당기는 슬링(slings)의 역할을 하여 엄청난 지지력을 제공한다(Snell 2008). 이 슬링 지지 메커니즘은 신체가 접촉면과 상호 작용하고 체중이 앞뒤로 이동하는 것을 조절하는 데 매우 중요하다.

발과 발목의 근육이 슬링 역할을 하는 방식을 더 잘 이해하려면 양말을 발 위로 당긴다고 상상해 본다. 양말을 다리 위로 당기면 양말이 발바닥을 잡아당겨 발바닥에 긴장감이 생기고, 이 당기는 동작은 양말을 위로 당기는 내내 발을 지지한다. 다리, 발, 발목의 근육은 매우 유사한 방식으로 작동하며, 이 근육들은 모두 발 아래쪽과 주위를 감싸서 발을 지지하고 체중에 의해 발이 무너지지 않도록 한다(Price and Bratcher 2010).

근육

이제 발과 발목 근육의 일반적인 기능을 살펴보았으므로 이 부위의 특정 주요 근육에 대해 자세히 알아본다. 여기에는 다음이 포함된.

- 긴엄지굽힘근(장무지굴근, Flexor hallucis longus)
- 엄지벌림근(무지외전근, Abductor hallucis)
- 긴종아리근(장비골근, Peroneus longus)
- 뒤정강근(후경골근, Tibialis posterior)
- 앞정강근(전경골근, Tibialis anterior)
- 가자미근(Soleus)
- 장딴지근(비복근, gastrocnemius)

긴엄지굽힘근(장무지굴근, Flexor hallucis longus)

근육의 특징	긴엄지굽힘근은 아랫다리(lower leg) 뒤쪽의 종아리뼈(fibula) 바깥쪽에서 시작되는 긴 근육이다. 이 근육은 아랫다리 뒤쪽을 가로질러 발목뼈 안쪽을 감싸고 내려간다. 그런 다음 발바닥의 길이를 따라 발바닥 표면의 엄지발가락 끝 근처에 닿는다 (Gray 1995).
근육의 동작	엄지발가락을 아래로 밀고(즉, 엄지발가락 굽힘), 발과 발목을 아래로 밀고(즉, 발바닥굽힘; plantar flexion), 발목을 바깥쪽으로 굴리고(즉, 발목 번짐; inverts)(Clippinger 2007)
실생활에서의 움직임	긴엄지굽힘근의 번지 코드 작용은 안쪽 세로발바닥활을 지지하는 데 도움을 준다. 이 발바닥활을 지지함으로써 발의 과다엎침(과내전, overpronation) 속도를 늦추고 발목 발등굽힘(배측굴곡, dorsiflexion)을 증가시키는 데 직접적으로 도움을 준다. 이러한 움직임 동안 근육에 저장된 잠재 에너지는 발목과 발의 발바닥 굽힘을 돕고 걷기 및 달리기와 같은 움직임에서 발을 힘차게 밀어내는 데 도움을 준다.
실제 움직임 예	걷기, 쪼그리고 앉기, 런지, 조깅, 달리기 등 체중부하 활동에서 발을 지지하고 발의 과다엎침을 방지하는 데 관여한다.
유용한 팁	긴엄지굽힘근은 발과 발목의 과다엎침을 방지하는 브레이크와 같은 역할을 한다.

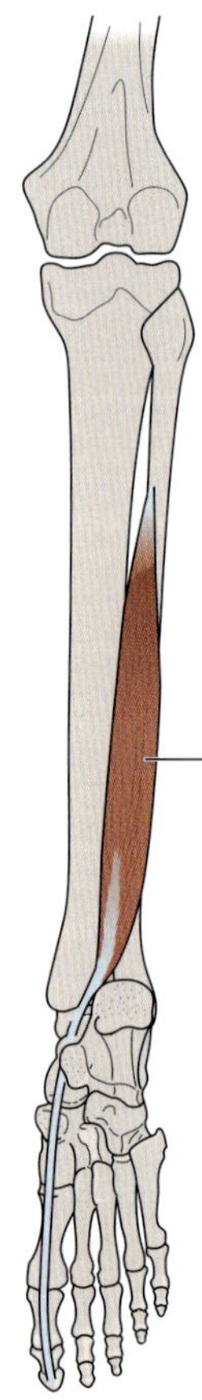

엄지벌림근(무지외전근, Abductor hallucis)

근육의 특징	엄지벌림근은 발바닥에 있는 비교적 작은 근육이다. 발의 안쪽에 위치하며 발뒤꿈치 뼈에서 엄지발가락의 첫 번째 뼈까지 연결되어 있다(Gray 1995).
근육의 동작	엄지 발가락을 나머지 발가락과 발에서 위로 당기고 멀어지게한다 (즉, 엄지 발가락을 벌리고 굽힌다) (Muscolino 2010).
실생활에서의 움직임	엄지벌림근의 번지 코드 작용은 엄지 발가락을 똑바로 유지하고 앞쪽을 향하게하여 안쪽 세로발바닥활을 지지하는 데 도움을 준다. 이 작용은 발과 발목이 과다엎침에 저항하도록 돕고 발등굽힘을 더 잘하도록 한다.
실제 움직임 예	발의 구조적 무결성을 유지하는 데 관여하며 걷기, 쪼그리고 앉기, 런지, 조깅, 달리기 등 체중부하 활동 중에 엄지발가락이 펼쳐져 발의 표면적이 넓어지도록 한다.
유용한 팁	엄지벌림근은 긴엄지굽힘근과 함께 작용하여 안쪽 세로발바닥활을 지지하고 엄지발가락이 정렬되어 올바르게 움직이도록 한다.

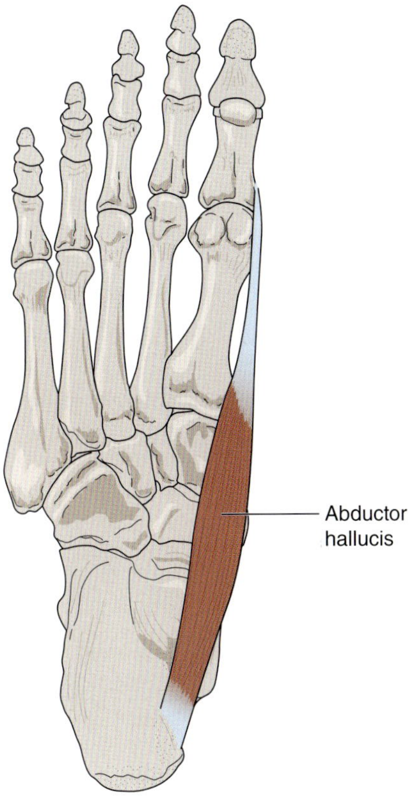

긴종아리근(장비골근, Peroneus longus)

근육의 특징	아랫다리(lower leg)의 바깥 부분으로부터 이어진 종아리근육(peroneal group)들이다. 긴종아리근은 다리를 따라 내려가 발목의 뒷부분과 발아래를 감싸며 발가락의 바닥부분에 닿는다.
근육의 동작	발과 발목이 안쪽(번짐, eversion)으로 구를 수 있도록 돕고, 발을 아래쪽으로 밀어준다(발바닥굽힘, plantar flexion)(Golding and Golding 2003).
실생활에서의 움직임	긴종아리근의 번지코드 작용이 발의 바깥을 감싸고, 가운데를 가로지르며, 중심 부분에 멈추기 때문에 아치(굽은) 부분을 지지해준다. 또한 발이 위와 아래로부터 발생하는 힘을 감속시키고 무게를 받아들일 수 있도록 발을 돕는 중요한 역할을 하기도 한다.
실제 움직임 예	체중을 버텨내야 하는 일어서있기, 걷기와 달리기 같은 활동 중에 발이 힘을 잘 받고 튼튼할 수 있도록 돕는 역할과 관련이 있다.
유용한 팁	긴종아리근은 발아래에 부착되어 아치형을 유지하도록 돕는 루프 모양의 발굽과 같은 역할을 한다.

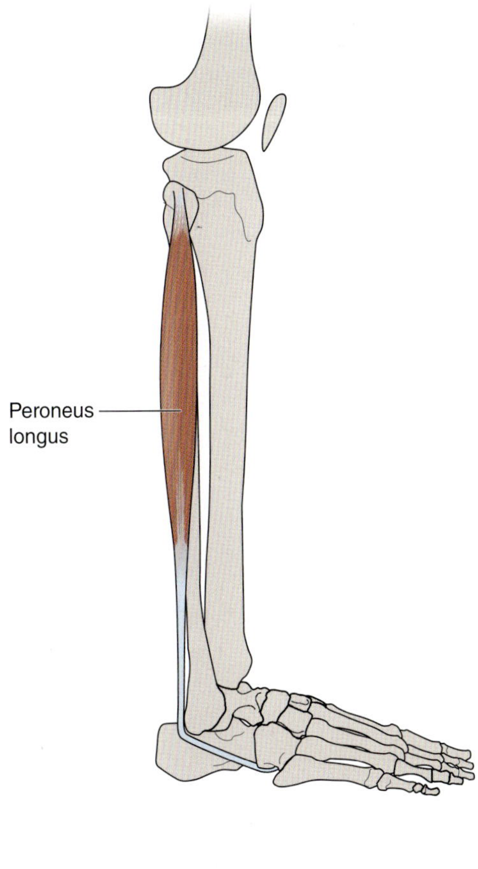

Functional Anatomy of the Feet and Ankles 08 발과 발목의 기능해부학

뒤정강근(후경골근, Tibialis posterior)

근육의 특징	정강뼈(경골, tibia)와 종아리뼈(비골, fibula)의 뒷부분, 아랫다리의 바깥 부분에서 시작(originates)하는 긴 근육이다. 아랫다리 뒤쪽을 가로질러 발목뼈 안쪽을 감싸고 발바닥 중앙에 닿는다.
근육의 동작	발과 발목을 바깥쪽으로 밀어내게(거꾸로 되게, inversion), 아래 방향으로 눌러준다(발바닥굽힘, plantar flexion)(Golding and Gold ing 2003).
실생활에서의 동작들	뒤정강근의 번지코드 작용은 안쪽 세로발바닥활과 가로발바닥활을 유지하고, 발목의 안쪽회전을 늦추는 데 도움 된다. 그 결과 발목과 발 회전이 감속되어 과다엎침(평발; 과내전)을 예방한다. 근육이 길어지면 발목이 바깥쪽을 향하게 되고 발이 아래로 밀릴 수 있도록 에너지를 저장하게 된다.
실제 움직임 예	발의 엎침(회내, pronation) 상태에서 발이 회전할 때 아랫다리를 감속하는 번지코드와 같은 역할을 함. 스쿼트, 걷기, 조깅과 같은 몸무게를 지탱해야 하는 활동 중에 가로와 세로의 형태의 아치가 무너지는 것을 막는다.
유용한 팁	뒤정강근의 염증으로 인해 생긴 통증은 발바닥널힘줄염(plantar fasciitis)과 유사한 느낌일 수 있다.(예 발뒤꿈치뼈 앞부분 발바닥의 불타는 느낌).

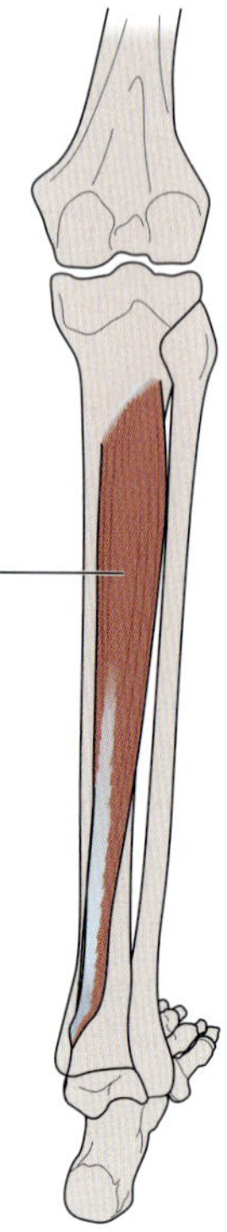

앞정강근(전경골근, Tibialis anterior)

근육의 특징	정강이뼈 위쪽, 아랫다리 앞쪽의 바깥에서 시작되는 긴 근육이다. 정강이(shin) 앞쪽을 가로질러 내려와 발목 앞쪽을 가로질러 안쪽 세로발바닥활 아래를 감싸고 발바닥 중앙 부위에 닿는다(Gray 1995).
근육의 동작	발과 발목을 바깥쪽으로 굽리고(즉, 발과 발목의 번짐) 발가락과 발을 정강이 쪽으로 가져온다(발등굽힘)(Kelikian 2011).
실생활에서의 동작들	앞정강근의 번지 코드 작용은 안쪽 세로발바닥활을 유지하는 데 도움이 되며, 이는 발목의 과다엎침 및 붕괴(collapse)를 방지하는 데 도움이 된다. 근육이 길어지면서 근육에 저장된 잠재 에너지는 보행 중 발이 엎침 pronation)(즉, 뒤침 supinates)에서 벗어날 때 정강근이 외부로 회전하여 강력한 밀기(push-off)가 가능하도록 한다.
실제 움직임 예	엎침 중에 발을 감속시키는 번지 코드와 같은 역할을 한다. 이러한 움직임은 모든 체중부하 활동, 특히 맨발로 달리는 것과 같이 신발이나 보조기로 발을 인위적으로 지지하지 않는 활동에서 발생한다.
유용한 팁	앞정강근은 뒤정강근과 함께 작용하여 정강근이 내부적으로 회전하고 발이 엎침되는 정도를 조절하는 데 도움을 준다.

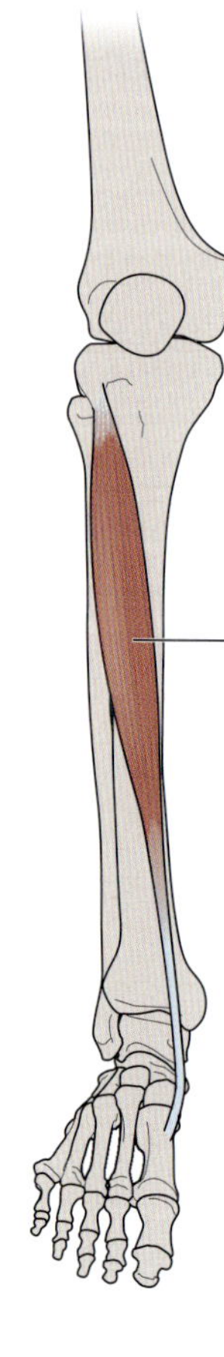

가자미근(Soleus)

근육의 특징	가자미근은 아랫다리 종아리 뒤쪽을 형성하는 큰 근육 중 하나로 정강뼈와 종아리뼈의 아랫다리 뒤쪽에 시작되는 깊은 근육이다. 이 근육은 아킬레스건을 통해 아랫다리 뒤쪽까지 내려와 발뒤꿈치에 닿는다(Gray 1995).
근육의 동작	특히, 무릎을 구부릴 때, 발바닥이 발과 발목의 발바닥굽힘(plantar flexion)을 돕는 역할을 한다(Muscolino 2010).
실생활에서의 동작들	발목과 무릎을 함께 구부려야 하는 실제 동작에서 가자미근은 번지 코드처럼 하중을 받으면 길어져 발목과 무릎의 전진 동작을 감속하는 데 도움이 된다. 이는 발과 발목이 발바닥굽힘과 무릎이 펴질 수 있도록 근육에 잠재 에너지를 저장하는 데 도움이 된다.
실제 움직임 예	정원을 가꿀 때 쪼그리고 앉거나 웅크리고 앉는 등의 활동 중에 무릎과 발목이 함께 구부러질 때 번지코드처럼 작용하여 발 위로 아랫다리의 전방 움직임(발등굽힘)을 감속시킨다.
유용한 팁	가자미근은 장딴지근과 함께 작용하여 체중을 지탱하는 활동 중에 무릎과 발목 관절이 과도한 스트레스를 받지 않도록 보호한다.

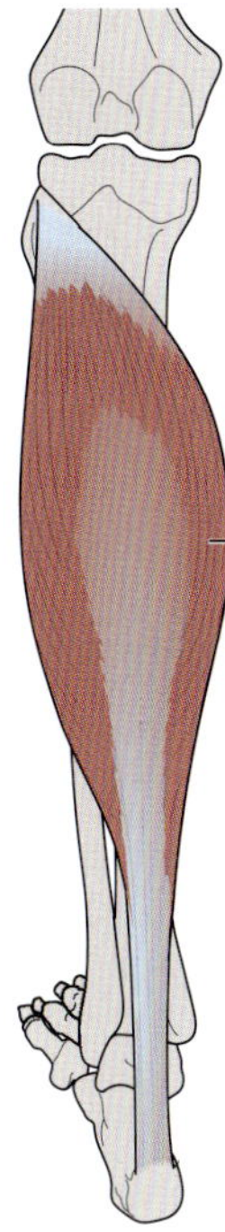

장딴지근(비복근, gastrocnemius)

근육의 특징	장딴지근은 종아리 뒤쪽을 형성하는 또 다른 큰 근육으로 윗다리(upper leg) 넙다리뼈 아래쪽에서 시작한다. 무릎 뒤에서 다리 뒤쪽까지 내려가 아킬레스건을 통해 발뒤꿈치에 닿는다(Gray 1995).
근육의 동작	발과 발목의 발바닥 굽힘(plantar flexion)을 돕고 무릎 굽힘을 보조하는 역할도 한다(Golding and Golding 2003).
실생활에서의 동작들	장딴지근의 번지 코드 작용은 다리와 무릎이 몸 뒤로 이동하면서 감속하고, 발목이 앞으로 구부러질 때(발등굽힘) 발목을 곧게 펴는 데 도움이 된다. 장딴지근과 가자미근은 체중을 지탱하는 활동 중에 함께 작용하여 발과 발목이 발바닥 굽힘 할 수 있는 잠재적 에너지를 저장한다(push down).
실제 움직임 예	걷기, 달리기 등 모든 기능적 활동에서 무릎 폄 및 발등 굽힘(다리가 몸 뒤로 움직일 때 발목이 구부러지고 무릎이 곧게 펴지는 현상)을 감속하는 번지 코드와 같은 역할을 한다.
유용한 팁	장딴지근은 가자미근과 함께 작용하여 무릎과 발목 관절이 과도한 스트레스를 받지 않도록 보호한다.

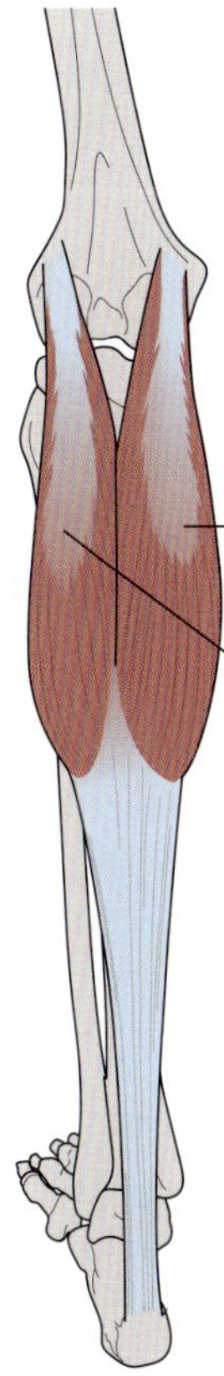

흔하게 발생하는 근골격계의 편차가 발과 발목 근육에 미치는 영향

앞서 보았던 근육들은 발과 발목의 가장 흔한 두 가지의 편차(deviations)을 완화하는 데에 큰 영향을 미친다. 이 근육들은 신체가 체중을 버텨야 하는 활동을 할 때, 회전 도중에 체중을 앞과 좌우 측면으로 전달하는 역할을 통해 힘을 보태고 지지하는 역할을 함으로써 충격을 흡수할 수 있게 한다. 신체의 강력한 추진력과 운동(움직임)을 돕기 위해 잠재적인 에너지를 저장하는 역할을 하기도 한다. 그러나 근골격계 편차이 발생해 발과 발목에 영향을 미칠 경우 위와 같은 중요한 작업이 제대로 이루어질 수 없게 된다. 발과 발목 구조를 긴장 상태에 있게 하거나 뒤틀어질 수도 있고, 근골격계가 보정하는 방식에 있어서 문제가 생겨 신체의 다른 부분이 악화하고 고통이 수반되는 등, 일상생활과 활동에 악영향을 미칠 수 있다.

발과 발목 근육이 과다엎침(과내전, overpronation)과 발등굽힘의 제한(lack of dorsiflexion)을 예방하는 데 어떻게 도움을 주는지 알아보기 위해, 사람이 걸을 때 어떤 일이 일어나는지 생각해보자. 정상적인 걸음걸이 주기 동안 발과 발목은 동시에 작용함으로써 몸의 무게 중심을 안정시키고, 발에 가해지는 체중을 분산 시킨다(Chinn and Hertel 2010). 이 과정을 통해 직립자세(upright position)와 앞으로 나아가는 추진력을 유지하는 데 도움을 준다. 사람이 걷기 시작하면 발뒤꿈치의 바깥 부분이 지면과 가장 먼저 닿게 되고, 이 걸음걸이 과정에서 발목이 번짐(안으로 향하고, inverted)하고 체중은 발 바깥쪽과 발뒤꿈치에 실린다. 체중이 발의 앞부분으로 전달되고 발이 지면과 완전히 닿을 때, 발목이 엎침(안으로 향하게 되고)되고 발등굽힘(앞으로 굽혀져) 되어 체중이 발 전체로 전달된다(Donatelli and Wooden 2010).

이러한 움직임은 발과 발목 근육이 번지코드처럼 작용하여 스트레스를 완화하는 데 매우 중요하다. 발과 발목이 엎침되면, 발의 아치를 지탱하는 근육이 긴장을 받아 이 근육의 닿는점(발 아래)이 이는점(아랫다리 쪽)에서 멀어지면서 길이가 늘어난다. 이렇게 하면 잠재적 에너지가 생성되어 발과 발목을 뒤로 굴리고 발을 땅에서 밀어내어 보행 주기를 완료하는 데 사용된다. 이 동작은 발과 발목이 과다엎침(overpronate) 했을 때 문제를 일으킨다. 걸음걸이(pronation)를 제한하는 근육이 제대로 작동하지 않거나 효과적으로 늘어나지 않으면 번지코드의 작용은 더이상 작용하지 않는다. 결과적으로, 발과 발목의 과다엎침을 막는 근육에 긴장감이 없어진다. 그 결과 발에 무게를 정확히 전달할 수 있을 만큼 발목이 앞으로 구부러지지(dorsiflexing) 않게된다(Donatelli and Wooden 2010).

다음은 특정 근육의 번지 코드 작용이 과다엎침 및 발등굽힘을 어떻게 제어하는지에 대한 두 가지 예를 알아보자.

예 1. 앞정강근과 뒤정강근

발이 엎침(회내, pronates) 할 때, 발의 안쪽 세로발바닥활(medial longitudinal arch)은 약간 편평해지고 발가락이 앞으로 이동하여 발 뒤꿈치에서 멀어진다. 이로 인해 앞정강근의 닿는곳(발가락 바로 뒤쪽의 중간 부분)이 정강뼈(tibia) 앞쪽에 있는 이는곳에서 멀어지게 된다. 이처럼 끌어당기는 동작은 근 장력을 만들고 번지코드 효과를 활성화 시켜 발, 발목, 아랫다리가 안쪽으로 롤링할 때(roll inward) 안쪽 세로발바닥활을 지지하고 감속하는데 도움을 준다. 뒤정강근은 발아래에서부터 다리 뒤쪽을 따라, 정강뼈 뒤쪽의 이는곳에 있는 원점까지 이어지는 근육인데, 발이 엎침 할 때 길어진다. 여기서도 번지코드 효과는 아랫다리가 지나치게 빠른 속도로 안으로 굽혀지는 것을 막는다. 이 두 근육의 상호작용은 아랫다리의 안으로 굽어지는 적절한 때를 조절하고 발이 절절한 속도로 엎침되도록 한다. 아랫다리의 움직임은 무릎이 안쪽으로 움직일때 무릎의 위치와 타이밍에도 영향을 미치기 때문에 이 근육들은 무릎의 위치와 기능에도 간접적으로 영향을 미친다고 할 수 있다.

예 2. 가자미근과 장딴지근

걸음걸이 주기 동안 뒤꿈치가 지면과 접촉한 후, 종아리와 무릎이 발 위로 움직이게 될 때 체중이 앞쪽으로 전달된다. 가자미근은 종아리의 상단에서 시작하여 아킬레스건을 통해 발뒤꿈치 뒤쪽에 붙는다. 무릎과 발목이 구부러지면서 닿는점이 이는점에서 멀어지게 되고 번지코드 작용을 가능하게 함으로써 발등굽힘(dorsiflexion)이나 무릎 굽힘을 조절하는 데 도움을 준다. 걸음걸이(보행)이 진행됨에 따라, 다리는 몸 뒤로 뻗게 되고 발이 땅과 지속해서 붙어 있게 된다. 이 동작이 이루어질 때, 장딴지근은 번지코드처럼 길어지고, 종아리는 곧게 펴지면서 발과 무릎을 넘어 앞으로 계속 나아감에 따라 장력은 줄어들게 된다.

발과 발목의 종아리 근육(예. 앞정강근과 뒤정강근 등)이나 종아리근이 발의 과다엎침을 방지하지 못하면 발과 발목이 무너지고 아랫다리가 정상적으로 발을 넘어 앞으로 진행되어야 하는데 안쪽으로 지나치게 빠른 속도로 회전하게 된다. 이렇게 발 위로 아랫다리가 앞으로 나아가는 동작이 방해받기 때문에 과다엎침 및 발등굽힘의 제한이 본질적으로 연관성이 있는 이유이다. 또한 이 장에서 설명한 발과 발목의 다른 근육 중 하나라도 제대로 작동하지 않으면 과다엎침 및 발등굽힘의 제한이 발생할 수 있다. 이로 인해 발과 발목의 구조가 스트레스를 받고 신체의 다른 부위에 보상 패턴이 발생하며 시간이 지남에 따라 통증이나 부상이 발생할 수 있다.

요점 정리

발과 발목의 연부조직과 근육은 신체가 표면에 닿을 때 몸을 지지해주고 균형을 잡는 데 중요한 역할을 한다.

- 발과 발목 복합체의 기능에 필수적인 근육들은 대다수는 아랫다리 부위에서 시작되어 발목을 감싸고 발바닥 부위에 부착된다. 그것들은 붕대와 같은 지지의 역할로 작용하여 운동하는 세 방면 모두에서 발과 발목의 움직임을 조절하는 역할을 하고 체중을 감당해야 하는 활동이 있을 때 발과 발목으로 체중을 전달하는 역할을 한다.
- 발은 지면과 접촉할 때 몸의 무게를 분산 시켜 반작용을 없애는 아치형 모양의 구조로 되어 있다. 아치는 또한 걸음걸이 주기 동안 추진력을 주는 역할로써 도움을 준다.
  1. 안쪽 세로발바닥활(내측종족궁, medial longitudinal arch)
  2. 가쪽 세로발바닥활(외측종족궁, lateral longitudinal arch)
  3. 가로발바닥활(횡족궁, transverse arch)
- 발과 발목의 근육들은 번지코드와 같이 길어질수록 장력이 강해진다. 이와 같은 근육의 탄력적인 성질은 그들이 발과 발목 관절에 가해지는 압력을 낮추고 움직임을 용이하게 하기 위한 잠재적 에너지의 저장을 돕는다.
- 아킬레스건은 강력하고 탄력적인 연부조직 구조로 가자미근과 장딴지근을 뒤꿈치에 부착시키는 역할을 한다. 발이 구부러질 때 아킬레스건에 가해지는 장력은 발과 발목에 가해지는 압력을 줄이고 추진력을 생성하는 데 도움이 된다.
- 발과 발목의 근육 등 연부조직 구조가 건강한 상태로 제 기능을 하고 있다면 평발과 굽어짐의 부족을 예방하는 데 도움을 줄 것이다.

자가 점검

다음 표에 나열된 각 공통적인 활동과 움직임을 해보자. 각각 활동할 때 옆에 나열된 근육이 번지코드와 같이 길어지는 것을 시각화해 보자. 번지코드의 역할을 느끼거나 시각화할 수 있거나 근육을 연결할 수 있을 때 옆에 있는 상자에 체크 표시를 해보자.

움직임	근육	시각화 가능
엉덩이의 너비만큼 다리를 벌리고 서서 발을 앞뒤로 움직여 보며 천천히 걷기	긴엄지굽힘근(장무지굴근, Flexor hallucis longus)	☐
천천히 걷기	긴엄지굽힘근(장무지굴근, Flexor hallucis longus)	☐
한 다리로 스쿼트	앞정강근(전경골근, Tibialis anterior)	☐
스쿼트	가자미근(Soleus)	☐
천천히 걷기	장딴지근(비복근, gastrocnemius)	☐
어깨너비만큼 다리를 벌리고 서서 발을 좌우로 뒤로 움직여 보며 천천히 걷기	긴종아리근(장비골근, Peroneus longus)	☐
뒤로 걷기	장딴지근(비복근, gastrocnemius)	☐
계단 내려가기	앞정강근(전경골근, Tibialis anterior)	☐
조깅	발목과 발의 모든 근육	☐

CHAPTER 09

Functional Anatomy of the Knees

무릎의 기능적 해부학

인체에서 가장 큰 관절은 무릎이다.(Schlossberg and Zuidema 1997). 경첩과 같은 접합부를 사용하여 윗다리(upper leg)를 아랫다리(lower leg)에 연결하는 것이 무릎의 주된 목적이다. 무릎은 3개의 운동면 모두에서 움직일 수 있지만, 주된 기능은 굽힘과 폄이다(Hyde and Gengenbach 2007). 따라서 무릎은 앞(전방), 뒤(후방) 및 수직 운동과 같은 체중을 견뎌내야 하는 활동을 할 때 중요한 역할을 한다.

뼈와 관절

무릎뼈는 정강뼈(경골, tibia)과 종아리뼈(비골, fibula)이 넙다리뼈(대퇴골, femur)과 연결되어 아랫다리와 윗다리 사이의 관절기능을 한다(Dimon and Day 2008). 무릎뼈(슬개골, kneecap)은 무릎 관절의 중앙에 위치하며, 넙다리네갈래근힘줄(대퇴사두근건, quadriceps tendon)을 통해 윗다리와 연결되고, 무릎인대(슬개인대, patellar ligament)를 통해 아랫다리와 연결된다. 두 개의 연골 디스크인 안쪽 반달연골(medial meniscus)과 가쪽 반달연골(lateral meniscus)은 아랫다리의 뼈와 넙다리뼈(femur) 사이에 완충 지대가 준다.

연부조직구조

연부조직이 무릎의 움직임에 어떤 도움을 주고 영향을 미치는지 이해하기 위해 무릎의 몇 가지 주요 연부조직 구조에 대해 알아볼 것이다. 이러한 구조는 무릎 근육의 부분들에 의해 지지가 되므로 근골격계 불균형에 의해 부정적인 영향을 받을 수 있다.

곁인대 및 십자인대

무릎 관절에는 이랫다리의 뼈와 넙다리를 연결하고 움직임을 안정시키는 데 도움을 주는 4개의 주요 인대가 있다. 안쪽곁인대(내측측부인대, medial collateral ligament)는 정강뼈(tibia)와 넙다리뼈(femur), 가쪽곁인대(외측측부인대, lateral collateral ligament)는 정강뼈와 넙다리뼈를 연결한다. 이 인대의 주된 기능은 무릎의 양끝(side to side)에 지지대의 역할을 해 주는 것이다. 무릎 관절의 내부에는 정강뼈와 넙다리뼈를 십자의 모양으로 연결하는 앞십자인대(ACL)와 뒤십자인대(PCL)가 존재한다. 이 인대의 주요 기능은 무릎을 앞뒤, 좌우, 회전할 때 안정화하는 것이다(Hyde and Gengenbach 2007).

엉덩정강근막띠(Iliotibial band)

엉덩정강근막띠(장경인대, IT band)는 넙다리(thigh)부의 측면을 따라 이어진 단단한 스트립 형태의 결합 조직이다(그림 9.1). 큰볼기근(대둔근, gluteus maximus)의 넙다리근막긴장근(대퇴근막장근, tensor fasciae latae)에서 시작되어 이 근육을 아랫다리와 연결하는 역할을 한다(Clipper 2007). 엉덩정강근막띠는 무릎 위에서 시작하여 무릎 아래에 부착되었기 때문에 무릎 기능에 직접적인 영향을 미친다. 특히, 엉덩정강근막띠는 큰볼기근과 넙다리근막긴장근과 함께 작용하여 다리의 내부 회전을 늦추는 데 도움을 준다. 그러나 근골격계 불균형으로 인해 큰볼기근의 기능이 저하되면 이러한 역할을 효과적으로 수행할 수 없다. 이로 인해 엉덩정강근막띠는 과로하게 되고 지나친 긴장과 스트레스를 경험하게 되며 종종 통증을 유발한다.

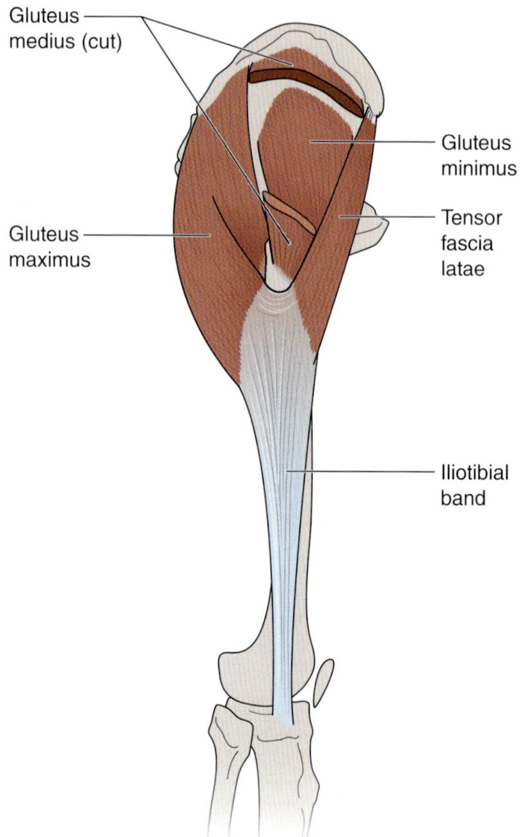

그림 9.1 엉덩정강근막띠(**Iliotibial band**)

근육

윗·아랫다리(upper·lower leg)에는 무릎 안정과 기동성을 확보하는 데 도움을 주는 근육들이 많다. 8장에서는 장딴지근(gastrocnemius)이나 가자미근(soleus)과 같이 발과 발목, 그리고 무릎에 영향을 미치는 아랫다리의 일부 근육에 대해 알아보았다. 이 장에서는 무릎 위(그리고 무릎이나 바로 아래에 부착)에서 시작하여 그 기능에 직접적인 영향을 미치는 윗다리의 근육에 대해 알아본다(Gray 1995).

이번 장에서 배울 근육은 아래와 같다:

- 가쪽넓은근(외측광근, vastus lateralis)
- 중간넓은근(중간광근, vastus intermedius)
- 안쪽넓은근(내측광근, vastus medialis)
- 넙다리곧은근(대퇴직근, rectus femoris)
- 큰볼기근(대둔근, gluteus maximus)
- 반막모양근(반막양근, semimembranosus)
- 반힘줄모양근(반건양근, semitendinosus)
- 넙다리두갈래근(대퇴이두근, biceps femoris)
- 큰모음근(대내전근, adductor magnus)
- 긴모음근(장내전근, adductor longus)
- 짧은모음근(단내전근, adductor brevis)
- 두덩근(치골근, pectineus)
- 두덩정강근(박근, gracilis)

가쪽넓은근(외측광근, Vastus lateralis) (넙다리네갈래근 그룹)

근육의 특징	넙다리뼈(대퇴골, femur) 부분에서 시작되어 허벅지 바깥쪽을 따라 내려가 넙다리네갈래근힘줄(대퇴사두근건, quadriceps tendon)을 통해 무릎뼈(kneecap)에 닿는 넙다리네갈래근이다(Kulkarni, 2012).
근육의 동작	무릎을 펴서 곧게 하고(무릎의 폄) 무릎뼈를 제자리에 고정한다(Gray 1995).
실제 동작	가쪽넓은근의 '번지코드' 작용은 쪼그려 앉는(스쿼트)것과 같은 닫힌사슬(closed-chain) 동작 중에 발이 지면에 닿을 때 무릎이 구부러지는 속도를 늦추게 한다. 무릎이 구부러질 때 이 근육이 길어지면 잠재적인 에너지를 저장하며, 이것은 무릎을 펴는 데 도움 된다.
실제 움직임 예	점프를 준비하기 위해 허벅지 또는 허리를 굽히는 동작과 같은 동작 중에 무릎을 통해 전달되는 힘을 감속하는 번지코드와 같은 역할을 한다. 무릎이 구부러질 때 근육에 생기는 장력이 무릎을 곧게 펴고 더 높이 점프할 수 있도록 돕는 역할을 한다.
유용한 팁	무릎을 구부리며 쪼그려 앉는(스쿼트)과정에서 가쪽넓은근에는 장력이 생기게 된다. 이 장력을 통해 무릎뼈를 팽팽하게 잡아당겨 무릎뼈가 올바르게 움직이고 있는지 확인하며, 결과적으로 무릎 관절을 보호하고 안정감을 제공한다.

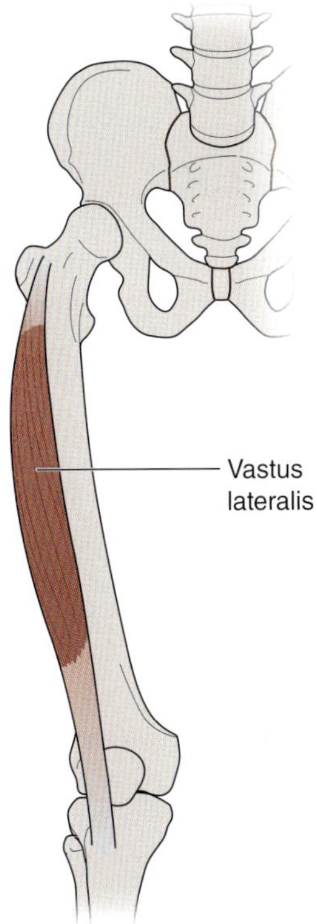

중간넓은근(중간광근, Vastus intermedius) (넙다리네갈래근 그룹)

근육의 특징	윗다리 앞쪽의 넙다리곧은근(대퇴직근, rectus femoris) 아래에 있는 넙다리네갈래근이다. 넙다리뼈의 윗부분에서 시작해 허벅지의 중앙을 따라 내려가 넙다리네갈래근의 힘줄을 지나 무릎뼈에 닿는다(Kulkarni 2012).
근육의 동작	무릎을 곧게 펴고(무릎의 폄) 무릎뼈를 제자리에 고정한다(Gray 1995).
실제 동작	중간넓은근의 번지코드 효과는 무릎이 구부러질 때 속도를 늦추는 데 도움을 준다. 무릎이 구부러짐에 따라 근육이 늘어나면 잠재적인 에너지가 저장되고, 이는 무릎을 펼 때 필요한 에너지로 사용된다.
실제 동작의 예	무거운 물건을 들기 위해 쪼그려 앉는 동작과 같은 움직임에서 무릎을 통해 전달되는 힘을 줄이는 번지 코드와 같은 역할을 한다. 무릎이 구부러질 때 근육에 생긴 장력은 무릎을 펴는 데에 사용되고, 인체가 곧게 서 있을 수 있도록 한다.
유용한 팁	헬스장에서 기구에 앉아 다리를 뻗는 운동이 발이 지면에 닿을 때 무릎이 구부러질 때 무릎을 감속하는 넙다리네갈래근의 기능적 목적에 맞게 적절하게 준비하지 못할 수 있다.

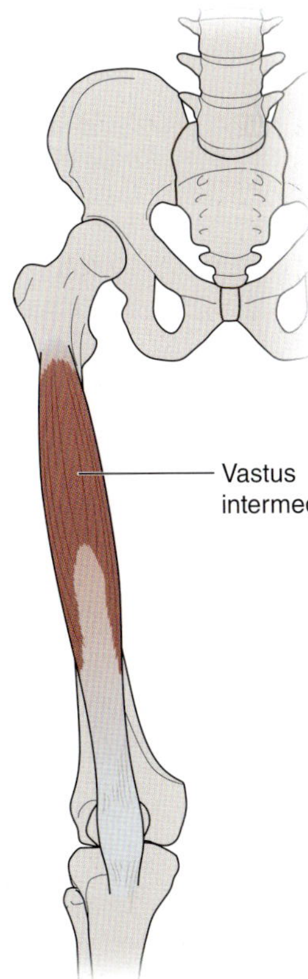

안쪽넓은근(내측광근, Vastus medialis)(넙다리네갈래근 그룹)

근육의 특징	허벅지의 앞쪽, 신체의 중앙부를 따라 이어지는 넙다리네갈래근이다. 넙다리뼈(femur)의 윗부분에서 시작하여 넙다리의 중앙부를 따라 내려가, 넙다리네갈래근 힘줄을 지나 무릎뼈에 닿는다(Kulkarni 2012).
근육의 동작	무릎을 곧게 펴고(무릎 폄)을 펴고 무릎뼈를 제 위치에 고정한다(Gray 1995).
실제 동작	안쪽넓은근의 번지코드(bungee cord) 작용은 무릎이 굽어지는 것을 늦춘다. 무릎이 구부러질 때 근육이 늘어나면 잠재적인 에너지가 저장되어 무릎을 곧게 펴는 데 사용한다.
실제 움직임 예	테니스에서 낮게 날아온 공을 맞히기 위해 쪼그려 앉는 동작 중에 번지코드와 같이 작용을 통해 무릎이 굽힘(bends) 되는 것을 지연시킨다, 무릎을 구부릴 때 근육에 발생한 장력은 사람이 무릎을 곧게 펴는 데 사용되고, 인체가 곧게 서 있는 자세로 돌아와 공을 칠 때 도움을 준다.
유용한 팁	넙다리네갈래근 그룹의 근섬유는 윗다리의 전방(앞), 바깥(가쪽), 안쪽을 따라 내려와 넙다리네갈래근의 힘줄(quadriceps tendon)에서 하나로 묶여 무릎뼈를 제자리에 고정시킨다.

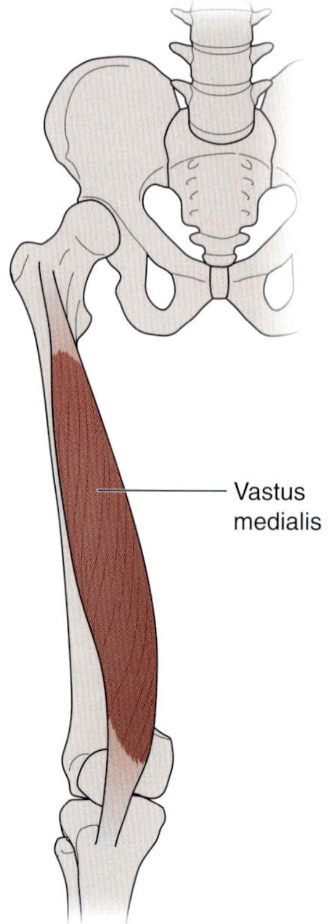

넙다리곧은근(대퇴직근, Rectus femoris)(넙다리네갈래근 그룹)

근육의 특징	넙다리곧은근은 윗다리의 앞쪽에 위치하는 넙다리네갈래근이다. 골반 앞쪽의 돌출 부분에서 시작하여 넙다리 앞쪽 중앙을 따라 내려가 넙다리네갈래근의 힘줄을 따라 무릎뼈에 닿는다(Kulkarni 2012).
근육의 동작	무릎을 곧게 펴고 (무릎 폄)과 함께 다리를 몸통 쪽으로 가져오고(엉덩관절 굽힘) 무릎뼈를 제 위치에 고정한다(Gray 1995).
실생활에서의 동작들	넙다리곧은근의 번지코드 작용은 무릎이 굽어지는 것을 늦추는 데 도움이 된다. 넙다리네갈래근의 그룹 중에서 유일하게 골반에서 시작된다는 특성이 있으므로, 근육이 늘어남에 따라 엉덩이와 다리가 늘어나는 것을 지연시키는 데 도움을 준다.
실제 움직임 예	앞으로 향하는 런지동작 처럼 무릎이 구부러질 때, 번지 코드처럼 작용하여 무릎의 속도를 감속(지연) 한다. 골반 앞쪽에서 시작되는 특성을 통해, 다리가 몸 뒤로 이동하는 걷기와 달리기를 할 때 엉덩이와 다리가 펴지는 것을 감속하는 데 도움이 된다. 무릎이 구부러지거나 엉덩이를 펼 때 생기는 장력은 무릎을 곧게 펴거나 엉덩이를 구부리는 데 사용된다.
유용한 팁	넙다리곧은근은 엉덩이와 다리를 펴는 것을 지연시키는 엉덩관절 굽힘근을 보조한다. 엉덩관절 굽힘근이 팽팽한 사람의 경우에는, 넙다리곧은근이 엉덩관절 굽힘근의 기능 장애를 과도하게 보상 하려고 하기 때문에 넙다리곧은근에 문제가 발생할 수 있다.

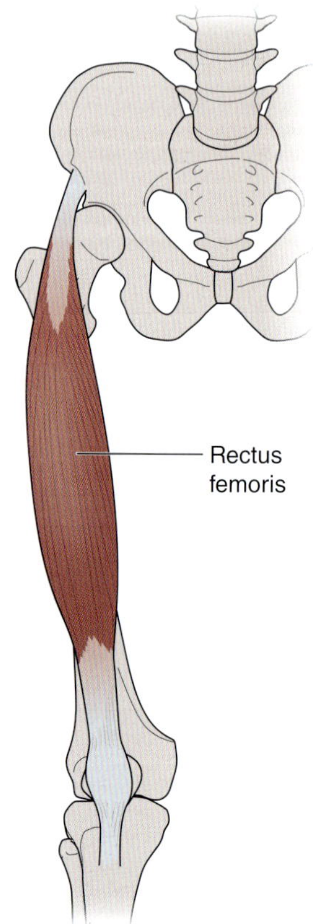

큰볼기근(대둔근, gluteus maximus)

근육의 특징	엉덩이와 골반의 뒷부분에 있는 큰 표면근육이다. 골반의 뒷면, 척추 기저부 즉, 엉치뼈(천골, sacrum)와 꼬리뼈(미골, coccyx) 및 허리의 뒷부분에 있는 등허리근막(흉요근막, thoracolumbar fascia)에서 시작된다. 엉덩이와 골반 뒷부분을 가로지르며 넙다리뼈(femur)의 위쪽에 약하게 닿는다. 그러나, 큰볼기근의 더 많은 부분은 정강뼈(tibia) 바깥쪽인 무릎의 하단으로 삽입되는 엉덩정강근막띠(IT band)로 이어지게 한다(Clipper 2007).
근육의 동작	엉덩이를 앞으로 움직이게 하고(즉, 엉덩이와 다리를 폄) 다리를 바깥 방향으로 회전시킨다(Gray 1995).
실생활에서의 동작들	큰볼기근의 번지코드 작용은 엉덩관절 굽힘(엉덩관절의 구부러짐)과 다리의 안쪽회전을 감속시킨다.
실제 움직임 예	엉덩이를 구부려 앉거나, 쪼그려 앉는 등의 활동에서 번지코드와 같은 작용을 통해 엉덩관절 굽힘을 감속하는 역할을 한다. 또한 발이 엎침(회내, pronates)하거나 발목과 다리가 회전할 때 발생할 수 있는 다리의 안쪽회전을 감속하고, 걷기, 런지, 쪼그려 앉기 등 체중을 지탱해야 하는 활동을 할 때 체중을 전달하는 것을 돕는다.
도움이 될 팁	큰볼기근은 엉덩정강근막띠를 통해 아래다리에 부착하며, 정상적으로 작동 시, 몸의 중간선을 향해 다리가 엎침하거나 변이되는 것을 지연시키는 핵심적인 근육이다. 무릎이 과다엎침(overpronate)되어 무릎이 안쪽으로 움직이는 사람은 대체로 큰볼기근이 약하거나, 엉덩정강근막띠가 늘어나있는 경우가 많다.

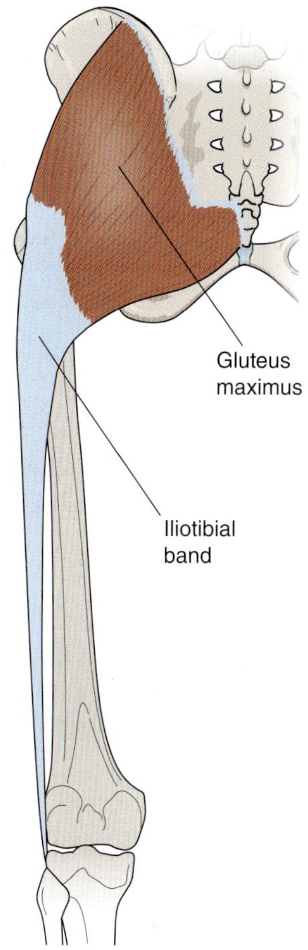

반막모양근(반막양근, Semimembranosus) (햄스트링 그룹)

근육의 특징	반막모양근은 다리 뒤쪽에 있는 햄스트링(넙다리뒤근) 근육이다. 골반의 궁둥뼈결절(좌골결절, Ischial tuberosity) 즉, 좌골(sit bone)에서 시작해, 윗다리의 뒷부분을 따라 내려가 무릎뼈를 가로질러 정강뼈의 안쪽에 닿는다(Agur and Dalley 2013).
근육의 동작	무릎을 구부리고(flexes) 엉덩이를 앞을 향해 민다(extends). 또한, 무릎을 구부릴 때 아랫다리를 안쪽돌림(내회전, inward rotation) 시킨다(Gray 1995).
실생활에서의 동작들	반막모양근의 번지코드 작용은 무릎이 곧게 펴지고 엉덩관절이 구부러질 때 속도를 늦추는 데 도움을 준다. 이 근육이 길어지면, 장력이 생기게 되고, 이것은 엉덩관절의 연장(extend)을 돕는 데 사용된다.
실제 움직임 예	다리를 곧게 편 상태로 허리를 구부려 발끝에 닿게 구부릴 때 번지코드 처럼 작용하여 엉덩이의 굽힘을 감속시킨다. 몸을 구부리는 것과 같은 움직임 동안 엉덩이의 굽힘을 늦추기 위해 번지코드와 같은 역할을 한다. 반막모양근이 정강이뼈에 닿기 때문에 걷기, 달리기와 같은 체중을 지탱하는 활동을 할 때 아랫다리의 움직임을 조절하는 데 도움이 된다.
유용한 팁	반막모양근은 세 개의 햄스트링 근육 중 가장 안쪽에 있는 근육으로 무릎, 엉덩이, 허리를 과도한 스트레스로부터 보호한다.

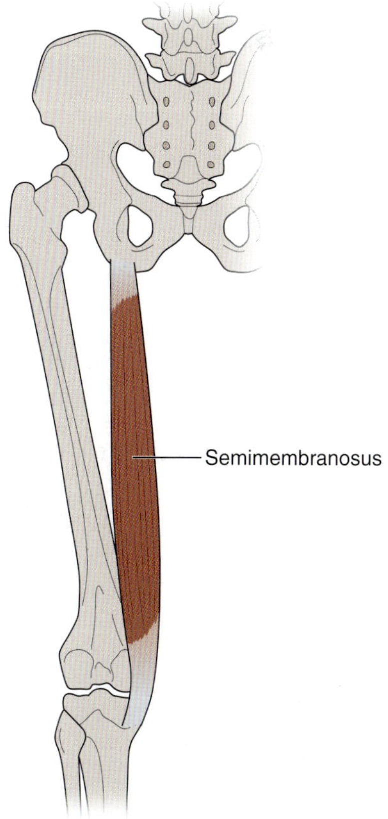

반힘줄모양근(반건상근, Semitendinosus) (햄스트링 그룹)

근육의 특징	반힘줄모양근은 다리 뒤쪽에 있는 햄스트링(넙다리뒤근) 근육이다. 골반의 궁둥뼈결절(좌골결절, Ischial tuberosity) 즉, 좌골(sit bone)에서 시작해, 윗다리의 뒤쪽을 따라 내려가 무릎 관절을 가로질러 정강뼈의 안쪽 반막모양근보다 약간 아래쪽에 닿는다.
근육의 동작	무릎을 구부리고(flexes) 엉덩이를 앞을 향해 민다(extends). 또한, 무릎을 구부릴 때 다리를 안쪽돌림(inward rotation) 시킨다(Gray 1995).
실생활에서의 동작들	반힘줄모양근의 번지코드 작용은 무릎이 곧게 펴져 있을 때 엉덩관절의 굽힘을 감속한다. 이 동작은 잠재적 에너지로 근육에 부하를 주며, 사람이 똑바로 설 때 엉덩이를 펴는 데 사용된다.
실제 움직임 예	허리를 앞으로 구부려 개를 쓰다듬거나 신발 끈을 묶는 등의 동작을 할 때 번지 코드처럼 엉덩이의 굽힘을 감속하는 역할을 한다. 반힘줄모양근은 정강이뼈에 닿기 때문에 걷기나 달리기와 같이 체중을 지탱하는 활동 중에 아래다리의 돌림을 제어하는 데 사용된다.
유용한 팁	반힘줄모양근은 반막모양근과 함께 작용하여 무릎, 엉덩이, 허리에 가해지는 스트레스를 최소화한다.

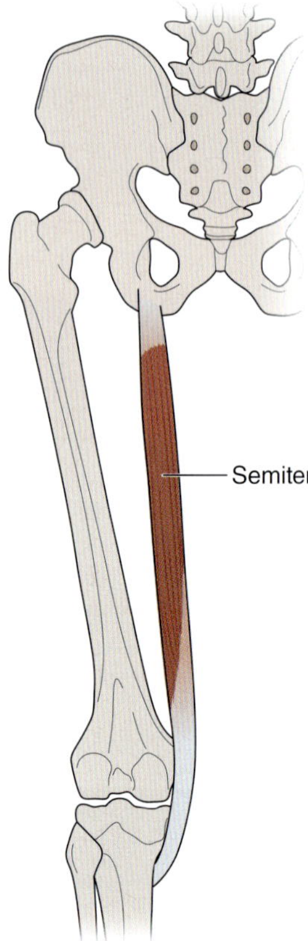

넙다리두갈래근(대퇴이두근, biceps femoris) (햄스트링 그룹)

근육의 특징	다리 뒷부분에 있는 햄스트링(넙다리뒤근) 근육이다. 긴갈래(long head)는 골반의 궁둥뼈결절에서 시작되고 짧은갈래short head)는 넙다리뼈의 아랫부분에서 시작된다. 이 근육은 넙다리의 뒷부분을 따라 내려가 무릎뼈를 가로지르고 종아리뼈(fibula)와 정강뼈(tibia)의 바깥쪽에 닿는다(Agur and Dalley 2013).
근육의 동작	넙다리두갈래근 긴갈래와 넙다리두갈래근 짧은갈래 모두 무릎을 굽히는 역할을 하고(extension), 긴갈래는 엉덩관절을 펴는(extend) 데 도움을 준다. 넙다리두갈래근의 두갈래는 무릎이 구부러졌을 때 다리를 가쪽돌림(outward rotation)시킨다(Gray 1995).
실생활에서의 동작들	넙다리두갈래근의 번지코드 작용은 엉덩관절의 굽힘과 무릎 폄을 감속하는 데 도움이 된다. 또한, 아랫다리(lower leg)의 안쪽돌림(internal rotation)을 감속시키는 데 도움이 된다.
실제 움직임 예	허리를 구부려 발가락을 만지거나 꽃을 따는 등의 동작을 할 때 번지 코드처럼 작용하여 엉덩관절 굽힘을 지연시킨다. 또한, 걷기나 달리기 등 체중을 지탱해야 하는 활동 시 아랫다리의 안쪽돌림을 조절하는 역할도 한다.
도움이 될 팁	모든 햄스트링(넙다리뒤근) 근육은 아랫다리에서 올라오는 콘서트의 가이드 로프처럼 함께 작용하여 지탱해야 하는 움직임이 있을 때 엉덩관절, 골반 그리고 허리의 움직임을 조절하는 역할을 한다.

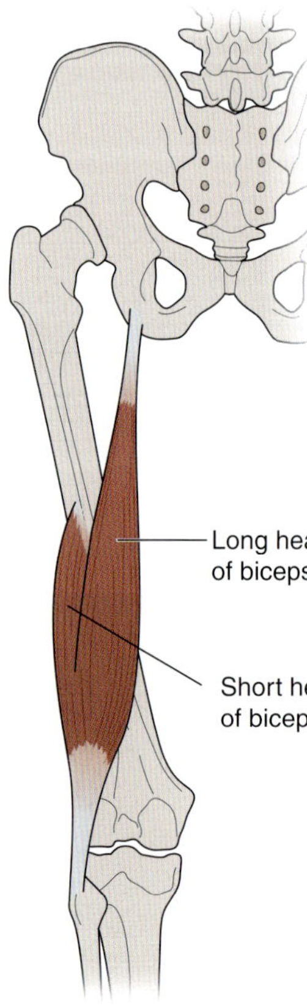

큰모음근(대내전근, adductor magnus) (모음근 그룹)

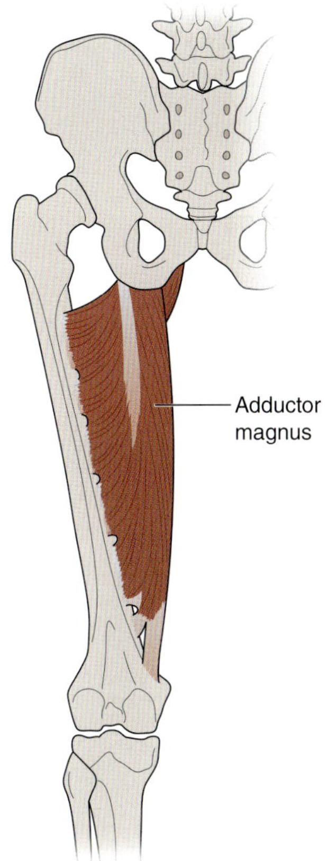

근육의 특징	다리의 위쪽의 큰 모음근이다. 넙다리 안쪽의 모음근 부분과 다리 뒤쪽의 햄스트링 부분과 같이 두 부분으로 나뉜다. 두 부분 모두 골반 밑부분과 앞부분[궁둥뼈(좌골, ischium)]과 두덩뼈(치골, pubis)에서 시작되며 다리를 가로질러 대각선 방향으로 이동하여 넙다리뼈 중앙부 바로 뒤쪽에서 무릎까지 거의 모든 부위에 닿는다.(Antevil, Blackbourne, and Moore 2006).
근육의 동작	엉덩이와 다리를 몸의 정중선으로 움직이게 한다[즉, 엉덩이와 다리를 모음(adducts)]. 추가로, 근육의 햄스트링 부분은 엉덩이를 앞을 향해 밀어내는 반면(엉덩이 폄), 모음근 부분은 다리를 앞을 향해 들어 올리는 역할을 한다(엉덩이 굽힘)(Antevil, Blackbourne, and Moore 2006).
실생활에서의 동작들	큰모음근의 번지코드 작용은 다리가 몸의 정중선에서 멀어지는 벌림(abduction) 운동을 감속하는 데 도움이 된다. 또한 이 근육은 걸을 때 엉덩관절 굽힘과 폄을 돕기위해 잠재적인 에너지를 저장한다.(어떤 부분의 근육이 움직임 중에 강조되는지에 따라 결정 된다.)
실제 움직임 예	차를 타고 내릴 때와 같이 한쪽 다리에서 다른 쪽의 다리로 무게가 전달되면서 골반이 바깥쪽으로 움직일 때(와 안쪽으로 움직일 때) 번지코드 작용을 통해 다리를 감속시키는 역할을 한다. 또한, 모음근 부분은 걷거나 뛰기위해 다리가 몸 뒤쪽으로 이동할 때 속도를 늦추며, 햄스트링 부분은 신발끈을 묶기 위해 몸을 구부리는 등의 동작에서 엉덩관절의 굽힘을 지연시킨다.
도움이 되는 팁	엉덩관절이 펴지고 구부러질 준비를 하는 과정에서 번지코드의 작용을 경험하려면, 스플릿 스탠스 자세를 취해보자. 뒤에 있는 다리의 허벅지 상단의 안쪽에 손을 올려놓자. 뒤꿈치를 땅에서 떨어뜨리고 다시 붙이는 과정을 통해 근육이 짧아지고 길어지는 것을 느껴보자.

긴모음근(장내전근, adductor longus) (모음근 그룹)

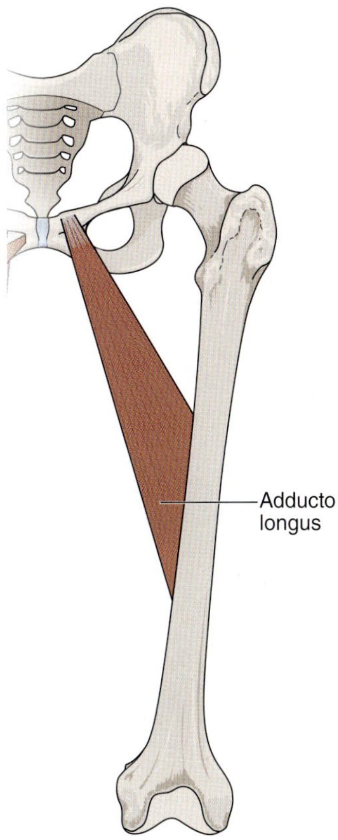

근육의 특징	허벅지 안쪽의 위치한 모음근이다. 그것은 두덩뼈의 밑바닥 근처의 골반 앞쪽에서 시작되어 넙다리부와 대각선으로 교차하며 윗다리의 반쯤 되는 지점에서 넙다리뼈 안쪽에 닿는다(Antevil, Blackbourne, Moore 2006).
근육의 동작	다리를 몸의 정중선쪽으로 당기고[다리를 모음(adducts)] 다리를 바깥쪽으로 회전시킨다. 또한 엉덩관절과 다리를 구부리는 데에 도움이 되기도 한다.
실생활에서의 동작들	긴모음근의 번지코드 효과는 체중의 지탱이 필요한 활동 중 몸의 정중선[즉, 벌림 abduct)]에서 멀어질 때 엉덩관절과 다리를 감속시킨다. 또한 엉덩관절과 다리가 펴질 때 지연시키는 것에 도움이 되기도 한다.
실제 움직임 예	번지 코드처럼 작용하여 옆쪽으로 몸을 쭈그리는 것과 같은 동작 시 다리가 몸의 옆으로 움직이는 것을 감속하고, 신체가 앞으로 몸을 기울일 때 몸 뒤쪽의 뒷다리 움직임에도 동일한 효과를 준다.
도움이 되는 팁	모든 모음근이 함께 작용하여 엉덩관절 굽힘근이 엉덩관절과 다리를 펴는 속도를 을 감속한다. 엉덩관절이 펴질 때, 다리는 안쪽으로 회전한다. 이 모음근은 다리를 펴기위해 몸 뒤로 뻗어 나갈 때 다리의 안쪽돌림을 감속하는 역할을 한다.

짧은모음근(단내전근, adductor brevis) (모음근 그룹)

근육의 특징	짧은모음근은 두덩뼈 아래쪽 골반 앞부분에서 시작되어, 다리를 대각선으로 가로질러 넙다리뼈의 상부에 닿는다.(Antevil, Blackbourne, and Moore 2006).
근육의 동작	다리를 정중선쪽으로 가져오고[모음(adduction)] 엉덩관절과 다리를 구부린다(Gray 1995).
실생활에서의 동작들	짧은모음근의 번지코드 작용은 엉덩관절과 다리의 움직임을 늦춰서 몸의 정중선으로부터 멀어지는 움직임(abduction) 하는 데 도움을 준다. 또한 걷는 동안, 따라오는 다리가 지면에 있을 때 엉덩관절 폄을 감속한다.
실제 움직임 예	걷기, 달리기와 계단 오르기 같은 활동에서 번지코드의 작용과 같이 엉덩관절과 다리를 지지함으로써 골반이 다리 앞뒤로 움직이는 데 도움이 된다.
도움이 되는 팁	엉덩관절 폄 시 모음근에 가해진 장력이(그리고 그에 수반되는 다리의 안쪽 회전) 다리를 바닥에서 들어 올리고 엉덩관절을 굽히고, 다리를 가쪽으로 회전시켜 걸음걸이의 다음 주기를 위해 다리를 앞으로 향하는 것을 돕기 위해 필요한 잠재적 에너지를 저장한다.

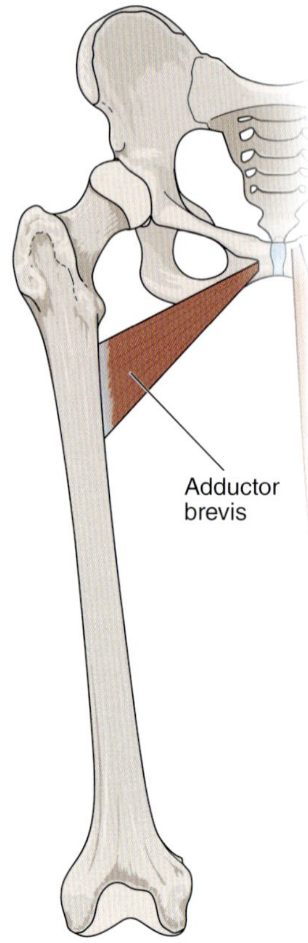

두덩근(치골근, pectineus) (모음근 그룹)

근육의 특징	두덩뼈의 상단 근방에 있는 골반 바닥의 앞쪽에서 시작하여 대각선으로 다리를 가로지르며 등 부분을 향해 있는 넙다리뼈 윗부분 근처에 닿는 작은 모음근이다(Clippinger 2007).
근육의 동작	엉덩관절과 다리를 정중선(모음, adduction)쪽으로 이동시키고, 다리를 바깥쪽으로 회전시키며, 엉덩관절 굽힘을 돕는다.
실생활에서의 동작들	두덩근의 번지코드 작용은 정중선에서 멀어질 때(벌림, abduct) 엉덩관절과 다리를 감속시키는 데 도움을 주며, 체중을 지탱해야 하는 활동이 있을 때 엉덩관절과 다리의 폄(그리고 다리의 내회전)을 감속한다.
실제 움직임 예	걷기, 런지, 일립티컬 머신(elliptical machine)로 통해 운동하는 등 체중을 지탱해야 하는 활동을 통해 다리가 지면과 접촉할 때 정중선과 몸 뒤로부터 멀어지면서 엉덩관절과 다리 복합체를 늦추는 번지코드와 같은 역할을 한다.
도움이 되는 팁	Thigh Master와 유사한 기계와 같은 운동 장비는 모음근을 동심원적으로 작동시킨다. 다만 튼튼하고 건강해 제 기능을 하는 좋은 상태의 근육을 단련하기 위해서는 근육을 연장하는 활동을 통해 모음근을 발달시켜야 하고 런지나 발을 한쪽에서 다른 쪽으로 움직이는 활동을 통해서 이것을 할 수 있다.

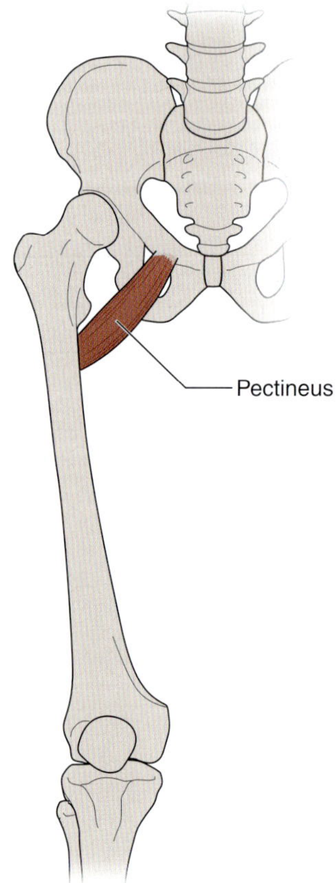

두덩정강근(박근, Gracilis) (모음근 그룹)

근육의 특징	골반 밑바닥의 앞쪽 두덩뼈의 안쪽에서 시작되어, 윗다리 안쪽을 따라 비스듬히 내려와 무릎 바로 아래에 있는 정강뼈(tibia)의 안쪽에 닿는 모음근이다 (Antevil, Blackbourne, and Moore 2006).
근육의 동작	엉덩관절과 다리의 모음, 굽힘, 그리고 가쪽돌림 시킨다. 무릎 바로 아래에 부착되어 있기때문에 무릎을 굽히는 데에도 도움이 된다.(Gray 1995).
실생활에서의 동작들	두덩정강근의 번지코드 작용은 엉덩관절과 다리가 정중선에서 멀어질 때[엉덩관절과 다리의 벌림(abduction)] 감속시키는 데 도움을 주며, 또한 다리의 안쪽회전, 엉덩관절과 다리의 폄 감속에 도움을 준다. 아랫다리에 부착되기 때문에, 다리를 뻗을 때 무릎의 안정화에 도움이 된다.
실제 움직임 예	다른 모음근과 유사점들이 있지만, 두덩정강근은 무릎 관절을 가로질러 정강뼈(tibia)에 부착된다는 점에서 다른 모음근과 구별된다. 따라서 두덩정강근은 사다리나 가파른 언덕을 오를 때나 아이스 스케이팅을 탈 때처럼 뒤따라오는 다리를 펴는 활동 중에 무릎에 안정성을 제공한다.
도움이 될 팁	체중을 지탱하는 활동 중에 다리 위쪽 골반을 안정시키기 위해 모든 모음근이 함께 작용한다.

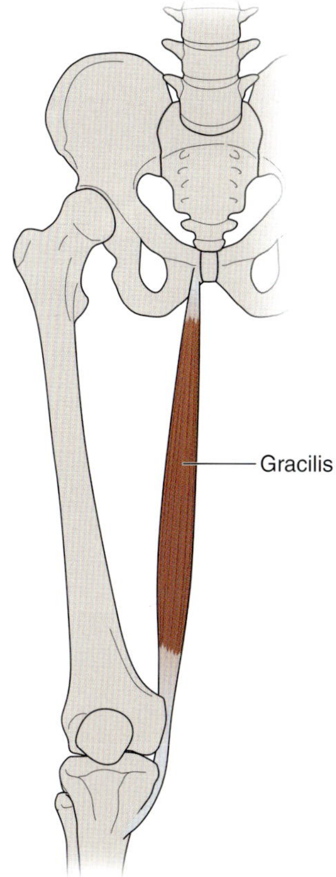

무릎 근육이 근골격계 장애에 미치는 영향

이번 장에서 설명하는 근육은 무릎의 가장 일반적인 두 가지의 장애 즉, 좌우 정렬 문제와 굽힘(flexion) 및 폄(extension) 중 문제를 최소화하는 데 중요한 역할을 한다. 이들은 무릎이 발, 발목, 다리, 골반 위에 가해지는 체중을 조절해 무릎을 직접 단단하게 하고 지지가 되어 주며 압력을 줄여준다(Price and Bratcher 2010).

무릎을 둘러싸고 있는 근육이 실생활에서 동작하는 것을 고려할 때 이 연부조직을 줄에 매달려있는 인형과 같은 모습으로 시각화하고, 골반과 넙다리에서 매달려서 윗다리, 무릎 그리고 아랫다리의 다양한 부분으로 부착된다고 생각하는 것이 도움이 될 수 있다. 이러한 "끈(strings)"의 적절한 위치함과 적절한 움직임은 무릎[넙다리뼈(대퇴골, femur), 무릎관절(슬관절, kneecap), 정강뼈(경골, tibia) 및 종아리뼈(비골, fibula)]에 영향을 미치는 뼈를 적절하게 조절하고 모든 동작에서 무릎을 안정시키고 가속, 감속 하도록 한다.

특정한 근육과 근육의 그룹이 번지코드 작용을 통해 어떻게 무릎의 가장 흔한 두 가지 장애를 예방할 수 있는지에 대한 세 가지 예가 있다.

예 1. 큰볼기근과 모음근

큰볼기근과 모음근은 두 무릎의 좌우 변위를 예방하는 데 도움을 준다[발과 발목의 과다엎침(과회내, overpronating)를 방지한다].

사람이 걸을 때, 보행 주기는 다리가 앞으로 왔다 갔다 움직이며 발이 땅에 접촉하는 것을 포함한다. 이 과정을 통해 다리에 있는 큰볼기근의 닿는점(insertion point)은 이는점(origins)인 골반 뒤쪽에서 척추 밑부분에서 멀어지게 된다. 걸음걸이 주기가 계속되고 압력이 발에 전달됨에 따라 다리가 안쪽으로 회전해 큰볼기근의 닿는점을 이는점에서 훨씬 더 멀어지게 한다. 이 동작은 근육(및 엉덩정강근막띠)에 장력이 생기게 하고 다리의 안쪽회전과 무릎의 움직임을 몸의 정중선을 향해 감속 하고 밖굽이무릎(외반슬, valgus knee position)의 , 비정상적인 트래킹(tracking), 발과 발목의 과다엎침을 방지한다(그림 9.2).

걸음걸이 주기가 계속되면, 다리가 몸 뒤로 이동하면서 무릎과 다리가 곧게 펴진다. 다리가 골반 뒤쪽으로 이동하면서 발꿈치는 지면과 닿아 있고 발이 엎침(회내, pronates)하며 다리가 안쪽으로 회전한다. 주로 윗다리와 아랫다리의 중앙부에 부착하는 모음근은 엉덩관절 폄과 다리의 안쪽회전을 통해 감속하게 된다. 모음근이 길어지면 체중이 이동하는 동안 골반이 다리 안쪽과 정중선 쪽으로 이동하는 속도도 느려진다. 결과적으로 골반, 엉덩이, 무릎, 발과 발목에 가해지는 스트레스를 최소화하기 위해 모음근을 효과적으로 늘리는 것이 매우 중요하다.(그림 9.3).

예 2. 넙다리네갈래근

넙다리네갈래근은 무릎의 비정상적인 트래킹(tracking)을 예방하는 데 중요한 역할을 한다. 넙다리네갈래근(quadriceps)은 넙다리네갈래근 힘줄을 통해 무릎뼈(kneecap)에 부착된다. 무릎이 구부러짐에 따라 넙다리네갈래근이 길어지게 되고 이들 근육과 넙다리네갈래근 건, 그리고 무릎뼈에 장력을 만들어주게 되며 넙다리네갈래근 힘줄들과 무릎뼈 인대는 무릎뼈를 단단하게 무릎으로 잡아당겨 넙다리고랑(대퇴골 과간구, femoral groove)(넙다리뼈의 가장 아래)를 지나 제대로 트래킹(tracking)할 수 있게 돕는다(그림 9.4). 무릎이 곧게 펴질수록 무릎뼈에 가해지는 압력이 낮아져 무릎이 곧게 펴질 수 있게 된다.

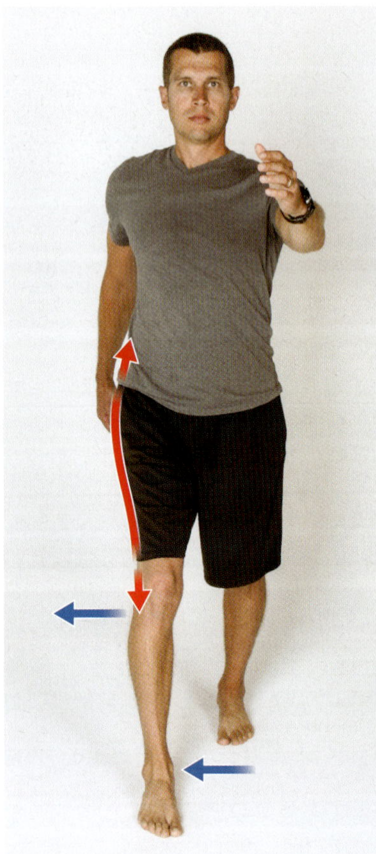

그림 9.2 다리의 안쪽회전을 감속하는 큰볼기근(gluteus maximus)의 번지코드 작용의 예.

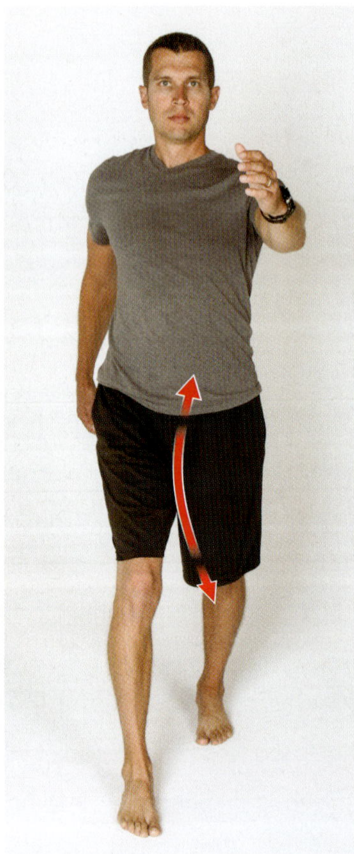

그림 9.3 신체의 뒷부분으로 향하는 다리를 감속하고, 골반이 다리 안쪽으로 길게 뻗는 것을 늦추는 모음근의 번지코드 작용의 예

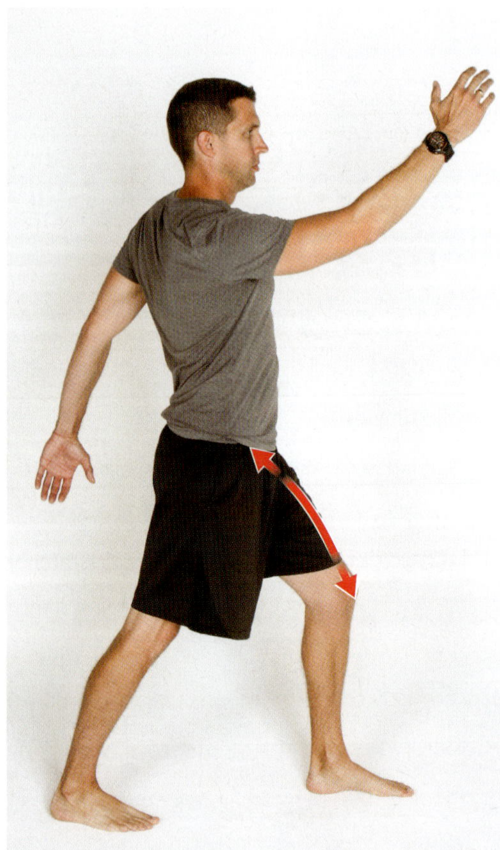

그림 9.4 무릎이 구부러질 때 무릎뼈(kneecap)을 제자리에 고정하는 데 도움이 되는 번지코드 작용의 예.

예 3. 햄스트링(넙다리뒤근)

햄스트링은 무릎의 좌우 정렬 문제를 예방하는 데 도움을 준다. 이 근육은 골반 아래쪽에서 다리 뒤쪽으로 가이드 로프처럼 이어져 아랫다리의 양쪽에 부착되어 있다. 엉덩관절이 구부러지고 다리가 비교적 곧게 펴져 있을 때(예. 발가락을 닿기 위해 몸을 구부릴 때) 햄스트링이 긴장을 받아 길어져 무릎의 좌우 움직임을 조절하고 밖굽이(외반, valgus)이나 안굽이(내반, varus) 불균형을 방지한다(그림 9.5). 또한 골반의 기초가 무릎에서 멀어질 때[골반의 앞기울임(골반전방경사,anterior pelvic tilt)] 골반을 제어하기 위해 길게 늘어나는 아래에서 위로 향하는 상향식[닿는점(insertion)에서 이는점(origin)]방식으로 작동된다.

무릎을 가로지르는 모든 근육이 정상적으로 작동하면 무릎관절에서 만나는 뼈가 올바르게 조절되면서 움직일 수 있고 무릎의 편위(deviations)나 움직임 불균형을 줄일 수 있다.

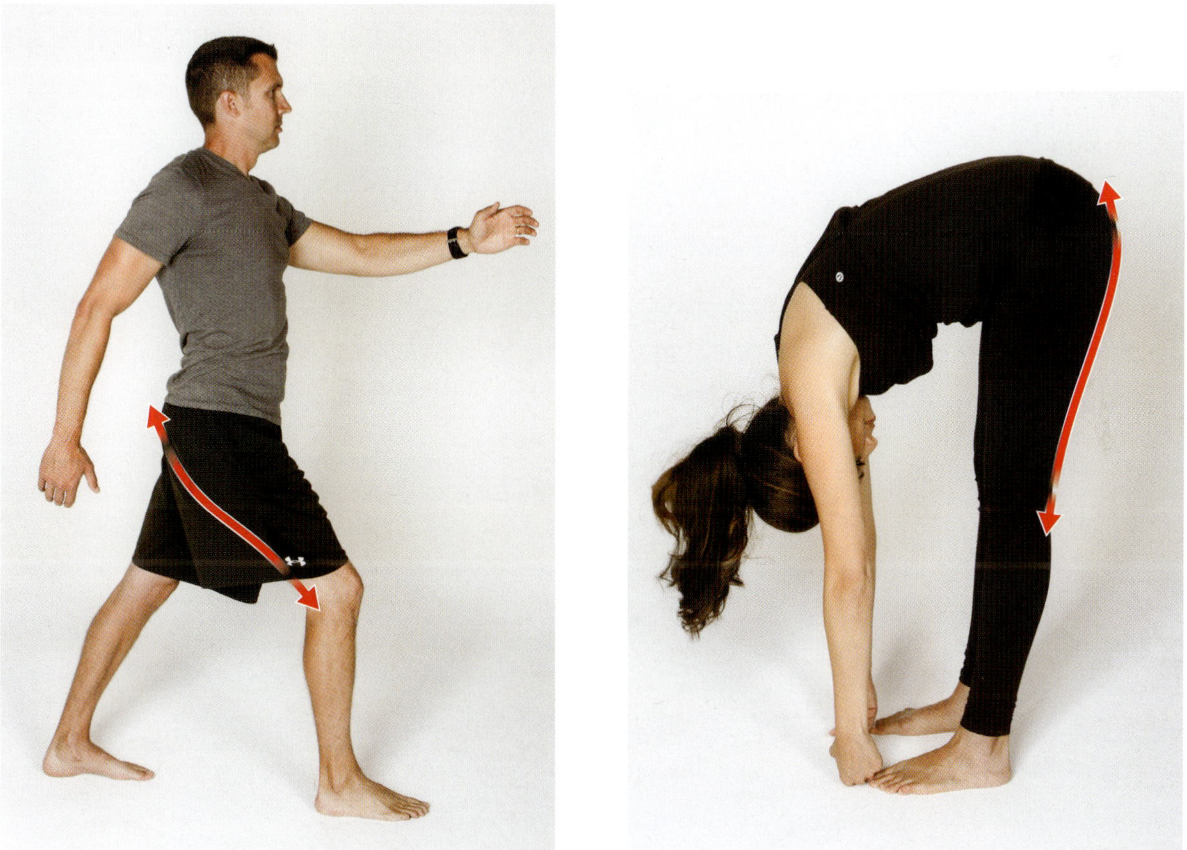

그림 9.5 햄스트링을 길게 늘려 **(a)** 골반이 전방으로 회전할 때 속도를 늦추고 **(b)** 무릎의 좌우 움직임을 제어하는 예시이니다.

요점 정리

무릎뼈는 윗다리(넙다리, upperleg)와 아랫다리(종아리, lower leg)의 근육에 의해 영향을 받는다. 무릎을 가로지르는 근육은 움직임을 만들어내기도 하고, 감속시키기도 함으로써 무릎관절과 연부조직을 불필요한 스트레스로부터 보호한다.

- 무릎 관절은 경첩(접번) 관절이지만 세개의 동작 평면 모두에서 움직일 수 있는 능력을 갖추고 있다.
- 넙다리네갈래근(대퇴사두근, quadriceps)은 다리 앞쪽의 네 개의 근육으로 구성되어 있으며, 무릎이 구부릴 때 무릎에 가해지는 늦추기 위해 긴장 상태에서 길게 늘어난다. 넙다리네갈래근 길어자면 넙다리고랑(대퇴골 과간구, femoral groove)에서 무릎뼈를 단단히 잡아당겨 무릎이 올바르게 움직일 수 있도록 도와준다.
- 큰볼기근(대둔근, gluteus maximus)은 넙다리뼈(대퇴골, femur)과 정강뼈(경골, tibia)에 부착되어 있어 엉덩관절 굽힘과 윗다리와 아랫다리의 안쪽회전을 늦출 수 있다. 큰볼기근이 약하면 다리의 과도한 안쪽회전과 발의 과다엎침(과내전, overpronating)를 방지하는 데 많은 어려움이 있다. 따라서, 큰볼기근은 이러한 일반적인 불균형을 해결하기 위해 교정 운동 프로그램에서 목표로 삼아야 할 중요한 근육이다.
- 햄스트링 근육의 위치와 부위는 사람이 앞으로 몸통을 구부릴 때 움직임을 제어하고, 걸음걸이 주기 동안 무릎을 곧게 펴고 좌우로 움직일 때 무릎의 속도를 늦출 수 있게 해준다.
- 일반적으로 넙다리뼈와 평행하게 이어지는 다른 대부분의 윗다리근육과 달리, 모음근은 골반에서 넙다리뼈까지 대각선의 형태로 움직인다. 모음근은 골반이 좌우로 움직일 때 안정감을 주고, 다리의 안쪽회전과 폄을 감속하는 것이 이들의 주요 업무이다.
- 넙다리뼈에 부착되지 않는 유일한 모음근은 두덩정강근(박근, gracilis)이다. 정강뼈 상단 중앙부의 측면에 부착되어 있어 무릎의 기능에 직접적인 영향을 미친다.

자가 점검

무릎 관절을 가로지르며 무릎 기능에 영향을 미치는 근육의 그룹이 윗다리에 많이 있다. 아래에 언급되는 동작에 대해, 무릎에 불필요한 스트레스를 최소화하거나 움직임이 올바르게 이루어질 수 있게 하도록 각각의 근육이나 근육 그룹이 그 동작 하는 동안 무엇을 하고 있는지 설명해 보자. 아래에 예시가 제공된다.

움직임의 예시: 차에서 내리는 과정

큰볼기근(gluteus maximus)	무릎을 안정시키고 엉덩이를 펴서 좌석에서 일어설 수 있도록 도와준다.
넙다리네갈래근(quadriceps)	무릎이 올바르게 움직이도록 하고 무릎을 펴서 서는 데 도움을 준다.
내전근(adductors)	차에서 나올 때 안에 있는 다리의 골반을 안정시키고, 내릴 준비를 위해 반대쪽 다리를 들어 올린다.
햄스트링(hamstrings)	일어설 때 엉덩이를 너무 앞으로 숙이지 않도록 엉덩관절 굽힘 속도를 감속한다.

움직임의 예시: 물웅덩이 옆에 있는 측면에 서 있기

큰볼기근(gluteus maximus)	
넙다리네갈래근(quadriceps)	
모음근(adductors)	
햄스트링(hamstrings)	

움직임의 예시: 의자에 앉기

큰볼기근(gluteus maximus)	
넙다리네갈래근(quadriceps)	
모음근(adductors)	
햄스트링(hamstrings)	

움직임의 예시: 동전을 줍기 위해 구부릴 때

큰볼기근(gluteus maximus)	
넙다리네갈래근(quadriceps)	
모음근(adductors)	
햄스트링(hamstrings)	

CHAPTER 10

Functional Anatomy of the Lumbo-Pelvic Hip Girdle

허리-골반 다리이음뼈의 기능 해부학

허리-골반 다리이음뼈는 허리뼈, 골반, 엉덩이로 구성되어 있다. 이 부위의 튼튼한 뼈, 강한 인대, 큰 근육은 몸 전체를 지지하고 균형을 잡아준다. 또한 모든 체중부하 활동중에 하위 운동사슬에서 상위 운동사슬로 또한 반대로도 힘을 생성하고 전달할 수 있는 움직임을 제공한다(Gamble 2013).

뼈와 관절

허리-골반 다리이음뼈는 골반[엉덩뼈(장골, ilium), 궁둥뼈(좌골, ischium) 그리고 두덩뼈(치골, pubis)], 척추의 요추분절(lumbar segment), 엉치뼈(천골, sacrum) 그리고 꼬리뼈(미골, coccyx)(그림 10.1)을 포함한다. 또한 허리뼈, 다리, 골반의 뼈가 합쳐지는 매우 중요한 두 관절이 있다.

엉치엉덩관절(천장관절, sacroiliac)과 볼기뼈절구(관골구, acetabulum)가 그것이다. 엉치엉덩관절은 엉치뼈가 골반 뒷부분과 만나는 곳(엉덩뼈)이다. 볼기뼈절구는 관골구(hip socket)를 만드는 넙다리뼈(대퇴골, femur) 끝을 조정하는 엉덩뼈, 궁둥뼈, 두덩뼈가 만나는 곳에서 생성된 골반 안에 있는 컵 모양의 움푹 들어간 부분이다. 허리-골반 엉덩이(lumbo-pelvic hip) 부분에서 무수히 많은 움직임이 가능하도록 많은 인대들이 골반, 척추, 넙다리뼈를 잡아주도록 도와준다(Clark and Lucett 2011) .

연부조직 구조

여기에서는 허리-골반 다리이음뼈의 몇 가지 핵심 연부조직 구조를 논의해서 어떻게 움직임에 영향을 주고 지지하는지 이해하도록 한다. 연부조직 구조는 몸통, 다리 근육에 의해 지지되므로 이 부위의 근골격계 불균형에 의해 좋지 않은 영향을 받을 수 있다.

등허리근막(흉요근막, Thoracolumbar fascia)

등허리근막은 가끔 등허리근막(요배근막, lumbodorsal fascia)이라고 불리기도 하는데, 허리, 골반, 갈비뼈의 크고 강한 근육과 많은 인대를 연결하고 결합하고 묶는데 도움을 주는 세 층의 근막으로 되어 있다(그림 10.2). 이 근막 시스템은 허리-골반 다리이음뼈 근육이 늘어나고 수축할 때 강하게 잡아당겨 골반과 등 주변에 국소 긴장을 유발하고 추가 안정성을 제공하는데 도움을 준다.

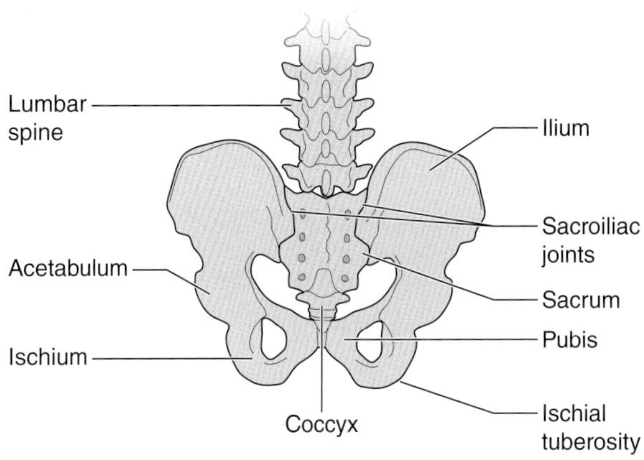

그림 10.1 허리-골반 다리이음뼈의 해부

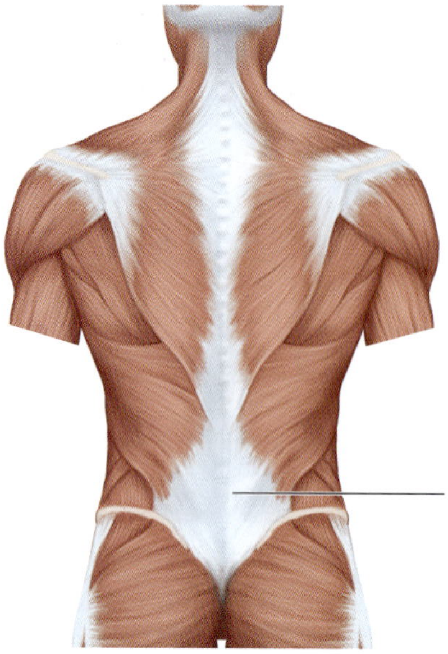

그림 10.2 등허리근막(흉요근막)

또한, 등허리근막은 단단함을 제공하고 지지할 수 있도록 하며 유연하기 때문에 허리-골반 다리이음뼈에 요구되는 많은 움직임들을 가능하게 한다(Middleditch and Oliver 2005).

등허리근막이 허리-골반 다리이음뼈 부위에 어떻게 추가 안정성을 주는지 이해하기 위해, 풍선에 바람을 넣는 것과 축구공에 바람을 넣는 것의 차이를 상상해보라. 풍선에 바람을 불어 넣을 때 공기가 들어가는 동안 큰 저항 없이 팽창하지만 축구공의 가죽 표면은 부풀어 오르면서 공 바깥쪽에 더 많은 장력을 만들고 더 많은 저항이 생긴다. 이는 치밀한 등허리근막 조직이 어떻게 역할을 하는 지와 비슷하다. 허리-골반 다리이음뼈 근육이수축하면서 주변을 감싸는 등허리근막이 축구공의 바깥 면처럼 팽팽해진다(Price and Bratcher 2010).

허리의 구조물과 근육에 등허리근막이 붙어있음으로 인해 이러한 근육과 구조물들이 움직일 때 안정성에 기여하게 된다(Middleditch and Oliver 2005). 예를 들면, 등허리근막은 골반(pelvis) 뒷부분에 붙어있다. 그러므로 골반 뒷부분이 움직일 때(골반 뒷면이 기울어지는 동안에, posterior pelvic tilt) 등허리근막을 당겨 조직 전반에 긴장(tension)이 만들어지고 이 부위를 안정화하는데 도움을 준다.

인대

허리-골반 엉덩 주변에는 엉덩이, 골반, 척추 관절을 통해 힘을 전달하고 안정성을 제공하는 많은 인대들이 있다(그림 10.3)(Muscolino 2011). 이 인대들은 허리-골반 엉덩 부위에 국소적 안정성을 제공할 뿐만 아니라 많은 큰 근육들과 연결 조직을 공유하기 때문에 엉치엉덩(천장, sacroiliac)관절처럼 신체의 가장 중요한 관절 중 일부에 걸쳐 긴장을 전달하는데 도움을 준다. 예를 들면, 엉치결절인대(천결절인대, sacrotuberous ligament)는 척추의 밑(엉치뼈, sacrum)부터 골반의 궁둥뼈결절(좌골결절, ischial tuberosity) 까지 이른다(그림 10.4). 대부분의 사람에서 이 인대는 넙다리 두갈래근(대퇴이두근, biceps femoris)의 힘줄에서 직접 이어진다. 결론적으로, 햄스트링은 궁둥뼈결절에서 나오고 다리 뒤쪽을 따라 내려가 무릎 바로 밑 부분까지 닿기 때문에 햄스트링을 거쳐 신체 하부를 척추까지 직접적으로 연결한다(Gray 1955). 햄스트링이 긴장 상태에서 늘어나면 이완하면서 엉덩관절을 느리게 할 뿐 아니라 엉치결절인대를 거쳐 안정성을 제공하고 엉치엉덩관절(sacroiliac)과 척추를 지지한다(Myers 2008).

근육

많은 근육들이 허리-골반 다리이음뼈에서 나온다. 이 장은 골반과 척추에서 나오는 근육들을 검사한다(Gray 1955).

근육들은 다음과 같다.

- 작은볼기근(소둔근, Gluteus minimus)
- 중간볼기근(중둔근, Gluteus medius)
- 넙다리근막긴장근[대퇴근막장근, Tensor fasciae latae(TFL)]
- 가시근(Spinalis)
- 가장긴근(최장근, Longissimus)

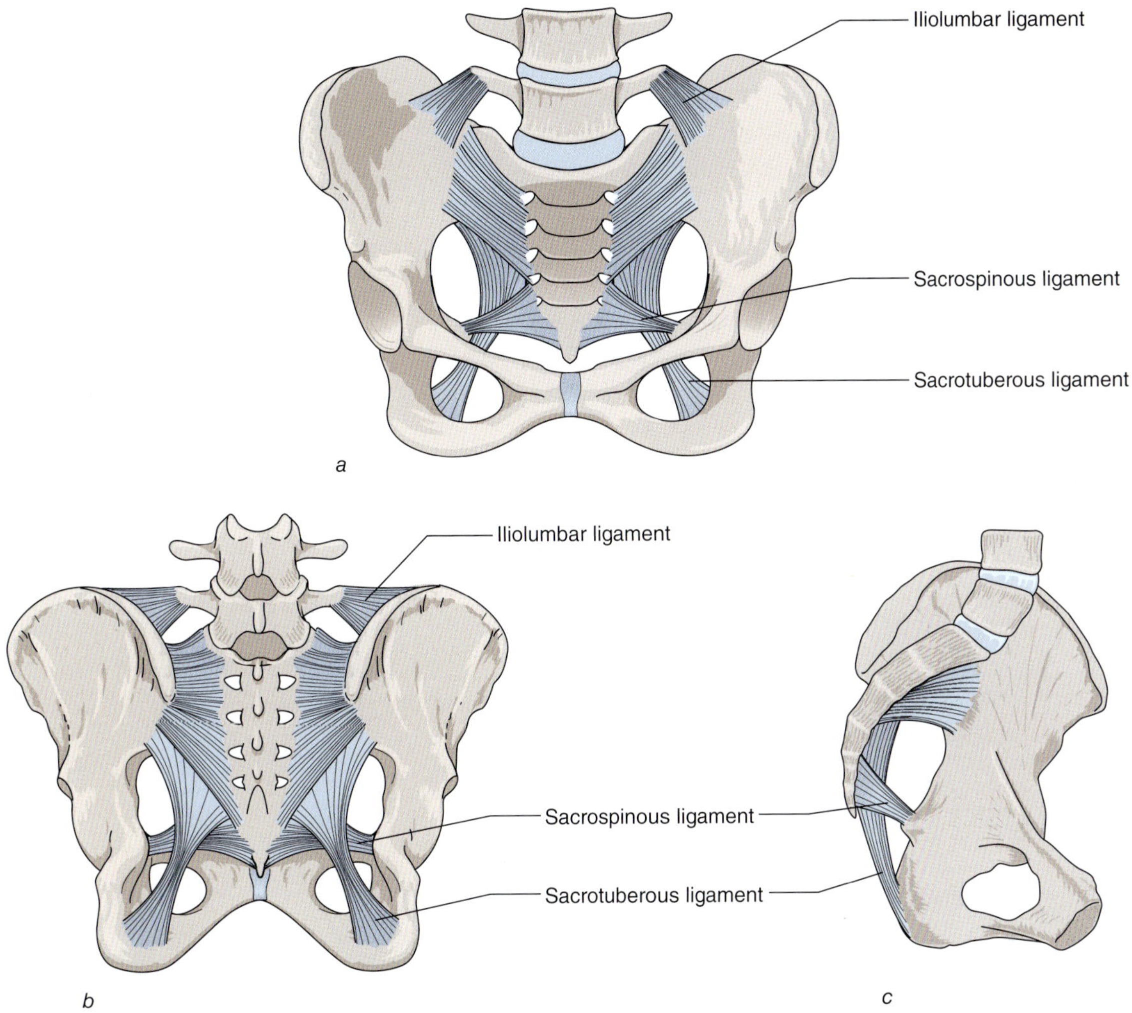

그림 10.3 허리-골반 엉덩 부위의 인대.**(a)** 전면**(b)** 후면**(c)** 골반을 통한 안쪽 좌측 그림.

- 엉덩갈비근(장늑근, Iliocostalis)
- 허리네모근(요방형근, Quadratus lumborum)
- 배곧은근(복직근, Rectus abdominis)
- 배속빗근(내복사근, Internal obliques)
- 배바깥빗근(외복사근, External obliques)
- 큰허리근(대요근, Psoas major)
- 엉덩근(장골근, Iliacus)

주의; 큰볼기근(대둔근, gluteus maximus)은 허리-골반 엉덩부위에서 기원하고 이 부위의 기능에 영향을 주고 또한 다리와 무릎의 움직임에 영향을 준다. 큰볼기근은 9장에서 자세히 설명한다.

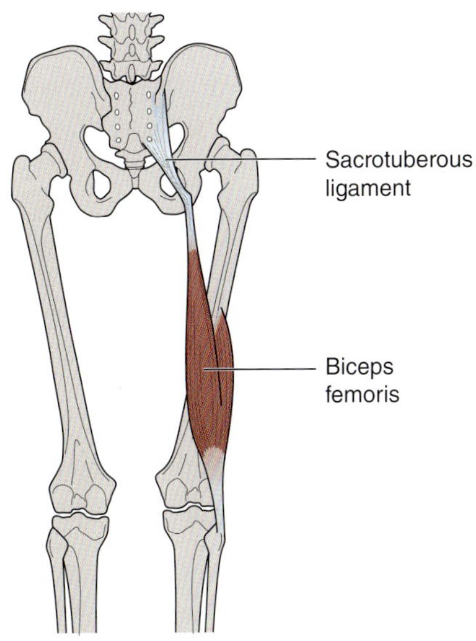

그림 10.4 넙다리두갈래근(대퇴이두근)과 연결된 엉치결절(천골결절)인대. 신체 하부를 척추와 직접 연결한다.

작은볼기근(소둔근, Gluteus Minimus) 벌림(외전, Abductor) 그룹

근육의 특징	엉덩뼈(ilium) 바깥쪽에 있는 골반에서 시작하는 깊은벌림근(deep abductor)으로 골반 측면을 가로질러 부채꼴 모양으로 퍼져 넙다리뼈(femur)의 바깥쪽 꼭대기로 들어간다(Gray 1995).
근육의 동작	정중선으로부터 멀리 엉덩이와 다리를 움직인다(엉덩이와 다리를 벌림(abducts) 한다). 근육 앞면을 향해있는 근섬유는 엉덩이와 다리를 안쪽회전하는데 도움을 준다(Muscolino 2011).
실생활에서의 동작들	작은볼기근의 번지코드(bungee cord, 충격 흡수) 작용은 발이 땅에 닿을 때 다리 바깥쪽과 위로 골반이 움직일 때 감속시키는 데 도움을 준다(다리가 모음(adducts)하고 가쪽돌림 할 때).
실제 움직임 예	걷기나 달리기와 같은 활동하는 동안 발이 처음 땅에 디딜 때 다리의 가쪽돌림과 엉덩이의 좌·우 움직임을 천천히 하는데 도움을 주는 번지코드처럼 작용한다. 이러한 좌·우 움직임이 일어나는 동안 만들어지는 긴장은 신체의 정중선을 향해 위로 엉덩이를 잡아당기고 무게를 다른 쪽으로 옮기는데 도움을 주기 위해 다리를 안쪽돌림 시키는데 사용된다.
도움 되는 팁	작은볼기근과 중간볼기근은 모든 체중부하 활동 중 신체의 바깥 측을 향해 움직이면서 엉덩이를 감속시키는데 함께 작동한다.

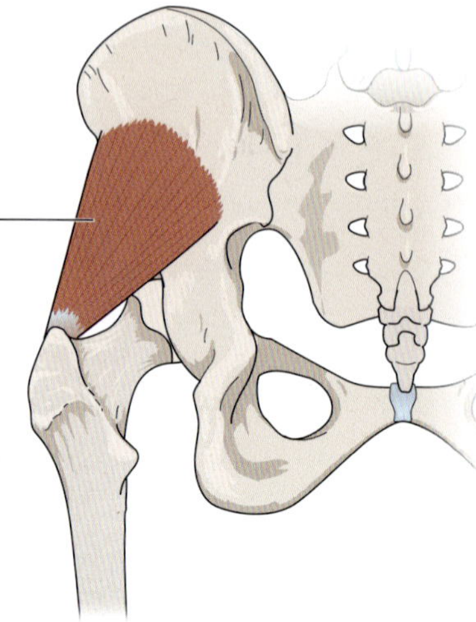

중간볼기근(중둔근, Gluteus Medius) 벌림 그룹

근육의 특징	엉덩뼈능선(장골능선, iliac crest) 바로 밑 골반의 뒤쪽과 옆에서 시작하는 궁둥이의 부채꼴 모양의 근육으로 골반 측면을 따라 내려가 바깥면에서 넙다리뼈 윗부분에 붙는다(Gray 1995).
근육의 동작	정중선으로부터 멀리 엉덩이와 다리를 움직인다(엉덩이와 다리를 벌림한다). 근육 뒤쪽을 향하는 근섬유들은 다리를 바깥쪽으로 회전하는데 도움을 주고, 반면에 근육 앞쪽을 향해 있는 근섬유들은 다리를 안쪽으로 회전하는데 도움을 준다(Muscolino 2011).
실생활에서의 동작들	중간볼기근의 번지코드 작용은 발이 땅에 닿을 때 다리 바깥쪽과 위로 골반이 움직일 때 감속시키는데 도움을 준다(다리와 엉덩이가 모음할 때). 근육 앞면을 향해있는 근섬유는 늘어날 때 바깥쪽 회전을 감속시키는데 도움을 주고, 반면에 뒤쪽을 향해 있는 근섬유는 늘어날 때 엉덩이와 다리의 안쪽 회전을 감속시키는데 도움을 준다.
실제 움직임 예	무릎은 정중선을 향해 움직이고 엉덩이는 바깥쪽을 향해 움직이는 걷기, 달리기, 살사 댄스, 옆으로 발 끌기(side shuffling)과 같은 활동을 하는 동안 엉덩이와 다리의 모음을 늦추는데 도움을 주는 번지코드처럼 작용한다. 중간볼기근은 모든 역동적인 체중부하 활동을 하는 동안 안쪽돌림과 가쪽돌림으로 움직이면서 다리를 늦추는데(늘어나는 근육의 부분에 따라) 도움을 준다.
도움 되는 팁	중간볼기근은 엉덩이와 다리 복합체(complex)에 가장 안정적인 가쪽 근육 중 하나이다.

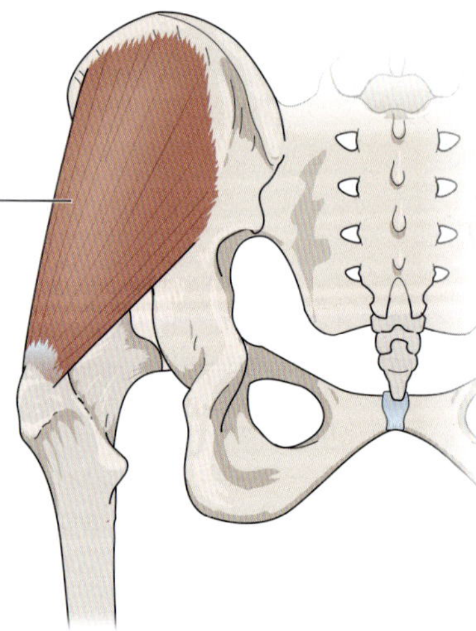

넙다리근막긴장근(대퇴근막장근, Tensor Fasciae Latae) 벌림(외전, Abductor) 그룹

근육의 특징	엉덩뼈능선(iliac crest)에 있는 골반면에서 시작하며, 골반 측면을 따라 내려가 엉덩정강근막띠(장경인대, iliotibial band)와 합쳐져서 넓적다리(thigh) 측면을 따라 쭉 이어진 다음 정강뼈(tibia) 바깥쪽으로 들어간다(Gray 1955).
근육의 동작	정중선으로부터 멀리 엉덩이와 다리를 움직인다(엉덩이와 다리를 벌린다). 근육 뒤쪽을 향해있는 근섬유는 엉덩이의 폄과 다리의 바깥쪽 회전을 돕는다. 근육 앞면을 향해 있는 근섬유는 엉덩이 굽힘(hip flexion)과 다리의 안쪽 회전을 돕는다(Muscolino 2011).
실생활에서의 동작들	넙다리근막긴장근의 번지코드 작용은 정중선을 향해 움직일 때 엉덩이와 다리의 속도를 늦추는데 도움을 준다(모음할 때). 근육의 앞부분은 늘어날 때 엉덩이와 다리의 폄과 바깥쪽 회전을 천천히 하는데 도움을 준다. 근육의 뒷부분은 엉덩이와 다리의 굽힘과 안쪽 회전을 천천히 하는데 도움을 준다.
실제 움직임 예	무릎이 정중선으로 움직이고 엉덩이가 바깥쪽으로 움직이는 걷기, 달리기, 훌라댄스와 같은 활동에서 엉덩이와 다리의 모음을 늦추기 위해 번지코드처럼 작동한다. 넙다리근막긴장근은 또한 허들 넘기와 같은 활동에서 엉덩이의 굽힘과 폄을 늦추고 체중 부하 활동에서 다리의 내적, 외적 움직임을 조절한다.
도움 되는 팁	넙다리근막긴장근(TFL) 당김 혹은 기능 이상은 허리, 엉덩이 안쪽, 무릎 측면에서 통증을 일으킬 수 있다.

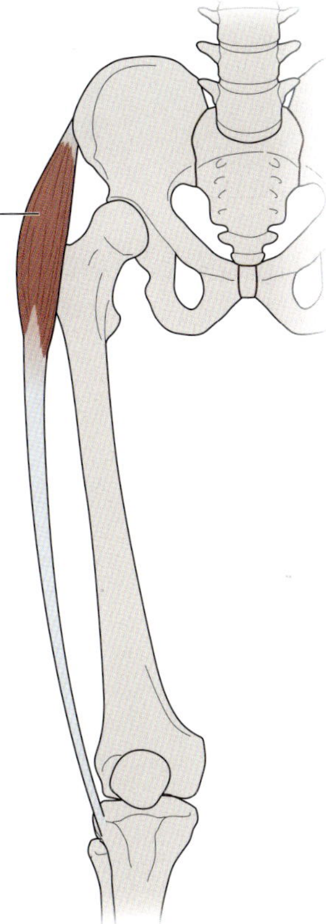

가시근(극근, Spinalis) 척추세움근(척추기립근, Erector Spinae) 그룹

근육의 특징	세 부분으로 나누어지는 척추세움근. 아랫부분은 허리뼈(lumbar spine)의 윗부분과 등뼈(thoracic spine)의 밑에서 시작되고, 등뼈를 따라 올라가다 등뼈 상단 부위의 가시돌기(극돌기, spinous processes)로 들어간다. 두 개의 윗부분 근육은 등뼈 위쪽에서 목으로 들어가고 목뼈(cervical spine) 밑에서 나와 목 위쪽으로 들어간다(Gray 1995).
근육의 동작	척추와 목을 뒤로 아치를 그리게 하고[폄(extension) 시킨다] 척추 한쪽 면에서만 근섬유가 수축할 때 척추와 몸을 한쪽으로 굽힌다(Cramer and Darby 2014).
실생활에서의 동작들	가시근의 번지코드 작용은 척추가 앞으로 구부러지고 옆으로 구부러질 때 척추와 머리의 속도를 감속시키는데 도움을 준다(척추 한 쪽의 근섬유가 길어지면서).
실제 움직임 예	설거지나 요리 시 조리대에 기댈 때와 같이 앞으로 좌·우로 굽힐 때 다른 척추세움근과 결합하여 척추의 속도를 늦추는 번지코드처럼 작동한다.
도움 되는 팁	가시근은 척추 가장 가까이 있는 세움근(기립근)이다.

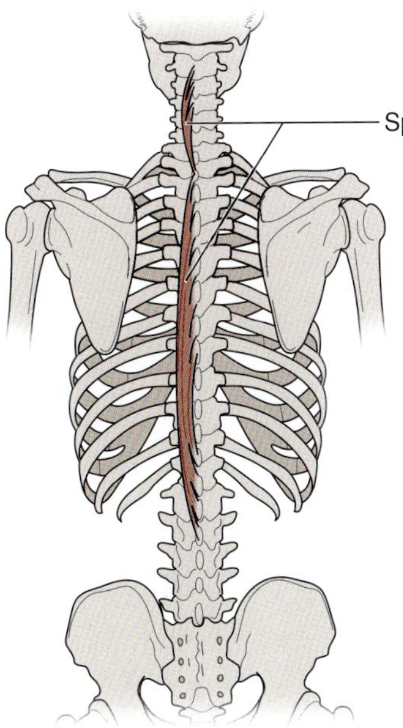

가장긴근(최장근, Longissimus) 척추세움근 그룹

근육의 특징	세 부분으로 나누어지는 척추세움근, 허리뼈(lumbar)와 등뼈(thoracic) 부분은 등허리근막(thoracolumbar fascia)과 허리뼈와 등뼈 아래 가로돌기(transverse processes)에서 시작하여 모든 등뼈의 가로돌기 위로 들어간다. 목과 머리 부분은 등뼈 윗부분에서 시작하여 척추 위로 이동하여 머리와 목으로 들어간다(Gray 1995).
근육의 동작	척추와 머리를 뒤로 아치를 그리게 하며, 척추와 머리를 측면으로 구부리게 한다. 또한 위쪽 부분의 근육이 한쪽만수축할 때 머리가 회전하는데 도움을 준다(Cramer and Darby 2014).
실생활에서의 동작들	가장긴근의 번지코드(bungee cord) 작용은 척추의 한 측면에 있는 근섬유가 길어질 때 척추와 머리가 앞으로 굽힘과 머리와 목이 옆으로 굽힘(side flexion)의 속도를 늦추는데 도움을 준다.
실제 움직임 예	떨어진 물건을 줍기 위해 몸을 구부릴 때처럼 다른 척추세움근과 결합하여 척추가 앞으로 또 좌우로 굽혀질 때 속도를 줄이는 번지코드처럼 작용한다.
도움 되는 팁	가장긴근은 허리의 등허리근막과 섞여있다. 이는 골반과 허리뼈를 강력히 지지하는 결과로 이어진다.

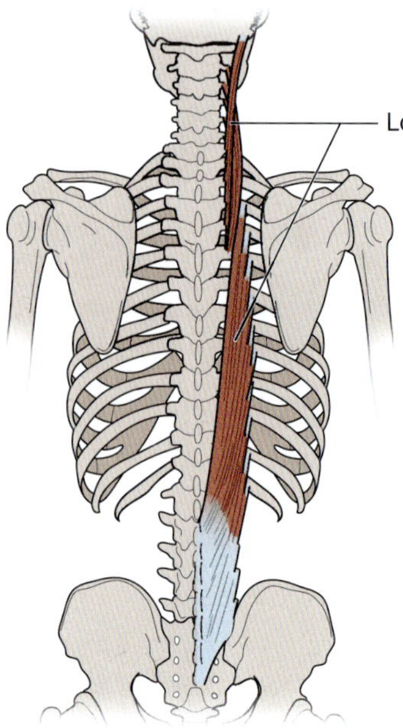

엉덩갈비근(장늑근, Iliocostalis) 척추세움근 그룹

근육의 특징	세 부분으로 나누어지는 척추세움근. 허리부분은 골반 허리뼈의 뒤쪽에서 시작하여 척추 위로 이동하고 아래쪽 여섯 개의 갈비뼈로 들어간다. 여기서 등뼈부분이 시작하여 흉곽(rib cage)으로 들어간다. 목 부분은 위쪽 갈비뼈에서 시작하여 목으로 들어간다(Gray 1995).
근육의 동작	척추를 뒤로 아치를 그리게 하고(extension) 근섬유가 척추 한 측면에서만수축할 때 척추를 좌우로 굽힌다(lateral flexion)(Cramer and Darby 2014).
실생활에서의 동작들	엉덩갈비근의 번지코드 작용은 척추의 한쪽 면에서 근섬유가 길어질 때 척추의 앞쪽 굽힘과 옆으로 굽히는 속도를 늦추는 데 도움을 준다.
실제 움직임 예	건조기에서 옷을 꺼내거나 걷기, 달리기와 같은 활동에서 척추가 앞으로 또 좌우로 굽혀질 때 속도를 줄이기 위해 다른 척추세움근과 결합하여 번지코드 처럼 작용한다.
도움 되는 팁	엉덩갈비근은 척추로부터 가장 멀리 떨어져 있는 척추세움근이다. 가장긴근처럼, 허리 밑에서 등허리근막과 섞여 있다.

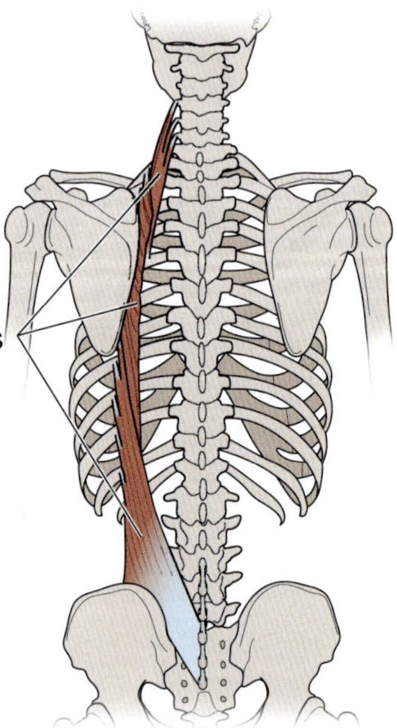

허리네모근(요방형근, Quadratus Lumborum)

근육의 특징	골반 뒤에서 시작하고 허리를 가로질러 위로 이동하여 위 4개의 허리뼈와 마지막 갈비뼈로 들어가는 편평한 근육(Gray 1995).
근육의 동작	척추를 옆으로 굽히고, 뒤로 아치를 그리게 하고(extension), 호흡을 도와준다. 또한 한쪽만수축할 때 흉곽을 향해 한쪽 골반을 들어 올리게 도와준다(Clippinger 2007).
실생활에서의 동작들	허리네모근의 번지코드 작용은 척추가 옆으로 굽혀질 때(lateral flexion) 척추가 앞으로 굽혀질 때 속도를 늦추고 골반 한쪽을 낮추고 안정화하는데도(그 부위 근섬유가 늘어날 때) 도움을 준다.
실제 움직임 예	책상 옆에 원가 떨어진 물건을 줍기 위해 하는 행동처럼 옆으로 구부를 때 척추의 속도를 늦추고 공을 줍기 위해 숙일 때처럼 앞으로 허리뼈를 굽힐 때 속도를 늦추는 번지코드처럼 작용한다.
도움 되는 팁	허리네모근이 작용하는 것을 느끼려면 계단에서 옆으로 서서 한쪽 발은 한 계단에 올려놓고 다른 다리는 밑에 있는 계단에 걸쳐라. 한 손은 허리의 한 측면에 놓고 이 근육이 짧아지는지 늘어나는지 느끼기 위해 걸쳐 있는 다리를 들었다 놨다 해본다.

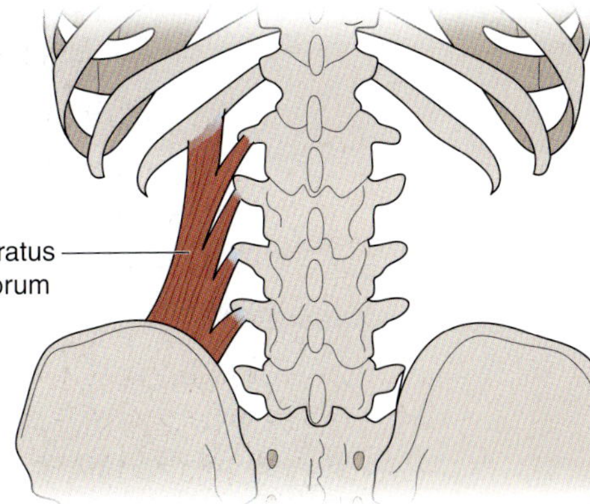

배곧은근(복직근, Rectus Abdominis) 복근 그룹

근육의 특징	두덩뼈(치골, pubic bone)가 있는 골반 밑에서 시작하여 몸통 앞쪽을 따라 위로 이동하여 복장뼈(sternum) 맨 아래와 5~7번 갈비뼈 연골까지 들어가는 길고 편평한 복근(Gray 1995).
근육의 동작	척추를 앞으로 굽히고 복부를 압박한다(Clippinger 2007).
실생활에서의 동작들	척추가 뒤로 아치를 그릴 때(extension) 배곧은근은 번지코드(bungee cord) 같은 작용을 하여 속도를 늦춘다.
실제 움직임 예	전통적인 관점에서 침대에서 앉기와 같은 척추 굽힘을 요하는 활동을 돕는 작용을 한다. 축구 경기 중 드로잉, 테니스에서 서브할 때 위 뒤로 뻗는 동작과 같은 활동에서 척추 폄(extension)을 늦추는(척추 굽힘을 위한 잠재적 에너지를 저장하기 위해) 번지코드(bungee cord)처럼 작동한다.
도움 되는 팁	척추가 단지 구부러지기만 하는 전통적인 크런치 동작은 만성적으로 배곧은근(rectus abdominis)을 짧게 할 수 있다. 하지만, 복근이 척추 신장의 속도를 늦추는 운동은(21장의 신장 크런치 참고) 척추가 뒤로 아치를 그릴 때 효과적으로 속도를 늦추기 위해 이 근육을 강화시킬 수 있다.

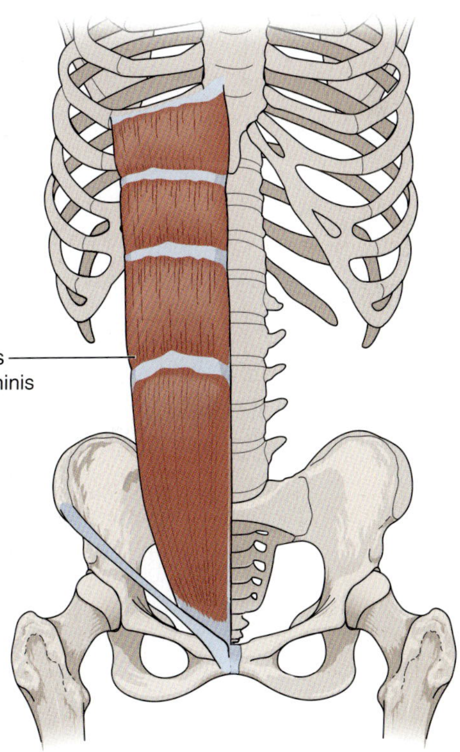

배속빗근(내복사근, Internal Obliques) (복근 그룹)

근육의 특징	몸통 뒤쪽 등허리근막(thoracolumbar fascia)과 골반의 엉덩뼈(ilium)에서 시작하여 몸통 앞과 옆을 감싸면서 복부의 정중선에 있는 결합조직과 아래 세개의 갈비뼈로 들어가는 복근(Gray1995).
근육의 동작	척추를 앞으로 굽히고(spine flexion) 몸통을 회전시키는데 도움을 준다. 또한, 한쪽 측면에서만 근섬유가 수축할 때 옆으로 굽히거나 복부 압착을 돕는 역할을 한다(Clippinger 2007).
실생활에서의 동작들	배속빗근의 번지코드 작용은 척추가 뒤로 아치를 그릴 때(더 길게 늘어남), 회전 할 때, 옆으로 굽힐 때 척추의 속도를 늦춘다. 이러한 움직임을 하는 동안, 근육은 척추 굽힘과 반대 방향으로의 회전을 돕기 위해 잠재적인 에너지를 저장한다.
실제 움직임 예	전통적인 관점에서 척추를 굽히고 회전하고 옆으로 굽히는 작용을 한다(나무를 자르는 힘을 생성한다). 골프, 테니스, 차 안에서 뒷좌석에 물건을 잡으려고 뒤로 돌리는 등과 같은 활동에서 척추의 신장, 회전, 옆으로 굽힘 등의 속도를 늦추는 번지코드처럼 작용한다.
도움 되는 팁	배의 근육은 척추의 폄, 회전, 옆으로 굽힘 등의 속도를 늦추기 위해 모든 근육이 함께 작용한다. 배의 근육은 다기능 근육이므로 다기능적인 방식으로 운동해야 한다.

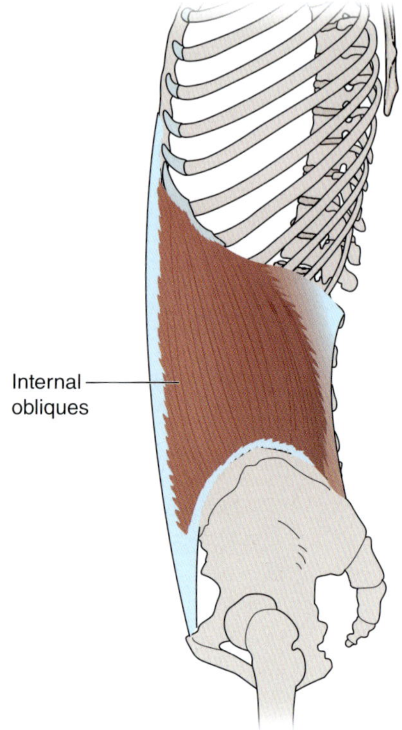

배바깥빗근(외복사근, External Oblique) (복근 그룹)

근육의 특징	아래쪽 8개의 갈비뼈 옆에서 시작하여 아래로 이동하여 몸통 앞을 가로질러 복부 중앙에서 백색선(linea alba)과 골반 앞으로 들어가는 복근(Gray 1995).
근육의 동작	척추를 앞으로 굽히고(flexion) 몸통을 회전한다. 또한, 척추를 옆으로 굽히는 것(근섬유가 한쪽 측면에서만 수축할 때)과 복부압박(abdominal compression)을 돕는다(Clippinger 2007).
실생활에서의 동작들	배바깥빗근의 번지코드 작용은 척추가 뒤로 아치를 만들고(extension) 회전하고 옆으로 굽힐 때 속도를 늦춘다.
실제 움직임 예	걷기, 달리기, 골프에서의 백스윙을 할 때 팔을 흔들고 몸을 회전하는 움직임에서 신전, 옆으로 굽힘, 몸통의 회전을 천천히 하도록 배속빗근과 함께 번지코드 처럼 작용한다. 더욱이, 이러한 근육들은 반대 방향에서 강한 움직임을 만들어 내기 위해 잠재적인 에너지를 저장한다(골프스윙 중 팔로우 스루).
도움 되는 팁	빗근(oblique)의 회전 작용에 의해 몸통에서 만들어지는 움직임은 복부 근막(abdominal fascia)에 혈액 공급을 증가시키고 건강, 유연성 기능성을 유지할 수 있도록 돕는다.

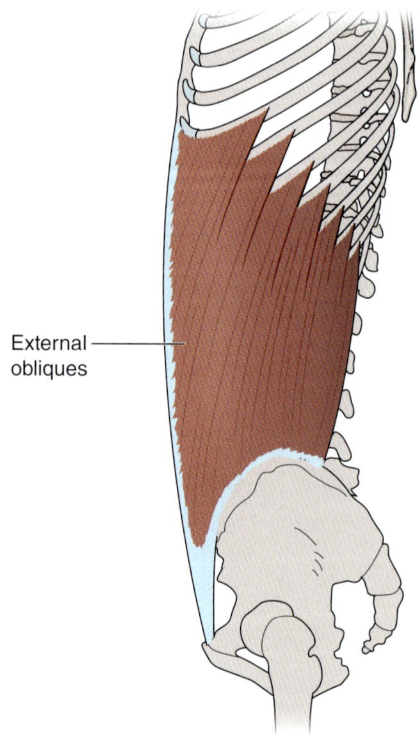

큰허리근(대요근, Psoas Major) (엉덩이 굽힘근 그룹)

근육의 특징	모든 허리뼈(lumbar vertebrae)와 마지막 등뼈(thoracic vertebrae) 측면에서 시작하여 골반을 가로질러 이동하여 넙다리뼈(femur) 윗부분의 안쪽에 뒤를 향해 들어가는 엉덩이 굽힘 근육(hip flexor muscle)(Gray 1995).
근육의 동작	엉덩이와 다리를 굽히고 표면상으로 엉덩이와 다리를 회전시킨다. 또한 사람이 서 있을 때 허리-골반 다리이음뼈를 안정시킨다(Gray 1995).
실생활에서의 동작들	큰허리근의 번지코드 작용은 엉덩이와 다리의 폄과 안쪽돌림을 감속시킨다. 이 작용은 근육이 잠재적 에너지를 저장하도록 하는데 엉덩이가 굴곡하면서 다리가 가쪽돌림을 하는데 돕도록 쓰인다.
실제 움직임 예	걷기와 달리기와 같은 활동에서 다리가 골반 뒤로 움직일 때 속도를 늦추는 번지코드처럼 작용한다. 이 근육의 늘림(lengthening)은 이러한 활동들에서 다리를 앞으로 흔들고 엉덩이을 굽히는데 사용되는 잠재적인 에너지를 만들어낸다.
도움 되는 팁	타이트한 엉덩관절 굽힘근(hip flexors)은 지나친 허리척추앞굽음증(요추전만, lumbar lordosis)와 골반 앞기울임(골반전방경사, anterior pelvic tilt)를 야기(악화) 하면서 허리뼈를 앞으로 당길 수 있다.

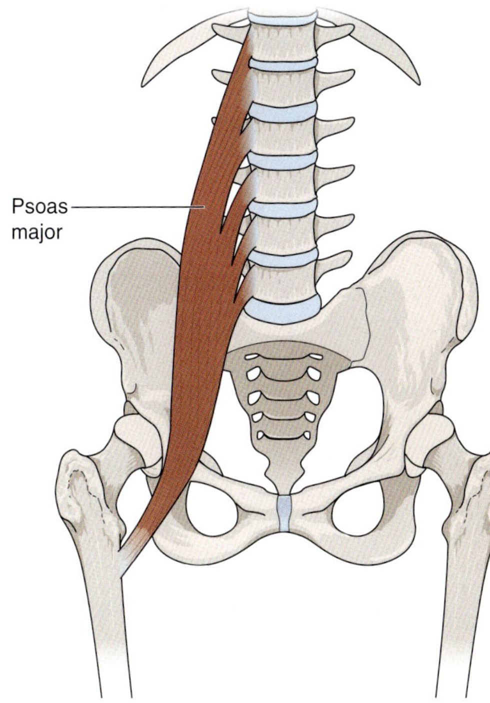

엉덩근(장골근, Iliacus) (엉덩이 굽힘근 그룹)

근육의 특징	엉덩관절 굽힘근(hip flexor)은 골반 앞면 위쪽에서 시작하여 볼기뼈 절구(관골와, hip socket)을 가로질러 아래로 이동하여 넙다리뼈(femur) 상단의 안쪽에서 뒤를 향해 들어간다.(Gray 1995)
근육의 동작	엉덩이와 다리를 굽히고 바깥쪽으로 회전시킨다,(Gray1995)
실생활에서의 동작들	엉덩근의 번지코드 작용은 엉덩이와 다리의 폄과 안쪽돌림을 감속시킨다.
실제 움직임 예	다리가 몸통 뒤로 이동할 때(extension) 엉덩이와 다리의 속도를 낮추는 번지코드처럼 작용한다. 또한 걷기, 달리기, 계단 오르기 등에서 다리의 안쪽돌림을 천천히 하게 한다. 이 근육을 늘리는 것은 나중에 다리를 앞으로 들고 바깥으로 회전시키는데(엉덩이를 굽힘) 도움을 주는 잠재적 에너지를 만들어 낸다.
도움 되는 팁	엉덩근은 볼기뼈 절구(hip socket)을 가로지르면서 큰허리근의 근섬유와 결합하여 엉덩이와 다리가 굽힘, 폄, 돌림하면서 함께 작용한다.

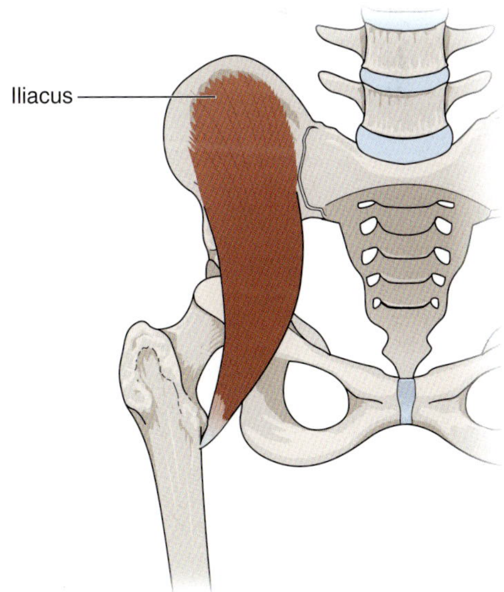

허리-골반 다리이음뼈 근육이 일반적인 근골격계 균형(편차)에 미치는 영향

이 장에서 논의된 근육들은 모두 다리(leg), 엉덩이(hip), 골반(pelvis), 허리뼈의 움직임을 조절하는데 도움을 주는 역할을 한다. 이것들은 구조를 제공하고 상체와 하체 사이에 중요한 연결을 형성하고 지지하며 다리를 자유롭게 움직이고, 몸통, 팔, 목, 머리가 균형을 유지하고 움직이게 한다. 허리뼈, 골반, 엉덩이의 근육 불균형은 역학사슬(kinetic chain)의 어느 곳에서든 움직임과 기능을 방해할 수 있다(Price and Bratcher 2010). 이 챕터에서 허리-골반 다리이음뼈의 가장 흔한 두 가지 편차로 근육의 번지코드(bungee cord)가 특징지어지는 4가지 예시가 있다.

예 1: 벌림근(외전근, abductors)

전통적인 해부학에서는 엉덩이 벌림근이 수축할 때 다리를 몸의 중앙에서 멀리 이동시킨다고 이야기한다(DeLisa, Gans, and Walsh 2005). 벌림근의 움직임은 양손 가득 식료품을 든 채 다리 바깥쪽으로 문을 열었을 때 볼 수 있다. 하지만, 걷는 동안 체중을 지탱하는 다리에 힘이 전달되는것 처럼 각각의 근육들이 다른 방식으로 기능한다. 이러면, 벌림근이 엉덩이와 다리 윗부분이 신체 바깥을 향한 움직임을 천천히 하기 위해 긴장할 때 벌림근이 늘어나게 된다(그림 10.5). 이는 또한 바깥굽은(valgus) 자세에서 신체 중앙을 향해 무릎이 움직이는 것을 제한한다(DeLisa, Gans, and Walsh 2005). 이러한 움직임 동안 벌림근에서 만들어진 긴장(장력, tension)은 볼기뼈 절구(관골구, hip socket)를 안정화시켜 전체 허리-골반 다리이음뼈의 기능을 바로잡는 데 도움을 준다. 이 근육 군이 제대로 기능을 하지 않으면 다리, 무릎, 엉덩이, 골반이 불안정해진다. 이는 엉덩이와 다리의 지나친 회전으로 이어지고 골반이 과도하게 전방으로 회전할 수 있다(Price and Bratcher 2010).

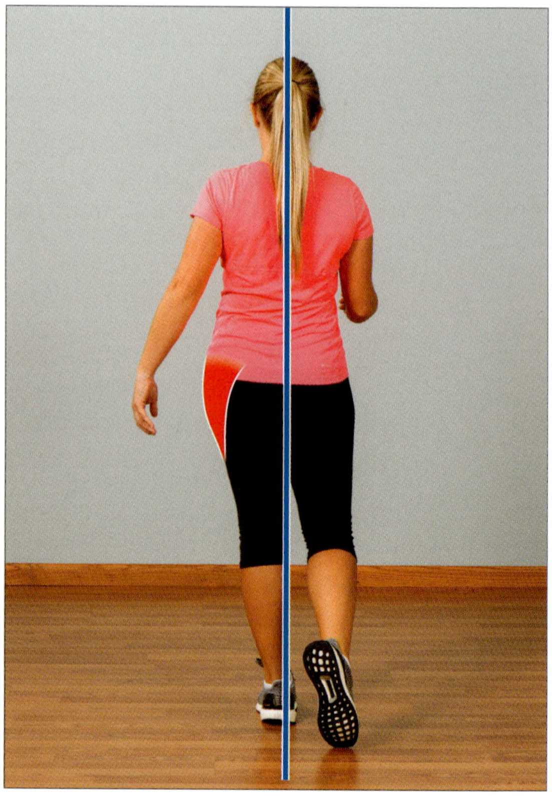

그림 10.5 벌림근의 번지코드(bungee cord) 작용 예

런지를 하듯 오른쪽 다리를 앞으로 하고 다리를 벌려서 있을 때 벌림근의 실제 기능을 경험할 수 있다. 왼손이 왼쪽을 향해 뻗어나갈 때 오른손을 오른쪽 엉덩이 옆면에 둔다. 오른쪽 엉덩이를 오른쪽으로 이동시키면서 천천히 런지를 수행한다. 오른쪽 엉덩이를 오른쪽으로 더 밀수록 엉덩이의 측면에서 벌림근이 더 많이 작용하는 것을 느낄 것이다. 오른쪽 엉덩이가 바깥쪽으로 움직여, 오른쪽 무릎에서 엉덩이와 다리까지 떨어지면, 엉덩이 오른쪽으로 너무 멀어지는 것을 막기 위해(넘어지는 것을 막기 위해) 큰볼기근(gluteus maximus), 작은볼기근(gluteus minimus), 중간볼기근(gluteus medius), 넙다리근막긴장근(TFL) 모두 번지코드(bungee cord)처럼 늘어난다.

예 2: 척주세움근(척주기립근, Erector Spinae)

이름이 의미하듯이, 척추세움근은 척추가 골반 위에 서 있도록 도와준다. 척추가 앞으로 구부러질 때, 이 근육들은 전방 움직임 동작을 늦추기 위해 번지코드처럼 긴장하며 늘어난다. 이러한 근육의 늘림(lengthening)은 척추를 똑바로 당기는데 사용되는 긴장(tension)을 만들어내는 데도 도움이 된다. 하지만, 이러한 근육들이 정확히 작동하지 않으면, 서기, 걷기, 달리기와 같은 활동 시 몸통이 앞으로 넘어지는 것을 막지 못하고 필요할 때 몸통을 곧게 선 자세(upright position)를 유지하지 못하게 할 수 있다. 결과적으로 신체의 무게 중심이 앞으로 이동하고, 나머지 신체가 균형을 유지하도록 보상작용을 한다. 이는 허리-골반 다리이음뼈의 자세를 방해할 수 있는데, 이미 자연스럽게 앞으로 기울어진 골반이 더 회전하여 골반 앞기울임(anterior pelvic tilt)으로 이어지며(그림 10.6) 이에 몸통을 똑바로 서 있게 유지하기 위해 지나친 허리의 아치를 그리게 한다(Price and Bratcher 2010).

예 3: 배근(복근, Abdominalis)

배근의 전통적 해부학적인 기능은 척추를 앞과 옆으로 굽히고 회전시키는 것이다. 하지만, 배근은 척추를 굽히고 회전시킬 뿐만 아니라 번지코드처럼 늘어나면서 척추가 펴지고 옆으로 굽혀지고 회전하는 속도를 늦춘다. 예를 들면, 배곧은근(rectus abdominis)은 사람이 걷고 있을 때 지면으로부터 하체를 거쳐 골반, 갈비우리(rib cage), 척추로 이동하는 영향으로 긴장 상태에서 늘어난다(그림 10.7). 그렇게 하면, 척추가 뒤쪽 아치를 만들 때 허리뼈에 가해지는 힘을 줄이고 지나친 허리척추앞굽음(요추전만, lumbar lordosis)의 부정적 효과를 줄이는데 도움을 준다. 더욱이, 빗근(oblique)은 몸통이 좌-우로 움직이거나 회전할 때 번지코드처럼 긴장 상태에서 늘어나는 데 이는 허리뼈에 가해지는 힘을 줄인다(그림 10.8)(Price and Bratcher 2010).

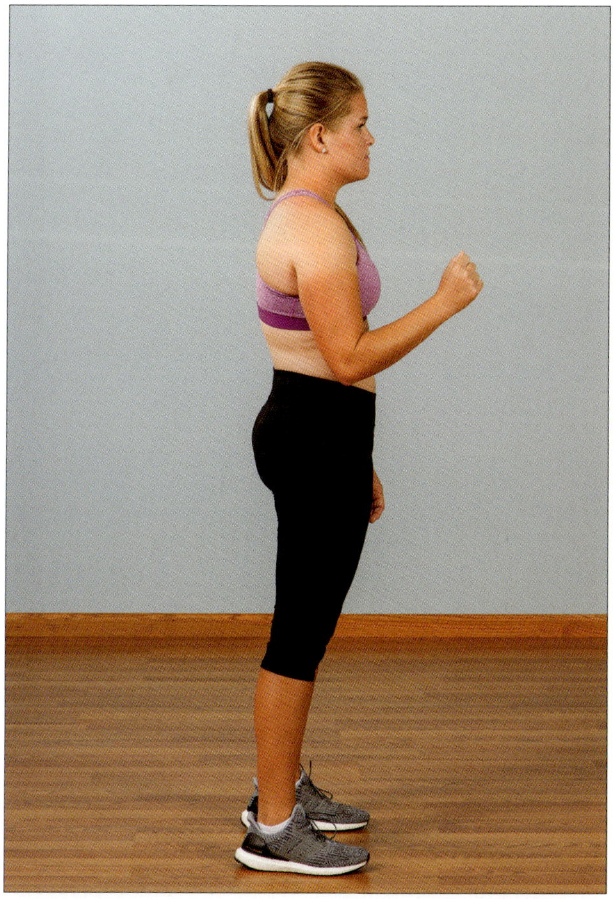

그림 10.6 무게 중심이 앞으로 이동한(forward position) 자세를 보완하기 위한 허리뼈와 골반의 예

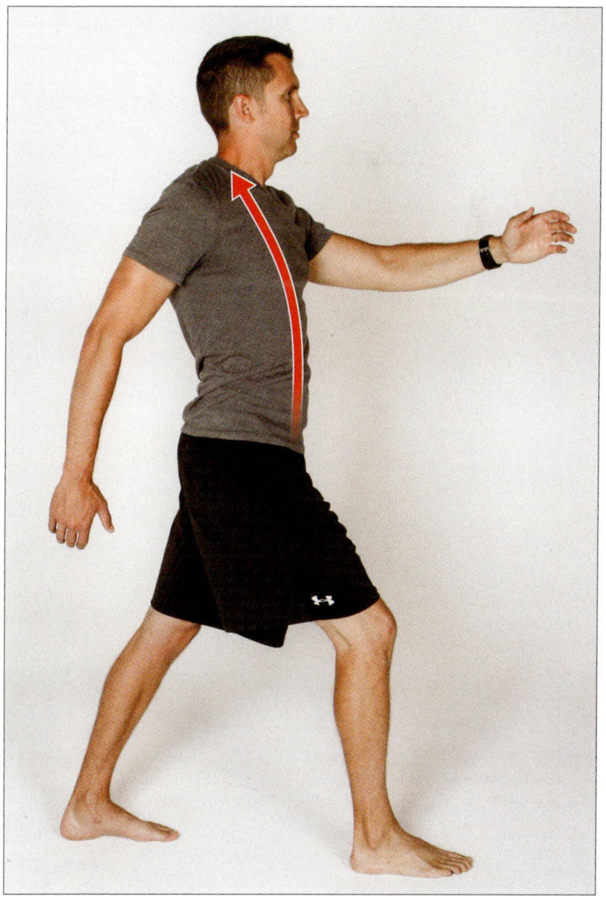

그림 10.7 척추 폄(spine extension)을 줄이기 위한 배곧은근의 번지코드 작용의 예

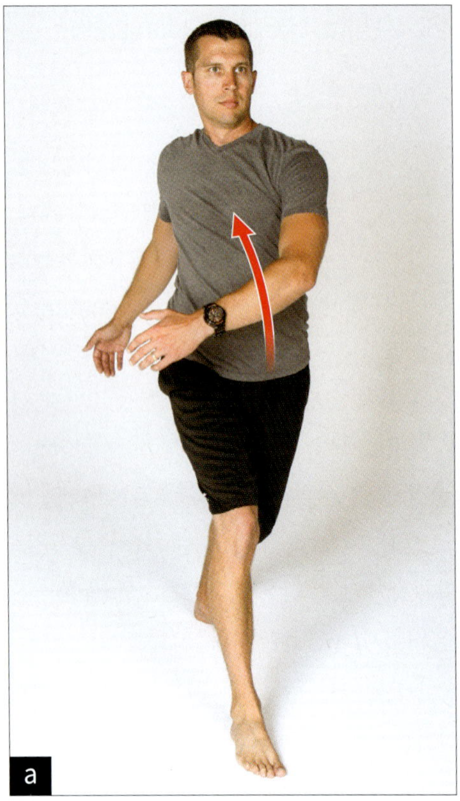

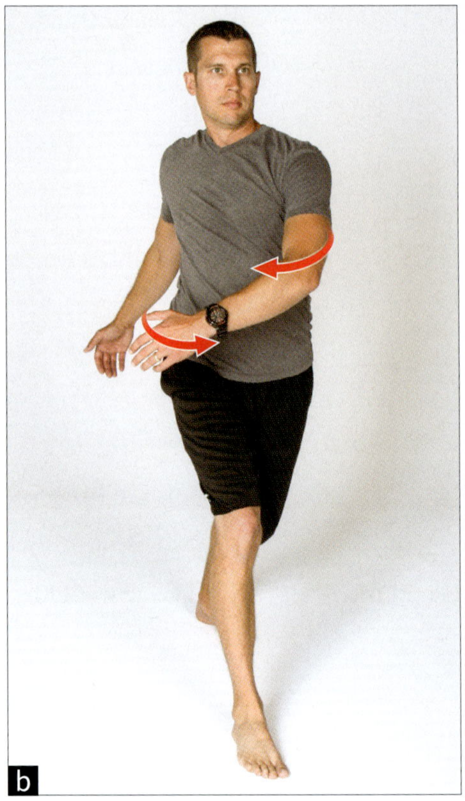

그림 10.8 척추의 측면 굽힘(a)과 회전(b)을 줄이기 위한 빗근이 늘어나는(비스듬히 늘어나는)예

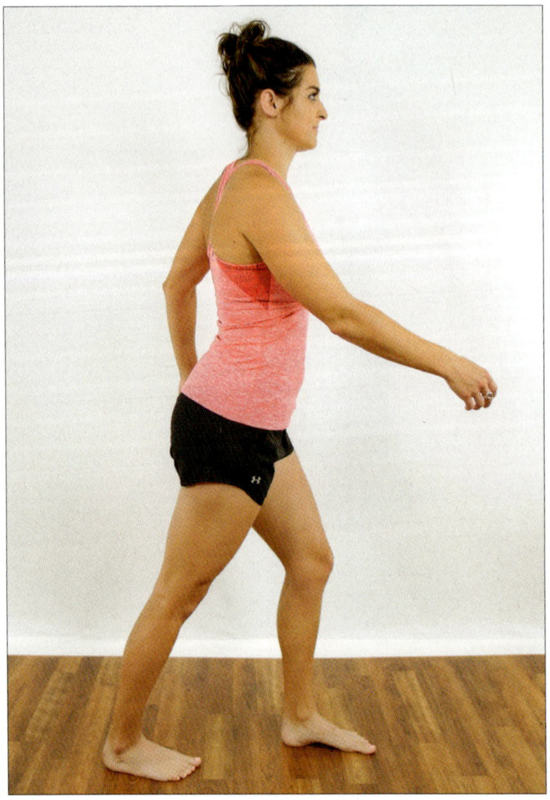

그림 10.9 빡빡한 엉덩관절 굽힘근에 의해 야기되는 지나친 허리척추앞굽음증(그리고 연관된 전면 골반 기울어짐)

예 4: 엉덩관절 굽힘근(고관절 굴곡근, hip flexors)

엉덩관절 굽힘근에 대한 전통적인 설명에 따르면 이 근육 집단은 다리를 들어 올리고, 흔들기 위해 엉덩이와 다리를 바깥쪽으로 회전시킨다. 이것이 정확하기는 하지만, 또 다른 목적은 발이 땅에 있을 때 몸 뒤로 이동하면서 엉덩이와 다리의 폄과 안쪽돌림을 늦추기 위해 긴장 상태에서 길어지는 것이다. 하지만, 엉덩관절 굽힘근이 효과적으로 늘어나지 못하면 다리가 펴지면서 허리가 아치형(overarch)을 그리게 된다(그림 10.9). 엉덩관절 굽힘근은 허리뼈와 골반에서 시작하여 넙다리뼈(femur) 상단에 붙기 때문에, 이 근육들의 만성적인 단축(혹은 기능부전)은 허리뼈가 다리 쪽으로 앞으로 당겨지는 결과를 초래하며 지나친 허리척추앞굽음증의 일반적인 불균형을 악화시킨다(anterior pelvic tilt가 동반).

엉덩관절 굽힘근을 효과적으로 늘릴 수 없으면 모든 체중 부하 활동에서 문제를 야기할 수 있다. 이러한 이유는 폄 운동(extension movements)을 조절하기 위해 엉덩관절 굽힘근의 유연성이 더 요구되기 때문에 특히 엉덩이와 다리의 폄에서 문제를 야기한다.

요점 정리

허리뼈(lumbar spine), 골반(pelvis), 엉덩(hips)이의 근육과 연부조직은 엉덩이, 골반, 허리뼈에 훌륭한 안정성을 제공한다. 또한 다리와 몸통에서 큰 각도의 움직임을 가능하게 해 운동(locomotion)을 하는데 중요한 역할을 한다.

- 등허리근막(thoracolumbar fascia)은 허리, 골반, 척추의 뼈, 근육, 연부조직을 덮는 넓고, 치밀하고, 여러 층으로 된 근막 시스템이다. 허리뼈, 골반, 엉덩 부위에 강한 지지와 안정성을 제공한다.
- 많은 중요한 인대들이 허리뼈, 골반, 엉덩 부위를 함께 묶어 놓는 것을 돕는다. 예를 들어, 엉치결절인대(sacrotuberous ligament) 인대는 엉치뼈(sacrum)와 골반을 연결하는데, 다리를 척추 아래에 연결하기도 한다(햄스트링의 시작 지점을 통해서). 이 인대(그리고 다른 인대들)로 인한 햄스트링과 척추의 협력은 굽힘과 폄을 조절하는데 엉덩이, 다리, 척추가 함께 작동할 수 있게 한다.
- 보행하는 동안 힘이 체중을 부하하는 다리로 이동할 때 엉덩이와 다리 모음(adduction)을 감속시키기 위해 벌림근(abductors)이 늘어난다(lengthening).
- 척추세움근(erector spinae muscles)은 척추를 똑바로 들어 올리는데 도움을 주지만, 척추가 앞으로 그리고 좌-우로 구부려질 때 척추의 속도를 늦추기 위해 늘어난다.
- 배근은 척추의 돌림, 굽힘, 옆으로 굽히기 등을 돕는다. 흔히 윗몸 일으키기나 크런치 같은 단축성(concentric) 운동을 이용한 움직임을 수행할 수 있도록 조절되어 있다. 하지만, 척추의 회전을 늦추는 역할도 하기 때문에 신장성(eccentric) 운동으로 강화해야 한다.
- 엉덩관절 굽힘근은 걸을 때 다리를 앞-뒤로 흔들기 위해수축하고 또한 엉덩이와 다리의 폄을 늦추기 위해 길이가 늘어나는 방식으로 작동하기도 한다. 과다엎침(overpronation), 밖굽이 무릎(valgus knee), 골반 앞기울임(anterior pelvic tilt) 같은 근골격계 편차는 볼기뼈절구(hip socket)의 다리 정렬(alignment)에 영향을 주고 엉덩관절 굽힘근이 정확한 늘림 및 하중을 받는 능력에 영향을 준다.

자가 점검

근육이 어떻게 움직임을 늦추기 위해 늘어나는(extenstion)지에 대한 번지코드(bungee cord) 개념을 이해해야 한다(그리고 나서 움직임을 생성하기 위해 잠재적 에너지(potential energy)를 저장하는지). 이러한 방식으로 근육의 부하와 무부하는 관절이 자연적인 힘으로 인한 스트레스를 덜 받게 하고 움직임이 좀 더 효과적이고 효율적이 된다.

근육이 중력, 회전력 또는 둘 모두를 늦추기 위해 작용하는 각각의 근육의 움직임을 생각하도록 노력해라. 예를 들어 누군가 동전을 줍기 위해 몸을 굽힌다면 척추 근육은 중력에 대항해 앞으로 회전하며 척추를 천천히 움직이도록 도울 것이다.

근육(Muscle)	움직임 예(Movement example)	천천히 하는 힘(중력, 회전, 둘다) Force it slows down(gravity, rotation, or both)
배속빗근 (내복사근, Internal obliques)		
엉덩갈비근(장늑근, Iliocostalis)		
배곧은근 (복직근, Rectus abdominis)		
큰허리근(대요근, Psoas major)		
엉덩근(장골근, Iliacus)		
작은볼기근 (소둔근, Gluteus minimus)		
배바깥빗근 (외복사근, External obliques)		

CHAPTER 11
Functional Anatomy of the Thoracic Spine and Shoulder Girdle
등뼈와 팔이음뼈의 기능 해부학

등뼈는 가슴우리(흉곽, rib cage)와 관절 하는 척주의 중앙 부분이다. 팔이음뼈(견갑대, shoulder girdle)는 근육, 힘줄, 인대, 관절을 통해 이 부위와 연결되고 움직인다(McMinn 2005).

뼈와 관절

등뼈와 팔이음뼈는 12개의 등뼈와 상체의 많은 뼈로 구성된다. 어깨뼈는 가슴우리(각각의 흉추 측면에 붙어 있는 24개의 뼈로 형성)위에 있다. 어깨뼈봉우리(견봉, acromion)는 어깨뼈의 위쪽에서 어깨뼈가시(견갑극, spine of the scapula)를 통해서 바깥으로 뻗어있다(그림 11.1)(Middleditch and Oliver 2005).

복장뼈(흉골, sternum)는 갈비뼈가 모여 갈비뼈의 앞쪽을 형성하는 가슴 앞쪽에 위치한 넓고 편평한 뼈이다. 빗장뼈(쇄골, clavicle)은 복장뼈 윗부분에 붙어 있으며[즉 복장빗장관절(흉쇄관절, sternoclavicular joint)] 바깥쪽으로 뻗어 나와 어깨뼈봉우리와 함께 팔이음뼈(shoulder girdle)의 윗부분을 형성한다[즉 봉우리빗장관절(견봉쇄골관절, acromioclavicular joint)]. 위팔뼈(상완골, humerus)의 끝 부분은 관절순(labrum), 관절오목(관절와, glenoid cavity)과 관절을 형성하여 주된 어깨관절(상완와관절, glenohumeral joint)을 만든다(Siegel 2002). 팔이음뼈의 모든 움직임은 대단히 복잡하고 이 부위의 모든 뼈, 근육, 힘줄, 인대, 근막의 완벽한 조화에 따라 달라진다.

연부조직 구조

등뼈와 팔이음뼈의 몇몇 연부(연부)조직 구조들은 움직임에 영향을 주고 도와준다. 이 부위는 또한 호흡과 같은 필수적인 생명기능을 도와주는 다른 연부조직도 포함하고 있어서 근골격계 불균형에 의해 부정적인 영향을 받을 수 있다.

가로막(횡격막, diaphragm)

가로막은 가슴우리 바닥을 가로질러 뻗어있는 돔 형태의 근육이다(그림 11.2). 가로막은 다른 골격 근육과 달리 몸통의 가슴안(흉강, torso)(심장과 페를 포함)과 배안(복강, abdominal cavity)(소화 기관을 포함)을 분리하는 근육섬유로 둘러싸인 막이다. 갈비사이(늑간, intercostals)을 따라 다른 근육처럼 팽창하고수축하며 호흡에 사용되는 주된 근육이다(Rhoades and Bell 2009).

숨을 들이마시면 가로막과 가슴우리의 갈비사이근이 수축하여 가슴안 공간이 넓어진다. 이는 근육들의 수축으로 만들어진 빈 공간으로 폐가 팽창하도록 한다. 폐가 공기로 채워지면, 가로막과 갈비사이근은 이완된

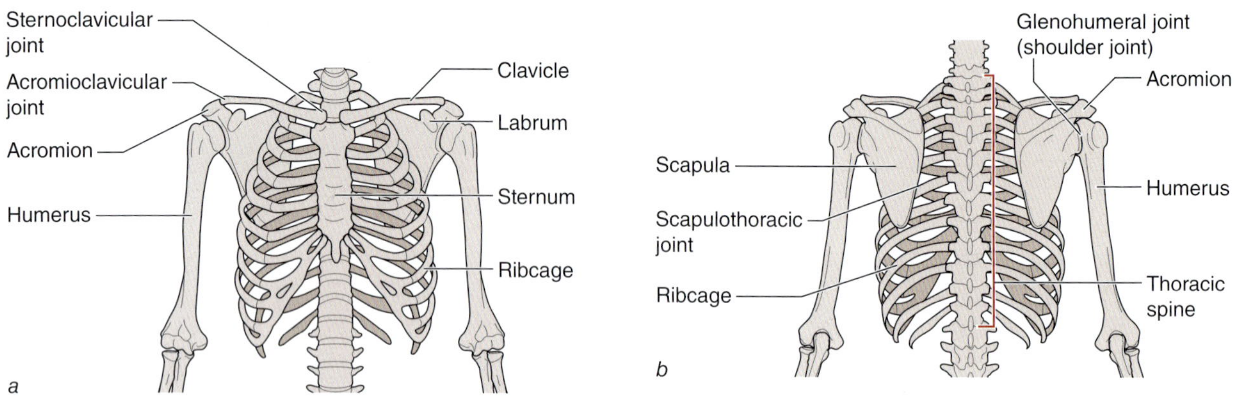

그림 11.1 등뼈와 팔이음뼈의 해부학**(a)** 앞면)**(b)** 뒷면

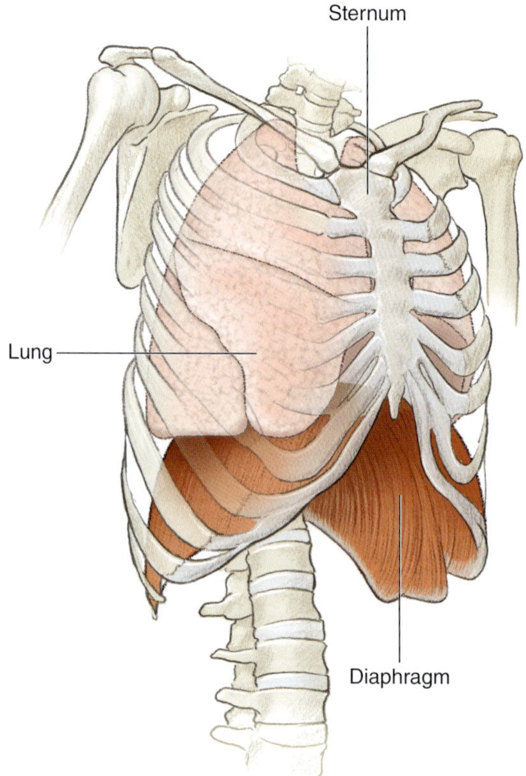

그림 11.2 가슴 가로막(횡격막, Thoracicdiaphragm)

다. 이렇게 하면 가슴안에서 사용가능한 공간이 줄어들고 공기가 폐에서 다시 빠져나간다(날숨)(Rhoades and Bell 2009).

가로막은 호흡하는 역할 외에도 기침, 재채기, 배뇨, 배변과 같은 배출을 요하는 움직임 동안 배를 아래로 눌러수축할 때 복압을 증가시킨다(West 2000). 숨을 들이마시는 동안 이 압력 증가는 무거운 짐을 들어 올릴 수 있도록 허리뼈를 안정시키고 장기에 혈류 공급을 증가시켜 건강을 유지시킨다(Middleditch and Oliver 2005).

갈비사이근(늑간근, Intercostal Muscles)

갈비뼈 사이에 위치하여 호흡을 도와주는 근육군으로 갈비사이근이라고 불린다(그림 11.3). 22개의 갈비사이근이 있으며 11개는 속갈비사이근(내늑간근, internal intercostals), 11개는 바깥갈비사이근(외늑간근, external intercostals)이다. 바깥갈비사이근은수축할 때 가슴안을 팽창시켜서 폐에 공기가 들어가게 한다. 속갈비사이근은 바깥갈비사이근 밑에 위치하는데 가슴우리을 압박해서 폐에서 공기가 나오게 한다(Singh 2005).

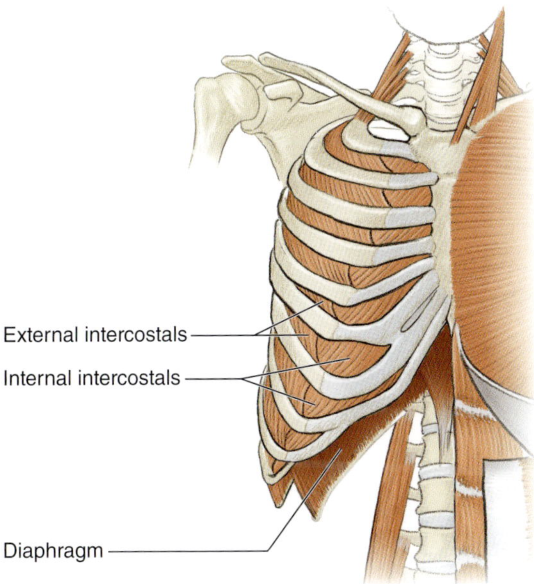

그림 11.3 갈비사이근(늑간근)

등뼈와 팔이음뼈의 흔한 근골격계 불균형은 호흡하는 방식에 역효과를 가질 수 있다. 예를 들면, 지나친 등척추뒤굽음(흉추후만, thoracic kyphosis)은 가슴우리(rib cage)이 앞과 뒤로 무너지게 하고 만성적으로 갈비뼈, 갈비사이근, 가로막을 압박하여 폐가 공기를 빨아들이는 것을 어렵게 만든다. 우리가 생존하는데 공기가 필요하므로 호흡은 불균형이 발생하면 다른 구조물들이 작동한다. 예를 들면 위쪽 갈비뼈와 어깨가 폐가 팽창하도록 위쪽으로 으쓱(위로 올라감)하게 된다.

이러한 기능장애의 적응은 어깨와 목에서 근육 피로와 근골격계 보상 패턴으로 발전할 수 있다. 그러므로, 등뼈와 팔이음뼈의 호흡 작용이 올바르게 작동하도록 정렬되어야 한다.

근육(muscles)

등뼈, 가슴우리, 팔이음뼈에서 시작되는 많은 근육들이 있다. 이 장에서 논의된 근육들은 다음과 같다.

- 넓은등근(광배근, latissimus dorsi)
- 큰가슴근(대흉근, pectoralis major)
- 작은가슴근(소흉근, pectoralis minor)
- 큰마름근(대능형근, rhomboids major)
  작은마름근(소능형근, rhomboids minor)
- 앞톱니근(전거근, serratus anterior)
- 등세모근 위섬유(승모근, trapezius upper fibers)
- 등세모근 중간섬유(승모근, trapezius middle fibers)
- 등세모근 아래섬유(승모근, trapezius lower fibers)
- 어깨밑근(견갑하근, subscapularis)
- 가시위근(극상근, supraspinatus)
- 가시아래근(극하근, infraspinatus)
- 작은원근(소원근, teres minor)
- 위팔두갈래근(상완이두근, biceps brachii)

넓은등근(광배근, Latissimus dorsi)

근육의 특징	허리의 옆면에서 팔 윗부분까지 길게 이어지는 몸통 뒤에 위치한 넓은 근육. 아래 5개의 등뼈와 허리뼈의 가시돌기(spinous processes), 골반의 꼭대기와 옆면, 등허리근막(thoracolumbar fascia), 아래 4개의 갈비뼈, 어깨뼈의 아래쪽에서 시작하여 앞을 향해있는 위팔뼈 꼭대기에 닿는다(Gray 1995).
근육의 동작	팔을 몸 뒤,아래쪽으로 가져오고 안쪽으로 회전시킨다. 팔이 고정되면 넓은등근은 몸통과 골반을 팔 쪽(바깥쪽 굽힘)으로 움직이는 것을 돕는다(Gray 1995).
실생활에서의 동작들	넓은등근의 번지코드(bungee cord) 작용은 팔이 몸통에서 떨어져 위로 이동할 때 속도를 늦춘다. 또한 팔이 고정되어 있을 때 팔로부터 멀리 떨어진 몸통의 속도를 늦추기도 한다. 아래 등뼈와 허리뼈, 허리 근막에서 시작하기 때문에 척추를 안정화하는데도 도움을 준다.
실제 움직임 예	전통적인 해부학적 작용은 걸을 때 팔을 휘두르거나, 도끼로 나무를 찍거나, 수영과 같은 움직임 동안 팔을 아래쪽과 몸통 쪽으로 잡아당기는(내리는) 역할을 한다. 나무에서 내려오는 동작 같은 움직임에서 각각 몸통과 팔이 멀어지려는 것을 천천히 하는 번지코드처럼 작동한다.
도움 되는 팁	만성적으로 짧아진 넓은등근을 갖고 있는 사람은 전형적으로 안쪽으로 회전된 팔과 둥근어깨(굽은등, protracted shoulder girdle)을 갖고 있다.

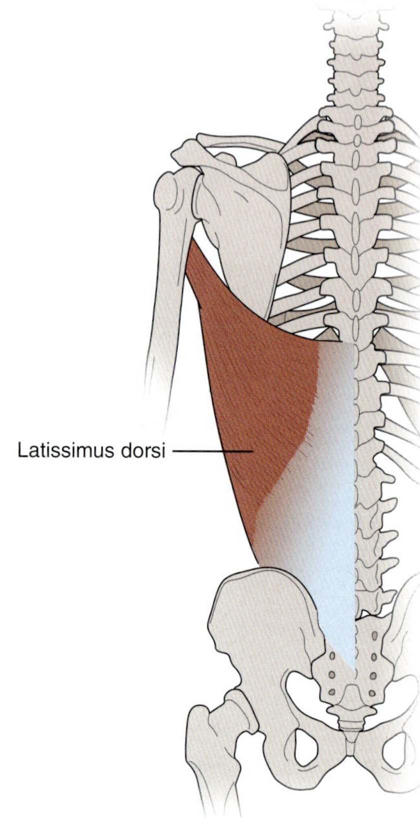

큰가슴근(대흉근, Pectoralis Major)

근육의 특징	상체 앞에서 가슴을 부채꼴 모양으로 가로지르는 근육. 배바깥빗근(external obliques)의 근막, 처음 6개의 갈비뼈의 연골, 복장뼈와 빗장뼈의 안쪽에서 시작한다. 위팔뼈의 위팔 앞면에 붙어있다(Di Giacomo, Pouliart, Costantini, and De Vita 2008).
근육의 동작	팔을 위로(약 90°)들어 몸통을 가로질러 팔을 안쪽으로 회전하는데 도움을 준다(Di Giacomo, Pouliart, Costantini, and De Vita 2008).
실생활에서의 동작들	큰가슴근의 번지코드작용은 팔이 아래로 내려가고 몸통 중앙에서 멀어지는 것을 늦춘다. 또한 바깥쪽으로 회전할 때 속도를 늦춘다.
실제 움직임 예	테니스에서 포핸드 백스윙(forehand backswing)이나 자동차 뒷좌석에 있는 물건을 집으려고 뒤로 손을 뻗는 움직임에서 팔의 속도를 늦추는 번지코드 처럼 작동한다.
도움 되는 팁	오랫동안 컴퓨터를 사용하는 동안 키보드를 타이핑하려면 팔이 몸을 가로질러 앞으로 나와야 한다. 이러한 동작은 시간이 지남에 따라 만성적으로 큰가슴근을 짧아지게(shorten) 할 수 있다.

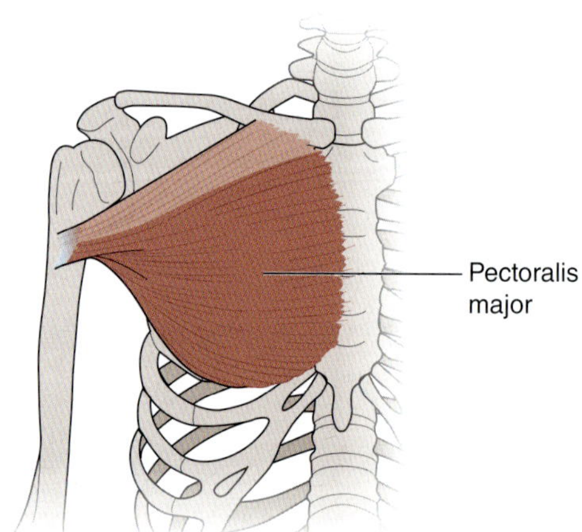

작은가슴근(소흉근, Pectoralis minor)

근육의 특징	몸통 윗부분과 앞면에 위치한 근육. 3, 4, 5번 갈비뼈 앞면에서 시작하여 어깨뼈의 부리돌기(오훼돌기, coracoid process)에 닿는다(Di Giacomo, Pouliart, Costantini, and De Vita 2008).
근육의 동작	어깨뼈를 아래와 앞으로 당긴다. 어깨뼈가 고정되면 작은가슴근 또한 3, 4, 5번 갈비뼈를 들어 올려서 호흡을 도와준다(Di Giacomo, Pouliart, Costantini, and De Vita 2008).
실생활에서의 동작들	작은가슴근의 번지코드 작용은 어깨뼈가 당겨지고(retraction) 팔이 몸 뒤로 이동할 때 가슴우리에 대해 어깨뼈를 안정화시키는데 도움을 준다.
실제 움직임 예	골프에서 백스윙 할 때처럼 팔이음뼈가 스트레스를 받을 때 어깨뼈의 속도를 늦추는 번지코드 작용을 한다(안정화).
도움 되는 팁	만성적으로 타이트한 작은가슴근은 어깨뼈의 안쪽 모서리와 아래 부분을 가슴우리로부터 멀리 들어 올리면서 어깨뼈를 내밀게(protraction) 할 수 있다.

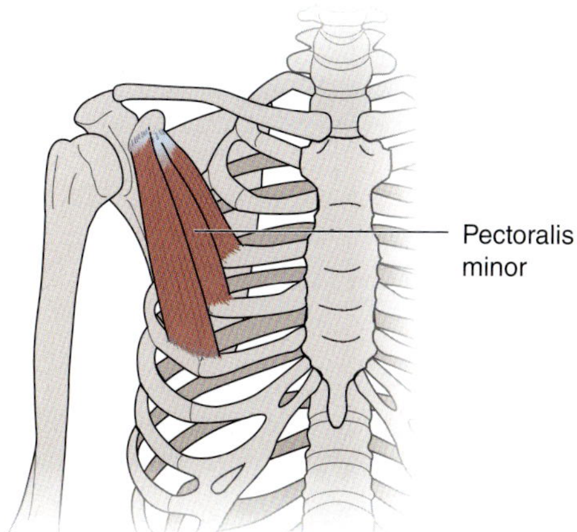

작은마름근, 큰마름근(대, 소 능형근, Rhomboids)

근육의 특징	척추와 어깨뼈 사이에 몸통 뒤에 위치한 근육. 작은마름근과 큰마름근은 둘 다 등뼈 윗부분(작은 마름근의 경우 마지막 목뼈와 목덜미인대에서 시작하여 어깨뼈 아래쪽 각도를 따라 이동하여 척추에 가까운 어깨뼈 안쪽 모서리에 닿는다(Rockwood and Matsen 2009).
근육의 동작	어깨뼈를 척추 방향으로 이동한다.(당김, retraction) (Rockwood and Matsen 2009).
실생활에서의 동작들	마름근의 번지코드 작용은 어깨뼈가 척추로부터 멀리 떨어지려는 움직임을 늦추는데 도움을 준다(어깨뼈의 내밈)
실제 움직임 예	전통적으로 노 젓기와 같은 어깨뼈를 척주 쪽으로 당겨지는 것을 포함하는 모든 움직임 동안 작동한다. 걸을 때 팔을 앞으로 흔들거나 상자를 땅에 내려놓을 때와 같이, 어깨뼈가 척주로부터 멀어지는 것을 천천히 하는 번지코드 작용을 한다.
도움 되는 팁	둥근어깨를 가지고 있는 사람들은 보통 효과적으로 수축할 수 없는 만성적으로 늘어난 마름근을 갖고 있다.

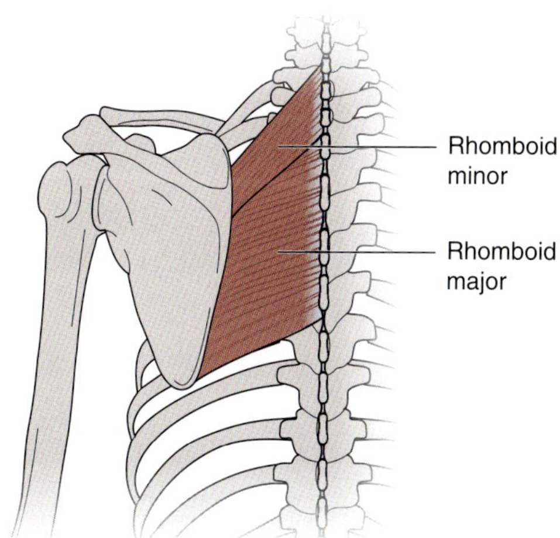

Functional Anatomy

11

등뼈와 팔이음뼈의 기능 해부학

앞톱니근(전거근, Serratus Anterior)

근육의 특징	상체의 옆면을 감싸는 근육. 가슴우리 앞면에 있는 위쪽 8개의 갈비뼈 바깥면에서 시작하여 어깨뼈 아래를 지나 척주에 가장 가까운 어깨뼈 안쪽모서리 경계에 붙는다(Clippinger 2007).
근육의 동작	척추뼈 모서리가 바깥쪽으로 돌출되지 않도록 하면서 어깨뼈를 안정화시키고 척추에서 멀어질 때 가슴우리에 편평하도록 유지한다.
실생활에서의 동작들	앞톱니근의 번지코드(bungee cord) 작용은 어깨뼈가 척추쪽으로 움직일 때(당김, retracton) 전체 팔이음뼈를 안정화하는데 도움을 준다.
실제 움직임 예	팔굽혀 펴기나 크롤링(네발기기)등 팔이 닫힌 사슬(closed chain) 운동을 수행 하는 동안 어깨뼈가 척추를 향해 움직일 때 속도를 늦추는 번지코드 같은 작용을 한다.
도움 되는 팁	앞톱니근은 마름근의 대항근(길항근, antagonist)으로 작용한다.

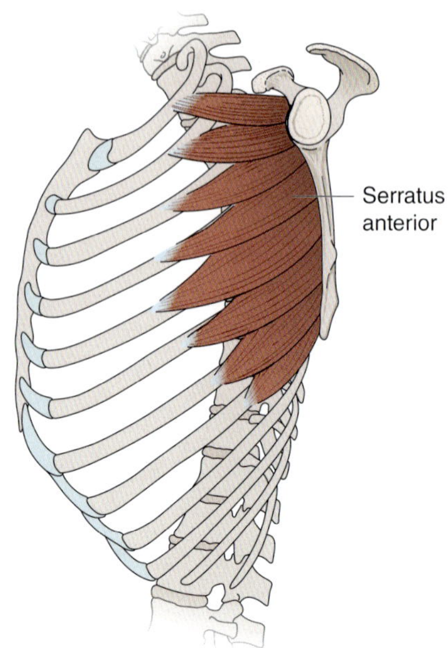

등세모근 위섬유(상부승모근, Trapezius upper fibers)

근육의 특징	몸통 뒤쪽에 있는 큰 삼각형 근육의 한 부분. 등세모근 위섬유는 머리뼈의 아래 부분, 목 뒤의 목덜미인대, 목뼈 아랫부분에서 시작하여 아래쪽으로 길게 펼쳐지면서 이동하여 빗장뼈 바깥쪽 모서리인 어깨뼈봉우리와 어깨뼈가시에 닿는다(Palmer, Epler, and Epler 1998).
근육의 동작	어깨뼈를 들어 올린다. 어깨뼈가 고정될 때 머리뼈 밑 부분을 어깨뼈 위쪽으로 가까이 당기면서 목과 머리를 편다(Palmer, Epler, and Epler 1998).
실생활에서의 동작들	위쪽 등세모근의 번지코드(bungee cord) 작용은 어깨뼈를 내릴 때 속도를 감속시킨다. 또한 머리를 옆으로 기울이거나 앞으로 굽힐 때 등세모근의 이 부분이 늘어나는(lengthening) 작용은 목과 머리의 속도를 늦춘다.
실제 움직임 예	높은 선반에서 상자를 내리는 동작을 하는 동안 어깨뼈의 내림(하강, depression) 움직임을 늦추는 번지코드 같은 작용을 한다. 위쪽 근섬유의 번지코드 특성은 또한 머리를 앞으로 끄덕이거나 글씨를 쓰기위해 아래를 내려 볼 때 활성화된다.
도움 되는 팁	등세모근의 세 부분은 어깨뼈가 위-아래, 안쪽바깥으로 움직일 때 이를 조절하는 데 도와주는 역할들을 수행한다.

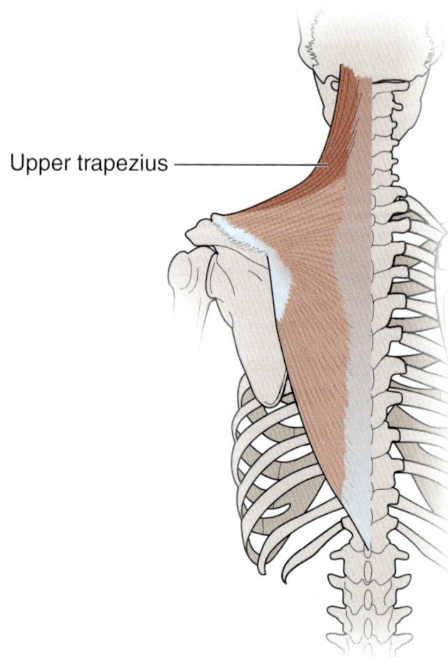

등세모근 중간섬유(중부승모근, Trapezius middle fibers)

근육의 특징	몸통 뒤에 있는 큰 삼각형 근육의 한 부분. 등세모근 중간섬유는 마지막 목뼈와 등뼈의 윗부분에서 시작하여 어깨뼈를 향해 뻗어 나가다 어깨뼈가시 맨 위쪽에 닿는다(Palmer, Epler, and Epler 1998).
근육의 동작	척추를 향해 어깨뼈를 잡아당겨, 오므린다(Palmer, Epler, and Epler 1998).
실생활에서의 동작들	어깨뼈가 척추로부터 멀어질 때 등세모근 중간섬유가 속도를 늦추는 번지코드(bungee cord) 작용을 한다.
실제 움직임 예	허리를 숙여 땅에 짐을 내려놓거나, 줄다리기 하는 동안 팔이 줄을 잡는 활동에서 어깨뼈가 척추로부터 멀어질 때 움직임을 늦추는 번지코드 같은 작용을 한다.
도움 되는 팁	등세모근 중간섬유는 어깨뼈를 안정화하고 속도를 늦추고 당기는 데 마름근(rhomboids)과 함께 작용한다.

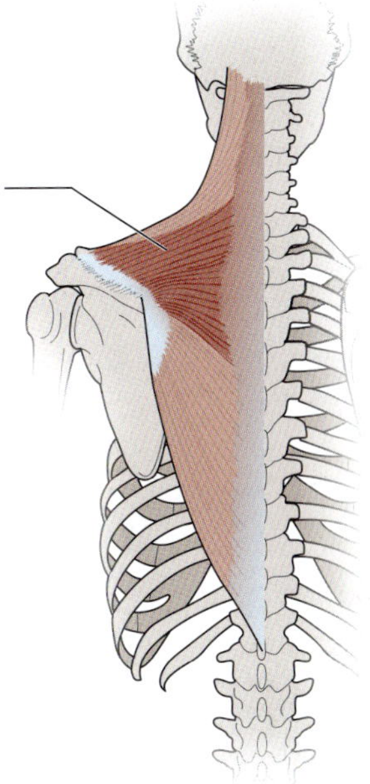

등세모근 아래섬유(하부승모근, Trapezius lower fibers)

근육의 특징	등에 있는 큰 삼각형 근육의 한 부분. 등세모근 아래섬유는 등뼈의 중간과 아래쪽에서 시작하여 어깨뼈를 향해 위쪽과 바깥쪽으로 이동하여 어깨뼈가시에 있는 어깨뼈 상단 근처에 닿는다(Palmer, Epler, and Epler 1998).
근육의 동작	어깨뼈를 아래쪽으로 당긴다(누름, dpression)(Palmer, Epler, and Epler 1998).
실생활에서의 동작들	등세모근 아래섬유의 번지코드(bungee cord) 작용은 어깨뼈가 위로 이동할 때 속도를 늦춘다.
실제 움직임 예	턱걸이 중 내려가는 동작이나, 머리 뒤에서 메디신볼(medicine ball)을 던지는 활동 중에 어깨뼈가 위로 움직이는 것을 늦추는 번지코드 같은 작용을 한다.
도움 되는 팁	전형적으로, 어깨뼈가 올라가 있는 사람들에서 등세모근 아래쪽 근섬유가 만성적으로 늘어나 있다.

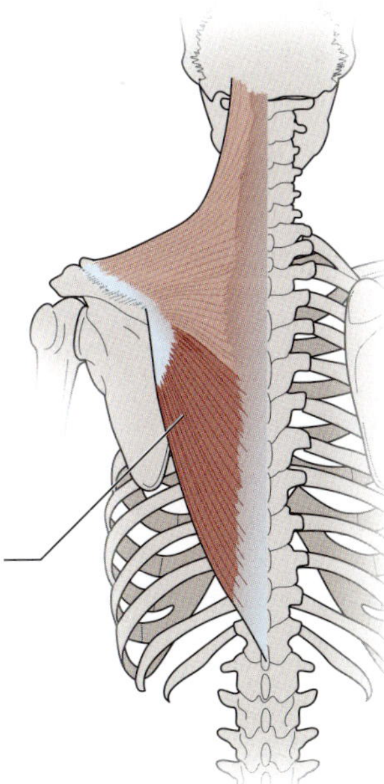

어깨밑근(견갑하근, Subscapularis) 근육둘레띠(회전근개, Rotator Cuff Muscle)

근육의 특징	4개의 어깨 근육둘레띠 중 하나. 척추에서 가장 가까운 어깨뼈 모서리 밑 오목에서 시작하여 어깨뼈와 겨드랑이 밑을 지나 위팔뼈 앞에 닿는다(Clippinger 2007).
근육의 동작	팔을 안쪽으로 회전시키고, 팔을 몸 뒤로 움직이는 역할을 담당한다[모음(adduction)과 폄(extension)] 또한 어깨관절에서 위팔뼈 머리(head of the humerus)를 고정시키는데 도움을 준다[오목위팔관절(관절와상완관절, glenohumeral joint)](Maffulli and Furia 2012).
실생활에서의 동작들	어깨밑근의 번지코드(bungee cord) 작용은 팔이 앞으로 밖으로 또 신체에서 멀리 멀어질 때 팔의 속도를 늦춘다. 이 근육은 또한 어깨관절을 안정화시키는데 도움을 준다.
실제 움직임 예	전통적으로 셔츠 뒷부분을 바지에 안으로 집어넣을 때와 같이 팔을 뒤에서 안쪽으로 돌리려할 때 작동한다. 손뼉을 칠 때 몸 앞쪽으로 팔을 흔들 때 속도를 낮추고 팔굽혀펴기를 할 때 어깨관절에서 팔을 안정화시키는데 도움을 주는 번지코드 같은 작용을 한다.
도움 되는 팁	근육둘레띠(회전근개) 손상은 야구 투수, 테니스 선수, 역도 선수, 배구 선수 그리고 팔이음뼈와 팔에 지속적으로 많은 스트레스를 받은 선수에서 흔하게 나타난다.

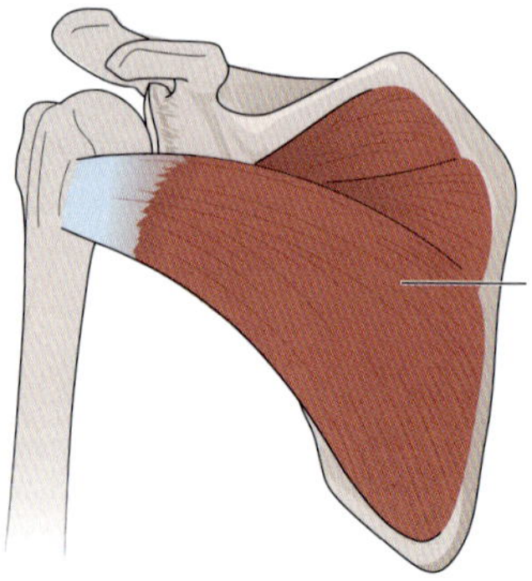

가시위근(극상근, Supraspinatus) 근육둘레띠(회전근개, Rotator Cuff Muscle)

근육의 특징	4개의 어깨 근육둘레띠 중 하나. 척추 가장 가까운 어깨뼈 위 오목에서 시작하여 어깨뼈의 꼭대기를 가로질러 어깨뼈봉우리 아래로 들어가 위팔뼈 윗부분 바깥쪽에 닿는다(Clippinger 2007).
근육의 동작	몸에서 팔을 측면으로 들어올린다(벌림, abduction). 또한 어깨관절에서 위팔뼈 머리를 고정하는데 도움을 준다(Maffulli and Furia 2012).
실생활에서의 동작들	가시위근의 번지코드 작용은 팔이 몸 쪽으로 내려갈 때 팔의 움직임을 늦춘다. 또한, 어깨관절에서 위팔뼈 머리를 안정화시키는데 도움을 준다.
실제 움직임 예	손을 흔들어 작별인사를 하고 손을 옆으로 되돌리는 것처럼 무엇인가를 내리면서 팔의 속도를 늦추는 움직이는 활동에서 어깨 관절을 안정화하고 번지코드 같은 작용을 한다.
도움 되는 팁	가시위근은 4개의 근육둘레띠 중 가장 손상을 많이 받는데 이는 이 근육의 힘줄이 팔이음뼈 어깨뼈봉우리 밑에 인대가 있기 때문이다.

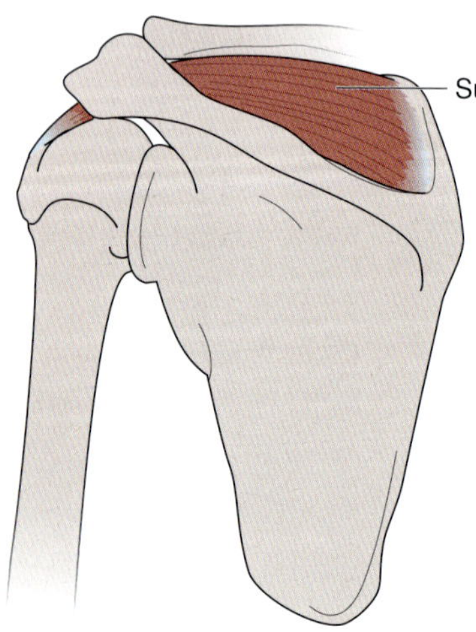

가시아래근(극하근, Infraspinatus) 근육둘레띠(회전근개, Rotator Cuff Muscle)

근육의 특징	4개의 어깨 근육둘레띠 중 하나 척추에서 가까운 어깨뼈의 가장자리에서 시작하여 어깨뼈를 가로질러 위로 이동하여 위팔뼈 바깥쪽 근처 위팔 윗부분에 닿는다.
근육의 동작	팔을 바깥쪽으로 회전시킨다. 또한 어깨관절에서 팔을 안정화시키는데 도움을 준다(Maffulli and Furia 2012).
실생활에서의 동작들	가시아래근의 번지코드 작용은 팔의 안쪽돌림 속도를 늦춘다. 또한 어깨관절에서 위팔뼈 머리를 안정화 시킨다.
실제 움직임 예	차 뒷좌석으로 팔을 대각선으로 뻗을 때처럼 팔이 움직이는 동안 바깥쪽으로 회전하는 것을 돕는다. 걷을 때나 테니스에서 톱스핀 포핸드 샷(topspin forehand shot)을 칠 때처럼 팔이 몸을 가로질러 회전하는 활동에서 팔의 안쪽회전을 느리게 하는 번지코드 같은 작용을 한다. 또한 시티드로우(seated row)같은 운동을 할 때 어깨관절의 팔을 안정화하는데 도움을 준다.
도움 되는 팁	장거리 운전자나 컴퓨터 일을 하는 사람처럼 항상 팔이 앞으로 안쪽회전이 되어있는 사람들은 만성적으로 가시아래근이 늘어나 있을 가능성이 있다.

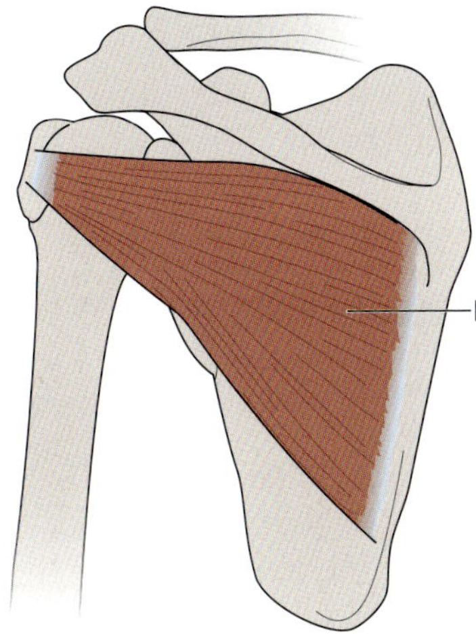

작은원근(소원근, Teres minor) 근육둘레띠(회전근개, Rotator Cuff Muscle)

근육의 특징	4개의 어깨 근육둘레띠 중 하나. 어깨뼈의 바깥쪽 가쪽모서리에서 시작하여 위팔뼈 바깥쪽, 위쪽(상부) 근처에 닿는다(Gray 1995).
근육의 동작	바깥쪽으로 팔을 회전시킨다. 또한 어깨관절에서 팔을 안정화시키는데 도움을 준다(Clippinger 2007).
실생활에서의 동작들	작은원근의 번지코드 작용은 팔이 앞으로 안쪽회전할 때 속도를 늦추도록 도와준다. 또한 어깨관절에서 위팔뼈 머리를 안정화 시킨다.
실제 움직임 예	전통적으로 음식을 쟁반으로 나르는 것처럼 팔과 손이 위를 향해 있을 때 작동한다. 예를 들어 골프나 야구에서 팔로우 스루(follow through)처럼 팔이 몸 앞으로 가로질러 들어올 때 팔의 속도를 늦추는 번지코드같은 작용을 한다. 또한 턱걸이(pull-ups)와 같은 움직임에서 어깨를 안정시키는데 도움을 준다.
도움 되는 팁	작은원근과 가시아래근은 가쪽 근육둘레띠 근육이라고 불린다(팔이 수축하며 바깥쪽으로 회전할 때 어깨를 안정화시키기 때문이다). 이 두 근육은 장시간동안 둥근 어깨(rounded shoulder)자세를 유지하면 과도하게 늘어나고 자극을 받고, 통증을 느낄 수 있다.

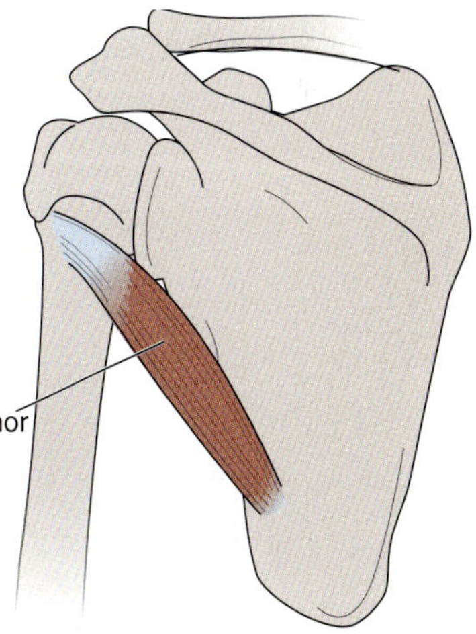

위팔두갈래근(상완이두근, Biceps brachii)

근육의 특징	위팔 앞면에 있는 갈래(head)가 두 개인 근육. 어깨뼈 맨 위에서 시작하여 아래쪽으로 내려와 팔꿈치를 가로질러 아래팔의 노뼈(radius)에 닿는다(Gray 1995).
근육의 동작	팔꿈치를 구부리고 아래팔(forearm)을 뒤침(supinates) 한다(손바닥을 위로 향하게 함). 또한, 어깨뼈에서 시작하기 때문에 어깨에서 팔을 들 때 도움을 준다(Gray 1995).
실생활에서의 동작들	위팔두갈래근의 번지코드(bungee cord) 작용은 팔꿈치가 펴지고 아래팔이 엎침(pronates)(손바닥을 아래로 향하게 함) 할 때 속도를 늦춘다. 위팔두갈래근은 또한 어깨뼈를 안정화 하는데 도움을 준다.
실제 움직임 예	걸을 때 팔을 몸 뒤에서 흔들거나 공을 던지는 동작 시 나타나는 팔이 펴지거나 안쪽으로 돌릴 때 팔의 속도를 늦추는 번지코드 같은 작용을 한다. 또한, 이러한 움직임 동안 어깨뼈를 안정화시키는데 도움을 준다.
도움 되는 팁	타이핑 또는 운전과 같이 앉아서 장시간 팔을 구부리고 있는 사람들은 만성적으로 단축(shortened)된 위팔두갈래근을 갖고 있다. 이는 걷는 동안 팔꿈치를 펼 때 위팔두갈래근이 효과적으로 늘어나지 못하고 어깨뼈를 당겨 정렬이 맞지 않을 수 있다.

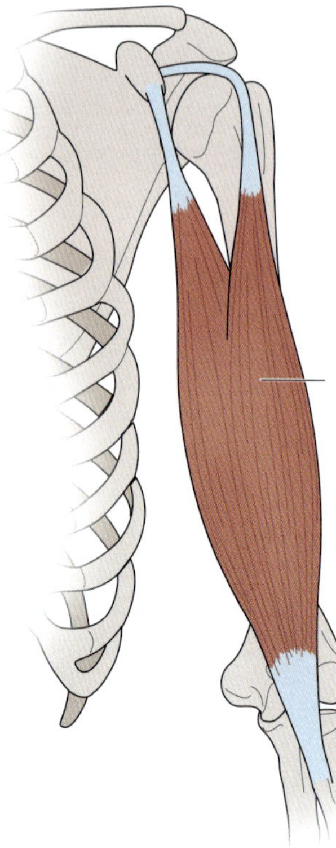

등뼈와 팔이음뼈 근육이 근골격계 편차에 미치는 영향

오늘날 발달된 기술 환경은 등뼈와 팔이음뼈의 구조에 부정정인 영향을 줄 수 있다. 사람들이 몇 시간씩 컴퓨터를 사용할 때 팔은 안쪽으로 회전되고 어깨와 허리는 앞으로 구부정한 채로 시간을 보낸다(Plotnik and Kouyoumdjian 2014). 컴퓨터가 아니면 운전을 하거나 텔레비전 앞에 앉아 있다. 대부분의 사람들은 깨어있는 시간을 앉아서 구부정한 자세로 보낸다.

이런 자세를 오래 취하면 만성적인 근골격계 불균형으로 이어져 등뼈와 팔이음뼈의 기능을 방해하고 통증을 유발하여 팔과 몸통의 움직임에 영향을 미친다(Sahrmann 2002) 목, 허리, 엉덩이, 무릎, 발목, 발은 등뼈와 팔이음뼈의 기능장애와 제한된 가동성(부동성, immobility)을 보완해야 한다. 이러한 부위의 과사용은 좀 더 심한 불균형과 통증으로 이어질 수 있다. 따라서 등뼈와 팔이음뼈의 정렬(alignment)은 신체적으로 중요하다.

특정 근육의 번지코드(bungee cord) 특성이 어떻게 가장 흔한 등뼈와 팔이음뼈의 치우침(deviation)을 막을 수 있는지 세가지 예가 있다.

예시 1: 넓은등근과 가슴근

넓은등근(latissimus dorsi)과 가슴근(pectoral)은 팔과 몸통의 움직임을 조절하기 위해 함께 작용한다. 넓은등근은 번지코드(bungee cord) 처럼 늘어나 보행 시 팔을 앞으로 흔들 때 팔의 속도를 늦춘다. 이렇게 팔을 앞으로 움직이는 동안 넓은등근의 긴장(tension)은 아래쪽 등뼈가 똑바로 서도록 도와준다(그림 11.4).

역으로, 큰가슴근과 작은가슴근은 걷기에서 팔을 몸 뒤에서 흔들 때 속도를 늦추는 번지코드(bungee cord) 같은 작용을 한다. 늘어날 때 생기는 가슴근의 긴장은 가슴우리의 윗부분을 잡아당기고 똑 바른 자세가 되게 하며 등뼈가 펴지도록 유지한다(그림 11.5). 그러므로, 보행 시 이러한 근육들의 결합된 작용은 팔과 팔이음뼈의 움직임을 조절하도록 돕고, 등뼈를 똑바로 서게 해서 지나친 등척추뒤굽음(흉추후만, thoracic kyphosis)을 감소시키는데 도움을 준다(Price and Bratcher 2010).

예시 2: 마름근, 등세모근, 앞톱니근, 위팔두갈래근

마름근(rhomboids), 등세모근(trapezius), 앞톱니근(serratus anterior), 위팔두갈래근(biceps brachii) 근육은 팔이음뼈와 팔의 정확한 기능을 하도록 가슴우리에서 어깨뼈의 움직임을 조절하는데 함께 작용한다. 예를 들어 보행 중 팔을 앞으로 흔들 때, 어깨뼈는 척추에서 떨어져 위로 회전한다(즉, 올림 그리고 내밈). 이 어깨뼈를 들어 올리는 것은 등세모근 위섬유수축과 운동량에 의해 시작된다. 어깨뼈가 올라가는 비율은 등세모근 아래섬유의 늘어나는 길이에 의해 조절된다. 등세모근 중간섬유와 마름근 또한 이러한 움직임에서 늘어나 어깨뼈가 척추에서 멀리 떨어질 때 내밈(protraction) 동작을 늦춘다(그림 11.6).

또한 앞톱니근은 팔을 앞으로 흔들 때 어깨뼈의 척추 모서리를 편평하게 유지함으로서 어깨뼈가 내밈 동작시 갈비뼈 위로 부드럽게 미끄러지도록 움직임을 조절하는 데 도움을 준다. 반대로, 팔을 몸 뒤로 흔들 때 앞톱니근은 가슴우리에서 어깨뼈의 위치를 조절하는 번지코드처럼 늘어나고, 위팔두갈래근은 어깨뼈를 안정화시키고 팔의 폄을 조절하기 위해 늘어난다(Hertling and Kessler 2006)(그림 11.7).

등세모근, 마름근, 앞톱니근, 위팔두갈래근의 정확한 기능은 어깨뼈의 상승과 둥근어깨(protracted shoulder girdle)와 같은 잠재적인 불균형을 최소화 할 수 있다. 더욱이, 팔이음뼈의 기능이 직접적으로 등뼈의 위치

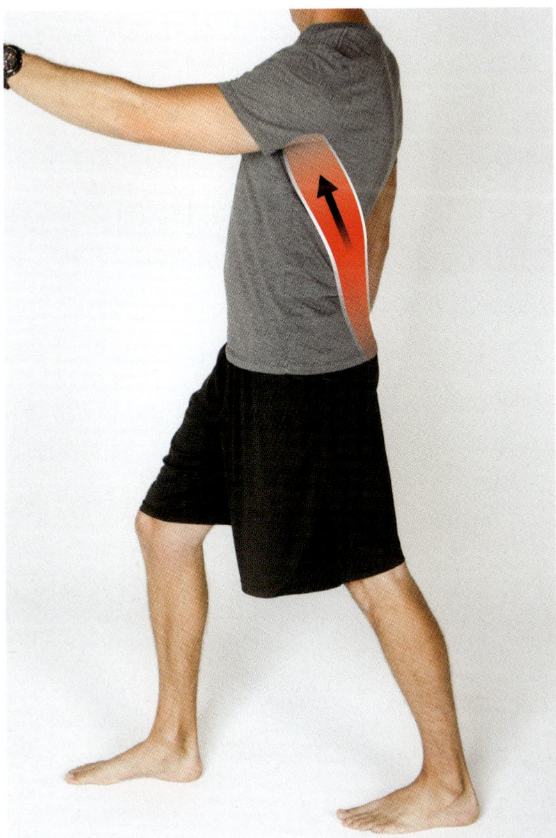

그림 11.4 팔이 앞으로 움직이는 것을 늦추고 가슴 폄을 촉진하는 넓은등근의 번지코드 작용의 예

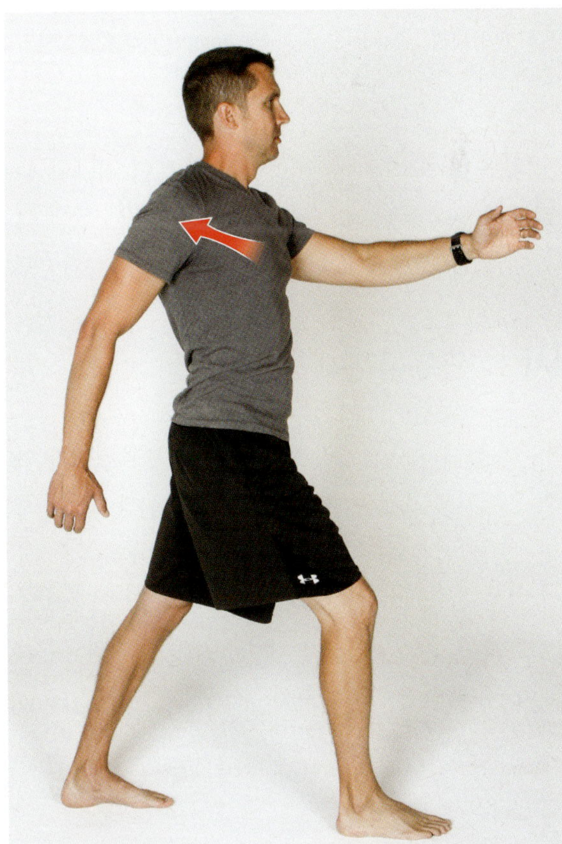

그림 11.5 팔과 등뼈의 폄을 조절하기 위한 가슴근이 늘어나는 예.

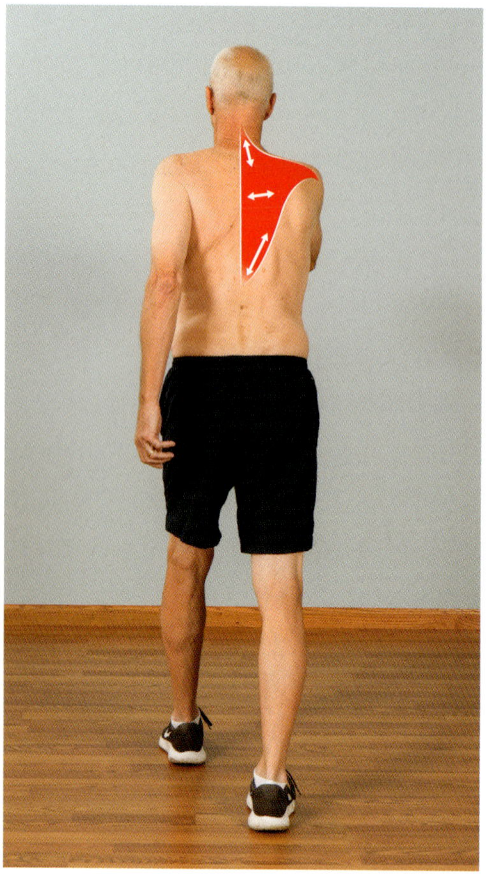

그림 11.6 어깨뼈 상승(elevation)과 내밈(protraction)을 조절하기 위한 등세모근과 마름근이 늘어나는 예.

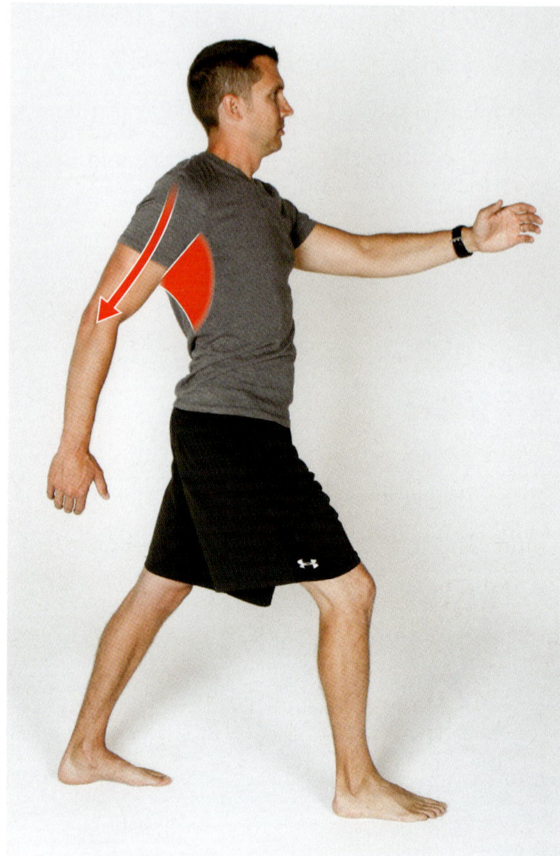

그림 11.7 어깨뼈 당김(scapularretraction)과 위팔 폄을 조절하는 두 갈래근과 앞톱니근의 번지코드 작용의 예.

에 영향을 주기 때문에, 이러한 근육들이 지나친 등척추뒤굽음(흉추후만, thoracic kyphosis) 유·무에 영향을 준다(Price and Bratcher 2010).

예시 3: 근육둘레띠

근육둘레띠(rotator cuff) 근육은 어깨관절에서 위팔뼈의 움직임을 조절하기 위해 함께 움직인다 한다. 예를 들면, 걸을 때 팔이 앞으로 흔들리면 팔이 내부로 회전하고 신체 정중선을 향해 약간 움직인다. 팔 안쪽으로의 발향 전환은 어깨밑근(subscapularis), 가시아래근(infraspinatus), 작은원근(teres minor)의 번지코드(bungee cord) 작용에 의해 조절되고 속도를 늦추게 된다. 이러한 근육둘레띠근육이 만성적으로 길어지거나 기능장애가 오면 팔이 몸을 가로질러 앞으로 움직이는 범위를 효과적으로 조절할 수 없다. 그러므로 내부(안쪽)로 회전하는 팔의 효과를 최소화하기 위해 이 근육들은 적절하게 작용해야 한다.

무거운 물건을 들어 팔의 무게가 증가하거나, 팔굽혀펴기 같은 운동을 수행하기 위해 표면에 접촉했을 때, 모든 근육둘레띠 근육들이 어깨관절의 위팔뼈를 효과적으로 안정화시켜, 나머지 팔이음뼈와 등뼈가 제대로 기능하게 하는 것이 중요하다(Hertling and Kessler 2006).

요점 정리

등뼈와 팔이음뼈의 적절한 정렬(alignment)은 장기적인 건강에 중요하다. 팔이음뼈는 등뼈, 가슴우리와 관절을 이루기 때문에 어깨와 팔은 이러한 부위의 불균형에 의해 영향을 받을 수 있다.

- 가로막(diaphragm)과 갈비사이근(intercostal)은 가슴우리(rib cage)에 붙어 있고 호흡에 사용되는 핵심 근육이다. 등뼈에 생기는 불균형은 직접적으로 가슴우리에 영향을 줄 수 있고 게다가 올바로 호흡하는 능력에 영향을 줄 수 있다.
- 마름근(rhomboids)은 어깨뼈를 당기는데 도움을 주고 등뼈와 팔이음뼈의 올바른 정렬을 도와준다. 오래 앉아 있으면 팔이음뼈가 길어지게(protraction)되고 마름근 근육의 만성적인 늘어남(약화)으로 이어질 수 있다.
- 등세모근(trapezius)은 큰 다이아몬드 모양으로, 머리에서 뻗어 어깨에서 등뼈 아래쪽을 향해 등 안쪽으로 이어진다. 등세모근의 위(upper), 중간(middle), 아래(lower) 근섬유는 어깨뼈를 올리고(elevating), 내리고(depression), 당기는(retraction)데 도움을 준다. 또한 위쪽 등세모근은 목과 머리를 펴는데 도움을 준다.
- 어깨의 근육둘레띠(rotator cuff) 근육은 4개 이다. 함께 작용하며 이 근육둘레띠는 어깨관절에서 팔을 움직이고 안정화시키는 데 도움을 준다.

자가 점검

다음의 운동은 팔이음뼈와 등뼈의 불균형을 악화시킬 수 있는 일상 활동에 대한 경각심을 울리도록 고안되었다. 하루 종일 당신이 취하는 3가지 정적인 자세를 생각해 본다.

각각, 그 자세로 얼마나 오랜 시간을 보내고 있는지 적어보고, 팔이음뼈와 등뼈의(가능하다면 나머지 몸통도) 어떤 근육이 나쁜 영향을 받을 수 있는지, 그 이유는 무엇인지 나열해 본다.

자세(Posture/position)	기간(Duration)	영향을 받는 근육과 이유(Muscles affected and why)
팔짱을 끼고 소파에 앉아 TV 보기	2시간	• 등쪽 척추세움근의 늘어남 • 가슴근의 단축 • 배근육의 단축 • 마름근, 등세모근 중간섬유 늘어남 • 가시아래근, 작은원근의 늘어남
자세 1		
자세 2		
자세 3		

Functional Anatomy

11

등뼈와 팔이음뼈의 기능 해부학

CHAPTER 12

Functional Anatomy of the Neck and Head

목과 머리의 기능 해부학

인간의 머리는 머리뼈(skull)이라고 부르는 돔 모양의 공간을 만드는 몇 개의 융합된 뼈로 이루어져 있다. 머리뼈는 눈, 귀, 코, 혀 같은 많은 감각 기관과 뇌를 보호한다(Halim 2009). 머리는 근육, 힘줄, 인대, 이 부위의 다른 연부조직과 함께 목과 관절을 이루고 있으며 우리가 균형, 시각, 자세, 근골격 정렬을 유지하는데 도움을 주는 매우 유동적인 구조를 만든다(Clarkson 2000).

뼈와 관절

머리뼈는 관자뼈(측두골, temporal)에서 아래턱뼈(하악골, mandible)의 각 측면과 연결되어 있다[그림 12.1; 자세한 내용은 이 장의 뒷부분에 나오는 턱관절(측두하악관절, temporomandibular joint)을 참조](Adds and Shahsavari 2012). 또한 머리뼈는 목에서 가장 높은 척추 뼈인 고리뼈(환추, atlas)를 통해 목뼈(경추, cervical spine)와 연결되며(C1)(Gray1995), 꼬리뼈를 제외한 나머지 6개의 척추뼈(vertebrae)로 구성된다. 머리를 올리고 내리고 좌·우로 움직이고 돌리는 위치 변화는 목의 움직임에 의해 가능해진다(Peterson and Richmond 1988).

연부조직 구조들

여기서는 목과 머리의 몇 가지 핵심 구조물들에 대해 논의하며, 그것들이 어떻게 일상생활 활동에 참여하는지 어떻게 움직임에 영향을 주는지 이해할 수 있을 것이다. 이러한 구조는 목과 머리의 근육과 복잡하게 연결되어 있으므로 이러한 부분의 근골격계 불균형에 의해 부정적인 영향을 받을 수 있다.

턱관절

턱관절(측두하악관절, temporomandibular joint; TMJ)은 머리와 목 부위에서 가장 중요한 관절 중 하나이다. 이 관절은 아래턱뼈(mandible)가 두개골의 관자뼈(temporal)와 관절로 이어지는 곳에서 형성된다(그림 12.2). 아래턱뼈 끝부분과 관자뼈 사이의 턱의 양쪽에 작은 섬유연골 디스크가 있어서 말하고, 음식을 씹고, 입을 통해 산소를 받아들이는(하품) 것과 같은 일상생활 동안 턱이 부드럽게 움직일 수 있도록 한다(Willard,

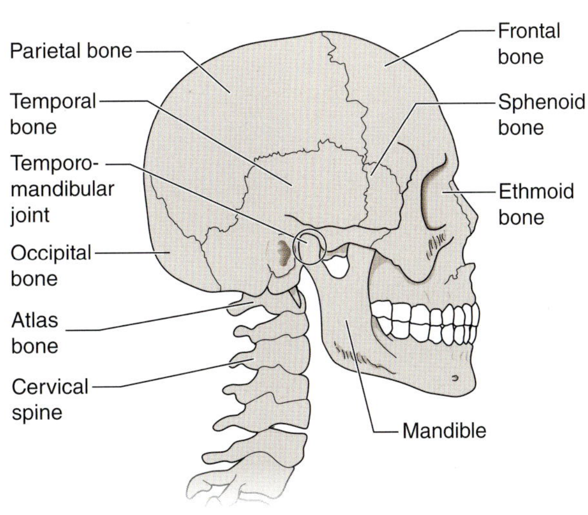

그림 12.1 머리와 목의 해부

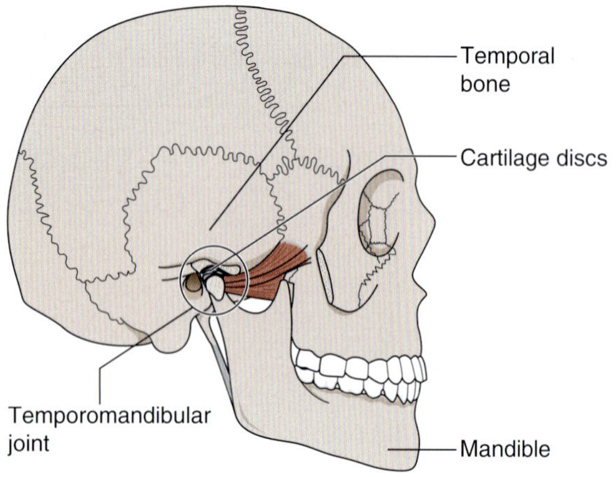

그림 12.2 턱관절(측두하악관절, temporomandibular joint)

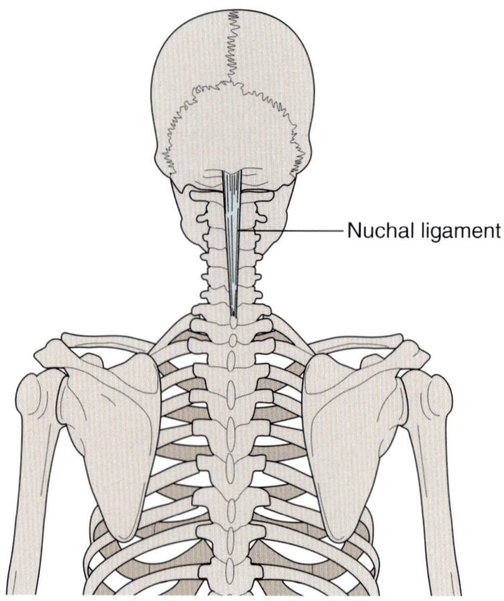

그림 12.3 목덜미인대(항인대, nuchal ligament)

Zhang, andAthanasiou 2017). 이러한 디스크를 둘러싼 조직들은 매우 신경이 발달되어 있어 턱관절(TMJ)은 머리를 숙이는 자세나 지나친 목뼈앞굽음증(경추전만, forward head position)에 의해 중심(정렬)에서 이탈하게 되면 종종 통증과 불편함이 야기된다(Salvo 2009).

목덜미인대

목덜미인대(항인대, nuchal ligament)는 두개골 밑부분에서 7번째 목뼈 몸통까지 뻗어있다(그림 12.3). 이 결합조직은 머리를 지탱하고 지나친 목 굽힘(excessive neck flexion)을 막는 가이드 로프(guide rope) 같은 작용을 한다(책을 내려다볼 때처럼). 또한 목덜미인대는 목 양쪽으로 근육을 분리하는데 도움을 준다(McGowan 1999). 목의 일부 근육이 붙는 자리이기 때문에 자극적이고 고통스러운 목덜미인대는 목과 머리의 움직임을 방해할 수 있다.

근육

목을 굽히고 펴고, 옆으로 굽히고 회전시키는 많은 근육들이 있다(Clarkson 2000). 이 장에서는 이러한 움직임을 가능하게 하고 머리뼈와 목뼈에서 시작하고 부착되는 근육들을 확인한다.

- 긴목근(경장근, Longus colli)
- 긴머리근(두장근, Longus capitis)
- 목빗근(흉쇄유돌근, Sternocleidomastoid)
- 머리반가시근(두반극근, Semispinalis capitis)
- 목반가시근(경반극근, Semispinalis cervicis)
- 머리널판근(두판상근, Splenius capitis)
- 목널판근(경판상근, Splenius cervicis)

긴목근(경장근, Longus colli)

근육의 특징	목 앞에 있는 근육. 3개의 부분으로 나누어지며[윗쪽 빗섬유(Oblique superior), 아래쪽 빗섬유(Oblique inferio), 세로 섬유(longitudianl)], 등뼈의 윗부분과 목뼈 아랫부분에서 시작하여 목 위로 이동하여 목뼈 맨 윗부분에 닿는다(Gray 1995).
근육의 동작	머리와 목을 가슴을 향해 앞쪽과 아래쪽로 굽힌다(즉, 머리와 목의 굽힘). 목의 각 옆면에 있는 근육의 위치 때문에 한쪽의 근육만 활성화되면 목뼈의 측면굽힘(side flexion)과 돌림을 도와준다(Palastanga, Field, and Soames 1994).
실생활에서의 동작들	긴목근의 번지코드(bungee cord) 작용은 머리와 목이 아치를 그리거나 뒤로 기울어질 때 속도를 늦춘다(즉, 머리와 목의 폄). 긴목근이 늘어나면 목과 머리의 회전과 옆으로 굽히는 속도를 늦춘다.
실제 움직임 예	전통적으로 윗몸일으키기 같은 운동 중 가슴을 향해 목과 머리가 움직일 때 작동한다. 목과 머리의 속도를 줄이거나, 바닥에 눕거나 침대에 누울 때와 같이 머리를 뒤로 젖힐 때처럼 목과 머리의 속도를 늦추는 번지코드 같은 작용을 한다.
도움 되는 팁	긴목근은 자동차 사고에서 발생하는 편타성 손상(whiplash action) 처럼 머리가 격렬하게 뒤로 당겨지는(내동댕이 처지는) 동작에서 가장 자주 손상을 받는 근육이다.

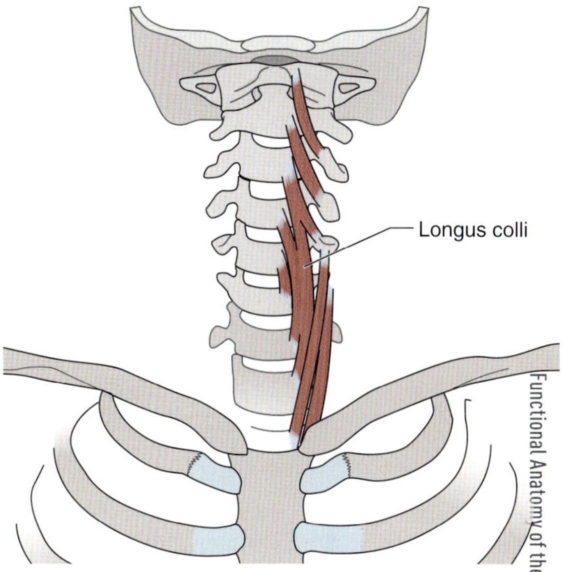

긴머리근(두장근, Longus capitis)

근육의 특징	목 앞에 위치한 근육. 목뼈 가운데(C3~C5)에서 시작하여 목 위로 이동하여 뒤통수뼈(occipital)의 바닥에 닿는다(Gray 1995).
근육의 동작	위쪽 목뼈와 머리를 앞쪽과 아래쪽으로 굽힌다(목과 머리의 굽힘) (Palastanga, Field, and Soames 1994).
실생활에서의 동작들	긴머리근의 번지코드(bungee cord) 작용은 목이 뒤로 아치(동그랗게)를 그릴 때(폄, extension)와 머리가 뒤로 기울어질 때 속도를 늦춘(감속)다.
실제 움직임 예	전통적으로 셔츠에 뭔가를 흘렸는지 보기위해 아래를 내려다보는 것처럼 가슴을 향에 머리와 목 윗부분을 굽히는 동작을 할 때 작용한다. 사람이 뒤에서 앞으로 강하게 밀쳐질 때처럼 머리가 뒤로 당겨질 때 머리와 목의 윗부분의 속도를 늦추는 번지코드 같은 작용을 한다.
도움 되는 팁	"Longus capitis"를 글자 그대로 해석하면 라틴어로 "머리의 긴 근육" 이 되며, 목의 윗부분에 있기 때문에 머리의 움직임을 조절하는 유용한 해부학적 위치에 있다.

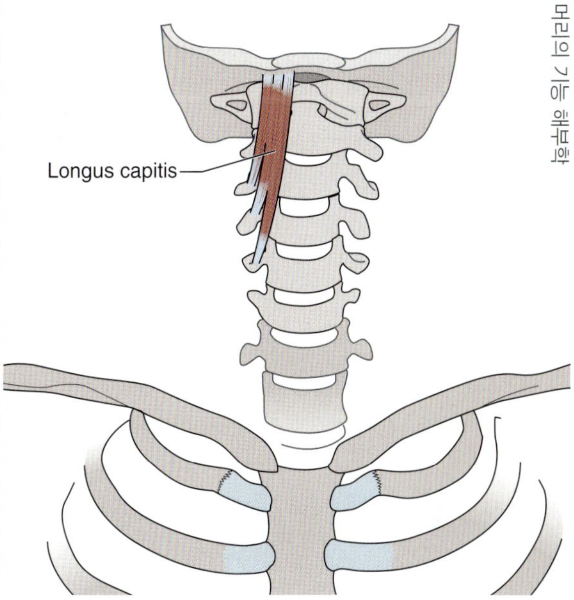

목빗근(흉쇄유돌근, Sternocleidomastoid)

근육의 특징	목 앞에 위치한 근육. 복장뼈(sternum)의 가장 윗부분과 빗장뼈(clavicle)의 안쪽 부분에서 시작하여 목의 옆(측)면을 지나 관자뼈(temporal)와 뒤통수뼈(occipital)의 꼭지돌기(유양돌기, mastoid process)에 닿는다(Gray 1995).
근육의 동작	양쪽 목빗근이 함께 수축하면 목을 앞으로 구부리고(목의 굽힘) 머리를 뒤로 기울인다(머리의 폄). 한 쪽 근육만 수축하면 목과 머리를 고정된 같은 쪽으로 기울이고 반대 방향으로 회전한다(Palastanga, Field, and Soames 1994).
실생활에서의 동작들	목빗근의 번지코드(bungee cord) 작용은 목의 아래(밑)부분이 뒤로 아치를 그릴 때(폄)와 머리와 목의 윗부분이 앞과 아래쪽으로 기울어질 때 속도를 늦춘다. 또한 한 쪽만 늘어날 때 목의 회전과 옆으로 굽히는 속도를 늦추는데 도움을 준다.
실제 움직임 예	전통적으로 윗몸 일으키기(sit-up)나 오블리크 크런치(oblique crunch)를 할 때처럼 머리를 들어 지지하는 동안 작동한다. 윗몸일으키기의 하강 단계에서처럼 머리와 턱을 집어넣은(tucking) 움직임에서 번지코드 같은 작동을 한다.
도움 되는 팁	긴목근(longus colli)과 목빗근은 목의 늘어남(extension)을 늦추기 위해 함께 작용한다. 이는 범퍼카가 뒤에서 치는 것처럼 특히 몸이 부딪치고 목이 뒤로 젖혀지는(아치를 만드는) 상황에서 매우 중요하다.

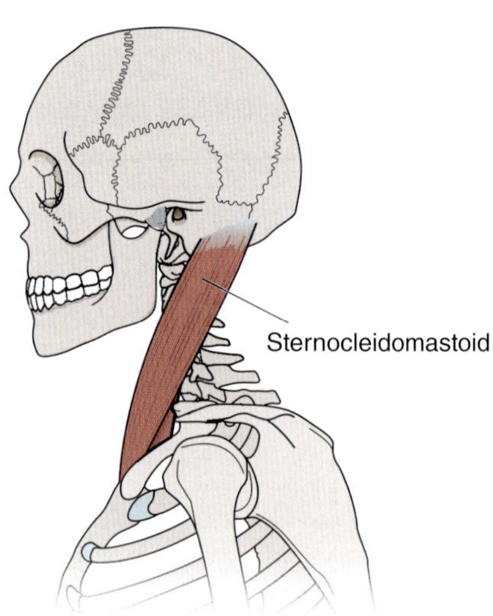

머리반가시근(두반극근, Semispinalis capitis)

근육의 특징	목 뒤에 있는 근육. 등뼈 윗부분과 목뼈 아랫부분에서 시작하여 목 위로 이동하여 뒤통수뼈에 있는 두개골 뒤에 닿는다(Gray 1995).
근육의 동작	목과 머리를 편다. 한 쪽의 머리반가시근이 수축하면 머리는 같은 쪽으로 굽혀지고 반대쪽으로 회전한다(Chaitow and DeLany 2008).
실생활에서의 동작들	머리반가시근의 번지코드(bungee cord) 작용은 목과 머리가 앞으로 구부러지는 것을 감속시킨다. 또한 굽힘 상태에서 목의 돌림과 옆으로 굽혀지는 속도를 늦추는 것을 도와준다.
실제 움직임 예	전통적으로 바닥에 앉아 TV를 볼 때 눈을 위로 올려 볼 수 있도록 머리와 목이 뒤로 기울어지는 자세에서 작용한다. 의자에 앉아 잠들 때 머리가 앞으로 좌우로 기울어질 때 그 무게를 천천히 하는 번지코드 같은 작용을 한다.
도움 되는 팁	우리 몸에는 3개의 반가시근(반극근, semispinalis muscles)이 있다[머리(capitis), 목(cervicis), 등(thoracis)]. 이름이 뜻하는 대로 등반가시근(흉반극근, semispinalis thoracis)은 원래 등뼈의 폄과 돌림에 관여하고 머리(capitis)와 목(cervicis) 가시근은 각각 머리와 목의 움직임에 영향을 준다.

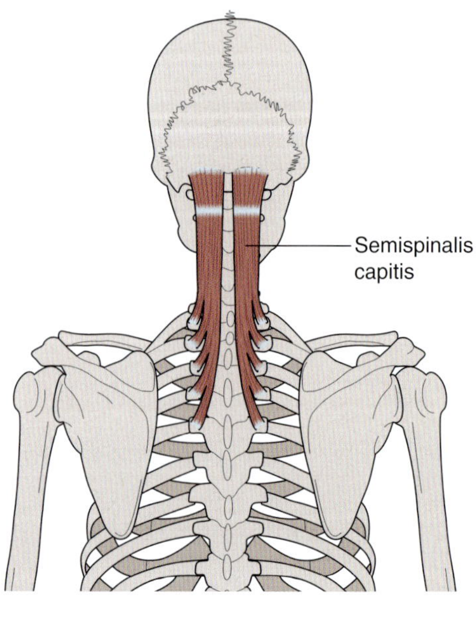

목반가시근(경반극근, Semispinalis cervicis)

근육의 특징	몸통 위와 목 뒤에 위치한 근육. 등뼈의 중간과 위쪽 척추뼈에서 시작하여 척추를 따라 위로 올라가 목뼈 중간과 위쪽에 있는 척추뼈에 닿는다(Gray1995) .
근육의 동작	목을 편다. 근육 한쪽이 수축하면 목이 같은 쪽으로 구부려지고 반대쪽으로 회전한다(Chaitow and DeLany 2008).
실생활에서의 동작들	목반가시근의 번지코드(bungee cord) 작용은 목이 앞으로 구부러지는 속도를 늦춘다(neck flexion). 또한 굽힘 상태에서 목의 돌림과 옆으로 굽혀지는 속도를 늦추는 것을 도와준다.
실제 움직임 예	전통적으로 자전거를 탈 때 고개를 들어 어디로 가야하는 지 봐야 하는 것처럼, 목의 폄에 의해 머리를 들어 올리는 동작에서 작용한다. 발을 내려다보는 동작 중 목을 굽히는 속도를 낮춰 머리가 앞으로 혹은 좌우로 기울어지는 속도를 늦추는 번지코드 같은 작용을 한다.
도움 되는 팁	이 부위의 목 근육은 많은 통증 수용기에 반응한다. 이는 왜 목 근육의 긴장이 그렇게 흔한지 설명할 수 있을 것이다(Ferrari 2006).

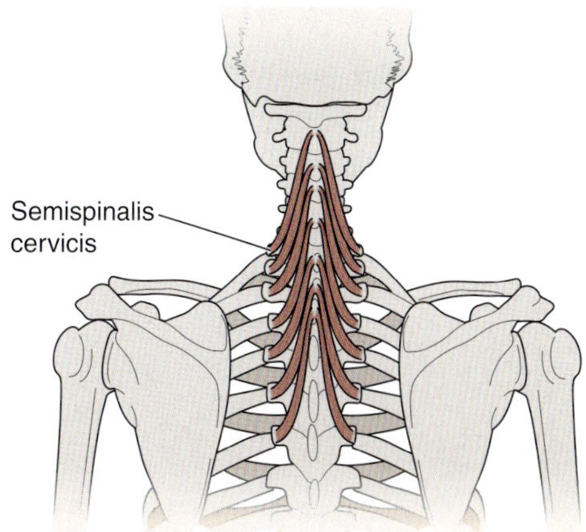

머리널판근(두판상근, Splenius capitis)

근육의 특징	목 뒤에 있는 근육. 등뼈 윗부분, 목뼈의 마지막 척추뼈와 목덜미인대(nuchal ligament)에서 시작하여 목을 따라 위와 바깥쪽으로 이동하여 머리뼈에서 귀 밑 뒤에 닿는다(Gray 1995).
근육의 동작	머리와 목을 펴는데 도움을 준다. 머리널판근의 한 쪽이 수축하면 머리는 같은 쪽으로 구부려지고 회전한다(Lee 2017).
실생활에서의 동작들	머리널판근의 번지코드 작용은 머리와 목의 굽힘(아래로 끄덕임)을 감속 시킨다. 또한 굽힘 상태일 때 머리와 목의 돌림과 옆으로 굽혀지는 속도를 늦추는 것을 도와준다.
실제 움직임 예	전통적으로 걸을 때와 같이 눈의 초점(높이)을 수평선 레벨로 맞출 때 머리가 들려지는 모든 움직임에서 작용한다. 개를 쓰다듬기 위해 아래를 볼 때와 같이 머리와 목을 앞으로 기울일 때 속도를 늦추는 번지코드같은 작용을 한다.
도움 되는 팁	머리널판근은 머리를 목에 단단히 고정하는 일종의 고정 장치 역할을 하며, "Splenium" 이라는 말은 라틴어에서 '붕대'를, "Capitis"는 '머리의' 라는 의미이다.

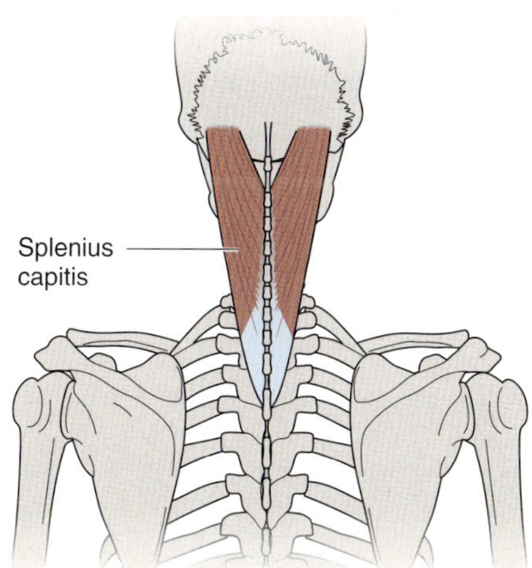

목널판근(경판상근, Splenius cervicis)

근육의 특징	상체와 목의 뒤에 있는 근육. 등뼈의 가운데에서 시작하여 목 위로 이동하여 목의 맨 윗부분에 닿는다(Gray 1995).
근육의 동작	목을 뒤로 아치를 그리는데 도움을 준다(neck extensio). 한쪽 근육 이수축하면 목과 머리가 같은 쪽으로 회전한다(Lee 2017).
실생활에서의 동작들	목널판근의 번지코드(bungee cord) 작용은 목의 굽힘을 감속시킨다. 또한 굽힘 상태일 때 목의 회전과 옆으로 굽혀지는 속도를 천천히 하는데 도움을 준다.
실제 움직임 예	전통적으로 걷기와 달리기와 같은 직립적이고 체중 부하를 지탱하는 움직임 동안 머리가 어깨 위에 정확하게 안착할 수 있도록 목의 폄을 유지하는데 작용한다. 책을 읽거나 앉아서 무릎을 보는 것과 같은 목이 앞으로 둥글게 될 때 속도를 늦추는 번지코드 같은 작용을 한다.
도움 되는 팁	목널판근은 등뼈에서 시작하여 목에 부착한다. 그러므로 등뼈의 불균형은 이 근육의 기능과 머리와 목뼈의 자세에 영향을 줄 수 있다.

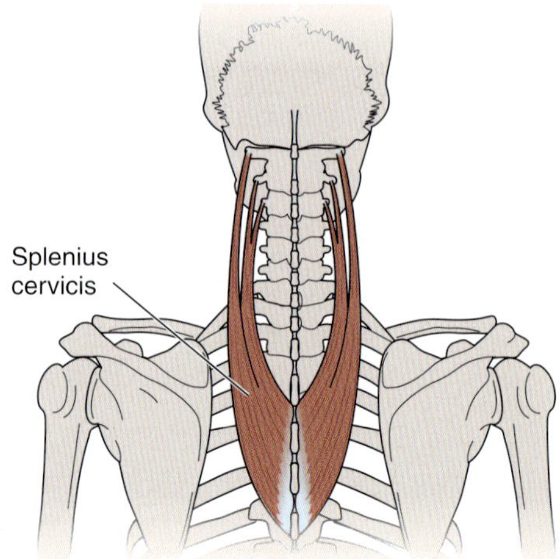

목과 머리 근육이 가장 흔한 근골격계 편차에 미치는 영향

머리와 목의 근골격계 불균형은 몸 전체 위치(자세)에 영향을 줄 수 있다. 왜냐하면 머리와 목 아래에 있는 구조물들은 눈과 속귀(내이)가 균형을 맞추는 것처럼, 균형 기전(메커니즘)을 유지하기 위해 보상 작용을 해야하기 때문이다(Lieberman 2011). 유사하게, 머리와 목 아래의 기능장애는 다른 부위에서 문제를 보상하려고하기 때문에 머리와 목 근육에 스트레스를 줄 수 있다(Price and Bratcher 2010).

여기 이 장에서는 특정 근육의 번지코드(bungee cord) 특성이 어떻게 머리와 목의 흔한 일탈(common deviations)을 막는지 3가지 예시가 있다.

예시 1: 긴목근 그리고 긴머리근

긴목근(longus colli)과 긴머리근(longus capitis)은 목을 굽히는데 도움을 준다. 하지만, 지나친 목뼈앞굽음증(경추전만, cervical lordosis)(목의 폄)은 이 근육들의 만성적인 늘어남을 야기해 목의 기능에 영향을 줄 수 있다. 특히, 이 근육의 기능 장애는 목이 잘 구부러지는 것을 막고 적절한 위치에서 머리가 최적의 위치에 도달하는 것을 막을 수 있다.

예를 들어, 잠재적 고객과 상담 중에 구부정하게 앉아 주먹을 턱 밑에 대고 머리를 지탱하면서 이야기를 듣고 있는 것을 상상해 보라. 이 자세에서 눈은 고객을 향해 있어야 하므로 목은 뒤로 아치를 그려야(꺾여야, extension) 한다. 긴목근과 긴머리근에 자극이 가해지는 이러한 자세는 상담 끝나고 똑바로 앉아 머리 뒤쪽을 당기고, 턱을 집어넣고, 목을 구부리는 식의 자세를 바로잡으려고 할 때 이를 어렵게 만들 수 있다(Price and Bratcher 2010).

예시 2: 목빗근(SCM)

목빗근(sternocleidomastoid)은 가슴우리 앞면에서 시작하여 귀 바로 뒤에 있는 두개골 바닥 부분에 부착한다. 등뼈가 앞으로 둥글게 되면, 복장뼈와 빗장뼈가 가슴우리를 아래로 떨어뜨리게 된다. 이러한 갈비뼈의 하방 이동(downward shift)은 머리뼈 뒤에 있는 SCM을 당기게 되고 결국 머리를 뒤로 기울이고 목뼈 윗부분을 아치 모양으로 만들어 지나친 목뼈앞굽음증(cervical lordosis)를 유발한다(그림 12.4). 시간이 지남에 따라, 이러한 보상작용 패턴은 SCM의 기능에 영향을 줄 수 있고 머리와 목뼈, 등뼈를 적절한 위치로 되돌리는 것을 어렵게 만들 수 있다. 그러나 SCM이 기능적으로 작동하고 건강하다면, 가슴우리 앞부분을 당겨 등뼈와 목뼈에서 발견되는 많은 근골격계 불균형을 교정하는데 사용될 수 있다.

예를 들면, 머리의 올바른 자세를 만들기 위해, 머리를 뒤로 당기고 턱을 집어넣을 때 머리뼈 위에 있는 SCM의 닿는점이 복장뼈와 빗장뼈의 이는점에서 멀어진다. 이는 등뼈의 폄과 목뼈 윗 부분의 굽힘을 만들고, 올바른 머리 위치를 만들어낸다(그림 12.5를 보라.) (Price and Bratcher 2010)

예시 3: 머리반가시근, 목반가시근, 머리널판근, 목널판근

머리와 목의 근골격계 불균형은 머리와 목을 펴는 근육을 만성적으로 짧아지게 만든다. 그 결과, 목을 앞으로 돌리거나(rounding) 머리를 아래로 숙이는 것과 같은 일상 움직임을 수행하려고 할 때 효과적으로 늘어날 수 없게 된다. 이렇게 하면 등뼈가 앞으로 둥글게 돌아가는 것과 같은 기능장애 보상작용을 만들어 낼 수 있다(그림 12.6). 머리와 목의 폄근이 건강하면 머리와 목(결과적으로 등뼈도)의 원래 기능을 유지하도록 번지코드(bungee cord) 같은 방식으로 작동한다(Price and Bratcher 2010).

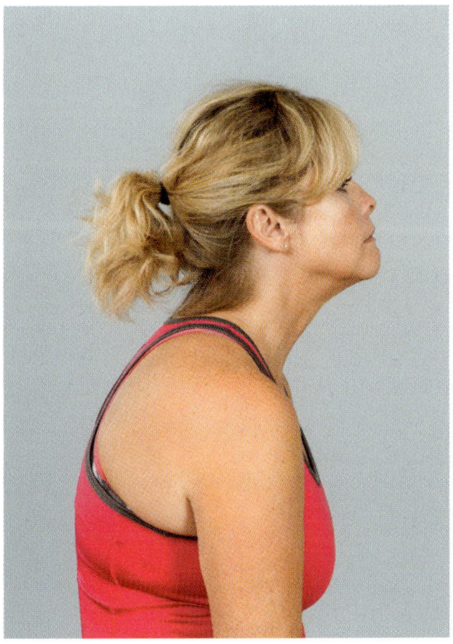

그림 12.4 SCM 근육을 통한 지나친 목뼈앞굽음증(cervical lordosis)을 야기하는 지나친 등척추뒤굽음(thoracic kyphosis).

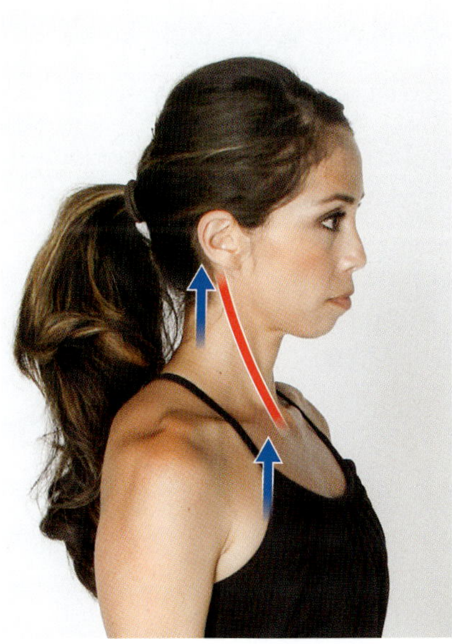

그림 12.5 건강한 SCM 근육은 지나친 목뼈앞굽음증, 지나친 등척추뒤굽음, 앞쪽머리자세(거북목)을 없앨 수 있다.

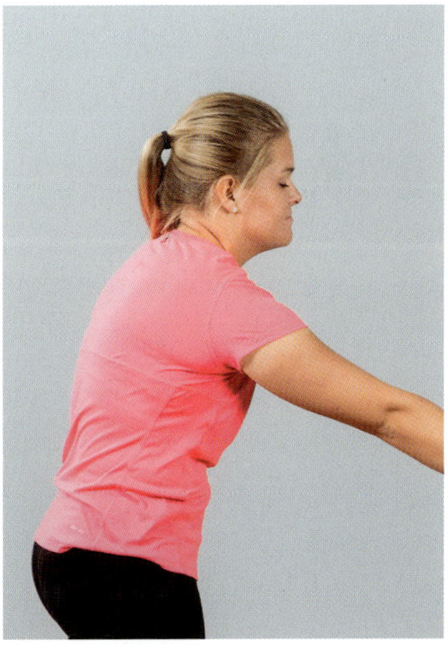

그림 12.6 제한된 목 폄근의 보상작용으로 인한 지나친 등척추뒤굽음.

요점 정리

머리는 감각기관을 통해 주변 환경을 감지하고 전정 기관을 통해 균형을 유지하는 필수적 기관인 뇌를 포함하고 있다. 신체의 이 부분이 잘 작동하기 위해서는 머리와 목이 올바르게 정렬되고 효과적으로 작동해야 한다.

- 앞쪽머리자세(거북목, forward head position)은 신체의 중력 중심을 앞으로 이동시키고 신체와 연관된 머리의 무게를 효과적으로 증가시킨다. 적절한 자세에서 머리가 매 1인치 늘어날 때마다 무게가 신체에 미치는 영향은 대략 두배가 된다.
- 턱관절(측두하악관절, temporomandibular joint; TM joint)의 정렬(alignment)과 기능은 머리와 목의 근골격계 불균형에 영향을 받는다. 턱의 터지는(poping) 소리나 갈리는(grinding) 소리, 씹기 힘들거나, 두통, 또는 이 부위의 턱 통증이나 기능 장애는 이러한 불균형에 의해 발생할 수 있다.
- SCM 근육은 머리와 목, 등뼈를 정렬하는데 도움을 줄 수 있다. 머리를 뒤로 당기고 턱을 집어넣는 것은 가슴우리를 위로 들어 올리고 머리와 목의 굽힘과 가슴 폄을 촉진한다.
- 지나친 목뼈앞굽음증(경추전만, cervical lordosis)은 목 뒤 근육의 자극으로 이어질 수 있다. 이는 머리와 목이 굽혀질 때 이 근육들과 연부(연부)조직이 올바르게 늘어나는 것을 막는다.
- 긴목근(경장근, longus colli), 긴머리근(두장근. longus capitis), 목빗근(흉쇄유돌근. Sternocleidomastoid) 같은 굽힘 근육들은 목을 가슴을 향해 구부리는데 도움을 준다. 또한 목이 뒤로 아치를 만들면서 받는 불필요한 스트레스로부터 보호하기 위해 번지코드(bungee cord) 처럼 늘어난다.
- 머리와 목의 근골격계 불균형이 나타나면, 신체의 다른 부분에 보상 패턴을 만들어 내고, 그 반대로도 마찬가지다.

자가 점검

다음 운동은 신체의 각 부위의 자세 위치가 어떻게 머리와 목에 영향을 주는 지 알 수 있도록 디자인되었다.

전신거울 앞에 서서 다음 표에 있는 운동을 수행한다. 이러한 움직임에 따라 머리와 목이 어떻게 위치를 바꾸는지 관찰한다. 신체 다른 부위의 정렬(alignment)을 바꿀 때 머리와 목의 어떤 구조물들이 영향을 받는 지 알아내기 위해 근육과 움직임을 이해하고 구조적 평가 지식을 이용하라. 차트에 당신이 알아낸 것을 기록하라. 한 가지 예제는 제공되었습니다.

움직임(Movement)	머리와 목에 어떤 일이 발생하였는가?	왜 움직임이 머리와 목에 영향을 주었는가?
어깨를 둥글게 하고 위를 보라	머리 뒤가 아래로 움직이고 목은 아치를 그리고 턱은 위로 기울어진다.	목의 평근이 짧아지고 제한되며 TM joint는 중심선(alignment)에서 벗어난다.
앞으로 기대서 무게가 발가락에 있게 하라		
허리의 아치를 그리게 한다.		
무릎을 굽히고 작은 스쿼트를 한다.		

CHAPTER 13
Fascia
근막

근막은 신체의 모든 근육, 장기, 연부조직 구조를 얽히고 묶는 결합조직(connective tissue)의 일종이다. 근막은 기능적인 부분에서 신체를 하나의 통합된 시스템으로 함께할 수 있도록 연결시킨다(Myers 2008; Rolf 1989). 몸속 근막에는 두 가지 단계가 있다. 첫 번째 단계는 얕은 근막(천근막, Superficial Fascia)라고 불린다. 얕은근막은 신체의 표면 근처에 있으며 우리의 피부를 근육과 그 아래의 다른 구조에 결합시키는 것을 돕는다. 두 번째는 깊은 근막(심근막, Deep Fascia)이다. 깊은근막은 근육의 다른 층들을 결합시키고 우리의 신경, 혈관, 그리고 기관들을 제자리에 고정시키는 것을 돕는다(Myers 2008; Rolf 1989).

체내의 근막을 시각화하기 위해 닭이나 칠면조 다리의 껍질을 벗기려고 했던 때를 상상해보면 피부는 얇은 막으로 밑에 있는 근육에 붙어 있었을 것이다. 그 조직은 얕은근막이다. 여러분이 다리에서 살을 제거하려고 했을 때, 근육 섬유 뭉치를 감싸고 뼈까지 감싼 또 다른 얇은 막을 발견했을 것이다. 그 막이 깊은근막이다.

근막은 충격을 흡수하고 재분배함으로써 중력과 지면반력에 신체가 대처할 수 있도록 도와주는 탄력적인 성질을 가지고 있다(Karageanes 2003). 근골격계가 잘 기능할 때 근막은 유연하며 움직이는 동안 번지 줄처럼 길어져 스트레스를 줄이는 데 도움이 된다. 반면에 근골격계 불균형, 부상, 근막 제한[예: 발통점(trigger point), 유착(adhesions), 흉터 조직(scar tissue)], 통증 및 염증은 근막의 긴장 완화 능력을 억제할 수 있다(Houglum 2016).

근막은 근육, 뼈, 인대, 힘줄 등이 몸 위로, 아래로, 몸 주위를 이동하면서 그 경로를 따라 배열되어 근골격계와 근막 사이에 불가분의 연결고리가 생긴다.

근육을 둘러싸고 있는 근막계(fascial systems)를 근막 네트워크라고 한다. 근막 네트워크의 목적은 신체를 앞·뒤, 좌우로, 그리고 회전할 수 있도록 돕는 것이다. 그러나 근골격계의 불균형은 근막계을 교란시켜 불균형 부위와 신체의 다른 곳에서 더 많은 기능장애 및 통증을 유발할 수 있다(Myers 2008; Rolf 1989; Price and Bratcher, 2010).

근막이 전신에 미치는 영향을 이해하면 개인이 통증과 기능장애를 겪을 때 근골격계 불균형을 위한 장기적인 치료가 전신의 기능을 향상시키는 걸 이해하는데 도움이 된다(Price and Bratcher 2010).

굽힘과 폄을 위한 근막계

하루종일 이루어지는 많은 움직임은 몸을 구부리고 피면서 만들어진다. 예를 들어, 무언가를 줍기 위해 엉덩이를 앞으로 굽히고 척추를 둥글게 할 때, 다시 똑바로 서기 위해서 엉덩이와 척추를 펴야 한다. 여러분은 이전 장에서 근육과 다른 연부조직의 구조가 이러한 움직임을 시작하고 힘의 이동을 늦추는 것을 도울 수 있다는 것을 배웠다.

몸의 앞과 뒤쪽에 있는 근육과 그에 수반되는 연부조직 구조를 연결하는 근막의 세 가지 시스템(표면후방선, 표면전방선, 심부전방선)이 있다(그림 13.1).

- 표면전방선(superficial front line)은 신체의 위부터 아래까지 목빗근(흉쇄유돌근, sternocleidomastoid), 배곧은근(복직근, rectus abdominis), 넙다리네갈래근(대퇴사두근, quadriceps), 앞정강근(전경골근, tibialis anterior)을 포함하고 있다.
- 심부전방선(deep front line)은 긴목근(경장근, longus colli), 긴머리근(두장근, longus capitis), 가로막(횡경막, diaphragm), 엉덩관절 굽힘근(고관절 굴곡근, hip flexors), 모음근(내전근, adductors), 뒤정강근(후경골근, tibialis posterior)을 포함하고 있다.
- 표면후방선(superficial back line)은 척추세움근(척추기립근, erector spinae), 엉치결절인대(천골결절인대, sacrotuberous ligament), 뒤넙다리근(슬괵근, hamstrings), 장딴지근(비복근, gastrocnemius), 발바닥널힘줄(plantar fascia)을 포함하고 있다.

이러한 모든 근막계는 주로 정중면(시상면, sagittal palne)에서 근육의 움직임을 동기화하는데 도움을 준다. 근막계가 효과적으로 작용할 때 모든 근골격계 구조가 움직임을 통합하고 조정하기 위하여 함께 작동하도록 한다. 또한 이를 통해 신체의 일부분과 운동사슬(kinetic chain)을 불필요한 스트레스로부터 보호한다(Starlanyl and Sharkey 2013).

가장 일반적인 근골격계 불균형은 굽힘과 폄을 담당하는 근막계의 건강과 기능에 영향을 미친다. 예를 들어, 지나친 허리척추앞굽음(요추전만, lumbar lordosis)과 목척추앞굽음증(경추전만, cervical lordosis)은 허리(lower back), 목 뒤, 머리에 있는 근막의 긴장을 유발하고 움직임을 제한할 수 있다(Hyde and Gengenbach 2007). 결과적으로 척추가 굽혀져야 할 때, 등뼈(thracic vertebra)와 같은 척추의 다른 부분들은 등 아래와 목의 부족한 움직임을 보상해 주어야 한다. 시간이 지남에 따라 이러한 반복적인 보상 패턴은 지나친 등척추뒤굽음(흉추후만증, thoracic kyphosis)과 같은 추가적인 근골격계 불균형의 발달로 이어질 수 있다.

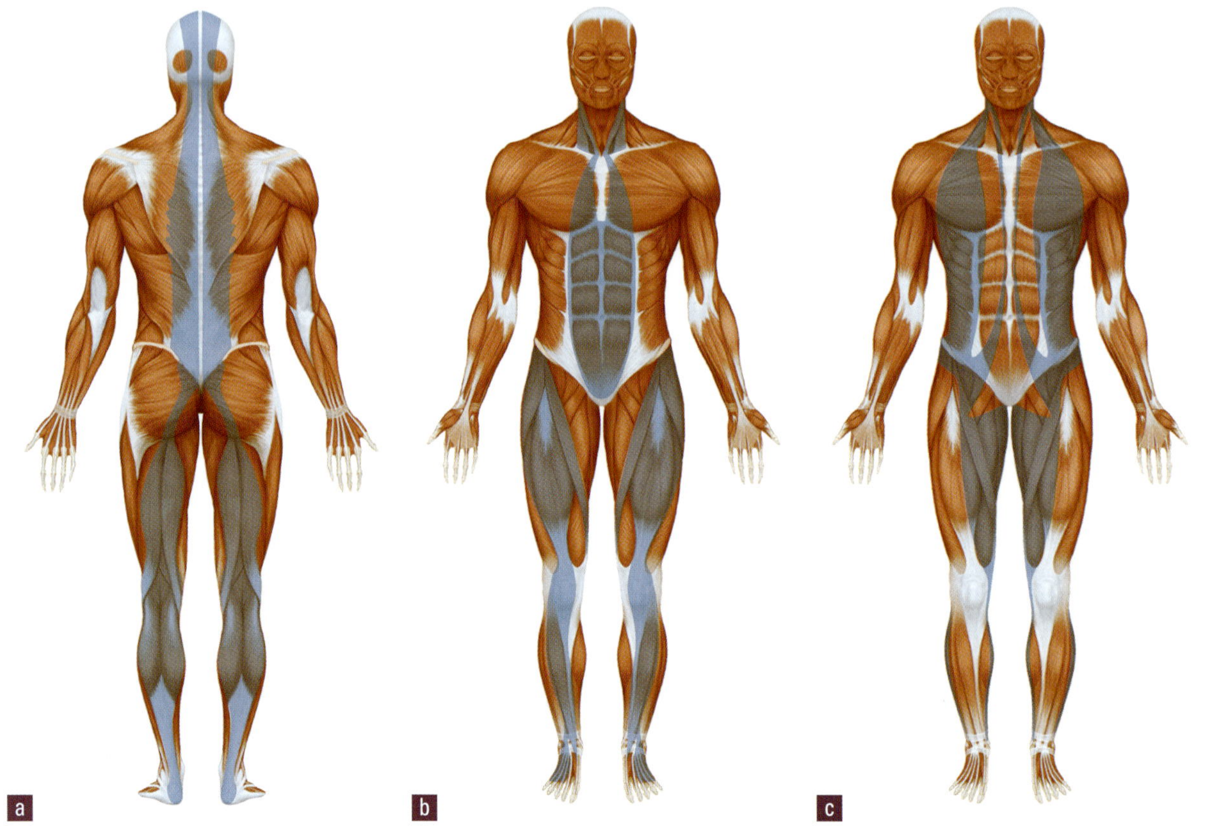

그림 13.1 굽힘과 폄을 위한 근막계: (a) 표면전방선(superficial front line), (b) 표면후방선(superficial back line), and (c) 심부전방선(deep front line)

측면 움직임을 위한 근막계

정중면의 움직임 외에도, 많은 일상생활에서의 활동과 스포츠에서 측면(side-to-side)의 움직임을 필요로 한다. 예를 들어, 걷기는 체중을 좌우로 옮기며, 골반(pelvic)이 왼쪽에서 오른쪽으로 이동하고, 다리와 엉덩이가 벌림(abduction)과 모음(adduction)하며, 척추가 한쪽에서 다른 쪽으로 구부러져야 한다.

많은 근육과 연부조직 구조는 우리가 신체를 옆으로 움직일 때 움직이는 것을 돕고 힘의 전달을 늦추도록 한다. 이러한 움직임과 관련된 근골격계 요소들은 모두 근막의 외측선의 한 부분으로 신체의 측면을 따라 관상면의 움직임을 만드는 구조들을 연결한다(Myers 2008). 왼쪽과 오른쪽에 외측선(lateral line)이 있는데, 각각의 외측선은 발밑에서 시작하여 발목의 바깥쪽과 아랫다리(하퇴, lower leg)를 감싸면서 종아리근(비골근, peroneal muscles)과 연결된다. 그런 다음 허벅지 바깥쪽을 따라 엉덩뼈(장골, ilium)과 넙다리근막긴장근(대퇴근막장근, tensor fasciae latae), 큰볼기근(대둔근, gluteus maximus muscles)으로 연결된다. 그리고 나서 등뼈와 갈비뼈를 따라 측면에서 사선으로 올라가며 목의 측면에서 끝난다(그림 13.2)(Myers 2008).

가장 일반적인 근골격계 불균형의 대부분은 신체의 측면에 있는 근막계(fascial system)의 건강과 기능에도 영향을 미친다(Hou-glum 2016; Price and Bratcher 2010). 예를 들어, 과다엎침(과내전, overpronation)은 발과 발목을 안쪽으로 쓰러지게 하며 시간이 지남에 따라 이러한 근골격계 불균형은 발과 발목의 움직임을 제한하여 무릎이 중앙에서 먼 바깥굽음자세(valgus position)로 이동하는 것과 같은 신체의 다른 부위가 보상하게 할 수 있다(Hutson and Ward 2016).

회전 움직임을 위한 근막계

신체는 앞으로, 뒤로 그리고 옆으로 움직이는 것 외에도 회전이 필요한 움직임도 수행한다(예, 가로면에서의 움직임). 걸을 때 팔을 휘두르고 몸을 돌리는 활동, 골프에서 백스윙, 팔로잉 스루 동작, 테니스에서 포핸드 동작과 같은 모든 활동이 포함된다. 가로면(횡단면, transverse plane)의 이동에 관련된 근골격계 요소는 몸을 감싸는 나선형 선(spiral lines)이라고 불리는 근막 네트워크의 일부이다(Myers and Earls 2017).

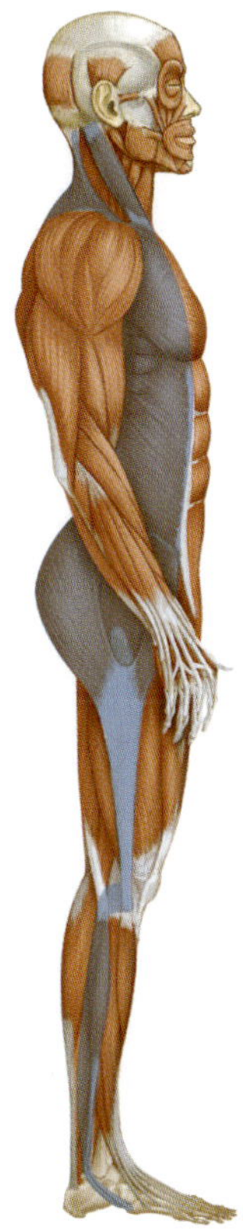

그림 13.2 외측선(lateral line)

머리부터 발끝까지 이어지는 두 개의 나선형 선이 앞에서 뒤로 몸을 감싸고 있다(그림 13.3 참조). 이 두 개의 선은 발밑에서 시작하여 발목 안쪽이나 바깥쪽을 감싸고, 앞정강근(전경골근, tibialis anterior)과 종아리근(peroneal)을 통해 아랫다리(lower leg)의 앞과 옆을 따라 이동하고, 엉덩정강근막띠(iliotibial band)와 넙다리두갈래근(biceps femoris)으로 허벅지의 옆과 뒤와 연결되며, 척추세움근(erector spinae)을 따라 올라가며, 배빗근(abdominal obliques)과 앞톱니근(serratus anterior)으로 몸과 가슴우리을 둘러싸고 있다. 이후 마름모꼴로 등 쪽을 교차하여 두개골의 밑부분에서 끝나게 된다. 근막의 이러한 나선형 시스템은 신체를 통합 및 조직화

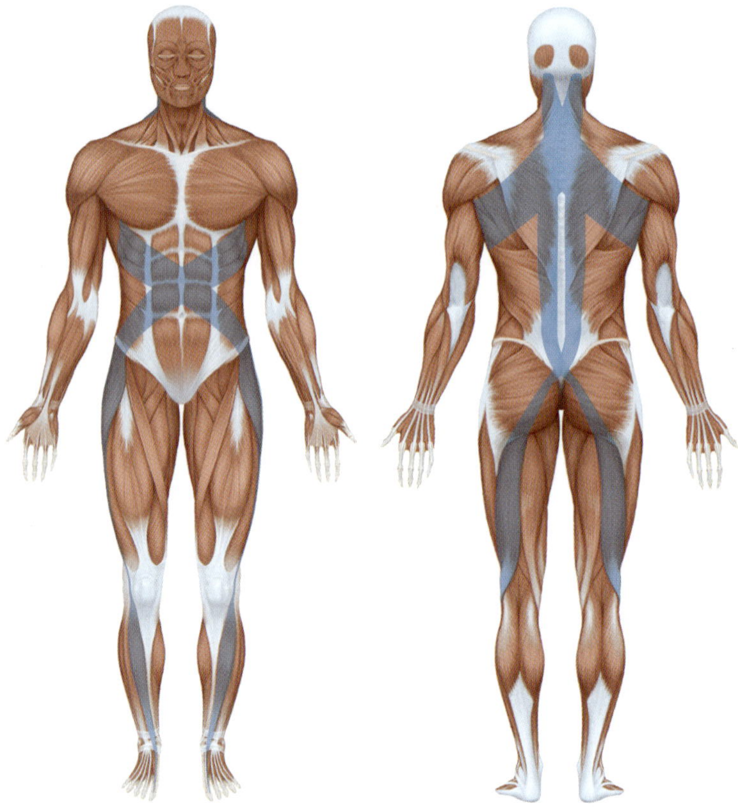

그림 13.3 회전 움직임을 위한 근막계

된 사슬로써 회전을 돕는 모든 연 조직 구조를 연결한다.

많은 일반적인 근골격계 불균형이 인체를 감싸는 근막 네트워크의 건강과 기능에 영향을 미친다(Houglum 2016; Price and Bratcher 2010). 예를 들어, 사람이 걸을 때 어깨뼈의 내밈(전인, protraction) 과 들임(후인, retraction)은 팔을 다리와 반대로 흔들 때 몸의 균형을 유지하는데 도움을 준다. 하지만 어깨뼈를 과도하게 내밀면 가슴우리에서 너무 앞으로 이동하게 되고 팔은 불균형적으로 회전한다. 시간이 지남에 따라, 불균형적 회전은 어깨뼈를 둘러싸고 있는 근막에 자극을 줄 수 있고 마름모근(능형근, rhomboids)의 수축 및 신장 능력에 영향을 미칠 수 있다. 또한 차례로 반대쪽 다리의 움직임에 대한 팔의 움직임에 영향을 미치며 보행 중 중간에서 멀리 이동하여 다리, 무릎 및 발목에 대한 보상을 하게 한다[예. 밖굽이 무릎(valgus knee)과 과다엎침(overpronation)](Giangarra and Manske 2011).

근막계와 복잡한 움직임

근막계는 사람이 앞으로, 뒤로, 옆으로 또는 교대로 움직이도록 돕는 것에 국한되지 않는다. 실생활에서의 움직임은 신체가 동시에 여러 방향으로 움직여야 한다. 예를 들어, 우리가 뛰거나 걸을 때, 우리는 앞으로, 옆으로, 그리고 동시에 번갈아가며 움직인다. 다리는 안쪽과 바깥쪽으로 구를 때(모음, 벌림) 앞뒤로 흔들린다(굽힘(굴곡, 폄). 체중이 왼쪽에서 오른쪽으로 이동하면서 척추가 움직이며 팔을 교대로 흔들기도 한다(Swinnen et al. 1994). 이러한 다중면(multiplanar)의 움직임은 우리 신체의 근막계가 근골격계처럼 서로 연결되어 있기 때문에 가능하다. 사실 하나의 근막 네트워크의 많은 근육과 연부조직구조는 다른 근막 네트워크에도 포함되어 있다. 예를 들어, 배빗근(abdominal obliques)은 외측선과 나선선 모두에 포함되고, 척추세움근(erector spinae)은 표면후방선(superficial back line)과 나선선 모두에 포함된다. 이러한 복잡한 근막 네트워크는 체중부하운동 시 여러 평면에서 복잡한 움직임을 가능하게 한다(Myers 2008).

근막에 대한 이해와 근막이 전신의 움직임에 미치는 영향에 대해 아는 것은 앞으로 근골격계 불균형이 있는 사람들을 성공적으로 돕기 위해 중요하다. 교정 운동을 선택하고 고객의 통증 및 기능부전의 원인을 해결할 프로그램을 설계하기 시작할 때 근막계를 꼭 고려해야 한다.

요점 정리

근막은 근육, 힘줄, 인대, 그리고 내부 장기를 포함한 신체의 모든 구조를 감싸고 있는 3차원 결합 조직 네트워크이다. 근막의 상호연결성은 다평면 및 다방향 움직임을 가능하게 하지만, 이는 또한 신체의 한 부분의 근골격계 불균형이 움직임 및 다른 곳의 기능(또는 기능장애)에 직접적인 영향을 미친다는 것을 의미한다.

- 근막에는 표면적인 것이 깊이 두 가지 단계가 있다. 표면적인 단계는 주로 근육을 피부에 묶고 깊은 단계는 근육을 함께 묶는다.
- 제한(Restrictions), 유착(adhesions), 흉터 조직(반흔 조직, scar tissue)은 근막의 연장 및 유연성에 영향을 미칠 수 있으며 통증을 유발하고 움직임을 제한할 수 있다.
- 근막염(fasciitis)이라는 용어는 특히 근육과 관련된 근막을 가리킨다,
- 신체의 앞, 뒤, 옆면에는 근막계가 있으며 몸을 감싸고 있다.
- 신체의 앞뒤에 있는 근막계를 전방선, 후방선이라고 한다. 옆면에 있는 것을 외측선이라고 하며, 몸을 감싸고 있는 것을 나선선이라고 한다.
- 근막계는 세 평면의 움직임이 조화롭게 일어나도록 엮는다.
- 근골격계 불균형은 신세의 한 부분 또는 특정 근육 혹은 집단의 움직임을 제한할 수 있다. 이러한 제한은 신체의 다른 곳에서 보상하도록 하고 추가적인 근골격계 불균형을 만들면서 전체적인 근막계의 기능에 영향을 미칠 수 있다.

자가 점검

고객에게 근막이 무엇인지, 근막계가 신체 전체에 어떠한 영향을 미치는지 설명하는 능력은 성공적인 교정 운동을 프로그래밍하는데 필수적이다. 다음 활동을 통해 당신은 고객이 신체의 상호 연결성을 인식할 수 있도록 도울 수 있고, 적절한 교정 운동 전략이 근골격계에 미치는 놀라운 영향을 직접 경험할 수 있다. 이 활동을 고객에게 알려주기 전에 연습하면 가르치거나 의사소통방법을 개발하는 데 도움이 되고, 고객에게 근막계를 건강하게 복원하고 유지하는 것의 중요성을 설명하는데 자신감이 생기도록 도와줄 것이다.

활동 수행

서 있는 자세에서 부드럽게 앞으로 구부리고 다리를 곧게 펴고 땅을 향해 아래로 손을 뻗는다. 억지로 하면 안 된다. 얼마나 아래로 닿을 수 있는지 기록한다(예: 무릎을 지나 발끝까지, 손가락 끝이 땅에 닿음).

정상적으로 서 있는 자세로 돌아가서 왼발 아래쪽에 골프공이나 테니스공을 올려놓는다. 발 아래에서 돌리며 아픈 부위에 잠시 멈춰서 다음 아픈 부위로 이동하기 전에 긴장을 풀어준다. 이렇게 1분 정도 한 후에 오른발로 공을 옮기고 1분 동안 발 밑을 마사지한다.

양발을 마사지한 후, 공을 한쪽에 놓고 처음에 했던 전방 굽힘 스트레칭을 반복하게 되면 더 아래로 뻗을 수 있다는 것을 알 수 있을 것이다.

고객에게 결과 설명하기

이러한 운동 범위의 증가는 발바닥근막이 느슨해진 직접적인 결과이다. 발바닥근막은 발 아래에서 다리 뒤쪽, 골반 뒤쪽, 등과 목을 가로질러 머리 위를 지나 이마 위까지 이어지는 표면후방선(superficial back line)의 일부이다. 발바닥 근막의 유연성을 높이면 몸 뒤쪽 근막 시스템의 움직임이 증가한다. 그렇기 때문에 앞으로 구부리고 운동 범위를 늘리는 것이 더 쉬워진다 (Myers 2008).

03

FUNDAMENTALS OF CORRECTIVE EXERCISE

교정 운동의 기본사항

3장에서는 성공적인 교정 운동 프로그램의 요소와 1장에서 배운 가장 일반적인 근골격계 불균형을 해결하는 운동을 선택하고 적응하는 방법에 대해 배울 것이다. 구조적인 평가의 결과와 2장에서 수집한 기능 해부학에 대한 향상된 지식을 통해 사용 가능한 옵션의 적합성을 평가할 수 있다. 그런 다음 고객의 교정 운동 프로그램에 적절한 조언을 할 수 있다.

3장에서는 특히 가장 효과적인 세 가지 교정 운동 유형인 자가근막이완기술, 스트레칭, 강화운동에 대해 가르칠 것이다. 이러한 운동의 역사, 각각의 고유한 이점, 그리고 이러한 양식이 근골격계 불균형을 해결하고 교정하는데 어떻게 성공하였는지에 대해 배우게 될 것이고 다양한 근막이완 기법, 스트레칭, 강화운동 등이 소개되며 고객의 니즈에 따라 각각 언제 사용할 수 있는지 알려줄 것이다. 또한 교정 운동의 성과에 대한 고객의 불안감을 줄이는 방법과 교정 운동 프로그램에 대한 신뢰를 높이기 위한 전략을 배우게 될 것이다. 게다가 고객의 프로그램을 언제 어떻게 진행해야 하는지, 그리고 반대로 필요할 때 언제 어떻게 퇴행해야 하는지 배울 것이다. 또한 안전과 효과를 보장하기 위해 각 운동 유형에 대한 구체적인 금지 사항에 대해서도 배울 것이다.

적절한 교정 운동을 선택하는 것 외에도, 고객에게 신발 선택, 아치 서포트(arch supports) 사용, 또는 장시간 서 있거나 앉거나 자는 자세와 같이 운동과는 관련이 없지만 그들의 문제에 기여할 수 있는 것들에 대하여 교육할 수 있어야 한다. 3장의 마지막은 오랜 정적 자세의 부정적인 영향에 대해 설명하고, 고객들이 하루종일 더 나은 생활방식을 선택하고 더 나은 자세를 취할 수 있도록 돕는 팁을 제공할 것이다.

03

CHAPTER 14
Elements of Corrective Exercise Programs
교정 운동 프로그램의 요소

만성 불균형(Chronic imbalances)은 뼈, 관절, 근육, 근막, 힘줄, 인대를 포함한 모든 근골격계 구조의 건강과 상태에 영향을 미칠 수 있다. 따라서 교정 운동을 추전할 때 우선 평가 과정에서 문제가 있다고 판단한 휴식, 회복, 재활과 관련한 사항들을 촉진해야 한다. 그런 다음 근골격계의 전반적인 건강을 향상시키고 미래의 문제를 줄이기 위해 재훈련, 재활, 강화하는 교정 운동을 도입하여 이러한 부분들이 기능, 건강, 유연성을 회복할 수 있도록 도와야 한다.

고객들을 위한 적절한 교정 운동 프로그램을 선택하기 위해서는 많은 것을 고려해야 한다. 안전하고 효과적인 기술을 선택하는 것 외에도 현실적이고 정서적 욕구와 능력을 다루어야 하며, 추천하는 운동은 고객의 자신감을 길러주어야 한다(Price and Bratcher 2010). 또한 고객이 최소한의 시간 내에 최대한의 이익을 얻을 수 있도록 논리적인 순서로 교정 운동을 도입하는 방법도 알아야 한다.

고객 신뢰도 구축

고객들이 그들의 목표나 그들이 경험하고 있는 근골격계 문제에 대해 논의하기 위해 처음 왔을 때, 아마도 얼마 동안 그 문제에 대해 걱정해왔을 것 이라는 것을 이해해야 한다. 그 결과로 특정 활동, 특히 아픈 곳을 사용해야 하는 활동을 수행하는 능력에 대한 자신감을 잃었을 수 있다(Bandura 1986).

이러한 점을 염두에 두고, 교정 운동을 처음 소개할 때 고객의 신뢰를 쌓는 것이 중요하다. 가장 좋은 방법은 시간을 들여 그들의 고민을 듣고 그들의 질문에 솔직하게 대답하는 것이다. 처음에는 천천히 진행하고, 각 기술과 교정 운동 과정을 전반적으로 설명하면서 다른 교육방법을 사용한다. 고객이 혼란스러워 보이거나, 질문을 하지 않거나, 당신이 말한 모든 말에 동의를 하거나, 지나치게 낙관적인 것 같다면, 이해했다고 생각하면 안 된다(Fuller 2004). 이러한 유형의 응답은 종종 반대의 결과를 나타낸다. 자신의 능력에 대한 자신감이 부족한 고객은 이해하지 못했을 때 그것을 말할 가능성이 적다. 고객이 불안하거나 압도되었을 때 그것을 인식하는 방법을 배우면 이러한 문제가 발생했을 때 해결하고 고객의 신뢰를 얻으며 긍정적이고 지속적인 관계를 구축할 수 있다(Whitworth et al. 2007).

고객의 신체상태에 대한 걱정을 해소하는 것은 물론 프로그램 시작 시 쉽게 수행할 수 있는 운동을 선택해 자신감을 높일 수 있다. 고객이 새로운 교정 운동을 시도하고 성공적으로 수행할 수 있을 때, 고객의 자신감은 높아진다. 성공적인 수행은 고객이 그 행동을 반복하도록 동기를 부여할 것이고, 고객들에게 요청하는 다음 운동을 더 많이 하도록 만들 것이다(Feltz 1992; Rejeski 1992).

교정 운동 프로그래밍의 지도원리는 전통적인 피트니스 프로그램의 지원리와 같은 점진적인 진행이라는 것을 기억해야 한다(Bryant and Green 2010).

운동 순서

성공적인 교정 운동 프로그램은 고객의 불균형과 편차를 논리적이고 순차적인 형식으로 해결해야 한다. 손상 및 긴장이 발생한 부위는 스트레칭이나 강화를 통한 재훈련 시도가 이루어지기 전에 먼저 휴식을 취하고 재생될 수 있도록 해야 한다(Price and Bratcher 2010). 따라서 교정 운동 프로그램을 설계할 때는 다음의 목표를 달성하는 활동을 나열된 순서대로 사용해야 한다.

1. 염증이 생긴 관절을 근막, 근육, 힘줄이 재생되는 동안 쉬게 한다.
2. 혈류량 및 이동 범위를 늘린다.
3. 근육과 신경계를 강화한다.

다시 말해, 모든 교정 운동 프로그램은 자가근막이완 기법으로 시작하여 스트레칭으로 나아가고, 궁극적으로는 강화운동으로 발전해야 한다.

- **자가근막이완**(Self-myofascial release): 근막(my-ofascial)이라는 용어는 근육을 뜻하는 "myo"와 근막을 뜻하는 "fascial"에서 유래되었다. 이 셀프마사지 기법은 만성 근골격계 불균형에 의해 부정적인 영향을 받은 연부조직을 복원하고 회복시키는 데 사용된다(Rolf 1989; Myers 2008; Travell and Simons 1992). 또한 지나친 연부조직의 스트레스를 동반하는 통증과 고통을 줄여줌으로써 고객의 기분이 나아지도록 돕는다. 각 운동 과 프로그램은 항상 고객들이 집, 사무실, 또는 그들이 편안하다고 느끼는 곳 어디에서나 할 수 있는 형태의 셀프마사지로 시작해야 한다.
- **스트레칭**(Stretching): 자가근막이완 운동의 규칙적인 수행으로 연부조직 구조가 유동적이고 건강해지게 되면 다음 단계는 근육과 근막의 유연성을 높이고 관절의 가동범위를 높이는 것이다. 많은 유형의 서로 다른 스트레칭운동은 만성 근골격계 불균형으로 인해 기능을 상실하게 된 신체 부위의 안전한 운동 범위 및 재훈련 운동을 증가시키기 위해 사용될 수 있다(Walker 2011).
- **강화**(strengthening): 고객이 특정 연부조직 구조의 상태를 개선하기 시작하면 프로그램에 강화운동을 추가한다. 강화운동을 통해 연부조직 구조를 강화시키고 이전에 어려웠던 움직임에 대한 고객의 자신감을 높힐 수 있다. 근골격계 불균형을 제거하는 데에도 강화운동이 사용된다(Price and Sharpe 2009).

자가근막, 스트레칭 및 강화운동의 적절한 적용과 진행은 교정 운동 프로그램 설계에 필수적이다. 이러한 내용은 뒷장에서 더 자세히 설명될 것이다.

운동 평가

효과적인 교정 운동을 선택하는 것은 그 운동이 효과적이고 실용적인지 결정하는 것도 포함된다. 고객은 쉽게 구할 수 없는 장비를 요구하는 운동을 선택할 가능성이 적다. 따라서 운동을 선택하기 전에 항상 운동의 유용성과 실용성을 모두 평가해야 한다.

다음의 간단한 운동 평가 과정은 목표하는 조직, 해결되야 하는 불균형, 고객의 능력, 실용성, 가능한 대안, 퇴행 및 진행을 확인하여 운동의 적합성을 결정하는 데 도움이 될 수 있다.

- **구조**(Structure): 이 운동이 어떤 구조(근육, 근막, 관절, 뼈)를 대상으로 하는가?
- **불균형**(Imbalance): 이 운동으로 어떤 근골격계

불균형을 다루고 있는가?

- **기술(Mechanics)**: 불균형이 해결되고 악화되지 않는 올바른 운동 메커니즘은 무엇이며, 고객이 올바르게 수행할 수 있는가?
- **실용성(Practical)**: 고객이 연습의 실제로 운동을 효과적이고 정기적으로 수행할 것인가?(운동의 제약, 장비의 실용성)
- **단계(Level)**: 고객의 요구를 충족하기 위해 운동을 얼마나 진행 복은 퇴행 시킬 수 있는가?
- **연습대안(Exercise alternatives)**: 고객이 더 선호하거나 불균형을 목표로 자신의 일상에 더 맞는 운동이 있는가?

이러한 SIMPLE 절차를 사용하여 만나는 각 고객의 요구를 충족하는지 확인하기 위해 권장하는 모든 교정 운동을 평가한다.

요점 정리

효과적인 교정 운동을 선택하기 위해 많은 요소들을 고려해야 한다.

- 성공적인 교정 운동선택에서 가장 중요한 세 가지 구성요소는 다음과 같다.
  - 고객의 근골격계 불균형을 평가하고 연부조직 구조의 상태를 평가하는 능력
  - 고객의 불안을 인식하고 적절한 의사소통 전략을 사용하여 자신감을 쌓는 능력
  - 각 고객에게 어떤 교정 운동을 사용해야 하는지, 그리고 도입순서를 알고 있어야 한다.
- 교정 운동 프로그램은 처음에 사용한 전략이 부상부위의 치유와 재생을 촉진할 수 있다면 가장 성공적일 것이다.
- 근골격계 불균형, 부상 또는 통증이 있는 고객은 자신의 상태에 대해 불안감을 느낄 가능성이 높다. 따라서 운동이나 프로그램의 내용에 대하여 논의할 때 불안 수준이 상승할 수 있는 징후를 찾아보면 전략을 필요에 따라 조정하여 고객이 편안하고, 자신감을 얻을 수 있고 집중력을 유지할 수 있다.
- 고객의 신뢰를 쌓기 위한 최선의 전략은 다음과 같다.
  - 간단명료하게 말하고 복잡한 전문 용어를 사용하지 않는다.
  - 고객이 성공적으로 수행할 수 있다고 알고 있는 운동으로 프로그램을 시작한다.
  - 교정 운동 프로그램의 모든 측면에서 점진적으로 진행하는 지도원리를 적용한다.
- 모든 교정 운동 프로그램은 그 순서에 따라 자가근막이완 기법, 스트레칭 및 강화운동을 통합해야 한다.
- 선택한 운동이 적절하고 효과적이며 실용적일 수 있도록 SIMPLE 절차를 사용하여 모든 교정 운동을 평가한다.

자가 점검

만성 근골격계 불균형과 통증이 동반되는 불안감 때문에 고객에게 전문 용어를 사용하지 않고 설명하는 것이 중요하다. 이러한 것을 연마할 수 있도록 다음의 자가근막이완 기법에 대한 예시를 따라 일상적인 언어로 자가근막이완 기법, 스트레칭, 강화운동의 개념과 이점을 설명해 보시오.

운동의 종류	전문용어가 없는 설명
자가근막이완 기법	자가근막이완 기법은 자가마사지의 화려한 이름일 뿐이다. 자가마사지는 당신을 평가하는 동안 발견한 불균형에 영향을 받은 근육과 다른 조직에 혈액을 공급해 주는데 사용된다. 이러한 기술들은 몸의 원기를 왕성하게 하고 재생시켜 줄 것이며, 증상을 어느 정도 완화하고 운동 프로그램을 진행할 준비를 하게 된다.
스트레칭	
강화운동	

CHAPTER 15

Self-Myofascial Release 자가근막이완

이번 장에서는 스트레칭 및 강화운동을 소개하기 전에 다양한 자가근막이완 기법을 사용해야 하는 이유에 대해 알아보고자 한다(자가근막이완과 자가마사지라는 용어는 서로 바꿔 사용할 수 있다. 많은 대상자들이 마사지라는 용어가 익숙하고 마사지 기법을 배우는데 더 열의가 있기 때문에 자가 마사지라는 용어를 선호한다). 우리는 이 기술들이 어떻게 연부조직 구조를 재생시키고 회복시키며, 근골격계 불균형을 해결하고, 근골격계 기능이상과 통증을 완화시키는지 배울 것이다. 또한 대상자에게 이러한 기술들을 가르치고 큐잉하는 지도법을 배울 것이며, 이러한 기법들을 개발하는 방법에 대해 배울 것이다.

자가근막이완이란?

자가근막이완은 복잡하고 기술적으로 들릴 수 있지만 매우 간단한 개념이다. 근막이라는 용어는 근육과 그들을 둘러싸고 있는 근막을 가리킨다. 접두사 myo-는 단순히 "근육"을 의미한다. 따라서 자가근막이완은 제한, 긴장, 유착, 엉킴이나 흉터조직 또는 적절한 움직임이 없는 근막 조직의 부위에 지속적인 압력을 가하는 마사지 기법이다. 지속적인 압력은 그 부위의 순환을 자극하고, 느린 혈류 및 독소로 인한 압력 증가를 감소시키며 조직의 탄력성과 유연성을 개선한다(Travell and Simons 1992;Simons, Travell and Simons 1998). 자가근막이완을 사용하기 전에 근육과 근막의 특성을 이해하는 것이 중요하다. 이를 통해 이러한 기술을 적절히 사용하면 어떻게 도움이 되는지 파악할 수 있다.

근육

골격근(skeletal muscle)은 신체에서 가장 흔한 형태의 근육조직이다. 혀를 제외하고 모든 뼈대근육은 양쪽 끝이 힘줄에 의해 뼈와 연결되어 있다. 근육의 이는점(origin)은 위치가 고정되어 있거나 운동능력이 작은(보통 신체의 질량 중심에 더 가까운)뼈에 부착된 끝이다. 닿는점(insertion)은 이동능력이 더 큰 뼈에 부착되는 끝이다(Hyde 2002). 근육은 일반적으로 뼈와 관절에 가해지는 힘과 같은 방향으로 움직이는 조직밴드로 구성된다. 예를 들어, 위팔두갈래근(상완이두근, biceps brachii)의 근육조직은 어깨뼈(견갑골, scapula) 부분에서 기시되어 노뼈(요골, radius)의 끝과 팔꿈치(elbow) 근처의 아래팔 근막에서 정지된다(Scheumann 2007). 이 근육에 있는 섬유 띠는수축할 때 아래팔을 어깨 쪽으로 당기는 것을 돕는 기능을 하기 때문에 위쪽 팔을 따라 길이 방향으로 이어진다. 또한 큰볼기근(대둔근, gluteus maximus)과 같은 근육은 여러 기능을 가지며, 근섬유들이 여러 방향으로 움직인다. 근육의 이는점(기시점, origin), 닿는점(정지점, insertion), 근섬유가 움직이는 방향은 각 근육 또는 근육군의 작용을 결정한다(Hyde 2002). 유착, 결절, 엉킴, 흉터조직 및 근육의 경직은 이러한 동작을 올바르게 수행하는 근육의 능력에 영향을 미칠 수 있다. 자가근막이완 기법을 정기적으로 적용하면 근육이 효과적으로 기능할 수 있도록 근육 섬유를 재정렬하는 데 도움이 될 수 있다(Clark and Lucett 2011).

뼈대근육은 길어지거나 늘어나거나 줄어들고수축되어 정상적인 모양으로 돌아갈 수 있다. 이러한 속성을 각각 탄력성,수축성 및 확장성이라고 한다(Hyde 2002). 교정 운동의 관점에서 이 세 가지 모두는 매우 중요하다. 근육의수축 기능은 골격을 움직일 수 있게 한다. 근육이 적절하게 길어지고 늘어나는 능력은 움직임을 늦추고 관절에 가해지는 스트레스를 줄이는 "번지 코드 동작"을 촉진한다. 근육이 원래의 모양으로 돌아갈 수 있도록 하여 휴식을 허용하고 부정적인 근골격 변화의 발병을 예방한다. 자가근막이완기법을 정기적으로 적용하면 근육 조직의 민감도, 복구 및 회복, 성장 및 성능을 개선함으로써 이 세 가지 근육기능 모두를 개선하는 데 도움이 되는 것으로 나타났다(Beck 2010).

근막

근막은 근육섬유 다발, 전체 근육 및 신체의 다른 모든 조직층을 감싸거나 분리하는 결합조직이다. 그것은 신체 전체에 걸쳐있으며 모든 구조를 하나의 분리할 수 없는 운동사슬로 연결한다(그림 13.3 참조)(Myers 2008;Scheumann 2007).

근막의 전반적인 상태와 건강은 교정 운동 프로그램의 시작부터 다루어져야 한다. 근막의 제한이나 팽팽함은 일반적으로 근골격계 보상패턴과 불균형으로 나타나며, 이는 종종 근육긴장과 통증으로 나타난다. 자가근막이완법의 규칙적인 적용은 신체 전체의 근막긴장을 조절하여 운동 스트레스를 감소시키고 혈류를 개선하며 운동범위를 증가시키는데 도움이 된다(Rolf 1989).

건강하지 않은 근막과 근섬유는 과도한 경직, 결절, 유착, 유연하지 않는 뻣뻣한 상태와 같이 매우 기능적이지 못한 (그리고 때로는 통증이 있는) 특성을 발달시키는 경향이 있다(Schemann 2007). 자가근막근막이완법은 이같은 증상을 가진 조직을 건강하게 회복시키는데 적용할 수 있다. 따라서 고객은 자가근막이완법의 적용으로 완화되고 사라진 통증에 대하여 만족하게 될 것이다.

자가근막이완의 기원

기원전 약 2500년에서 3000년경에 기원한 것으로 생각되며, 건강도구로 사용하는 것은 초기 중국 의학문헌에 기록되어 있고, 고대 이집트 무덤 그림에 묘사되어 있다(Calvert 2002). 마사지는 또한 기원전 1500년까지 거슬러 올라가는 전통 인도 의학에 뿌리를 두고 있다. 고대 그리스인과 로마인은 마사지의 치료적 특성을 인식하고 일상적인 건강 요법에 마사지를 통합했다. Julius Caesar(기원전 100~44년)조차도 통증완화를 위해 마사지를 사용했다(Sinha 2001). 페르시아 제국의 의사들도 운동과 마사지의 이점을 믿었고 상태를 진단하고 평가하며 통증완화에 도움이 되는 마사지 기술을 처방했다. 1800년대 중반에 마사지라는 단어가 서양 의학계에 정식으로 도입되었다. 스웨덴의 마사지는 매우 대중적이었고 그 기간동안 개발된 많은 기술이 오늘날에도 여전히 사용되고 있다(Calvert 2002). 마사지의 사용법은 핀란드와 러시아의 영향을 받아 스포츠 마사지와 신경근 치료로 확장되었다.

마사지와 근막이완은 현재 스파부터 병원에 이르기까지 전 세계의 많은 곳에서 치료 및 회복전략으로 사용된다. 현재 교정 목적으로 사용되는 마사지의 가장 인기있는 형태는 폼롤러처럼 큰 도구를 사용하거나 테니스공이나 테라케인 같은 작은 마사지 장치를 이용해 근육이나 근막의 특정 부위를 정확히 집어내는 등의 신체 일반 부위에 적용되고 있다(Price 2013; Price and Bratcher 2010; Simons, Travell and Simons 1998; Travell and Simons 1992).

자가근막이완의 이점

교정 운동 대상자가 정기적으로 자가근막이완을 수행하는 것이 도움이 된다고 하는 많은 문서화된 이유가 있다. 가장 흔한 근골격 불균형의 영향을 받는 근막 구조를 마사지하는 것은 다음을 수행하는 것으로 나타났다.

- 순환을 증가시켜 산소 및 기타 영양소가 중요한 조직, 근육 및 기관에 도달
- 관절 유연성 증가, 스트레칭 및 강화운동에 수반되는 증가된 움직임 범위 및 부하에 대한 관절 준비
- 유착 및 흉터 조직(반흔 조직, scar tissue)을 감소시키고 근육 및 기타 연부조직의 탄력을 개선
- 지연성 근육통(DOMS)감소에 도움
- 근육에 저장된 긴장을 제거
- 엔도르핀을 분비하여 통증완화에 도움
- 정신적 스트레스 해소

자가근막이완의 유형

자가근막이완 기법에는 일반적 그리고 특징적 두 가지 종류의 기법이 있다. 둘 다 근골격계 불균형의 영향을 받는 근육을 활기있게 하고 재생하는 데 매우 효과적이다. 연부조직 구조를 재활 및 건강회복, 교정 운동 시작 시 운동준비, 운동이나 격렬한 활동 후 회복을 돕는 데 사용할 수 있다.

일반적인 기술

일반적인 자가근막이완 기법은 신체의 넓은 영역에 영향을 미친다(Inkster 2015). 폼 롤러와 같이 표면적이 넓은 도구는 아래와 같은 유형의 마사지에 적합하다(그림 15.1 참조).

이러한 일반적인 기법은 일반적으로 광범위한 근육 및 연부조직 기능장애를 해결하기 위해 교정 운동 프로그램의 초반에 적용된다(Myers 2005; Rolf 1989). 예를 들어, 평가결과 고객이 무릎 바깥굽음자세(외반자세, valgus position)를 가지고 있다면, 대상자의 다리가 신체의 정중선(시상면, sagittal plane)을 향해 회전했다는 것을 알 수 있다. 근육과 움직임에 대한 이해를 통해 이 불균형이 엉덩관절(hip joint), 돌림근(회전근, rotators), 볼기근(둔근, gluteal muscles), 모음근(내전근, adductor) 및 엉덩관절 굽힘근(고관절 굴곡근, hip flexor)과 같은 근육군을 둔화시킨다는 것을 알 수 있다. 이러한 각 근육근은 여러 개의 개별 근육으로 구성된다. 대상자는 프로그램 시작 시 그룹의 각 근육을 개별적으로 마사지하기를 기대하겠지만 아마도 불필요할 것이다(불균형이 다른 근육보다 근육군의 일부 근육에 더 영향을 미칠 수 있다). 따라서 일반적인 자가근막이완 기법은 프로그램의 초기 단계에 매우 좋다.

일반적인 자가근막이완 기법은 넓은 영역에 영향을 미치는 데 시간이 덜 걸리므로 대상자가 교정 운동에 대한 숙제를 수행할 시간이 없다고 말할 경우에도 권장된다. 일반적 기법은 또한 준비운동의 일환으로 운동전 혈액 공급과 유연성을 증가시키고, 정리운동의 일환으로 휴식과 회복을 촉진하는 데 매우 유용하다(Clark and Lucett 2011).

특정 기법

특정 자가근막이완 기법은 개별 근육이나 근육 또는 근막부분의 정확한 "발통점"(triger point)을 대상으로 한다. 이러한 보다 정밀한 형태의 셀프 마사지는 일반적으로 개별 근육 및 관련 근막의 움직임과 탄력성을 회복하는 데 도움이 되도록 신체의 특정부분에 지속적인 압력을 가해야 한다(Abelson and Abelson 2003; Price 2013). 특정 자가근막이완 기법은 근육이나 근막의 정확한 부위를 찾아낼 수 있는 더 작은 표면적을 가진 마사지 도구(예: 테니스 공, 골프 공, 라크로스 공, 야구공 및 세라케인과 같은 통증유발점 치료 스틱)를 사용한다(

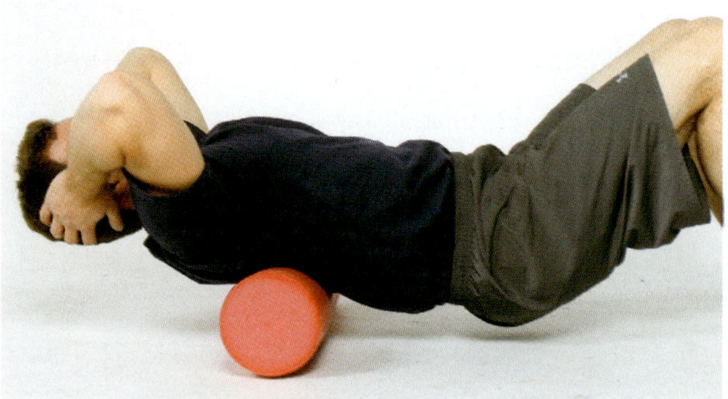

그림 15.1 룰러를 이용한 일반적인 자가근막이완 기법

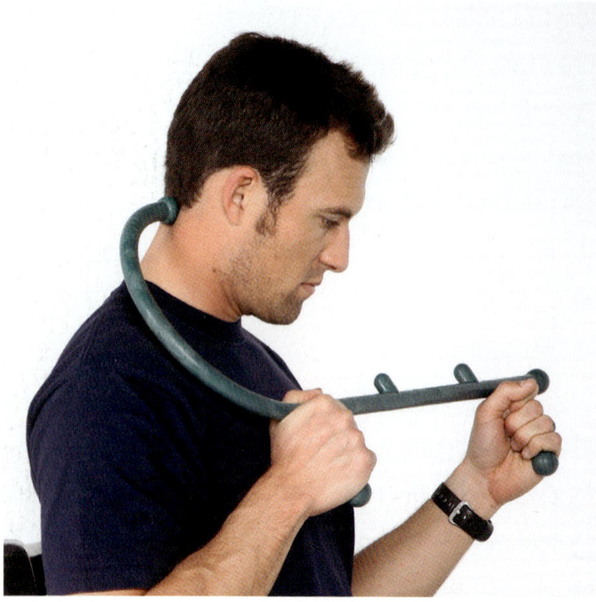

그림 15.2 세라케인을 이용한 특정 자가근막이완 기법

그림 15.2 참조).

특정 자가근막이완 기법은 발이나 종아리 근육과 같은 신체의 더 작은 부분을 대상으로 한다. 또한 교정 운동 프로그램이 진행되고 더 정밀해야 하는 경우 개별 근육 또는 근육이나 근막의 특정 부분에 집중할 수 있다. 예를 들어, 지나친 등척추뒤굽음(thoracic kyphosis)과 돌출된 어깨뼈가 있는 대상자와 함께 할 때 그의 오른쪽 어깨뼈가 왼쪽보다 더 돌출되어 있음을 알 수 있다. 오른쪽 마름근(rhomboids)에 테니스공을 사용하는 것은 이러한 특정 불균형을 해결하는 훌륭한 기법이 될 것이다.

일반적인 자가근막이완 기법이 실용적이지 않은 경우 특정 자가근막이완 기법도 사용해야 한다. 여기에는 대상자가 여행 중이어서 폼 롤러를 가지고 갈 수 없거나, 폼 롤러를 사는 것이 비현실적이거나, 고객이 권장하는 폼롤러 운동을 성공적으로 수행할 수 없는 경우가 포함될 수 있다(Price and Bratcher 2010).

자가근막이완 기법을 위한 지도법

자가근막이완 운동은 생리학적 관점에서 교정 운동 프로그램의 시작에 탁월하지만, 통증 증상을 신속하게 완화하여 대상자의 신뢰를 구축할 수 있다는 추가적인 이점을 제공한다. 따라서 고객의 상태에 적절하고 통증을 즉시 줄이는 데 도움이 되며 장기적인 순응도와 프로그램 성공을 촉진하는 방식으로 제공되는 운동을 선택하는 것이 중요하다.

다음은 대상자가 성공적으로 구현할 수 있도록 자가근막이완 기법을 가르치는 몇 가지 제안 사항이다.

1. 대상자에게 자가근막이완 기법을 처음 소개할 때, 고객은 종종 세트, 반복, 지속시간 및 빈도와 같은 수행변수에 대해 질문할 것이다. 대상자마다 요구사항이 다르고 필요한 시간도 사람마다 다르다는 것을 기억하는 것이 중요하다. 이 장에서는 모든 운동에 대한 일반지침이 운동 라이브러리에 포함되어 있지만 각 고객의 요구와 능력에 맞게 자가근막이완 운동의 변수를 조정해야 한다.

2. 일단 근막 제한영역을 확인하고 자가근막이완 운동을 선택했다면, 대상자가 자신을 위해 스스로 단단한 부위나 아픈 부위를 탐색할 수 있는 충분한 시간을 준다. 테니스 공이나 폼 롤러를 사용하는 것에 대한 대상자의 초기 반응은 제한된 조직에서 느끼는 불편함이나 압박감에 대한 반응으로 긴장하는 것이다. 그러나 이러한 새로운 감각에 적응할 시간이 주어진다면 대상자는 긴장을 풀기 시작할 것이고 신체에서 호르몬이 방출되어 더 많은 이완을 촉진할 것이다. 또한 대상자가근막이완이 필요한 부위를 찾을 수 있도록 함으로써 스스로 아픈 부위를 찾을 수 있다. 이러한 자기발견 과정은 대상자가 새로운 운동과 일반적인 프로그램 진행을 본인이 통제할 수 있다고 느끼도록 하여, 그들이 프로그램을 계속 고수할 가능성을 높아지게 만든다(Price 2016).

3. 당신이 제안한 자가근막이완 기법은 실용적이어야 한다. 구입하기 어렵거나 손에 넣기에 비실용적인 장비는 추천하지 않도록 한다. 예를 들어, 풀사이즈 폼롤러는 매우 유용한 자가근막이완 도구이나, 기내 반입 크기의 여향가방에는 맞지

않다. 비행기를 자주 타고 가방을 위탁하지 않으려는 고객이 있다면, 풀사이즈 폼롤러를 사용해야 하는 운동은 적절하지 않을 것이다.

4. 항상 대상자에게 특정 자가근막이완 운동을 수행하는 이유와 그것이 자신의 상태와 어떤 관련이 있는지 설명하도록 한다. 운동 권장사항의 근거를 이해하면 운동을 정기적으로 수행해야 하는 좋은 이유가 된다(Whitworth et al. 2007).

5. 대상자가 자가근막이완 운동을 하면 근막의 긴장이 가라앉으면서 자신감이 상승하는 것을 볼 수 있다. 증가하는 자신감은 대체로 어떤 것이 교정 운동 프로그램 다음으로 올 수 있는지에 대한 생각을 동반한다(Feltz 1992). 이러한 자신감을 활용하여 수행중인 운동이 다음단계와 어떻게 관련되는지 설명함으로써 대상자의 운동지속도를 높일 수 있다. 이는 그들의 열정을 유지하고 다음에 기대되는 것에 대한 정신적인 준비에 도움이 된다. 예를 들어 고객이 특정 운동에 더 자신감을 갖게 된다면 그 다음에 "폼롤러로 엉덩이와 허리를 풀고 나면 우리는 그 주위의 개별적인 근육을 올바르게 움직일 수 있도록 당신을 가르쳐줄 것이다. 이것은 당신이 등산이나 가드닝 같은 당신이 즐기는 모든 활동으로 돌아갈 수 있도록 도와줄 것이다"라는 식으로 말할 수 있다.

자가근막 기법을 조정해야 하는 시기

대상자는 당신의 감독하에 그리고 스스로 할 때 당신이 추천하는 자가근막이완 기법을 수행하는 데 항상 성공했다고 느껴야 한다. 따라서 대상자가 불안해하거나, 주저하거나, 운동을 올바르게 수행할 수 없다고 느끼는 경우, 이러한 운동을 언제 어떻게 해야 하는지, 즉 더 쉽게 만들 필요가 있다.

1. 자가근막 기법은 고객이 어떤 식으로든 불편하거나 긴장할 때마다 조정해야 한다. 예를 들어, 폼롤러 운동을 하는 대상자가 계속 넘어지거나 불안해 보인다면 그가 더 쉽게 수행할 수 있는 기법으로 조정시킨다(그림 15.3 참조). 대상자가 운동 중 자신의 신체를 통제할 수 있도록 하는 조정은 대상자의 자신감을 높이는 데 매우 중요하다. 그들은 또한 대상자들이 과정을 즐기고 각 운동을 쉽게 할 수 있도록 하여 그들이 다루고 있는 근막 구조가 안정되고 이완되도록 한다.

2. 대상자가 어떤 종류의 통증을 경험한다면 자가근막이완 운동을 조정시킨다. 자가근막이완 기법은 건강하지 않은 연부조직 구조를 활기있게 하기 위한 것이므로 대상자가 폼롤러, 테니스 공 또는 세라케인를 처음 사용할 때 약간의 불편함이나 통증을 경험하는 것은 자연스러운 일이다. 그러나 운동이 시작된 후에도 감각을 강렬하게 느끼거나 줄어 들지 않으면 운동을 중단하고 적절하게 조정해야 한다. 대상자가 운동을 수행하는동안 느끼는 것에 대해 대상자와 의사소통하고 불편함의 수준을 모니터링하기 위해 신체 언어를 관찰하면 조정이 필요한지 여부를 결정하는 데 도움이 될 수 있다.

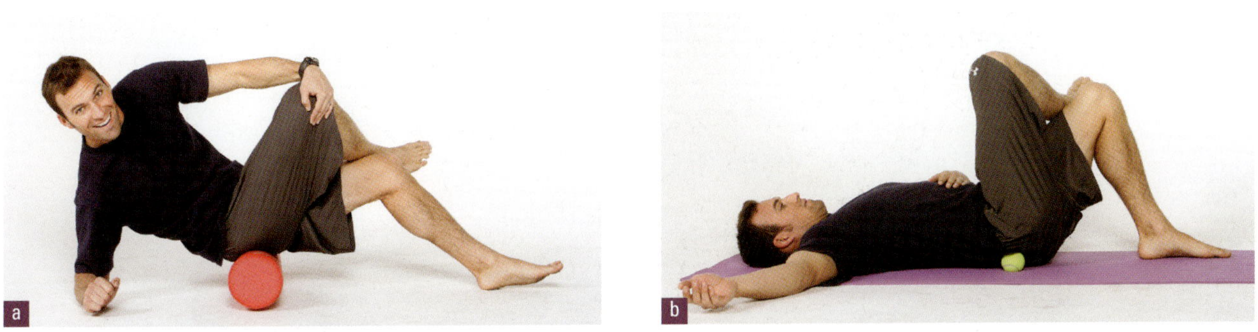

그림 15.3 볼기근(glute)에 폼롤러(a) 대신 테니스 공(b)을 대고 조정(Regressing)

3. 대상자가 당신이 추천한 자가근막이완 기법을 수행하는 방법을 이해하지 못한다면 기법을 되돌린다. 예를 들어, 대상자가 폼롤러 운동을 수행할 때 몸을 잘못된 위치에 계속 배치하는 경우 대상자가 성공적으로 수행할 수 있는 더 적절한 운동(예: 유사한 테니스 공 운동)을 찾아야 한다.
4. 자가근막 기법을 수행하는 것이 내담자의 신체의 다른 부분에 통증이나 불편함을 유발한다면 조정해야 한다. 예를 들어, 여러 폼롤러 운동은 고객이 다리나 엉덩이를 굴리면서 한쪽 팔로 균형을 잡아야 한다. 한 팔로 체중을 지탱하는 것은 어깨에 지나친 스트레스를 주거나 통증을 유발할 수 있다. 이런 일이 발생하면 대상자에게 운동을 중단하고 한 팔로 스스로를 지탱할 필요가 없는 다른 운동으로 바꾸도록 한다.
5. 대상자가 특정 장비를 갖고 있지 않은 경우(그리고 구매할 의사가 없는 경우) 자가근막운동 권장사항을 보다 적절한 옵션으로 조정한다. 예를 들어, 대상자에게 세라케인이 없고 구매를 원하지 않는 경우 테니스 공을 대신 사용하는 것과 같은 대체 운동을 제안해야 한다.

자가근막 기술을 조정하는 방법

자가근막이완 운동을 조정하는 방법에는 여러가지가 있다.

1. 대상자가 압력을 가할 때 덜 조밀한 롤러나 더 부드러운 공과 같은 더 부드러운 도구를 운동을 할 때에 사용하도록 한다.
2. 대상자에게 앉거나 누워서 운동을 하도록 권한다. 예를 들어, 골프 공 굴리기는 앉아있는 동안 테니스 공을 사용하여 수행할 수 있으므로(그림 15.4 참조) 대상자의 발에 가해지는 압력을 줄일 수 있다.
3. 대상자에게 단단한 자가근막이완 도구 대신 손가락을 사용하여 부드러운 부위를 마사지하도록 한다. 대상자에게 가열패드로 환부에 열을 가하도록 지시함으로써 자가근막 운동을 더욱 쉽게 할 수 있게 한다.

자가근막이완 운동을 조정하는 데에는 다양한 가능성이 있다. 조정에 대한 전체 운동 라이브러리 및 제안은 19장 자가근막이완 운동에서 찾을 수 있다.

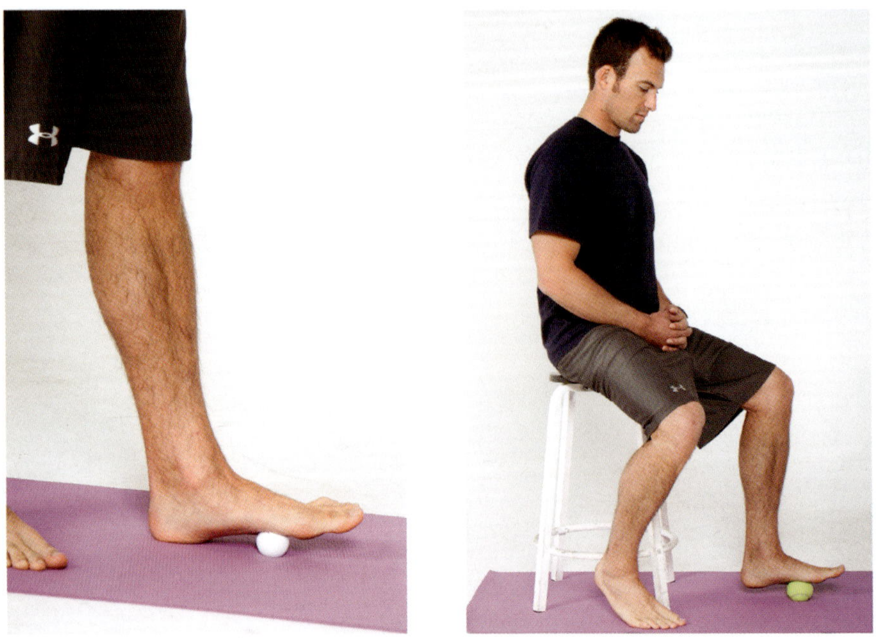

그림 15.4 발바닥으로 골프 공 굴리기는 골프 공 대신 테니스 공을 사용하여 고객이 앉아서 운동을 수행하는 것으로 조정할 수 있다.

자가근막기법 진도를 나가는 시기

대부분의 대상자는 분명히 가능한 한 빨리 근골격 건강을 개선하여 통증을 줄이고 기능을 개선하기를 원한다. 운동에 익숙해지는 즉시 프로그램을 진행하는 것이 가장 효과적이고 효율적인 방법이다.

1. 대상자가 목표 부위에 압력을 가할 때 더 이상의 압통을 느끼지 않으면 자가근막 기법을 진행한다. 예를 들어, 대상자가 넙다리네갈래근을 굴리고 있고 그 부위에 더 이상 압박감이나 민감함을 느끼지 않는다면, 적절한 진행은 더 단단한 롤러를 사용하거나 해당 신체 부위에 적절한 스트레칭운동으로 진행하는 것이다(그림 15.5 참조).

2. 대상자가 운동과제를 하는 데 시간이 너무 오래 걸린다고 불평하는 경우 대안적인 자가근막 기법을 진행하거나 찾아야한다. 예를 들어, 테니스공은 표면적이 작고 신체의 넓은 부위를 마사지하는 데 상당한 시간이 걸린다. 반면에 폼롤러는 표면적이 더 넓기 때문에 시간에 있어서 효율적인 도구이다.

3. 목표조직이 올바른 기법으로 원하는 범위의 동작이나 움직임을 수행할 수 있을 만큼 충분히 이완된 경우 자가근막이완 기법을 스트레칭운동으로 진행한다. 예를 들어, 고객이 발 밑의 조직을 느슨하게 하기 위해 골프 공 굴리기를 수행한 후 스트레칭(예: 20장에 표시된 발 및 발가락 스트레칭)을 사용하여 발의 유연성과 움직임을 평가할 수 있다. 근육이 스트레칭을 올바르게 수행할 만큼 충분히 유연하다는 것을 알게 되면 프로그램에서 진행하고 통합하여 활용한다. 그러나 스트레칭으로 진행하다가 대상자가 동작을 올바르게 수행할 수 없다는 것을 알게 되면 적절한 자가 마사지 기법으로 해당 부위를 풀어주는 데 더 많은 시간을 할애해야 한다.

자가근막이완 기법을 진행시키는 방법

자가근막이완 운동을 진행하는 방법에는 여러가지가 있다.

1. 풀어야 하는 부분에 압력을 가하기 위해 더 단단한 롤러나 더 단단한 공을 사용하도록 대상자에게 지시한다.

2. 스트레칭을 운동에 통합한다. 예를 들어 대상자가 폼롤러로 볼기근육을 풀어주는 동안 둔부 근육을 동시에 스트레칭하기 위해 무릎을 가슴 쪽으로 당기도록 지도할 수 있다(그림 15.6 참조).

3. 대상자가 부위에 더 많은 압력을 가하기 위해 몸의 각도를 다르게 하도록 지도한다. 예를 들어, 고객이 폼롤러를 사용하여 엉덩정강근막띠(장경인대, iliotibial band)를 마사지하는 경우 롤러와 접촉하는 다리 위에 다른 쪽 다리를 올려놓도록

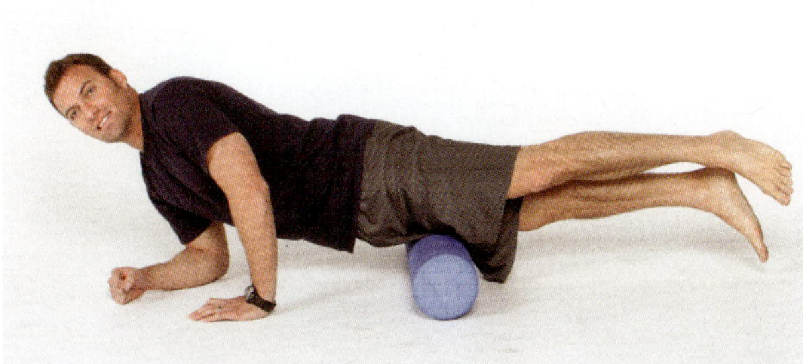

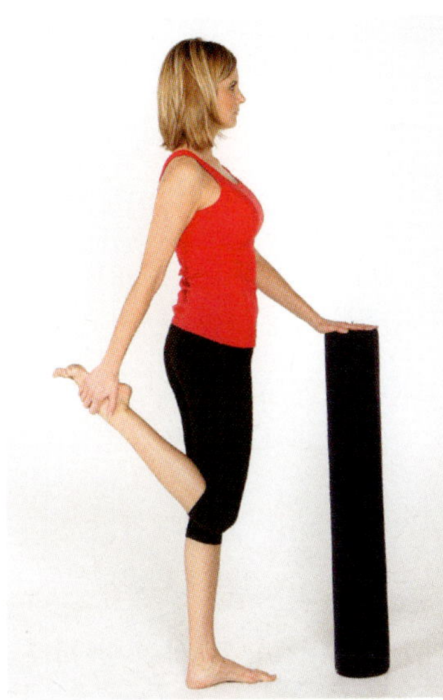

그림 15.5 넙다리네갈래근 스트레칭은 이 근육 그룹을 폼롤링하는 것에서 발전한 것이다.

Self-Myofascial Release 15 자가근막이완

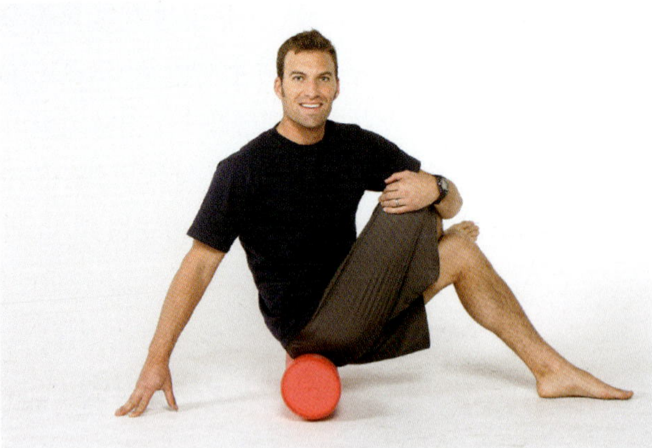

그림 15.6 볼기근 스트레칭

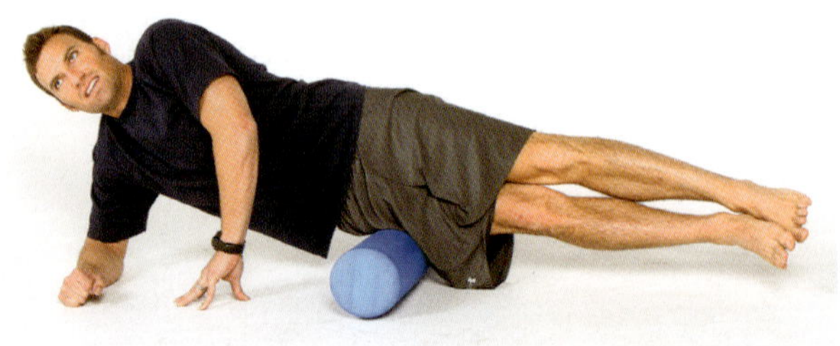

그림 15.7 다리를 겹친 엉덩정강근막띠에 폼 롤러.

지시할 수 있다(그림 15.7 참조). 추가된 무게는 목표영역에 대한 압력을 증가시킨다.

자가근막이완 운동을 진행하기 위한 다양한 가능성이 있다. 전체 운동 라이브러리 및 진행을 위한 제안은 19장 자가근막이완 운동에서 찾을 수 있다.

자가근막이완기법을 사용하지 않는 경우

SMR(자가근막이완법 Self-Myofascial Release) 운동은 일반적으로 대부분의 대상자가 수행하기에 안전하지만 교정 운동 환경에서 다음 금기 사항을 준수한다(Clark and Lucett 2011; Price and Bratcher 2010).

- 붓거나 부종이 있는 신체 부위(즉, 심하게 멍이 들었거나 급성 염증이 있는 부위)에는 SMR을 사용하면 안 된다.
- 혈전 위나 근처에서 SMR을 사용하면 안 된다.
- 급성 류마티스 관절염이 있는 고객에게는 SMR을 사용하면 안 된다.
- 열린 상처나 상처 근처에서 SMR을 수행하면 안 된다.
- 동맥류를 가진 고객에게 SMR을 사용하면 안 된다.
- 과민성 피부, 두드러기, 습진 또는 발진이 있는 고객에게는 SMR을 사용하면 안 된다.
- 매우 높은 혈압을 가진 대상자에게는 SMR 기술사용을 제한한다. 고객이 SMR 운동을 수행하는 것이 안전한지 의심스러운 경우 의사에게 연락하여 승인을 받는다.
- 과도하게 조이거나 현재 경련이 있는 신체 부위에 SMR을 사용할 때는 주의해야 한다.
- 임신 2기 및 3기의 임산부는 지속적인 엎드린 자세와 천장보고 누운 자세를 피해야 한다. 이 집단이 장기간 엎드린 자세 또는 천장보고 누운 자세를 취하도록 요구하는 SMR 기술을 권장하지 않는다.
- 고열이 있을 때 SMR 운동을 해서는 안 된다.
- 중병이나 독감과 같은 전염병이 있는 고객은 상태가 있는 동안 SMR 운동을 수행해서는 안 된다.
- 고객이 탈장이 있거나 최근에 복부 수술을 받은 경우 복부에 SMR 기술을 사용하면 안 된다.
- 부러진 뼈에 SMR을 사용하면 안 된다.
- 골다공증 있는 고객에게는 SMR을 보수적으로 사용한다. 이 사람들에게 SMR을 권장한다면 영향을 받는 부위에 직접적인 압력을 가하지 않는 운동을 선택한다. 예를 들어, 고객에게 테니스 공 위에 바닥에 누워 등 상부를 마사지하도록 지시하는 대신 테니스 공을 등과 벽 사이에 놓아서 서 있는 동안 이 부위를 마사지하도록 지시한다. 이것은 대상자가 볼에 가하는 압력의 양을 더 잘 제어할 수 있게 하

고 대상자의 상태를 악화시킬 위험을 줄일 것이다.

- SMR 운동을 할 때 정맥류에 직접적인 압력을 가하면 안 된다.
- 특정 유형의 암이 있는 사람은 SMR을 피해야 한다. 함께 하는 대상자가 암에 걸렸다면 먼저 담당 의사와 상의하여 허가를 받는다.
- 특정 고객에게 SMR을 사용해야 하는지 여부가 의심되는 경우 먼저 담당 의사에게 확인하여 승인을 받는다.

추가 고려사항

다음은 대상자의 교정 운동 프로그램에 자가근막 운동을 도입할 때 알아야 할 몇 가지 추가 컨디셔닝 및 안전을 위한 팁이다.

1. 대상자가 자가근막이완 운동을 수행할 때 통증이나 문제가 있는지 신체 언어에 주의한다. 불편함이나 불편함의 징후가 있는지 얼굴 표정을 관찰하고, 고통을 나타내는 목소리나 호흡에 귀를 기울이고, 당신이 제안한 위치에서 그들이 평안하지 않다는 신호에 대해 그들의 몸을 관찰한다. 대상자가 어떤 이유로든 불편하면 운동을 변경하여 휴식을 취하고 자해하지 않도록 한다. 어떤 형태의 교정 운동을 수행할 때 대상자가 고통을 견디려고 하도록 권장하지 않는다.
2. 대상자들이 자가근막 이완법을 시행함으로써 통증완화를 경험함에 따라, 많은 사람들은 그들이 마사지하는 부위에 압력을 증가시키길 원할 것이다. 이것은 때때로 프로그램을 진행하는 좋은 방법이지만 대상자에게 너무 많은 압력을 가하거나 너무 오랫동안 아픈 부위에 머물러 있지 않도록 주의하도록 가르치는 것도 중요하다. 너무 많은 압력을 의도하지 않게 근육조직이나 주변 근막을 손상시킬 수 있다(Fritz 2013).
3. 일부 자가근막이완 운동은 대상자의 프로그램에 몇 달 또는 몇 년 동안 사용될 수 있다. 이것은 심한 기능장애가 있거나 신체에 심한 스트레스를 받는 대상자에게 특히 해당된다. 예를 들어 장거리 주자들은 고강도 달리기 프로그램에서 구조가 회복되도록 거의 매일 엉덩정강근막띠(장경인대, iliotibial band)와 볼기근육에 폼 롤러를 사용해야 할 수 있다.

요점 정리

자가근막이완 기법은 후에 스트레칭 및 강화운동을 준비하기 위해 건강하지 않은 근육 및 기타 연부조직을 활기있게 하고 재생하기 위해 대상자의 프로그램의 초기에 사용된다. 이러한 자가 마사지 기법은 체육관, 집, 사무실 또는 도로에서 최소한의 저렴한 장비를 사용하여 수행할 수 있으며 근골격계 문제의 근본 원인을 해결하기 위해 정기적으로 수행해야 한다.

- 이 장에서는 두 가지 유형의 자가근막이완 기법, 즉 일반적 및 특정적 기법에 대해 설명한다.
- 넓은 표면적을 가진 폼롤러 또는 마사지 도구는 한 번에 신체의 넓은 영역을 대상으로 하는 일반적인 자가근막이완 기법을 수행하는 데 이상적이다.
- 테니스 공, 야구공, 라크로스 공, 크리켓 공, 마사지 공 및 스틱, 그리고 세라케인은 특정 연부조직 엉킴과 유착을 치료하는 데 사용되는 더 작은 표면적을 가진 마사지 도구이다.

- 대상자의 근골격계 불균형과 기능적 해부학을 이해하는 것은 자가 마사지로 해결해야 하는 근막 구조를 아는 데 필수적이다.
- 자가근막이완 기법의 사용에 대한 이점이 많이 문서화되어 있지만 사용하는 것이 적절하지 않은 경우도 있다. 권장하는 기법이 도움이 될 수 있도록 이러한 중요한 고려사항을 알고 있어야 한다.
- 자가근막이완 운동을 진행하고 조정하는 방법은 여러가지가 있다. 각 기술을 수행할 때 대상자의 움직임을 관찰하여 집에서 올바르게 수행할 수 있는지 확인한다. 운동에 어려움이 있을 것으로 예상되면 조정을 하거나 대안을 사용한다.

자가 점검

자가근막이완 운동을 조정하거나 진행하는 방법을 아는 것은 교정 운동 프로그램 설계의 중요한 부분이다. 운동 조정 기법을 연습하는 데 도움이 되도록 다음 각 운동에 대한 적절한 조정 및 진행을 나열한다(이 운동은 19장 자가 근막이완 운동에서 찾을 수 있다).

운동 명칭	가능한 조정(Possible regression)	가능한 진행(Possible progression)
엉덩근 복합체 폼롤러		
어깨뼈 주위 테니스 공		
등뼈 폼롤러		
IT 밴드 폼롤러		
골프공 굴리기		
종아리 마사지		

CHAPTER 16
Stretching
스트레칭

이 장에서는 스트레칭운동을 이용한 자가근막이완에서 고객의 교정 운동 프로그램을 진행하는 방법을 배운다. 다양한 유형의 스트레치에 대해 배우고 근골격계 불균형으로 인해 방해를 받은 구조의 운동 범위를 재훈련, 재활 및 증가시키는 데 사용할 수 있다. 또한 이러한 전략을 고객에게 전달하는 데 도움이 되는 교육 및 팁을 배우고 필요에 따라 이러한 기술을 개발하는 절차를 배운다.

스트레칭이란?

만성적으로 정렬되지 않는 골격구조는 관절을 자극하고 염증을 일으킬 수 있다. 이 염증에 대한 반응으로 근육 및 기타 연부조직 구조가 관절 주변을 조이거나 경직시켜 움직임을 제한하고 추가 부상이나 통증으로부터 관절을 보호할 수 있다. 시간이 지남에 따라 이러한 만성적으로 팽팽한 근육은 수축, 신장 및 이완 능력을 상실하여 국소적 움직임을 방지 할 뿐만 아니라 주변 영역의 움직임도 제한한다(Clark and Lucett 2011; Kovacs 2015). 이러한 만성적으로 자극을 받거나 긴장된 근육은 기능을 제한하고 신체가 운동부족을 보상함에 따라 추가적인 근골격 불균형을 유발할 수 있다. 만성적으로 자극받은 근육은 또한 추가적인 통증을 유발하여 가동범위 제한, 결절 또는 흉터조직을 발생할 수 있다(Rolf 1989).

스트레칭은 혈류를 회복하고, 상태가 좋지 않거나 손상된 조직을 회복시키거나 재훈련하고 연부조직의 탄력을 촉진하기 위해 근육섬유(및 이에 수반되는 힘줄 및 근막)를 늘리는 과정이다(Karag eanes 2005).

효과적으로 수축, 연장 및 이완하도록 재훈련함으로써 자극받은 근육에 의해 생성된 보호 주기를 깨는 데 도움이 되며. 신체의 움직임 범위를 안전하게 도입하고 근골격 불균형으로인해 부정적인 영향을 받은 부위를 복원하는 이상적인 방법이다(Kovacs 2015).

스트레칭은 신체 부위가 제대로 작동할 때 움직여야 하는 방식을 모방한 방향으로 신체 일부를 움직이는 것과 관련된다. 적절하게 수행되면 스트레칭은 신체의 건강과 상태를 개선할 뿐만 아니라 신경계를 올바른 이동방법에 대해 재교육한다(Clark and Lucett 2011). 이와 관련하여 스트레칭(자가근막 이완 프로그램과 결합된) 경원은 근골격, 근막 및 신경근 시스템을 교정 운동 프로그램의 강화 단계로 진행하기 위한 단계를 설정하는데 도움이 된다(Price and Bratcher 2010).

스트레칭의 기원

운동 범위를 늘리고 건강을 개선하며 통증을 완화하기 위한 스트레칭의 사용은 수세기 동안 사용되어 왔다. 고대 중국인은 주로 스트레칭(쿵푸로 알려진)으로 구성된 규칙적인 운동 프로그램을 개발하고 사용한 최초의 문명으로 생각된다(Calvert 2002). 스트레칭의 이점은 요가관행을 통해 고대 인도 전역에서도 보급되었다.

오늘날 스트레칭은 운동능력 향상, 운동범위 증가, 신체 회복 및 부상 후 재생을 돕고, 운동을 위해 신체를 준비하고, 격렬한 활동 후 신체회복을 돕고, 부상을 예방하고, 통증을 줄이는 표준 관행이다(Hyde 2002).

스트레칭의 이점

교정 운동 프로그램에 스트레칭을 포함하는 것이 효과적인 이유는 문서화되어 있다. 규칙적인 스트레칭은 적절하게 수행될 때 다음을 수행하는 것으로 나타났다.

- 근육 또는 근육 그룹의 정상적인 움직임 패턴을 회복하는 데 도움이 된다.
- 가동범위 증가
- 근력 및 파워 출력 증가
- 근육 부상 예방에 도움
- 근육의 긴장이나 경련을 줄인다.
- 전반적인 이완을 향상시킨다.
- 근육 협응력 향상
- 근육이나 신체 부위의 지나친 긴장을 "해제(let go)" 하도록 신경계를 재훈련한다.

스트레칭의 종류

스트레칭에는 여러가지 유형이 있다. 근골격계 불균형을 해결하기 위해 가장 널리 사용되는 세 가지 기술은 다음과 같다.

1. 수동적 스트레칭(passive stretching)
2. 능동적 스트레칭(active stretching)
3. 동적 스트레칭(dynamic stretching)

각 기술은 고객이 교정 운동 프로그램이나 운동세션의 다음단계를 준비할 때 고유한 이점을 제공한다.

수동적 스트레칭

수동적 또는 정적 스트레칭은 고정된 자세(손, 벽, 땅 또는 다른 사람의 도움으로)를 유지하는 것이다.

관절 주위의 움직임 범위를 증가시키기 위해 미리 결정된 양의 시간(Kovacs 2015; Walker 2011). 신체의 다른 부분은 수동적 스트레치에서수축, 안정화 또는 움직임을 조정하도록 자극되지 않으므로 수동적이거나 이완된 상태에 있다(Ackland, Elliott, and Bloomfield 2009). 수동적 스트레칭의 예는 누운채 그 자세를 유지하면서 한쪽 다리의 넙다리네갈래근(quadriceps)을 스트레칭하는 누워서 하는 넙다리네갈래근 스트레칭을 들 수 있다(그림 16.1). 이러한 유형의 조절된 스트레칭은 일반적으로 고객이 신체의 다른 부분을 제어할 필요없이 새로운 동작 범위를 도입하거나 새로운 요구되는 움직임에 대한 불안을 경험할 필요없이 안전하다고 느낄 수 있도록 하기 때문에 교정 스트레칭 프로그램의 시작부분에 도입된다.

능동적 스트레칭

능동 스트레치는 하나의 근육이나 근육 그룹이 움직임을 생성하기 위해 수축할 때 반대 근육 또는 근육 그룹이 수축하여 움직임이 일어나도록 하는 개념인 상호 억제로 알려진 개념을 기반으로 한다(Muscolino 2009). 예를 들어, 큰볼기근(gluteus maximus)을 수축하면 엉덩관절 굽힘근이 억제되어 엉덩관절이 더 효과적으로 펴질 수 있

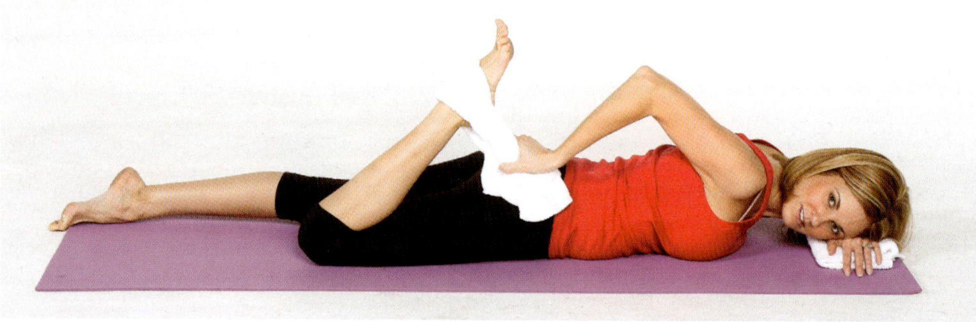

그림 16.1 누워서 하는 넙다리네갈래근 스트레칭은 수동적인 스트레칭(passive stretch)의 한 예이다.

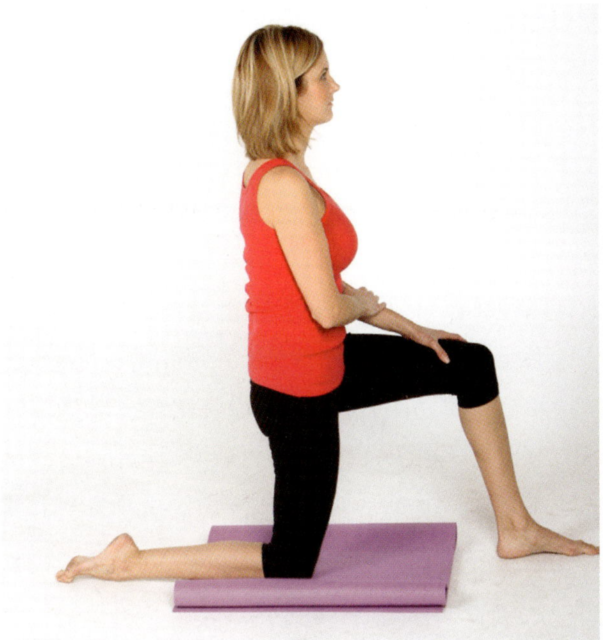

그림 16.2 엉덩이 굴곡근 스트레칭을 하는 동안 큰볼기근을 수축하는 것은 능동적인 스트레칭의 예이다.

다(그림 16.2). 근육의 의식적인 수축을 수반하지 않는 수동적 스트레칭과 달리, 능동적 스트레칭은 반대 근육이 수축하는 동안 목표 근육이 뻗은 자세를 유지하도록 요구한다(Muscolino 2009).

해부학에 대한 철저한 이해를 발전시키는 것이 중요하므로 반대 그룹이 뻗기 위해 수축해야 하는 근육 또는 근육 그룹을 식별할 수 있다. 예를 들어 방금 설명한 엉덩관절 굽힘근 스트레칭을 예로 들어보겠다. 엉덩관절 굽힘근은 엉덩관절 굽힘을 돕기 위해 수축한다는 것을 알아야 한다. 반대 움직임을 수행하는 큰볼기근도 알아야 한다(즉, 엉덩이를 확장하는 데 도움이 되도록 수축)(Golding and Golding 2003). 따라서 엉덩관절 굽힘근 스트레칭 동안 큰볼기근을 수축하면 엉덩관절 굽힘근 이 이완되어 더 나은 스트레칭이 촉진된다.

근육해부학 및 움직임에 대한 지식에 아직 자신이 없다면 2부에 제공된 정보를 내용을 검토해야 한다. 해부학과 움직임에 대한 지식이 깊어질수록 효과적인 운동을 선택하는 능력이 크게 향상된다.

또한, 능동 스트레칭은 목표 관절의 운동을 촉진하는 근육을 동시에 늘리고 수축하여 운동을 조정하는 방법을 고객에게 가르치기 때문에 수동적 스트레칭에서 발전하는 훌륭한 방법을 제공한다(Price Bratcher 2010). 또한 신경계를 재훈련시켜 이전에 부상당했거나 고통스러운 부분을 이완시키고 중단없이 움직일 수 있도록 하며, 보다 역동적인 스트레칭 동작과 활동을 수행할 수 있도록 신체를 준비시킨다.

동적 스트레칭

동적(Dynamic) 또는 통합(integrated) 스트레칭은 일상적인 움직임과 기능적 활동을 모방하거나 고객의 교정운동 프로그램에 도입하는데 사용된다(Kovacs 2015; Walker 2011). 이러한 유형의 스트레칭은 동적 유연성을 향상시키고 수행하는 움직임의 범위 또는 속도를 점진적으로 증가시켜 고객이 더 넓은 범위의 동작에 도달할 수 있도록 한다(Kurz 2003).

동적이라는 용어는 다소 오해의 소지가 있을 수 있지만 이러한 유형의 스트레칭은 이름에서 알 수 있듯이 격렬하고 통제되지 않는 움직임을 반드시 포함하지 않기 때문이다. 오히려 더 크거나 더 역동적인 운동범위를 장려하는 정확하고 통제된 움직임을 강조하도록 설계되었다(Walker 2011). 이러한 유형의 스트레치는 개별 부분의 올바른 움직임(고객이 해당영역에 대해 수동 및 능동 스트레치를 수행함으로써)을 많은 신체 부위와 관련된 조정된 기능적 움직임으로 통합한다(Alter 1998). 동적 스트레칭은 스트레칭 프로그램의 궁극적인 단계이며 고객이 운동을 강화하거나 스포츠 및 기타 레크리에이션 활동을 위해 신체를 준비하도록 전환하는데 이상적이다. 이러한 유형의 스트레칭은 움직임을 안정화, 제어, 가속 및 감속하기 위해 전신이 함께 작동해야하므로 많은 동적 스트레칭도 강화운동으로 간주된다.

동적 스트레치 중 부상을 방지하려면 고객에게 편안한 동작범위 이상으로 근육이나 관절에 힘을 가하기 위해 급격한 움직임을 사용하도록 지시하면 안 된다. 또한 고객이 지나치게 피로해지거나 올바른 자세를 유지할 수 없을 때 추가반복을 수행하도록 지시하지 않는다.

동적 스트레치의 예는 뒤넙다리근(hamstring) 스트레치(그림 16.3)와 같은 능동 스트레치(active stretch)에 몸

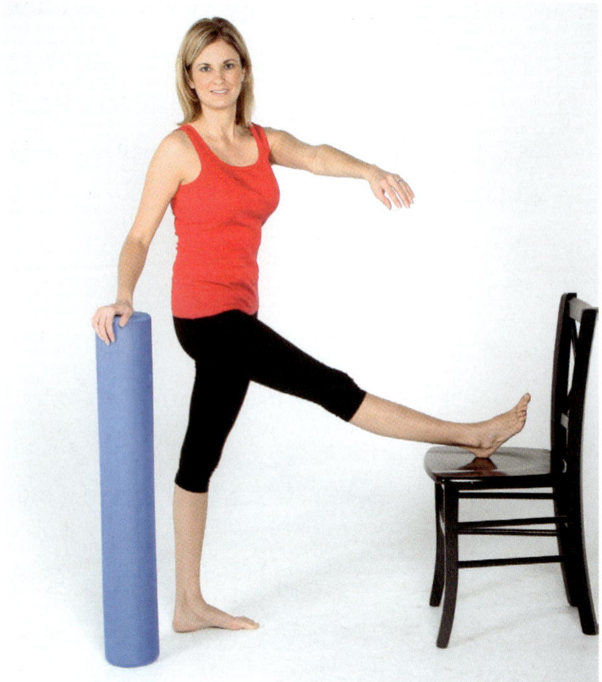

그림 16.3 몸통을 회전하는 뒤넙다리근 스트레칭은 동적 스트레칭의 한 예이다.

통 회전을 추가하는 것이다. 이 동적 스트레칭은 고객에게 다리 위로 골반을 안정시키면서 몸통을 여러 번 회전하도록 코칭하여 만들 수 있다. 이러한 개선사항은 운동 시 엉덩이(buttock), 볼기(hip), 서 있는 다리, 배빗근(abdominal oblique) (몸을 회전시키는 근육)의 근육을 안정화 하면서 뒤넙다리근을 스트레칭 할 수 있다.

스트레칭 기술을 가르치는 팁

근육과 그 기능을 이해하여 스트레칭하는 연부조직 구조와 근육이 어떤 움직임을 달성하는지 식별하는 것이 중요하다. 이것은 고객에게 스트레칭을 올바르게 수행하는 방법, 스트레칭을 느껴야하는 위치, 그리고 스트레칭을 보다 적절하고 효과적으로 만들기 위해 스트레칭을 진행 또는 조정하는 방법을 가르치는데 도움된다.

스트레칭 기술을 가르칠 때 고객의 프로그램에 이러한 유형의 운동을 성공적으로 구현하려면 다음을 고려한다.

1. 어떤 고객은 스트레칭이 효과를 나타내기 위해 오랜 기간 동안 유지되어야 한다고 생각할 수 있지만, 반드시 그런 것은 아니다. 연구에 따르면 60초 이상 스트레칭을 유지하는 것은 일반적으로 30~60초 동안 스트레칭을 유지하는 것보다 더 큰 가동 범위를 생성하지 않는다(Bandy, Irion, and Briggler 1997; Taylor et al.2011). 또한 부상, 유착, 흉터, 찢어짐 및 근육 피로는 스트레칭을 수행하거나 유지하는 능력에 영향을 줄 수 있다. 따라서 각 운동에 대한 일반 지침이 20장에 제공되지만 각 고객의 신체적 능 력은 궁극적으로 얼마나 오래 그리고 얼마나 자주 스트레칭을 수행해야 하는지를 결정한다.
2. 항상 고객에게 스트레칭 시 스트레칭 감각을 느껴야 하는 위치를 알려준다. 스트레칭을 느껴야 하는 위치를 아는 것은 여러가지 목적에 도움이 된다. 그것은 고객이 자신의 스트레칭 프로그램을 모니터링 할 수 있게 하고, 스스로 스트레칭을 수행할 때 부상이나 부상의 가능성을 줄이고, 내재적 동기를 증가시키며, 스트레칭 프로그램을 더 빨리 진행하도록 돕는다(Price and Bratcher 2010). 예를 들어, 궁둥구멍근(piriformis)을 스트레칭할 때(20장의 궁둥구멍근 스트레칭 참조), 고객은 엉덩이 뒤쪽을 가로질러 척추 바닥(기저)부에서 엉덩이 바깥쪽으로 스트레칭되는 것을 느껴야 한다. 궁둥구멍근은 엉치뼈(sacrum)에서 시작(originates)하고, 엉덩관절 뒤쪽을 가로질러 이동하여 윗다리(upper leg) 상단의 바깥쪽에 닿는다(Gray 1995). 그러나 이 스트레칭을 하는동안 고객이 사타구니 부위에 이상한 감각을 경험한다면(이 스트레칭이 잘못 수행되면 일반적으로 나타나는 문제), 기술을 검토하고 그에 따라 조정해야 한다. 궁둥구멍근을 정확하게 목표로 하기 위해 그의 형태를 조정할 수 없다면, 고객에게 그 특정부위에 대한 자가근막이완운동으로 회귀하도록 지시한다. 적절한 근육을 마사지한 후 궁둥구멍근 스트레칭으로 돌아가면 해당부위가 풀린 것을 알게 될 것이며 이제 고객은 신체의 올바른 부위에서 느끼면서 제대로 스트레치를 수행할 수 있다. 고

객이 스트레칭을 느끼는 부분에 대해 고객과 의사소통하는 것은 진행상황에 대한 중요한 정보를 제공하고 고객의 참여와 피드백을 더 많이 장려하고 기술을 향상시키며 프로그램의 성공을 보장한다.

3. 모든 운동 권장사항과 마찬가지로 프로그램에 특정 스트레칭운동을 포함하는 이유에 대한 자세한 근거를 제공하는 것이 중요하다. 고객의 평가 결과와 연결된 자세한 근거는 고객의 운동 수행 동기를 높일 것이다. 주어진 운동이 특정 편차와 불균형을 개선하는 방법을 강조하거나 특정 스트레칭을 수행하면 근육이나 조직이 풀어져 더 어려운 스트레칭이나 강화운동으로 진행할 수 있는 방법을 설명한다. 이러한 의사소통은 고객을 운동설계 과정에 참여시키고 프로그램에 완전히 참여하도록 동기를 부여하는데 도움이 된다(Bandura 1986; Mason 2004).
4. 적절하고 효과적인 스트레칭운동을 추천함으로써 고객은 강화운동으로 인해 제기되는 고급 문제에 대한 진행을 준비할 수 있다. 시중하게 선택한 스트레칭운동을 사용하면 고객이 몸을 움직이고 조정하는데 자신감을 키울 수 있다.

이것은 그들이 프로그램의 강화부분에서 요구되는 보다 복잡한 움직임을 시도하는 것에 대해 낙고나적인 느낌을 갖도록 도와줄 것이다.

스트레칭 회귀(regression) 시기

고객이 당신의 감독하에 있을때와 당신이 추천하는 스트레칭운동을 성공적으로 수행하는 것이 중요하다.

1. 고객이 통증이나 불편함을 느낀다면 항상 스트레칭을 회귀한다. 근육이나 조직 그룹이 아직 스트레칭할 준비가 되지 않았거나 사전에 적절하게 준비되지 않은 경우 스트레칭하려는 근육과 관련된 엉덩관절에 운동 중에 긴장이나 스트레스가 나타날 수 있다. 만약 고객이 스트레칭 시 특정 관절이나 부위가 아프다면 더 약한 스트레칭으로 회귀하거나 자가근막이완 기법으로 회귀한다. 고객이 통증을 호소하는 경우 스트레칭을 중단시킨다(Clark and Lucett 2011).
2. 고객이 운동을 올바르게 수행하는데 어려움을 겪거나 움직임을 통제하지 못하는 경우 스트레칭운동을 회귀한다. 예를 들어, 고객은 운동에 구성요소가 너무 많으면 운동의 모든 요점을 기억하는데 어려움을 겪거나 운동을 제대로 수행하지 못할 수 있다. 이 경우 고객이 동작을 완전하고 정확하게 수행할 수 있을 때까지 스트레칭 난이도를 낮춘다.
3. 서서하거나 무릎을 꿇고 하는 많은 스트레치는 고객이 운동하는 동안 몸을 안정시켜야 한다. 그러나 고객이 스트레칭하는 동안 균형을 잡는데 문제가 있으면 움직임을 회귀하여 균형을 유지하고 운동 자체의 핵심포인트에 집중할 수 있도록 한다.
4. 고객이 운동에 필요한 장비가 실용적이지 않다고 지적하면 스트레칭의 난이도를 낮춘다. 예를 들어, 특수 장비(예: 특정 스트레칭 밴드 또는 스트랩)를 사용해야 하는 스트레칭은 해당 장비가 없는 경우 고객이 집에서 정기적으로 해당 운동을 수행하는 능력에 영향을 미칠 수 있다.

회귀방법 스트레치

스트레칭의 난이도를 낮추는 방법에는 여러가지가 있다.

1. 고객이 균형 보조기를 사용하여 도움을 받도록 허용한다. 움직임(그림 16.4)
2. 고객에게 앉거나 누워서 운동을 하도록 한다. 예를 들어, 뒤넙다리근(hamstring) 스트레치는 누워서 수행할 수 있고(그림 16.5), 허리 스트레칭(둘다 20장에서 설명)은 등을 대고 누워 무릎을 껴안도록 코칭하여 난이도를 낮출 수 있다.
3. 고객이 스트레칭운동을 보다 정확하게 수행할 수 있도록 준비시키는 자가근막 이완운동을 다시 검토하여 스트레칭 난이도를 낮춘다. 예를 들어, 고객이 종아리 스트레칭 시 발목 앞이나 아킬레스건 주위

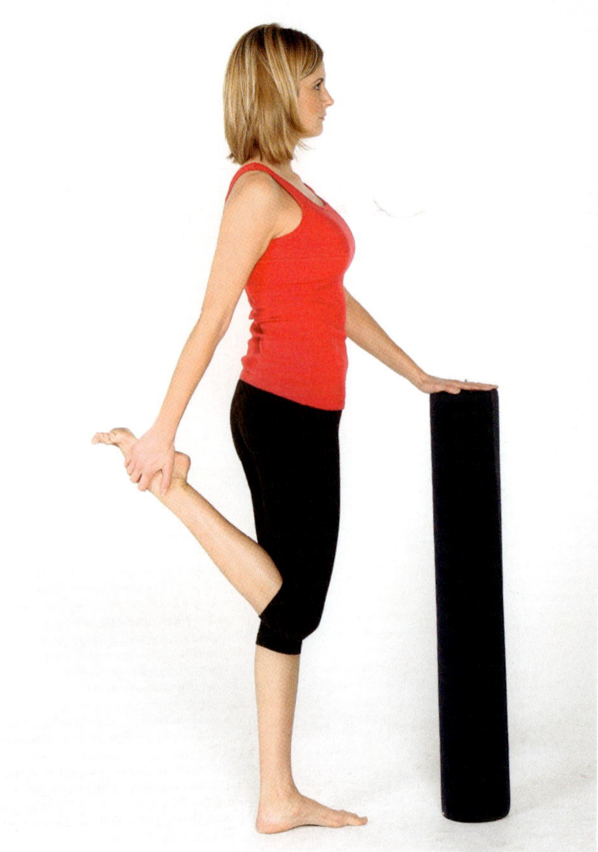

그림 16.4 폼 롤러는 넙다리네갈래근 스트레칭에 도움을 준다.

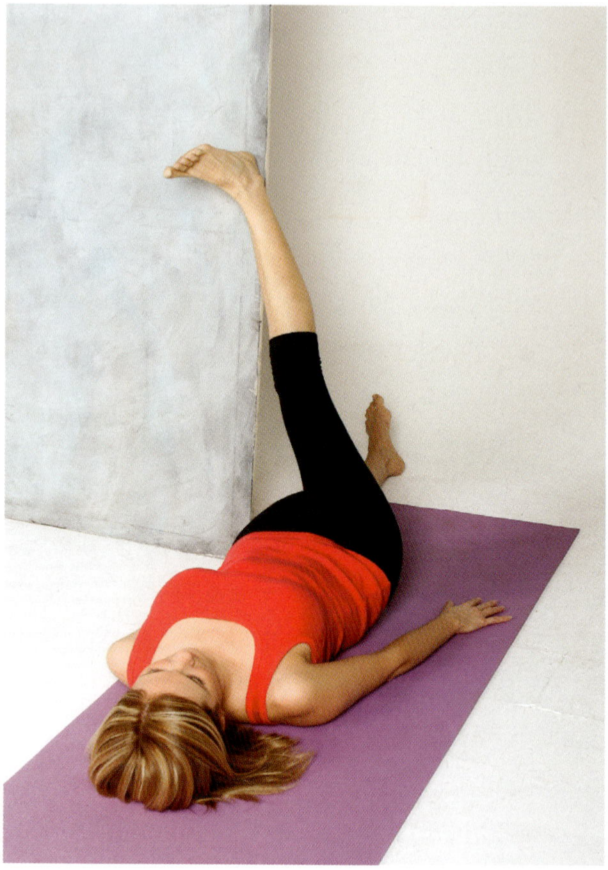

그림 16.5 누워서 스트레칭을 하여 난이도를 낮출 수 있다.

에 통증이 있는 경우 종아리 마사지를 수행한다(그림 16.6). 그런 다음 다시 종아리 스트레칭을 수행하면 종아리 근육이 더 잘 늘어날 수 있고 발목이나 아킬레스건에 지나친 스트레스가 가해지지 않는다.

스트레칭운동을 회귀시키는 다양한 방법들이 있다. 회귀에 대한 추가 아이디어와 제안은 20장, 스트레칭운동에서 찾을 수 있다.

스트레치 진행시기

고객은 프로그램의 강화부분으로 이동할 수 있도록 빠른 진행을 원할 것이다. 스트레칭 프로그램을 진행하는 시기와 방법을 아는 것은 가능한 빨리 하는데 도움이 된다.

1. 고객이 스트레칭을 올바르게 수행할 수 있다을 입증했지만(그리고 그 스트레칭을 일상생활에 정기적으로 통합) 더 이상 이점을 보지 못한다면 신체의 다른 부분을 통합하는 더 복잡하거나 역동적인 스트레칭으로 진행한다(Walker 2011).
2. 고객이 스트레칭 프로그램을 익히는 즉시 수동적 또는 능동적 스트레칭을 목표로 하는 신체의 여러 부위를 통합하는 동적 스트레칭으로 진행
3. 스트레칭운동을 위한 원하는 동작범위와 기술이 달성되면 목표로 하는 근육이나 연부조직 구조를 위한 근력 강화요소를 도입하여 운동을 진행한다.
4. 고객이 운동의 숙달을 보여주고 더 이상 진행을 경험하지 않으면 교정 운동으로 넘어갈 때이다.

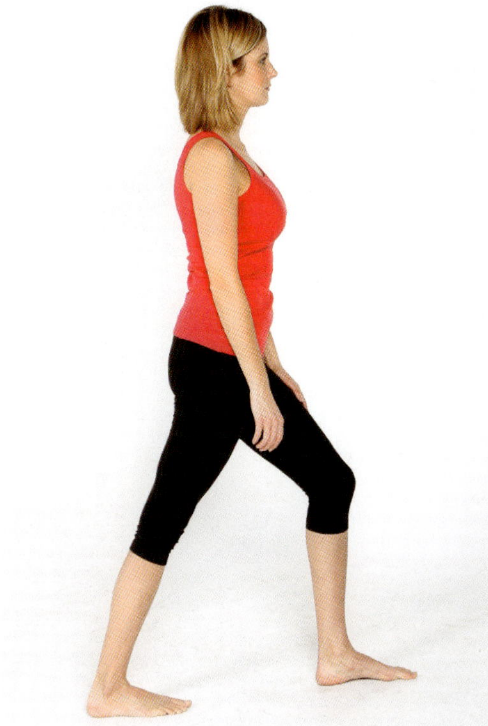

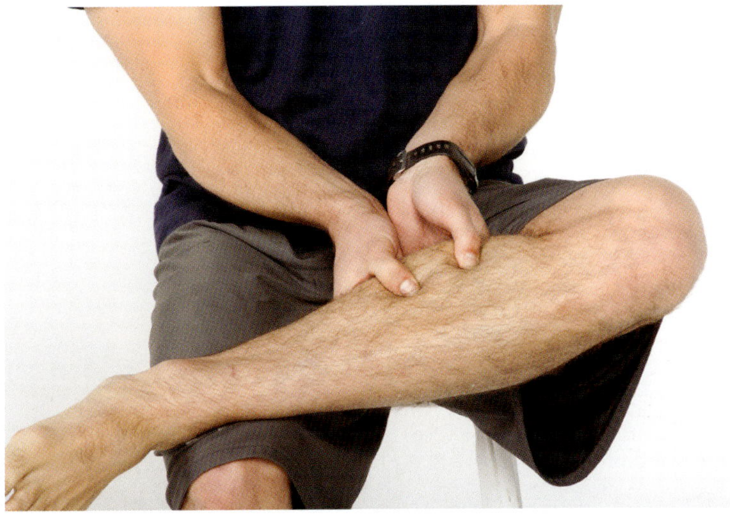

그림 16.6 스트레칭운동에서 자가근막이완술을 시행한다.

스트레치 진행방법

스트레칭을 진행하는 방법에는 여러가지가 있다.

1. 고객에게 스트레칭되는 쪽의 반대쪽 근육(길항근)을 활성화하도록 지시하여 스트레칭을 진행한다(이 장의 앞부분에 있는 능동 스트레칭 참조). 예를 들어, 고객이 뒤넙다리근(hamstring)을 스트레칭할 때 넙다리네갈래근(quadriceps)을 적극적으로 수축하여 뒤넙다리근이 더 많이 늘어나도록 지도한다(Muscolino 2009).
2. 고객이 앉거나 무릎을 꿇고 하는 스트레칭에서 같은 스트레칭을 서서 할 수 있도록 지도한다. 예를 들어, 앉아서 하는 허리스트레칭(20장 참조)을 서서 하는 버전(그림 16.7)으로 진행하면 허리의 근육과 연조직 구조가 늘어날 뿐만 아니라 뒤넙다리근도 통합한다(Myers 2008).
3. 균형 보조장치를 제거하여 스트레칭을 진행한다. 예를 들어, 고객이 넙다리네갈래근 스트레칭을 할 때 균형을 위해 폼 롤러에 손을 대면 폼 롤러를 제거하여 균형을 잡고 있는 다리의 근육을 강화하기 시작한다. 그러나 고객이 운동을 올바르게 수행하기 위해 균형 보조기가 필요하거나 고객이 보조기가 없이 운동을 수행하는데 자신이 없다고 느끼는 경우에는 절대로 균형보조기를 제거해서는 안 된다.
4. 신체의 추가영역을 스트레칭운동에 통합한다(이 장의 앞부분에서 동적 스트레칭에 대해 설명). 예를 들어, 고객이 종아리 스트레칭, 엉덩관절 굽힘근 스트레칭 및 도어프레임 스트레칭(20장 참조)에 대해 적절한 수준의 숙련도에 도달했다면 팔을 들어올리면서 뒤로 물러나는 것과 같은 역동적인 움직임으로 진행한다(그림 16.8). 종아리, 엉덩관절 굽힘근, 체간과 몸통의 근육을 스트레칭하여 전체 허리-골반 다리이음뼈(lumbo-pelvic hip girdle)의 기능을 해결한다(McGill, 2007).

스트레칭운동을 진행하기 위한 다양한 가능성이 있다. 추가 아이디어와 제안은 20장, 스트레칭운동에서 찾을 수 있다.

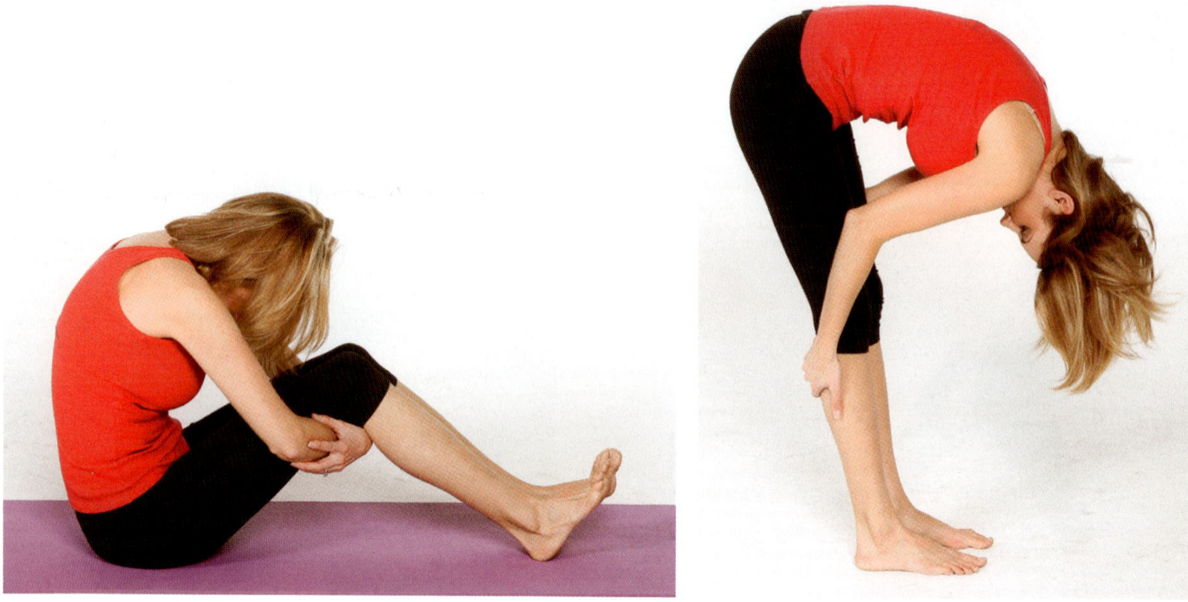

그림 16.7 앉아서 하는 스트레칭을 서서 하는 스트레칭으로 진행한다.

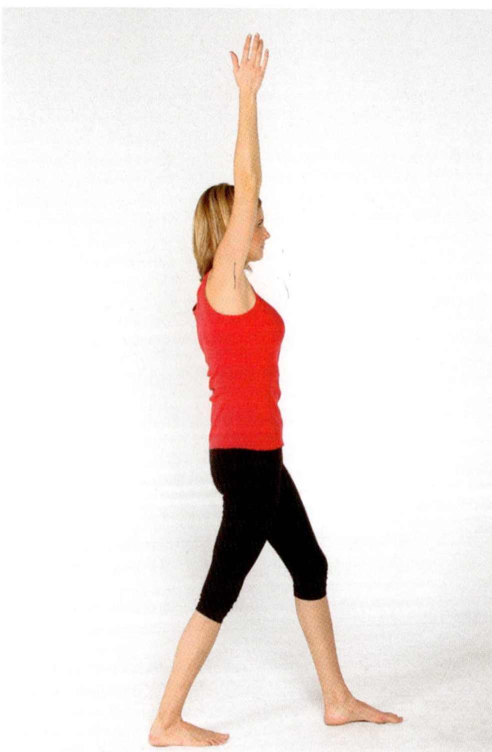

그림 16.8 고객이 적절한 숙련도 도달했다면 즉시 여러 신체 부위를 통합하는 동적 스트레칭으로 진행한다.

사용하지 않을때 스트레칭운동

스트레칭운동은 고객의 프로그램에 움직임을 도입하는데 매우 유익하고 일반적으로 안전한 방법이다. 그러나 다음은 교정 운동 시 스트레칭에 대한 몇 가지 특정 금기사항이다(Clark and Lucett 2011; Karageanes 2005; Kisner and Colby 2012; Price and Bratcher 2010).

- 고객이 목표 부위 또는 그 주변에 날카로운 통증을 호소하면 스트레칭을 중단한다.
- 골절 부위 또는 아직 치유 중인 부러진 뼈주변의 연부조직이나 근육을 스트레칭하지 않는다.
- 과운동성 또는 지속적인 외상(예:어깨탈구, 관절순 파열)이 있는 관절 주변에서는 스트레칭운동을 하지 않는다.
- 최근 근육 파열과 같은 급성 부상을 입었거나 멍이 있는 근육이나 연부조직을 스트레칭하지 않는다.
- 급성 염증이 있는관절 주위에 스트레칭하지 않는다.
- 류마티스 관절염이나 골다공증이 있는 고객은 스트레칭을 주의해서 사용한다.
- 항응고제 사용 이력이 있는 고객에게는 스트레칭을 신중하게 사용하십시오.
- 현재 스테로이드를 사용중이거나 사용 이력이 있는 고객은 스트레칭을 주의해서 사용한다.
- 부상이나 수술직후에 격렬한 스트레칭운동을 권장하거나 사용하지 않는다.

- 마비나 만성신경근 질환이 있는 고객을 스트레칭하기 전에 의사의 허가를 받는다.

추가 고려사항

다음은 고객의 교정 운동 프로그램에 스트레칭 시 알아야 할 몇가지 안전 및 조정 팁이다.

1. 스트레칭은 조직의 점진적인 연장을 촉진하고 운동범위를 늘리며 조직으로 둘러싸인 관절의 재배치를 촉진하는데 사용된다. 부드러운 스트레칭을 사용하는 것이 중요하다. 튕기거나(bouncing) 펄싱(pulsing)을 가하는 탄성 스트레칭(ballistic stretching)은 만성 또는 극심한 근골격 문제가 있는 고객에게 추가 부상을 유발할 수 있다(Walker 2011).
2. 단단하거나 제한된 신체 부위의 근육과 조직은 늘어나거나 늘어나지 않을 수 있다. 이러한 제한된 근육이나 연부조직 구조는 손상되거나 기능장애가 있는 부분을 보호하기 위해 조여야(tight) 할 수 있다(Micheli 2011). 만성적으로 제한된 근육이나 조직을 계속 늘리려고 하거나 염증이 있거나 부상당한 관절을 움직이려고 하면 해당부위를 둘러싼 근육의 구조물이 움직이는 것을 보호하기 위해 더욱 조여 추가부상의 위험이 있다. 근육과 연부조직 의 보호 메커니즘을 이해해야 하며 이는 만성 부정렬 문제가 있는 모든 고객에게 적용된다. 오랜 근골격계 문제가 있는 고객에게 스트레칭운동을 추천할 때 스트레칭과 움직임을 점진적으로 도입하는 것이 중요하다. 이렇게하면 일부 부위가 더욱 강화될 위험이 줄어든다.
3. 수동적 스트레칭은 상대적으로 수행하기 쉽고 부상위험이 낮기 때문에 고객의 자신감을 높일 수 있다. 이것이 이상적으로 보일 수 있지만, 이렇게 증가된 자신감은 고객이 스트레칭을 과도하게 하도록 유도할 수 있다. 지나친 스트레칭은 근육 조직을 손상시키고 지나친 근육통을 유발할 수 있으므로 기분이 아무리 좋아도 수동적 스트레칭을 과도하게 사용하지 않도록 교육한다(Alter 1998).
4. 고객이 스트레칭 시작 전에 스트레칭할 근육과 조직을 철저히 워밍업하는 것이 매우 중요하다(Bryant and Green 2010). 자가근막이완기술을 사용하면 스트레칭 전에 조직의 중심온도를 높이는데 도움이 된다. 또한 고객에게 집에서 스트레칭 프로그램에 참여하기 전에 충분히 워밍업 할 수 있도록 따뜻한 목욕이나 샤워를 하도록 제안 할 수 있다.
5. 신체의 연부조직에는 많은 양의 수분이 포함되어 있으며 그 기능과 성능에 따라 다르다. 고객은 교정운동 프로그램을 시작하기 전에 충분한 수분을 섭취해야하며 운동 중 및 운동 후에도 수분을 유지해야 한다(offman 2014). 탈수된 사람(예: 전날 밤에 너무 많은 알코올을 섭취하거나 운동하기 전에 너무 오랫동안 더위에 지낸 경우)은 수분을 충분히 보충할 수 있을 때까지 운동을 연기해야 할 수 있다.

요점 정리

자가근막이완기술을 성공적으로 적용한 후에는 스트레칭운동을 고객의 프로그램에 도입해야 한다. 스트레칭은 고객의 신체의 기능장애 또는 이전에 부상당한 부분에 운동범위를 안전하게 도입하도록 설계되었다.

- 이장에서는 수동, 능동, 동적의 세 가지 유형의 스트레치를 설명한다. 수동적 스트레칭은 스트레칭 프로그램의 초기 단계에서 동작범위를 도입하는 안전하고 통제된 방법이다. 능동 스트레칭은 목표 근육이 스트레칭될 때 반대 근육 그룹의 수축을 통합하여 고객의 스트레칭 프로그램을 진행하는 수단이다. 동적 스트레칭은 신체의 여러 영

역을 동시에 스트레칭(및 조정)하는 것을 포함하며 고객의 스트레칭 프로그램의 궁극적인 단계를 나타낸다.

- 기능적 해부학에 대한 올바른 이해는 적절한 스트레칭운동을 선택하는데 도움이 되고 고객이 각 스트레칭을 느껴야 하는 위치를 가르칠 수 있다.
- 스트레칭운동을 고객의 교정 운동 프로그램에 통합하면 많은 문서화된 이점이 있다. 그러나 항상 조심해야 한다. 만성 근골격 기능장애 또는 불균형은 고객이 얼마동안 기능장애(또는 통증)가 있었던 신체 부위의 가동범위 증가를 안전하게 수용하는 방식에 영향을 미칠 수 있다.
- 고객의 교정 운동 프로그램의 스트레칭 구성요소를 진행하고 퇴행시키는 방법에는 여러가지가 있다. 고객이 운동을 수행할 때 스스로 올바르게 수행할 수 있는지 확인하기 위해 세심한 주의를 기울여야 한다. 운동에 어려움이 있을 것으로 예상되면 퇴행하거나 다른 운동을 시켜야 한다.

자가 점검

이 장에서는 다양한 스트레칭 기술을 발전시키는 방법을 배웠습니다. 스트레칭 기술을 개발할 때, 근육 혹은 부위별 스트레칭운동(A열 스트레칭)을 대처할 수 있는 대체운동의 작성(B열)은 스트레칭 기술 개발에 효과적이다.

A열 스트레칭	B열 대안방법	C열 진행 또는 되돌림
종아리 스트레칭(서서)	앞정강근(tibialis anterior)의 활성화와 함께 서있는 종아리 스트레칭	
햄스트링 스트레칭(서서)	회전과 함께 스탠딩 햄스트링 스트레칭	
허리 스트레칭(앉아서)	서서 허리 스트레칭	
넙다리네갈래근 스트레칭(서서)	누워서 넙다리네갈래근 스트레칭	
가슴 스트레칭(서서)	마름모근 활성화를 통한 가슴 스트레칭	
벽에 손바닥 뻗기	팔뚝 근육의 자가 마사지	
스트레칭을 하는 이유(앉아서)	왜 서서 스트레칭을 하는가	
넙다리두갈래근 스트레칭(서서)	넙다리두갈래근 자가 마사지	

CHAPTER 17
Strengthening
근력 강화

이 단원에서 우리는 스트레칭운동에서 다양한 테크닉을 사용한 근육강화 및 근골격 불균형으로 유발된 연부조직 강화운동으로 어떻게 나아갈 수 있는지 배울 것이다. 여러 종류의 강화운동을 배우고 그런 운동들이 어떻게 몸을 재정비, 유지 그리고 고객의 근골격 불균형에 따른 내재 요인으로 필요한 신체 부위에 발달 시킬 수 있을지 배울 것이다. 또한 우리는 이러한 전략들에 대해 고객과 소통할 수 있는 교수법과 지시 팁 그리고 진전 및 퇴행을 위한 절차 테크닉을 배울 것이다.

강화란 무엇인가?

근골격 불균형은 골격과 연부조직 구조에 큰 영향을 미친다. 이것은 관절의 움직임 및 기능 유동성에 영향을 미치는 근막 제한의 원인이 된다. 이는 근육의 길이와 근진 강도 관련하여 근육의 수축, 연장 그리고 이완의 적절한 기능에 영향을 미친다. 다양한 근육과 연부조직 구조가 알맞게 기능하는 능력을 잃게 되면서 몸의 다른 근골격 구조가 역기능 부위 대신 기능하며 그에 대한 보상작용으로 더 큰 불균형을 초래하게 된다(Fritz 2013; Hoglum 2016).

고객의 운동 프로그램에 적절하고 발전적인 자가근막이완 테크닉과 강화운동을 적용하면 근육 기능과 유동성 범위를 개선시킬 수 있다. 연부조직 구조가 어느정도 다시 건강하고 유연해지면 강화운동을 통해 무게와 저항을 더 할 수 있다(Clark and Lucett 2011). 강화(Strengthening)는 운동과 움직임의 패턴을 근골격과 신경근 시스템에 대한 부하와 긴장을 더하여 활성화, 조정화 그리고 연속된 재강화하는 과정이다(Clark Lucett 2011; Price and Bratcher 2010). 강화운동은 이러한 시스템의 변화를 도와주면서 신경점화 개선 및 근육의 크기, 근지구력, 파워와 근력의 증가와 같은 생리학적 적응을 가능하게 한다(Clark and Lucett 2011).

적절하고 꾸준히 수행될 경우 저항운동(resistance exercises)은 뼈대의 올바른 지지와 움직임과 신경근의 정렬의 개선을 도와주는 근육을 강화한다. 이런 운동의 성공적인 수행은 고객의 부상이나, 고통스럽거나 제대로 작동하지 않는 부위의 기능에 대한 자신감을 높여준다. 근골격 불균형을 악화 시키는 것이 아닌 올바르고 적절한 강화운동은 신체의 다른 부위에 작용하는 불필요한 스트레스를 감소시킨다. 이것은 과로하거나 염증이 있는 부위를 쉬게하고 회복하며 기력을 되찾게 해준다. 정기적인 강화운동의 도입은 고객의 단기 그리고 장기 건강 및 피트니스 목표를 달성하는 데 핵심이다(Price and Bratcher 2010).

강화운동의 기원

저항 트레이닝 프로그램은 3,500년 이상 세계의 곳곳에서 사람들이 스포츠나 전쟁을 준비를 하는 데에 사용되었다(Kraemer and Häkkinen 2002). 특히 고대 그리스인들은 정기적 통합 구조 트레이닝을 일과로 설정하여 그들의 건강과, 힘 그리고 근육질 육체를 도모하였다(Price 2008).

그러나 정확하고 전문적인 운동 양상은 사람들을 부상에서 회복하도록 돕고 근골격의 불균형을 염두에 둔 것은 산업혁명이 시작된 19세기 말 그리고 20세기 초까지 발달하지 않았다(Kraemer and Häkkinen 2002; Price 2008). 세계1차대전 이후로는 물리치료의 근대 관행, 특히 강화운동이, 부상병들의 움직임 및 운동 회복의 일환으로서 소개되었다(Price 2008).

그때부터 물리치료는 정상적인 생활이 어려운 환자들이 부상에서 회복하는 데에 사용되었다. 그러나 과거 여러 세대에 걸쳐 부상이 아닌 근골격계의 불균형이 원인이 되어 고통받는 사람들이 유행적으로 늘었다. 이러한 불균형은 환경적 요인, 이를테면 장시간 같은 자세를 취하는 것이나 신발의 선택 그리고 앉아있는 생활습관이 원인으로 작용했다(Price and Bratcher 2010). 대부분 근골격 불균형을 가진 많은 사람이 물리치료가 필요한 것은 아니기 때문에 교정 운동 필드는 이러한 사람들을 위한 빈틈을 메꾸는 쪽으로 진화하였다. 그 결과로 근골격평가, 자가근막이완, 회복 스트레칭 그리고 교정 강화운동은 휘트니스의 아주 흔한 것으로 자리 잡았다.

강화운동의 이점

교정 운동 고객들을 위한 강화운동의 이점은 많이 기록 되어있다. 교정 운동만의 특별한 이점들로는 아래와 같다(Clark and Lucett 2011; McGill 2002; Miller 1995; Stone, Stone, and Sands 2007):

- 근력의 강화
- 근지구력의 강화
- 결합조직의 생장 및 강화 도모
- 관절 안정성의 향상
- 관절 움직임의 향상
- 관절연골 성장 도모
- 뼈무기질 밀도 증가
- 근육 조정력의 증가
- 운동 기능 활동의 개선
- 운동 단위의 증가와 신경근의 활성화

강화운동의 종류

이 단원에서 강조할 여섯 가지의 강화운동은 아래와 같다:

1. 등척성(정적, isometric)
2. 단축성(구심성; 동심성 concentric)
3. 신장성(원심성, eccentric)
4. 고립(single joint)
5. 복합 운동사슬(multijoint and kinetic chain)
6. 다면적 다각적 조절 운동(multiplanar and multi-dimensional coordinated movements)

각 종류의 강화운동은 고객이 교정 운동 프로그램 또는 운동 세션을 진행함에 따라 특정한 이점을 지닌다.

등척성

등척성수축(isometric contraction)은 근육이 신경자극(즉 정보가 신경에서 뇌로 움직이는 것)으로부터 활성화 될 때 일어나나수축이 될 때도 같은 길이를 유지한다. 즉 이수축은 길어지지도 줄어들지도 않는 것이다(Higgins 2011). 이것은 신경계가 조절하는 가장 쉬운 종류의 움직임이다. 신경계가 등척성 근수축(isometric muscle contraction)을 만들어내면 이것은 대부분 근육에 강한 신호를 지속하고, 활성화 상태가 유지된다. 이러한 등척 운동의 예로는 스트레이트 암 레이즈(그림 17.1)를 정적수축(static contracted) 상태를 정해진 시간에 맞게 들고 있는 것이 있다.

만성 근골격계 문제로 근육이 적절하게 활성화 되지 않거나 신경 자극이 방해를 받게 된 상태에는 그 근육들이 다시 활동할 수 있게 한 뒤에 도전적인 종류의 강화운동으로 나아가는 것이 중요하다. 고립된 상태에서 활동하지 않는 근육의 부분이 더 복잡하고 복합적이거나 운동사슬 움직임에서의 활동이 가능할 것이라고 간주해서는 안 된다.

단축성과 신장성

단축성 근육(concentric muscle) 운동은 근육을 단축시켜 해당 근육의 이는곳(origin)와 닿는곳(insertion)를 가까이하게 하여 관절에 있는 뼈들을 움직이게 하는 것이다(그림 17.2)(Fishman, Ballantyne 그리고 Rathmell 2009). 단축성 근수축은수축하고 단축될 때 주로 더 크게 보인다(혹은 만졌을 때 그렇게 느껴진다). 편심성 근활동(eccentric muscle action)은 다른 한편으로는, 근육의 늘어남과 신체 부위가 움직이는 동시에 잦아들게 한다(Fishman, Ballantyne and Rathmell 2009). 예를 들면 무거운 웨이트를 어깨에서부터 허리 높이로 내리는 것은 위팔두갈래근에서 덤벨의 웨이트와 중력의 힘을 반대의 힘으로 균형을 잡아주는 팔꿈치를 피는 동작의 신장성수축(eccentric muscle action)을 포함한다.

단축성 강화운동(Concentric strengthening)은 단관절(이어지는 단관절 섹션 참고) 또는 복합관절(이 단원 내 이어지는 복합관절 섹션 참고)을 포함할 수 있다. 단축성 강화운동은 주로 신장성 운동(eccentric exercises)보다 고객들에게 더 안전한 운동이 되는데 그것은 일반적으로 단축성 운동(concentric action)이 각 관절의 움직임을 일으키기 때문이다. 신장성수축(eccentric action)은 반면, 관절의 힘을 잦아들게 하게 한다. 신장성 움직임(eccentric movement)을 적절히 수행할 수 없는 고객은 관절의 무리 또는 고통을 느낄 수 있다. 그러므로 강화운동 중 단축성 근수축(concentric muscle actions)을 포함시키는 것은 교정 운동 프로그램이 강화운동으로 접어들 때 좋은 초기 선택안이다. 이것을 염두에 두고, 고객이 움직임을 서서히 줄어들게 하고 신체의 스트레스를 최소화 할 수 있게 하는 근골격 시스템을 훈련하게 하는 신장성 움직임으로 안전히 진행해야 한다.

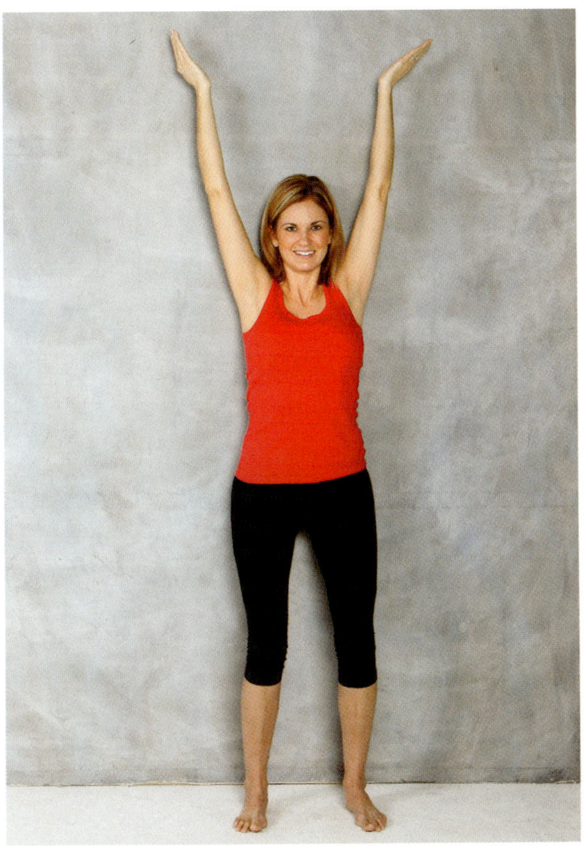

그림 17.1 등척성 강화운동

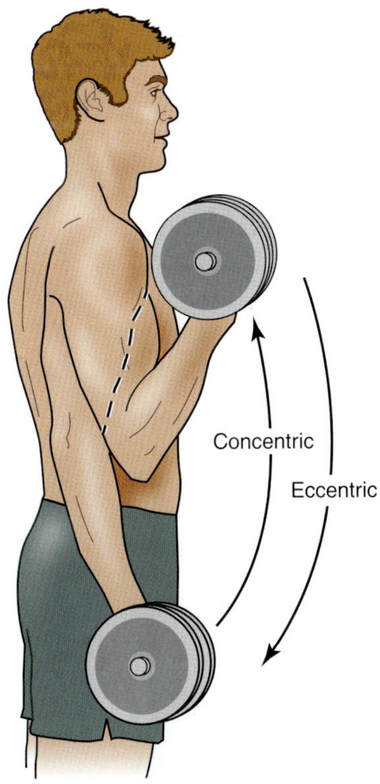

그림 17.2 움직임을 만드는 단축성수축과 움직임을 감속하는 신장성수축의 예

단관절

단관절 강화운동(Single-joint strengthening exercises)은 각 관절을 한 번에 하나씩 움직이는 근육을 강화한다(Ackland, Elliott, and Bloomfield 2009). 고객의 교정 운동 프로그램에 단관절 강화운동을 포함시키는 것은 주로 낮은 위험을 가지는데 이것은 이 운동의 매 움직임이 각 뼈의 움직임으로 제한되기 때문이다. 그러나 단관절 강화운동은 고객이 타겟 관절을 움직일 수 있는 근육, 그러한 하나의 근육 또는 여러 개의 근육을 움직이고 제어하는 것이 능숙하다고 확신할 수 있을 때 사용되어야 한다. 예를 들면 고객은 무릎을 펴기 위해서, 또 중심을 달리해서 무릎 굽힘을 잦아들 수 있게 하기 위해서 집중적으로 넙다리네갈래근(quadriceps)을 활성화 시킬 수 있어야 한다. 등척성 강화운동(Isometric strengthening exercises)(등척성 섹션 참고)은 단축성(concentric) 또는 신장성(eccentric) 단관절 강화운동을 도입하기 전 각 근육 및 여러 근육에 대한수축력의 강도나 질을 평가하는 데에 사용할 수 있다.

만약 고객에게 어떤 운동을 추천하였으나 고객이 각 근육 또는 근육의 그룹을 제대로 활성화하지 않는 것을 발견하게 될 때는 단축성 또는 신장성 부하를 더하거나 줄여 그 근육이 적절한 반응을 할 수 있도록 해야한다. 예를 들어 고객이 단관절 운동, 예를 들면 사이드 라잉 레그 리프트를 수행할 때 고객의 중간볼기근(gluteus medius)이나 작은볼기근(gluteus minimus)과 같은 벌림근(abductors)들이 수축되지 않는 것을 발견한다면(또는 고객이 수축을 느낄 수 없다면), 손을 얹어 활성화 되어야 하는 근육에 적당한 무게를 주어 움직임을 도와줄 수 있다.(고객이 다리를 아래로 내릴 때 무릎을 눌러주면 신장성 단계를 강조할 수 있다.)(그림 17.3) 이러한 추가 압력은 신경근이 근육에 명령을 내리는 것을 증가 시키고, 이에 대한 작용으로 근육이 활성화 된다(Reider, Provencher and Davies 2015).

고객이 바닥에 누운 상태에서 단관절을 움직여도 부상 위험이 거의 없으므로 하중을 조절하여 추가하는 것은 이 특정 운동을 안전하게 조작하는 방법이다. 그러나 고객이 충분히 감당할 수 있는 이상의 하중을 더하는 것은 어떤 운동에도 적합하지 않다. 그렇지 않은 경우 그 무게가 너무 크기 때문에 고객은 그 움직임을 감당하기 위해 신체의 다른 부위를 사용해야 할 것이다(그것은 고객이 "치팅(cheat)"하는 것을 말한다).

단관절 강화운동은 고객의 강화 프로그램의 도입 시기에 추천되는데 그것은 신경계에 너무 많은 정보로 부담을 주지 않는 운동으로서 조직화 되기에 수월하기 때문이다. 고객이 빠르게 단관절 강화운동에 능숙하게 되면 기존의 고통이나 부상이 있던 부위를 움직이는 것에 대해서도 자신감을 가지게 될 수 있다.

다중관절

다관절 강화운동(Multijoint strengthening exercises)은 하나 이상의 관절의 움직임을 수반한다(Ackland, Eliott, and Bloomfield 2009). 다중관절 움직임은 하나의 근육이 다중관절을 움직이도록 짜여져 있으나 주로

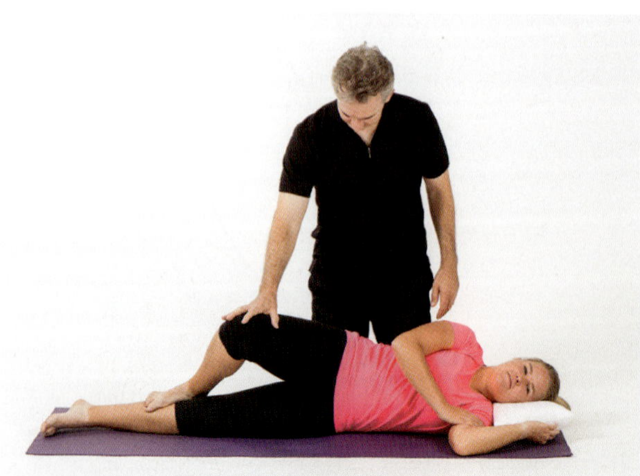

그림 17.3 외부 무게를 더한 단관절 운동의 예

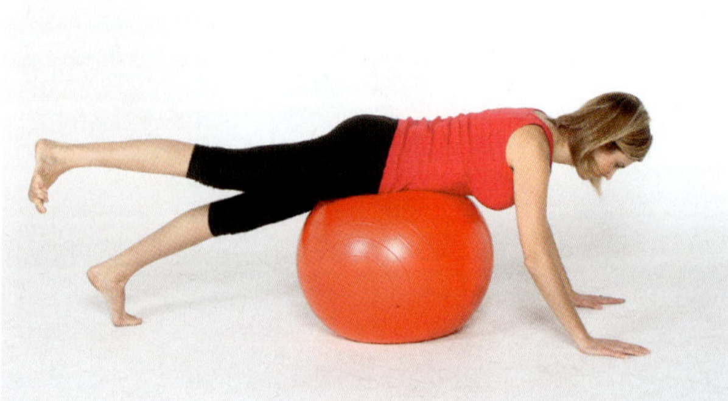

그림 17.4 다중관절 운동의 예

타겟 관절에 영향을 주는 보조 근육의 강화 및 통합을 포함한다. 예를 들어, 공을 이용한 운동을 통한 볼기근(Gluteal) 활성화(그림 17.4)는 큰볼기근(gluteus maximus)을 강화를 위해 고안된 다관절 운동이다. 그러나 이 운동은 다리를 쭉 펴고 무릎을 안정적으로 하는 운동이기 때문에 햄스트링과 넙다리네갈래근을 등척적으로 강화 시키기도 한다. 다중관절 운동은 고객이 운동의 움직임에 사용되는 각 근육 및 여러 근육에 대한 통제가 있다고 확신할 수 있을 때 프로그램에 도입시키는 것이 좋다.

운동사슬

운동사슬 운동(Kinetic chain exercises)은 원하는 움직임을 만들어 내기 위해 유기적으로 연결 된 움직임과 액션의 연속을 말한다. 이 종류의 운동은 고객에게 여러 개의 근육(또는 근육의 조합)이 신체의 여러 부위에서 수반되는 운동의 사슬을 가르치기 위해 고안된 것이다. 사슬 운동은 고객이 신장성과 단축성을 함께 가지는 시퀀스에 수반되는 근육 그리고 근육이 가로지르는 모든 관절을 제어할 수 있을 때만 적합하게 사용될 수 있다. 운동사슬 움직임은 열린 운동[즉 "사슬(chain)"의 끝, 손이나 발, 이 자유롭게 움직이는] 이거나 닫힌 운동(즉 "사슬"의 끝, 손이나 발이 고정되거나 제한된)일 수 있다(Ellenbecker and Davies 2001). 예를 들면, 웨이브 굿바이(그림 17.5a)는 열린사슬 운동으로서 어깨뼈를 누르는 근육과 어떤 방식으로든 고정되지 않은 채(혹은 고정된 채) 회전근이 외부에서 팔을 돌리는 팔꿈치들을 굽히는 것이 유기적 조직적으로 움직이는 것을 포함한다.

다른 한편, 피벗 운동(그림 17.5b)는 하체의 모든 관절을 통과하는 많은 근육을 강화하기 위해 고안된 운동이다. 그러나 한 끝(발)은 바닥과의 접촉이 있는 운동이다. 따라서 이 운동은 닫힌 운동사슬 강화운동으로 간주된다.

닫힌운동사슬강화 운동(closed kinetic chain strengthening exercises)은 열린운동사슬 강화 움직임보다 더 많은 신경근의 유기적 연결이 필요한데 사슬의 끝에 더 높은 힘이 요구되기 때문이다. 결과적으로 닫힌

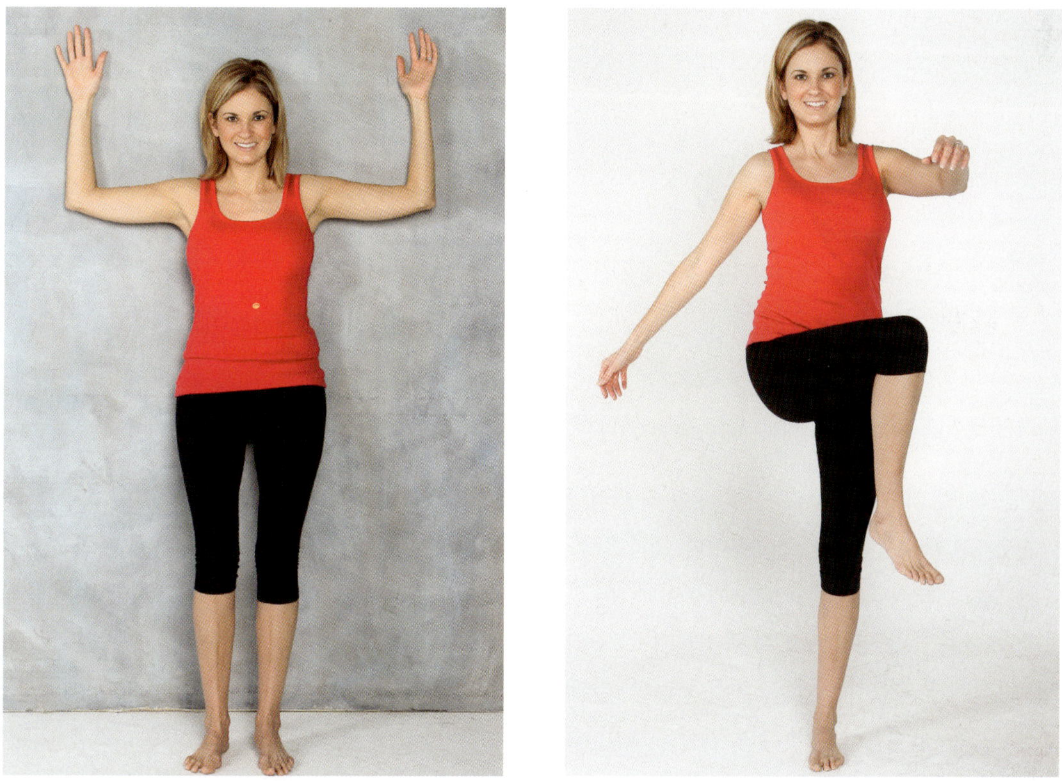

그림 17.5 열린사슬 운동(a)과 닫힌사슬 운동(b)

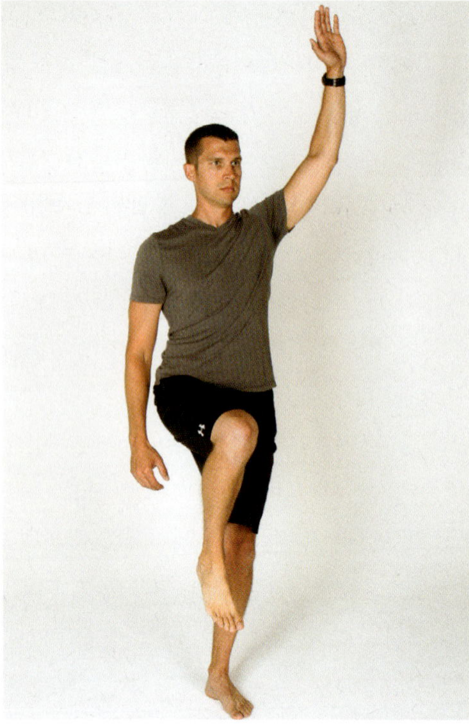
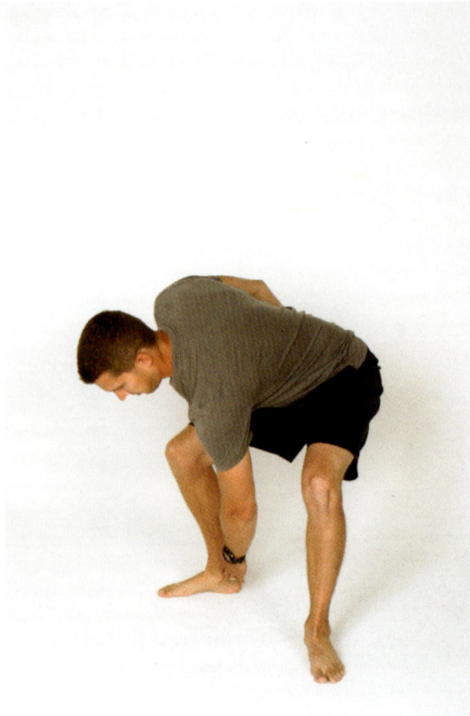

그림 17.6 다중면 운동(Multiplanarexercises)

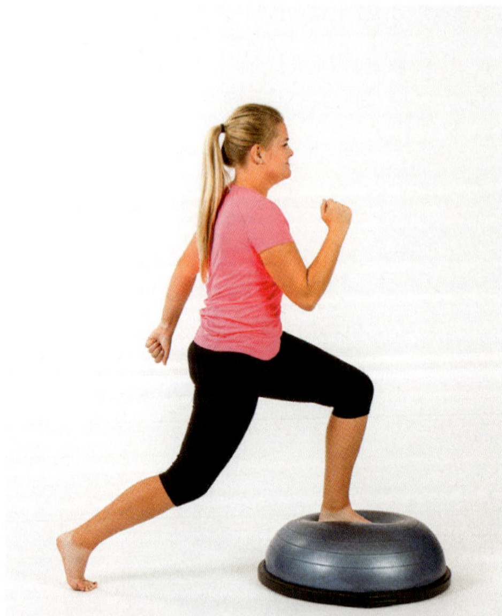
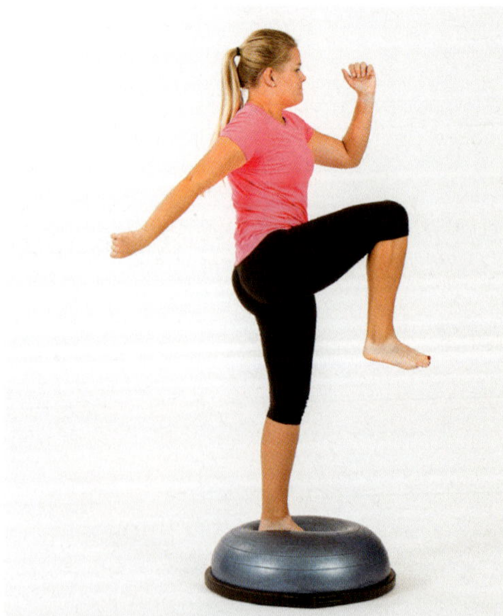

그림 17.7 다각적 운동(multidimensionalexercise)의 예

사슬 운동은 근육 및 타겟이 되는 관절에 대한 잠재적인 부담이 더 큰데, 그 이유는 어떤 불균형이나 제약은 타 신체 부위에 보정적 움직임을 일으키기 때문이다. 따라서 여러 관절과 근육들을 통합체로서 유기적으로 조직화하는 것을 고객에게 가르칠 때에 사슬 운동의 첫 단계로서 열린사슬 운동을 진행하면 부상의 위험을 줄일 수 있다.

다각 및 다중면에서의 조화로운 움직임

다중면 운동(multiplanar exercises)은 몸을 아래 위로 그리고 앞으로 뒤로, 측면에서 측면으로 그리고 회전과 같은 다른 방향으로 움직이는 운동이다(그림 17.6). 운동 사슬에 있어 근육들이 그룹으로서 효과적으로 움직일 수 있다면 온몸을 사용하는 역동적인 운동, 즉 다

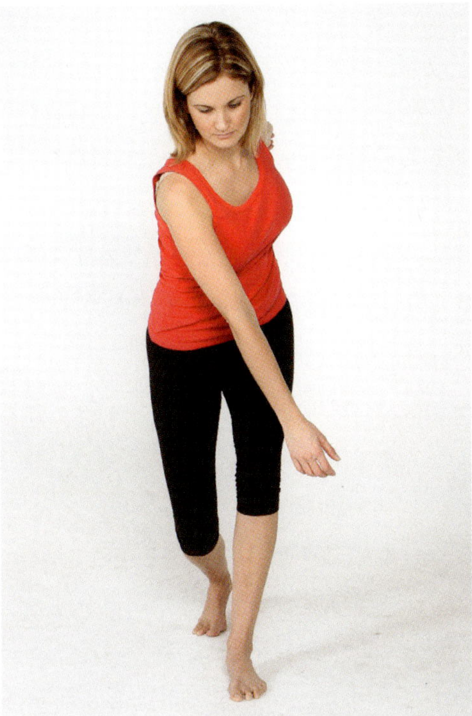

그림 17.8 LungeWithKneePull로 스포츠 움직임의 모방까지 나아갈 수 있다.

각 및 다중면을 포함하고 몸 전체의 유기적인 기능을 수반하는 운동으로 나아갈 수 있다(Houglum 2016). 다각적 운동은 저항이나, 보수 밸런스 트레이너에서와 같은 불안정에 대한 몸의 움직임을 통해 운동사슬과 다중면 운동의 범위를 넓혀준다.

다각 및 다중면 운동은 실생활의 활동들을 모방하도록 고안되었다. 이런 운동들은 고객이 스포츠를 즐기거나 운동을 하는 등의 퍼포먼스 활동을 준비하는 단계에서 사용될 수 있다. 다만 고객의 교정 운동 프로그램에 다각 및 다중면 강화운동을 도입하기 전에는 제안하고자 하는 다면적인 움직임에 필요한 다양한 움직임을 고객이 제대로 수행할 수 있는지를 평가 하여야 한다. 고객이 필요한 스킬을 가졌다고 확신을 할 수 있을 때, 다각 및 다중면 운동의 사용 단계로 나아가 고객이 하고자하는 활동 및 스포츠에 필요한 움직임을 개선할 수 있는 움직임을 훈련하도록 한다.

예를 들어 고객이 오른손잡이인 열렬한 테니스 선수라면 메디신 공이나 테니스 라켓을 잡고 왼쪽 다리를 향해 앞으로 런지하는 것을 지도하고 준비가 되면 런지 윗 니 풀 운동(그림 17.8)으로 나아간다. 이러한 움직임은 테니스의 백핸드 세팅을 모방(mimic setting)한다.

다중면 및 다각 운동사슬 운동은 무게를 더하거나 다양한 팔이나 다리의 움직임, 몸통의 회전 또는 다방향 상체 움직임 등의 방법을 통해 일상생활의 움직임을 모방한다. 이런 종류의 운동에 대한 바르고 효율적인 수행은 고객의 교정 운동 프로그램의 궁극적인 목표이다. 고객이 이 수준에 미치게 되면 신체는 고통에서 자유롭고 원활히 기능하여 유기적이고 역동적인 움직임들들을 수행할 수 있게 된다.

강화운동 교수법에 대한 팁

고객의 프로그램 내에서 강화운동의 시행을 도와주는 여러 방법으로서 신호, 컨디셔닝 그리고 커뮤니케이션 테크닉이 있다:

1. 강화운동을 첫 날부터 완벽하게 하는 고객은 거의 없다. 새로운 움직임이나 운동을 시도할 때 실수할 수 있도록 용인하는 것은 고객에게 장기간에 걸쳐 능숙해 질 수 있는 멋진 학습 기회를 준다. 고객이 운동을 시도할 수록 이전에 제대로 기능하지 않거나 부상 되었던 부분들이 조직화 하는 것을 배우고, 실수를 하고 교정을 해나가는 과정에서 뇌와 신경근계는 더욱 강해진다(Coyle 2009). 그럼에도 불구하고 고객들이 새로운 운동을 시도할 때에는 실수로 인한 부상이나 고통 또는 기존의 문제를 악화 시키는 일을 최소화하기 위해 주의 깊게 관찰하고 자세한 피드백을 주어야한다.
2. 신경근 재훈련을 위한 강화운동은 근육량만을 늘리기 위한 강화운동과는 다른 변인들을 사용한다(Hoffman 2014). 제 21장에 교정 운동의 변인(세트의 숫자, 반복 그리고 빈도) 들에 대한 기본 가이드라인이 소개 되어있음에도 불구하고 설정에 있어서는 각 고객의 개별적 필요 및 능력을 고려하여야 한다. 이러한 변인들을 설정할 때 기억해야 할 것은 성취에 있어 중요한 것이 세트나 반복의

Strengthening 17 근력 강화

특정한 숫자가 아니라 운동의 올바른 실행이라는 점이다(Price and Bratcher 2010). 고객의 능력이 향상됨에 따라 운동의 변인을 그에 맞게 설정해야 한다.

3. 고객과 관계가 돈독해 질수록 고객의 학습 스타일과 친숙해지도록 노력해야 한다. 예를 들면 어떤 고객의 경우에는 먼저 운동에 대한 시범을 본 후 따라하는 것이 더 효율적일 수 있고 다른 경우에는 말로써 설명을 들으며 정보를 처리한 후 움직임을 시도해보는 것이 필요할 수도 있다. 한편 어떤 경우에는 움직임이 어떤지 느껴보기 위해서 바로 운동을 실행해 보는 경우도 있을 수 있다. 각 고객의 학습 스타일을 파악하게 되면 차후 운동을 가르칠 때에 개인에 맞는 적절한 지시를 통해 더 쉽게 가르칠 수 있다(Wrisberg 2007). 학습 스타일에 관한 더 많은 정보는 제 23장에서 찾아볼 수 있다.

4. 고객이 교정 운동 프로그램 중 강화의 단계로 나아갈 때 이전에는 어렵고 불가능했던 동작들을 현재 하고 있다는 것을 상기시켜 그들의 동기의식을 한층 강화하는 데에 도움을 줄 수 있다(Wrisberg 2007). 예를 들어 처음에는 고통을 느끼지 않고는 팔을 높게 들 수 없었으나 현재는 스트레이트 암 레이즈 같은 강화운동을 실행하고 있는 고객에게 이제는 고통 없이 팔을 높게 들 수 있다고 상기시켜 줄 수있다. 이것이 고객으로 하여금 현재까지의 진전을 느낄 수 있게 해줄뿐만 아니라 집에서도 이런 운동들을 실행할 수 있는 계기를 마련한다.

5. 고객이 다양한 강화운동을 접하면서 특정한 운동을 실행할 때에 기존 평가과정에서 확인 된 근골격 불균형과 매 동작을 연관짓는 것 역시 중요하다(Price and Bractcher 2010). 예를 들면 프로그램에서 골반 경사를 가르치고 있는 단계에서는 골반 경사 운동이 평가과정 중 드러난 골반 앞기울임 문제 및 불균형을 도와줄 수 있다는 것을 상기 시킬 수 있다(등통증의 완화를 목표로). 허리 및 척추의 근육이 이제는 충분히 유연하여 아랫등(lower back)을 둥글게 한 채 올바른 골반 경사 운동을 할 수 있다는 점을 강조한다. 이것은 골반대가 더욱 자유롭고 아랫 등의 구조에 "그립"을 줄 수 있다는 것을 의미한다. 이러한 방식을 통해 운동의 선정에 대해 설명하면 고객으로 하여금 자신의 평소의 움직임 패턴 및 자세에 대해서도 유의하도록 하게 하고 교정 운동을 꾸준히 이어나갈 수 있는 계기를 만들어준다.

6. 고객이 이러한 진행을 준비하는 데 도움이 된 자가 근막이완과 스트레칭운동에 권장하는 특정 강화운동을 연결하는 것도 도움이 된다. 예를 들면 고객이 엉덩이 들기 강화운동(Butt Lift strengthening exercise)(제21장 참고) 까지 나아가게 되었다면 이 운동을 바르게 할 수 있게 된 과정 즉, 폼롤러 엉덩이 복합 운동(Foam Roller Gluteal Complex exercise)으로 엉덩이에 활력을 줄 뿐만 아니라 볼기근을 만들어내고 글루트 스트레치(Glute Stretch)와 아랫 등 스트레칭(Lower Back Stretch)을 통해 스트레치 했기 때문이라는 것을 짚어 주어야 한다. 결과적으로 고객은 아랫 등이 편안해졌고, 둔부가 효과적으로 기능하기 시작하여 강화운동을 실행하며 엉덩이를 들 수 있게 되었다. 이러한 교수 테크닉은 고객이 얼마나 발전했는지를 알 수 있도록 도와줄 뿐만 아니라 고객 혼자서 강화운동을 실행하는 중 겪는 문제들의 해결법(즉 적절한 회귀)이 될 수도 있다.

강화운동에서 회귀가 필요한 시점

고객이 주어진 강화운동을 지도 및 감독 하에 그리고 혼자서도 성공적으로 실행해낼 수 있는 것은 매우 중요하다. 따라서 어떤 강화운동에서도 적절한 회귀(regress) 시점을 아는 것이 요구된다.

1. 학습 중인 운동을 실행하는 도중 어떤 종류라도 통증을 느낀다면 통증이 없이 실행할 수 있었던

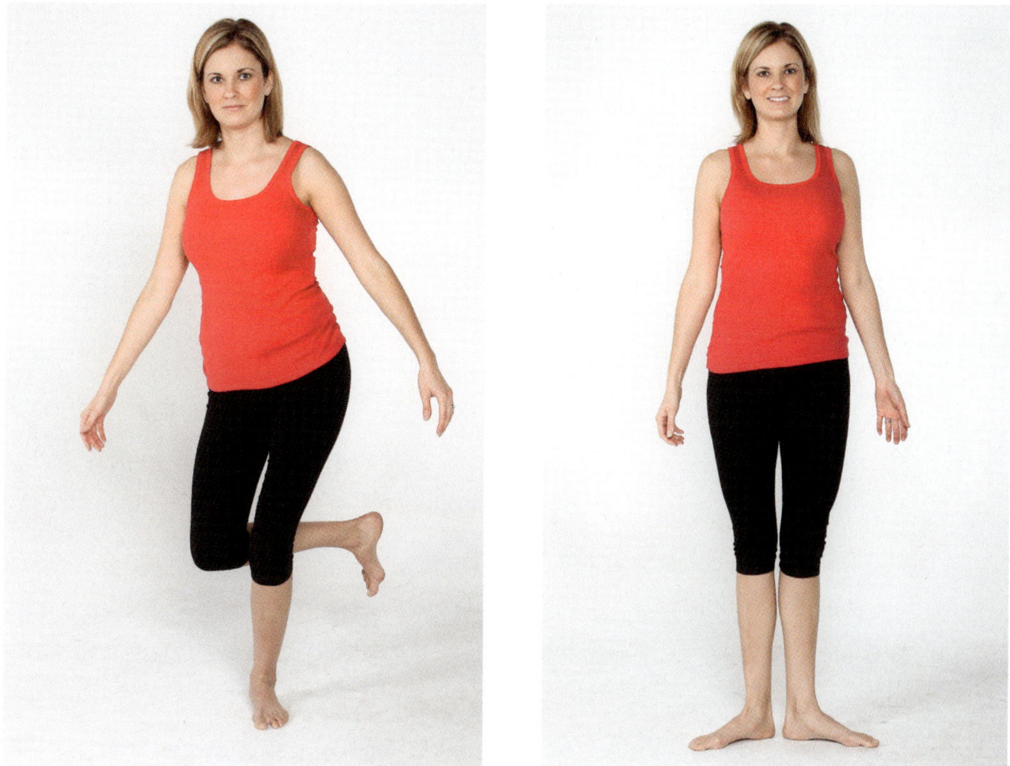

그림 17.9 강화운동의 회귀

동작으로 돌아가야 한다(Price and Bratcher 2010). 예를 들어 피벗 운동(Pivot exercise)을 가르치고 있고 고객이 무릎에 통증이 있는 상태라면, 덕 스탠드(Duck Stand)나 자가근막이완 운동 같은 적절한 운동으로 회귀하여 볼기근(그림 17.9)을 활성화 할 수 있으며 꼭 필요한 경우에는 둔근 복합체 폼 롤러 또는 폼 롤러 IT 밴드(20 장 참조)와 같은 폼 롤러를 사용하여 무릎에 영향을 미치는 구조를 먼저 풀어줄 수 있다.

2. 고객이 특정 동작을 실행함에 있어 어려움을 표하거나 제대로 수행하지 못하는 경우에 강화운동 단계를 회귀한다. 강화운동의 실행 중 어떤 움직임이라도 고객의 바디랭귀지를 포착해내는 것은 필수다. 호흡이 가빠진다든가 입술을 깨무는 것 또는 윗입술 위로 혀를 뺀다든가 편해 보이지 않는 것, 또는 불안을 표현하는 언어 및 비언어적 신호를 보일 때에는 받아들일 수 있는 범위를 초과하는 정보의 과도 상태일 수 있다는 것이다. 신경근의 과부하 및 혼란의 징후가 보이면 고객에게 운동을 계속 하게 하는 것보다 회귀하는 것이 옳은 선택이다(Chaitow and Delany 2005).

3. 고객이 운동 후 당일 혹은 다음날 지나친 근육통을 호소한다면 강화운동을 회귀하여야 한다. 교정운동은 신경근과 근골격계의 점진적인 재훈련을 통하여 천천히 신체의 움직임을 재훈련 하도록 고안되어 있다(Bryant and Green 2010). 교정 운동은 근육이나, 신경계, 관절 및 결합조직에 지나친 부담을 가하도록 고안된 것이 아니다. 만약 지나친 근육통이나 관절의 통증이 운동 후 특정 부위에 있다면, 그것은 다음 운동 세션에서의 특정 부위의 고통을 피하기 위해 근골격 부조화를 더하는 결과를 가져온다.

강화운동을 회귀하는 방법

강화운동을 회귀하는 방법에는 여러가지가 있다:

1. 균형을 유지하는 것에 어려움을 겪는 고객의 경우에는 밸런스 보조 장치를 사용하게 할 수 있다

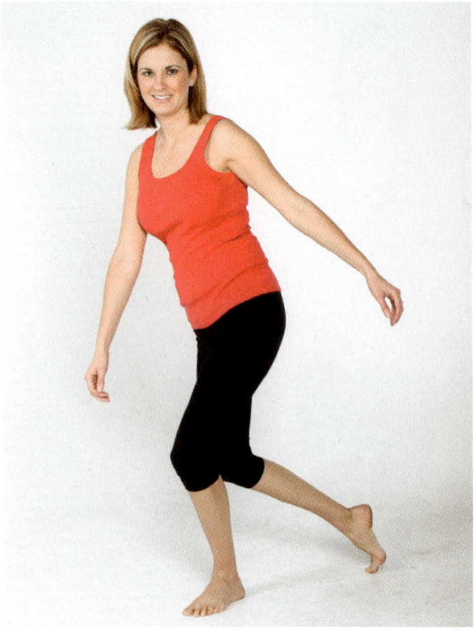

그림 17.10 균형 보조기구를 추가하는 것은 운동 회귀의 한 방법이다.

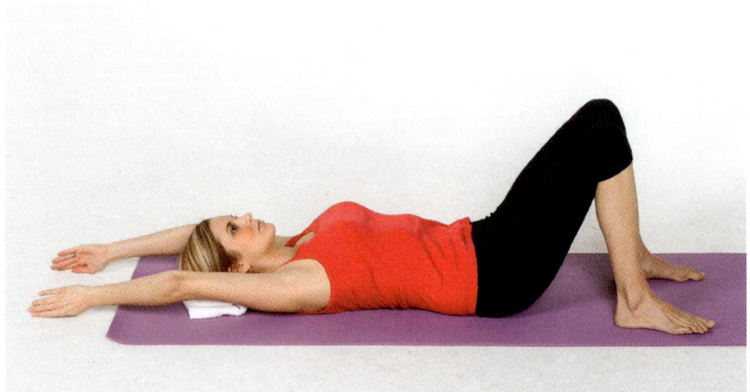

그림 17.11 눕는 것은 운동 회귀의 한 방법이다.

(McGill 2002). 예를 들어, 고객이 피벗 운동(그림 17.10 참고) 중 균형의 유지를 위해 다른 발을 바닥에 대거나 벽이나 의자 옆에서 운동을 하면 필요시에 붙잡을 수 있으므로 안정감을 가질 수 있다.

2. 고객에게 누운 자세를 취하게 하여 강화운동을 회귀할 수 있다(McGill 2002). 스트레이트 암 레이즈(그림 17.11 참고)는 이러한 방법을 통해 아주 쉽게 회귀할 수 있는 운동이다.

3. 자가근막이완 운동을 자주 하거나 반복운동을 하는 방법 또는 스트레칭을 하여 더 적절하게 준비되도록 하는 것은 강화운동의 회귀방법으로서 고객이 강화운동으로 돌아올 수 있도록 한다(Price and Bratcher 2010).

이 외에도 강화운동의 회귀에는 많은 방법들이 있다. 회귀에 대한 추가적인 방법 및 제안은 제 21장(강화운동)에서 찾아볼 수 있다.

강화운동 단계를 발전해야 하는 시점

고객은 신체의 기능이 향상되는 것과 움직일 때의 통증이 줄어듦에 따라 강화운동 단계의 발전을 즐기게 된다. 고객이 어떠한 동작이나 프로그램의 단계에 능숙해짐에 따라 조속히 다음 단계로 넘어가는 것은 아주 중요하다.

1. 고객이 적절한 수준의 만족스러운 움직임을 달성했을 때 강화운동의 단계를 높일 수 있다. 고객이 올바른 테크닉을 사용해 목표한 만큼의 반복이 가능할 때는 강화운동을 한 단계 더 나아가 근골격 및 신경근계와의 지속적 채널링을 유지한다.

2. 고객의 숙달 정도가 적절한 수준인 동시에 프로그램이 너무 많은 시간을 소모한다면 강화운동의 단계를 높일 시점이다. 예를 들어 고객이 집에서 시간이 너무 많이 소모되어 자주 할당된 목표를 달성할 수가 없다면 프로그램을 한 단계 높일 수 있다(Price and Bratcher 2010). 고객이 공 운동을 통한 볼기 활성화(큰볼기근 목표)와 사이드 라잉 레그 리프트(Side Lying Leg Lift)(큰볼기근 및 작은볼기근을 목표)를 모두 능숙하게 해낼 수 있다면 두 운동을 피벗운동(제 21장)으로 대체할 수 있다. 피벗 운동은 이러한 근육들을 모두 동시에 타겟할 수 있는 운동사슬 움직임이기 때문이다.

3. 프로그램이 발전할 수록 고객은 초기의 목표인 통

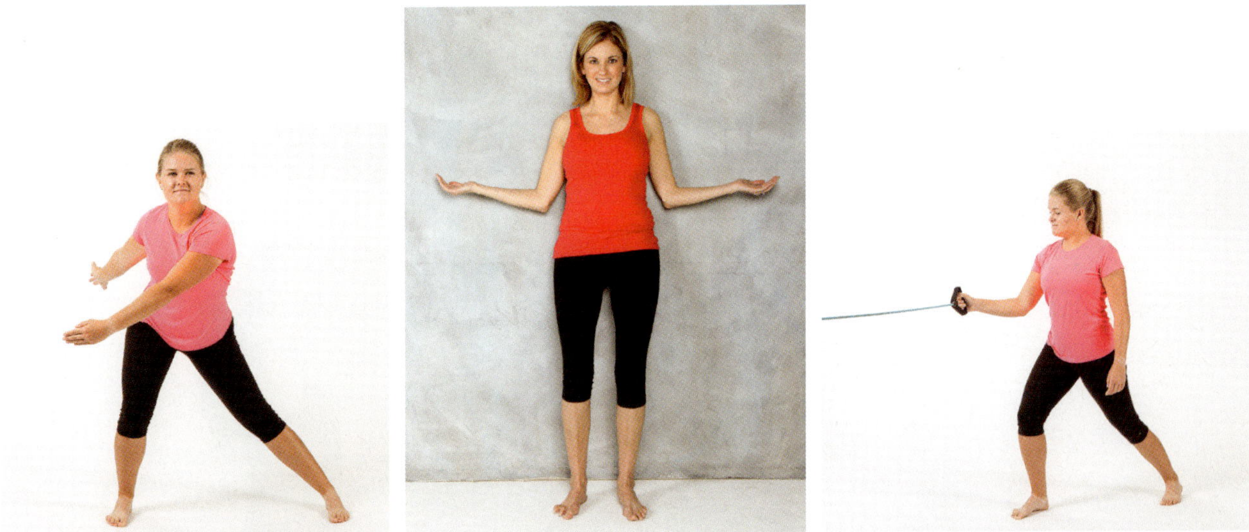

그림 17.12 여러 운동을 결합하여 강화 프로그램의 발전을 통한 각종 경기 움직임의 모방

증의 완화(예. 고통 없이 서기, 앉기 그리고 걷기)를 빠르게 달성할 수 있다. 그 결과로서 이들은 육체적 능력에 조금 더 자신감이 생기고 골프나 테니스 같은 스포츠를 즐기게 되는 것이 가능해질 수 있다. 고객이 신체적으로 그리고 정신적으로 어떤 활동에 참여할 수 있게 되면, 해당 운동에 필요한 동작들을 모방할 수 있는 강화운동으로 나아갈 수 있다(Shumway-Cook and Woollocott 2007). 예를 들어 고객이 다시 테니스를 하고 싶다고 말한다면 사이드 런지 윗 로테이션(Side Lunge With Rotation)(그림 17.12a)과 플래셔 운동(Flasher exercise)의 오른팔 동작을 결합하여 포핸드 발리(고객이 오른손잡이라고 가정)의 준비를 모방하는 전신 운동사슬 운동을 만들 수 있다(그림 17.12c)

강화운동의 단계를 높이는 방법

강화운동의 단계를 높이는 여러가지 방법이 있다:

1. 특정한 운동에서 더 도전적인 운동으로 나아갈 수 있다. 예를 들어 강화운동의 발전으로서 등척성 단관절운동(isometric single-joint exercise)에서 단축성(concentric) 또는 신장성(eccentric) 다관절 움직임으로 나아가는 방법이 있다. 비슷하게 다관절 운동에서 운동사슬 또는 다면 및 다각적 운동으로 나아갈 수 있다.
2. 외부 부하를 더하는 방법으로 강화운동의 단계를 발전 시킬 수 있다(Clark and Lucett 2011). 백 스텝 윗 암 레이즈(그림 17.13) 운동에서 가벼운 무게를 들도록 코칭하는 것도 그의 예이다. 이것은허리-골반 다리이음뼈, 몸통, 팔이음뼈의 근육이 추가 웨이트를 더한 운동의 가속 및 감속에 있어 더 많은 힘을 요하기 때문이다.
3. 소도구(props)나 서포트(supports) 또 촉각 피드백(tactile feedback)을 적게 사용하는 것도 강화운동을 발전시키는 좋은 방법 중의 하나이다(Starkey and Johnson 2006). 예를 들면 고객이 벽에 기댄 스트레이트 암 레이즈(Straight Arm Raise)를 올바른 척추 포지션으로 유지할 수 있게 되면 벽에서 떨어져서 해당 운동을 수행할 수 있도록 지도할 수 있다(그림 17.14). 포즈와 움직임을 도와줄 수 없는 벽이 없이 올바른 운동을 해내기 위해서는 고객 스스로 몸을 이해하려는 노력이 필수적이다.
4. 강화운동의 궁극적 목적은 운동의 속도를 실생활에 그러한 일이 일어나는 속도에 맞추어 실행할 수 있도록 하는 것이다(Price and Sharpe 2009). 그러므로 고객이 특정 운동을 실행함에 있어 능숙도가 올라갈수록 그 움직임을 더 빠르게 할 수 있도록

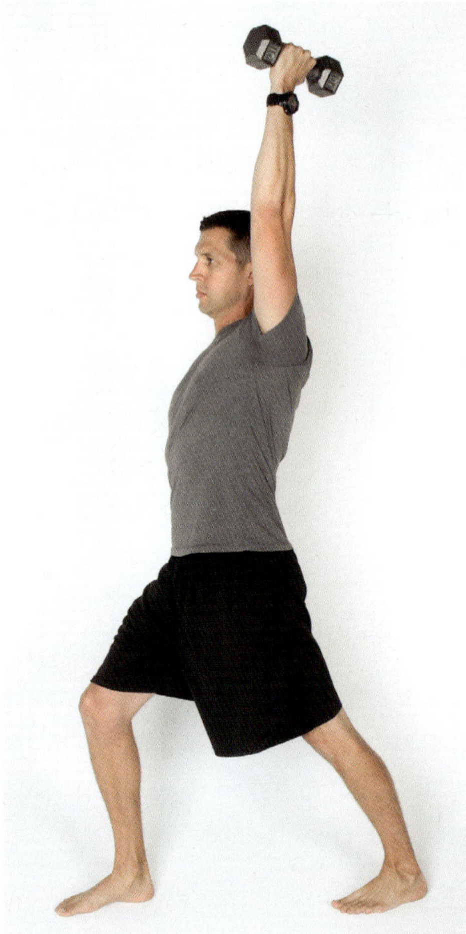

그림 17.13 외부 부하를 더한 강화운동의 발전

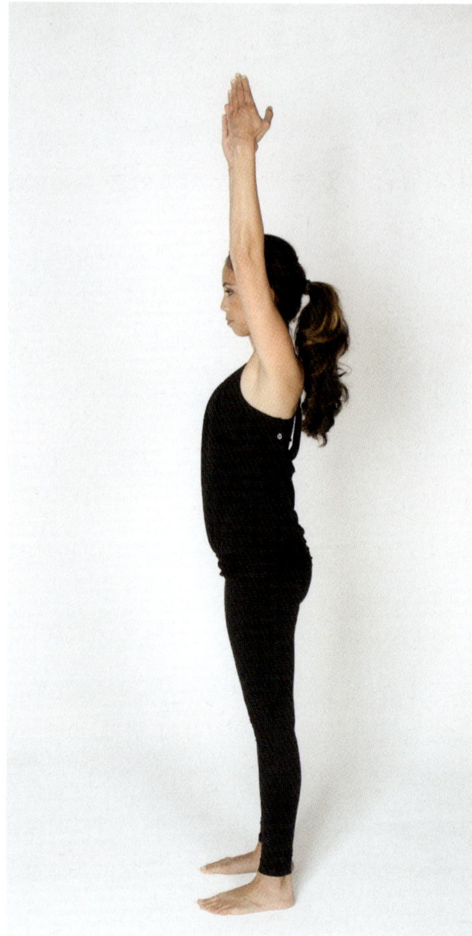

그림 17.14 촉각 피드백의 제거(예를 들어 벽)를 통한 강화운동 발전

해야한다. 예를 들어 백 스텝 윗 암 레이즈(Back Step With Arm Raise)는 사람이 공을 잡으려 할 때와 비슷한 움직임이다. 고객이 이 운동으로 점진적으로 발전할 수 있게하고 실생활에 일어나는 속도에서 올바르게 움직임을 실행할 수 있도록 하는 것은 실생활 활동을 모방할 수 있는 속도로 신경근과 근골격계가 적절한 근육과 움직임을 조직적으로 사용할 수 있도록 학습하게 한다.

강화운동의 발전의 가능성으로는 이 외에도 많은 것들이 있다. 강화운동의 발전에 대한 추가적인 방법 및 제안안은 제 21장(강화운동)에서 찾아볼 수 있다.

강화운동을 사용해서는 안 될 때

강화운동이 점진적이고 신중하게 감독될 때에는 고객의 프로그램을 발전시키는 안전하고 효과적인 운동이 된다. 그러나 강화운동에 대한 특정한 금지 사유도 있다(Clark and Lucett 2011; Houglum 2016; Price and Bratcher 2010; Price and Sharpe 2009).

- 고객이 불편함이나 통증을 호소한다면 강화운동을 중단하여야 한다.
- 회복되고 있는 골절부를 가로지르거나 근방의 근육을 사용하는 강화운동을 시도해서는 안 된다.
- 관상동맥질환, 고혈압 또는 류머티스 관절염을 앓는 등의 요주의 고객의 경우에는 그러한 병이 완치되었다는 전문의의 판단이 있기 전에는 강화운동을 시도해서는 안 된다.
- 외상이 있는 관절부(예: 어깨 탈구 및 관절순 파열 등)를 사용하는 강화운동을 시도해서는 안 된다.

- 열상이나 육안으로 관찰되는 멍 같은 급성 장해를 입은지 얼마 되지 않은 근육이나 연부조직을 사용하는 강화운동을 시도해서는 안 된다.
- 급성 염증이 있는 관절을 사용하는 강화운동을 시도해서는 안 된다.
- 골다공증이 있는 고객의 경우 보수적으로 유의하여 강화운동을 사용해야 한다.
- 부상 및 수술을 근래에 겪었거나 만성 신경근 및 근골격 질병이 있는 고객의 프로그램에 강화운동을 도입하기 위해서는 전문의의 적합성 판단을 얻은 후 진행하여야 한다.

추가 고려사항

교정 운동 프로그램에 강화운동을 접목 시킬 시 고려해야 하는 안전 및 컨디셔닝과 관련한 팁들은 아래와 같다.

1. 교정 강화운동(Corrective strengthening exercises)은 근육을 키우기 위해서만 고안된 것이 아니다. 이러한 테크닉들은 또한, 몸이 신경근과 근골격계와 유기적으로 움직일 수 있도록 재훈련하기 위해 고안된 것이다. 이러한 재교육 과정은 인내와 꾸준함이 필요하다. 세션과 세션 사이에 충분한 시간을 두고 고객이 적절한 연습을 하여 매 운동마다 조금씩 퍼포먼스가 향상될 수 있도록 하여야 한다. 강화 세션의 스케쥴은 고객이 프로그램의 다음 단계로 추후 세션에 나아갈 수 있도록 충분한 시간을 두고 이루어져야 한다(Price and Bratcher 2010).
2. 권고하는 반복 횟수 또는 세트의 숫자를 과도하게 산정해서는 안 된다. 그러할 경우 고객의 테크닉은 세션은 거듭하며 악화될 것이다. 만약 이런 상태를 관찰하게 된다면 고객이 더 많은 세트나 반복을 진행하는 것을 막아야 한다. 하나 더 많은 반복이나 세트수 보다 하나 덜 하도록 코칭하는 것이 부상이나 상태의 악화를 감수하는 것보다 언제나 낫다(Bryant and Green 2010).
3. 고객의 프로그램에서 강화 부문으로 나아갈 때에는 신장성 부문 움직임(특히 허리-골반 다리이음뼈, 무릎, 발, 발목을 강화하도록 고안 된 운동들)에 집중하는 닫힌 운동사슬 움직임을 주로 사용하는 방법으로 접목해야한다. 신체의 움직임을 감속할 수 있는 능력은 교정 운동 트레이닝의 핵심적인 측면으로서 신체가 중력과 충격에 저항하는 능력을 강화하여 부상의 위험을 감소하는 역할을 한다(Magee, Zachanzewski, and Quillen 2007). 그러나 신장성 움직임이 신체를 쉽게 피로하게 할 수 있고 부상의 위험을 가지고 있다는 점에서 신장성 운동을 추천할 때에는 그 양을 보수적으로 책정하여 프로그램에 접목 시켜야 한다.
4. 단순히 고객의 뇌나 신경계가 익숙한 움직임 패턴에서 벗어나지 못할 경우에도 고객이 강화운동 및 움직임일 실행함에 있어 지속적으로 어려움을 호소할 수 있다. 이런 경우에는 자가근막이완동 또는 스트레칭운동으로 회귀하여 신체가 새로움 움직임을 수용할 수 있는 상태가 될 수 있도록 도와야 한다(Price and Bratcher 2010).

고객의 프로그램에 강화 요소를 구성하는 법의 강화 테크닉, 그리고 자세한 정보에 대한 더 많은 내용은 제 21장, 강화운동에서 찾을 수 있다.

요점 정리

강화운동은 교정 운동 프로그램 중에서 가장 진보된 형태이다. 이것은 근육과 다른 연부조직을 강화 시키고, 신경계를 재교육하고, 내재하는 근골격계 불균형을 알 수 있는 크고 통합된 움직임을 조절할 수 있게 가르쳐준다.

- 이 단원에 기술된 여섯 가지 종류의 강화운동으로는:(1) 등척성, (2) 단축성, (3) 신장성, (4) 고립, (5) 복합 운동 사슬, (6) 다면적 다각적 조절 운동이 있다.
- 교정 운동 프로그램에 강화운동을 포함 시키는 이점은 많이 기술되었다. 그러나 중요한 것은 다양한 종류를 통하여 점진적으로 나아가는 것인데 이때 고객이 대체법 및 테크닉을 사용해야 하거나 느끼거나 불편함을 느낌이 없이 성공적으로 수행할 수 있는 테크닉만을 고수하는 것이 중요하다.
- 고객의 교정 운동 프로그램에 강화운동을 포함 시킬 때 너무 많은 테크닉이나 장비를 요하여 고객이 집이나 여행 중에 수행하는 것이 현실적이지 않은 테크닉을 추천하면 안 되는데, 이것은 프로그램의 원칙을 고수하는 데에 방해가 되기 때문이다.
- 교정 운동 프로그램의 강화 부문을 언제 그리고 어떻게 나아가게 하고 되돌려야 할 지 아는 것이 핵심이다. 신체 부위를 포함하고 제외 시키는 것,불안정한 서비스를 도입하거나 없애는 것, 균형 도움을 추가하고 없애는 것 그리고 무게를 더하거나 빼는 것은 고객의 경험하는 노력의 정도(그리고 추후의 성공)를 제어하는 방법이다.

자가 점검

이 단원에서 배운 각 종류의 강화운동이 가지는 독특한 면들에 대해 생각해보자. 페이지의 좌측에 위치한 강화운동 종류의 리스트를 보자. 각 종류의 운동에 오른쪽에 위치한 적절한 샘플 강화운동(21장에서 발췌한)을 찾아 연결해보자. 각 종류에 해당하는 적절한 샘플 강화운동은 하나 뿐이다.

단축성 단관절(Concentric single joint)	엄지발가락 푸쉬다운(아래로 발가락 밀기 부분)
신장성 단관절(Eccentric single joint)	더 웨이브 굿바이(포지션 유지한 상태)
다면적(Multidimensional)	사이드 라잉 레그 리프트(낮은 자세)
등척성(Isometric)	익스텐션 크런치(낮은 자세)
운동 사슬(Kinetic chain)	스텝업 런지(보수 밸런스 트레이너 위에서)
신장성 다관절(Eccentric multijoint)	백스텝 암 레이즈

CHAPTER 18

Static Postural Considerations

정적 자세 고려사항

사람들이 날마다 잠자는 자세, 앉은 자세 그리고 서 있는 자세 등과 같이 오랜시간 동안 취하는 자세들이 있다. 이런 자세들은 각 개인에 따라 또 직업, 생활습관 및 취미에 따라서 다양하다. 그러나 특정한 정적 자세로 보내는 시간들이 누적 되면 근골격, 움직임 그리고 근막의 관점에서 매우 파괴적인 영향을 가질 수 있다. 지속적 자세는 연부조직 구조, 관절 그리고 움직임에 부정적인 영향을 미치므로 근골격계 불균형과 통증을 가져올 수 있다이 밝혀졌다(Sahrmann 2002). 고객의 교정 운동 프로그램에는 장기간 지속되는 자세의 문제를 제기하고 예방하는 비운동 기반 전략 또한 반드시 고려되어야 한다.

보통 사람은 일일 6~9시간 정도를 잠을 잔다(Plotnik, and Kouyoumdjian 2014). 만약 우리가 잠을 잘 때 신체구조에 부담을 주거나 근골격계 불균형을 악화시키는 자세로 자게 된다면 이것은 결국에는 통증이나 기능장애의 원인이 된다(Sahrmann 2002). 우리가 깨어있을 때도 우리는 7~9시간 정도를 적절한 기능을 하지 않는 자세, 이를 테면 책상에 기대어 있거나 운전을 한다든가 책상이나 컴퓨터, 카운터, 환자 등을 바라보는 상태로 가만히 있는 자세로 시간을 보내고, 남은 6~10시간 정도를 근골격 문제를 부를 수 있는 자세, 예를 들면 소파에 앉기, 티비 앞에 앉기 또는 컴퓨터 등으로 보낸다.

기립자세

인간의 신체는 꼿꼿이 서도록 만들어졌음에도 불구하고 오늘날 우리가 경험하는 것은 초기의 조상들과는 많이 다르다(Donatelli and Wooden 2010). 산업 혁명으로 인해 작업 속도가 중요성을 가지게 되었고 특히 생산, 경작 및 무역 산업 내의 업무 환경은 생산성을 높이기 위해서 재편 되었다. 이러한 혁명적 시기로 부터 이어져오는 결과로서 대부분의 업무에서의 필요하지 않은 움직임을 없애고 여분의 작업을 줄여 생산의 증가를 목표로 하였다. 정적인 자세를 오랜 시간동안 유지하는 환경, 특히 속도를 중요시 하는 스트레스가 높은 환경에서는 근육, 힘줄, 관절 그리고 신경에 스트레스를 가한다(Hillstrom and Hillstrom 2007). 생산성을 높이기 위한 제약적 기립 환경은 근골격 불균형을 만든다. 예를 들어 골반 앞기울(anterior tilt)은 업무 환경에서 지속적으로 앞으로 기우는 자세로 인한 학습된 보상 패턴이다. 지나치게 굽은 척추 및 어깨, 안으로 돌아간 팔 그리고 거북목(forward head position)자세는 현대의 정적 업무환경에 대한 흔한 자세 적응이다(DeLisa, Gans, and Walsh 2005; Karwowski 2006; Price and Bratcher 2010).

기술과 전자기기가 도입된 현대 환경은 좋지 않은 자세로 장시간 같은 자세를 취하게 하는 문제를 수반한다. 현대의 고도기술 사회에서는 사람들이 굽은 어깨, 앞쪽 머리 자세, 손으로 드는 기계 전화기 등을 사용하여 소통하고 인터넷을 사용하느라 팔이 몸통을 감싸는 등의 자세로 오랜 시간을 보낸다. 최근의 이러한 현상은 이미 유행을 넘어서서, 문제 있는 자세 및 이러한 활동에 따른 통증에 대한 문제에 대해 많은 연구가 이루어지고 있다(Atkins, Kerr, and Goodlad 2015).

비단 기계, 전자 기기, 업무환경만 우리의 정적 자세에 및 근골격계 건강에 영향을 미치는 것은 아니다. 세계에 존재하는 보행 면적이 불과 100~200년 전만 해도 대부분 비포장면, 자갈길, 그리고 올곧지 않은 길들이었다. 역사적으로 기립과 꼿꼿한 보행은 지속적으로 변화하는 환경과 그 관계와 맥을 같이 했다. 이것은 현재의 편편하고, 콘크리트로 덮힌 실내 표면, 보도 그리고 도로와는 매우 다르다. 사물들의 혁명에서 볼 때, 부드러운 표면은 몸이 가만히 서 있거나 움직일 때 모두 애를 써야 하는 것이다. 근골격 및 신경근계는 본능적으로 발이 다양한 표면에 닿거나 걸을 때 더욱 자연스럽게 작동하도록 고안되어 있다(Donatelli and Wooden 2010). 이것은 예측할 수 없는 표면에 발이 닿았을 때 뇌에 신호를 보내고 다음 지형을 경계하도록 되어있기 때문이다. 정반대로 지형이 매끄럽고 편편하기만 하다면 뇌와 몸은 더 이상 다음을 예측 할 필요가 없어진다. 결과적으로 몸과 지형의 접촉이 자극이 없는 상태가 되어 그저 강제적인 움직임이 된다.

이런 예측 가능한 환경에 적응하는 결과로 발은 다양하고 고르지 않은 지면에 적응하는 능력을 잃게 된다. 더 정확하게 말하면 발은 평면의 지면에 너무 잘 적응하게 되어 습관적인 평면 상태가 되어 차츰 평평해지거나 평발이 된다. 결과적으로 발과 발목은 가끔 안정적이지 않은 지면을 걸어야 할 때 제대로 기능할 수 없게 된다. 이런 발과 발목의 기능 저하를 스스로도 겪어 봤을 것이다. 혹시 당신은 여행 중에 해변 같은 곳에서 신발을 벗고 바로 모래로 달려가본 적이 있는가? 또 그날밤 또는 다음날 발이나 다리에 근육통이 있고 통증이 있었던 경험이 있는가? 또는 등이 아팠다든가 한 적이 있는가? 이것은 당신의 발이 더 이상 모래 위 같은 지면에서 강력한 서포트 기능을 할 수 없게 되어 발가락, 발, 다리, 엉덩이 그리고 등의 근육들의 사용이 요구되기 때문이다.

발이 적절히 기능하지 않거나 통증이 있고 근골격 불균형이 있는 경우 신체의 무게를 지탱하는 것은 쉽지 않고 불편하다. 결과적으로 사람들은 신체의 무게를 한 다리로 옮겨 무게를 지탱하는 방식으로 불편함을 완화하고자 한다. 그러나 한 쪽의 엉덩이, 다리 또는 발에 신체의 무게를 고정하는 것은 몸이 균형을 불안정적인 자세에 적응하게 하며, 신체의 모든 부분의 문제적 변화를 일으키게 된다. 이렇게 보행 환경 오래되지 않은 변화는 신체에 지속적으로 부담을 쌓게되고 많은 근골격 불균형을 가져오는 것은 놀라운 일이 아니다(Karwowski 2006).

기립자세에 도움이 되는 팁

장시간 지속되는 좋지 않은 기립자세로 비롯된 문제들을 완화시키는 비운동적 방법에는 여러가지가 있다.

1. 신체의 무게를 지속적으로 한쪽 방향으로 지탱하거나 보행 시 한 쪽의 엉덩이, 다리 또는 발에 무게를 고정하는 경향을 고객이 인지할 수 있도록 도와준다. 예를 들면 엄마가 어린 아이를 들고 갈 때 주로 한 쪽 엉덩이에 의지하는 것은 흔한 일이다. 이것은 신체, 특히 아이를 옮길 때 의지하는 쪽에 뿌리 깊은 보상변화를 일으킨다. 이러한 패턴은 아이가 자란 후에도 긴 시간 동안 지속될 수 있다.

2. 고객에게 신발 선택에 대해 교육하고 적절한 신발을 선택할 수 있도록 한다. 그러나 신발에 지나치게 큰 변화를 주거나 보조기구의 사용을 너무 빨리 한다면 추가적인 부담을 주고, 조직과 구조가 적응할 수 있는 충분한 시간이 없었기 때문에 통증과 고통을 유발할 수 있다. 따라서 여타의 운동 프로그램처럼 점진적으로 제안하는 신발에 적응할 수 있도록 고객에게 상기시킨다. 적절한 신발 제안을 위한 더 많은 정보는 이 장에서 후에 기술할 신발과 보조 기구에 의한 회복 방법에서 찾아볼 수 있다.

3. 고객이 기립자세에서 손과 팔을 어떻게 위치하고 있는 지에 대해 인지할 수 있도록 해야한다. 이러한 사지의 지속적인 위치는 자가근막과 근골격 변화 그리고 보상적 동작 패턴에 영향을 미칠 수 있다. 예를 들면 팔을 꼬는 것 또는 주머니에 손을 넣는 동작은 어깨를 앞으로 말리게 할 수 있다. 또 스마트폰을 한 손으로 들고 문자를 하는 것은 머리, 목 그리고 척추를 한 방향으로 기울게 만든다. 또 다른 예로 한쪽 어깨로 가방을 드는 것은 몸을 한쪽으로 기울

여 신체가 받는 중력의 중심을 옮기게 만든다. 그리고 휴대용 전화기를 한쪽 귀에 대고 있는 것은 머리를 한쪽 방향으로 기울게 만들어 측면 이동을 초래한다. 이러한 행동들이 오랫동안 지속되면서 기능 장애와 통증이 생기게 된다.

4. 만약 고객이 근무환경으로 인해 장시간 서 있는 자세를 유지해야 하는 경우 지속적으로 자세를 바꾸어 꼿꼿이 서 있는 신체의 무게를 여러 부분이 나눠 맡을 수 있도록 격려해야 한다. 예를 들면 반복적인 작업을 수행하는 고객에게는 자주 손을 바꾸라고 할 수 있고, 작업대의 높이를 올리거나 내리는 변화를 주거나, 모니터의 높이를 조정할 수도 있다. 신발을 벗거나 다른 신발을 일과중 바꾸어 신는 것이 될 수 도 있고, 핸즈프리를 사용한 전화통화나 짐이나 도구를 옮김에 있어 양쪽을 번갈아가며 사용하는 것 등의 많은 방법이 있다. 이러한 작은 변화들이 다양한 자극으로서 역할하면서 원치않는 장기간 자세 패턴이 습관화 되는 것을 막아준다.

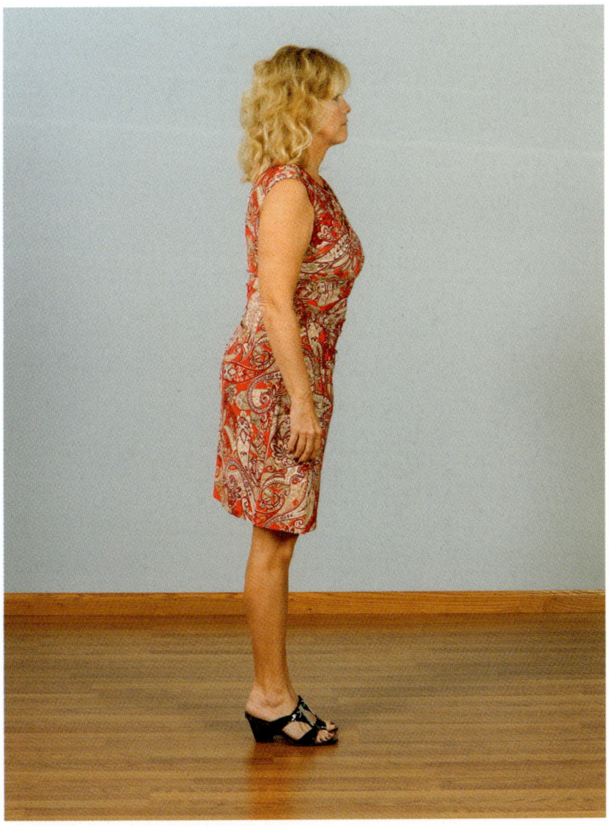

그림 18.1 골반 앞기울임의 원인이 되는 하이힐의 예

5. 고객에게 올바른 기립자세를 지도한다. 앞을 보며 곧게 서 있는 자세를 취할 때는 머리를 뒤로 빼고 턱을 당기고[거북목 자세와 지나친 목척추앞굽음(cervial lordosis)을 최소화하기 위해서], 등뼈를 꼿꼿이 유지한 채 어깨를 뒤로 당기고[지나친 등척추뒤굽음(thoracic kyphosis)과 둥근 어깨뼈(protracted shoulder blades)을 최소화하기 위해서], 골반을 당긴다[골반 앞기울임(anterior pelvic tilt)과 지나친 허리뼈앞굽음증(lumbar lordosis)을 최소화하기 위해서]. 그리고 신체 무게를 갑자기 발에 실을 때 주의해야 한다[밖굽이 무릎(valgus knee)과 평발(overpronation)]을 피하기 위해서). 이런 미세한 조절이 중력의 중심으로 하여금 발꿈치 쪽으로 가도록 하여 골격구조가 무게를 더 바르게 받쳐내도록 도와줄 수 있다. 기립자세에 관련한 더 자세한 정보 및 이상적 기립자세에 대한 도식화 정보는 제 6장에 있는 전신에 대한 머리와 목을 참고하면 된다.

신발과 보조기구의 역할

잘못된 신발 선택은 통증과 잘못된 기립자세가 만들어지는 데에 원인이 될 수 있다. 펌프스, 하이힐, 러닝화, 부츠와 같이 굽이 있는 신발들은 뒤가 앞보다 높도록 디자인 되어 신체의 무게중심을 앞으로 옮긴다 (Greene and Roberts 2017). 이런 이유로 지면과 평행하지 않는 기립 표면을 가진 신발에 발이 위치할 때는 앞으로 고꾸라지지 않게 하기 위해 전신이 부담을 감수해야 한다. 너무 높은 하이힐을 신는 사람들의 경우 앞으로 넘어지는 것을 방지하기 위해서 걷거나 서는 상태에서도 지속적으로 무릎을 편 상태를 유지해야 하는 경우도 있다. 이렇게 지속적으로 거듭되는 무릎의 굽힘은 시간이 지날수록 염증 및 통증 그리고 근골격계의 불균형을 초래할 수 있다. 높은 힐은 또한 골반의 뒷부분이 올라가고 앞부분이 내려가는(즉 골반 앞기울임)의 원인이 되기도 하므로 지나친 허리척추앞굽음과 머리를 포함한 몸의 보상 이동을 일으킬 수 있다(그림 18.1 참고).

하이힐은(그리고 패션을 주목적으로 만들어진 대부

분의 신발) 근골격계에 다른 이유로도 문제가 된다. 이런 종류의 신발은 주로 앞부분이 좁게 디자인 되어 있으므로 발가락들이 모이면서 눌린 상태가 된다. 이런 식으로 발가락이 끼인 채 눌리게 되면 발의 너비가 좁아지면서 몸을 지탱할 면적이 줄어들게 된다. 결과적으로 신체 균형이 영향을 받고 안정적이고 서 있는 자세를 유지하기 위해서 나머지의 신체가 보상작용을 해야 한다(Greene and Roberts 2017).

고객에게 힐이 있는 신발이 신체의 역학에 미치는 영향을 교육하고 더 적절한 신발, 예를 들면 중립 밑창이나 평편한 밑창을 가지고 넓은 앞코를 가진, 을 선택할 수 있도록 격려하는 것은 교정 운동 프로그램의 중요한 보충요소이다.

어떤 경우에는 교정 운동 프로그램의 초기 단계에 통증을 수반하는 증상으로 인해 아치 받침 또는 보조기구에 의한 기능 회복 훈련이 필요할 수도 있다. 프로그램의 초반에 발과 발목이 서포트 장치의 도움을 받을 수 있으나 교정 운동이 진행될 수록 이러한 보조 장비의 사용을 점차 없애고 자신의 신체가 발과 발목을 자연스럽게 지탱할 수 있도록 해야한다(Chinn and Hertel 2010; Price 2014). 아치 받침, 보조 신발 그리고 보조 기구들의 사용은 주로 발과 발목의 어떤 질병으로 인해 전문의의 판단에 그러한 장치가 필요하며 장기간 해결책으로서만 추천된다.

앉은 자세

장시간 지속되는 좌식 자세는 연부조직부 및 근육에 파괴적인 영향을 미칠 수 있다(Sahrmann 2002). 이전 기술했던 보행 환경의 변화와 비슷하게 사람의 일상생활 속 활동들은 지난 몇백 년간 엄청난 변화를 겪었다. 과거 서구 세계 사람들의 일상 생활은 유기적인 조직적 움직임이 요구되는 활동들로 꽉 차 있었다. 그러나 지난 50년 간의 큰 기술의 발달로 많은 일들을 규격화 및 자동화 되면서 사람들은 다면적이고 역동적인 움직임이 크게 사라진 새로운 시대를 맞게 되었다. 일과 중 현대인들은 일과 동안 체중부하가 있는 다양한 작업들을 성취해내는 대신 점점 더 앉은 자세로 시간을 보내게 되었다. 대부분의 일과는 앉아서 아침을 먹고, 일터로 운전을 하고, 책상에 앉아 컴퓨터를 종일 보고는 체육관에서는 스피닝 바이크나 좌식 운동을 하고, 운전하여 집으로 돌아와 앉아서 저녁을 먹고는 티브이를 보는(혹은 책을 읽거나) 것이 인간 근골격계에 큰 타격을 주고 있다 rtling and Kessler 2006).

인체의 독특한 디자인 덕분에 사람들은 원하는 거의 모든 자세를 취할 수 있다. 또한 인체는 걷는 것 같은 꼿꼿한 자세에서 체중부하 지탱 기능을 하도록 디자인 되어있는 것이다. 사람이 앉아있을 때에는 허리-골반 다리이음뼈(lumbo-pelvic hip girdle), 등뼈, 팔이음뼈(견갑대, shoulder girdle), 다리 그리고 발이 엉덩이를 펴고 몸통을 지지한다든가 엉덩이 위의 척추를 곧게 편다든가 발과 발목으로 체중을 지탱하는 주요기능을 하지 않는다. 앉아 있을 때는 대신 엉덩이가 굽힘을 유지하고 몸의 무게를 의자가 지탱한다. 엉덩근(glutes)이 더이상 엉덩이를 펼 필요가 없기 때문에 곧 기능 장애가 발생하여 더 이상 적절한 기능을 수행할 수 없게 된다. 엉덩관절 굽힘근은 지속적인 엉덩관절 굽힘의 결과로 만성적으로 짧아지고 기능 장애를 일으킨다(McGill 2016). 결과적으로 장시간 앉아 있다가 일어설 때 엉덩근이 엉덩이를 효과적으로 펴지 못하고 엉덩관절 굽힘근이 너무 팽팽해져 엉덩이와 척추가 제대로 펴지지 않는다. 따라서 곧게 편 자세로의 움직임은 더 적은 근육에 의해 부정확하게 시작된다. 예를 들어 과다폄(hyperextend)된 허리뼈로 몸통을 꼿꼿히 세우기 위해 허리세움근이 혹사 당한다(Price and Bratcher 2010).

지속적이고 반복적으로 앉는 것은 윗몸통에 여러 문제를 일으킨다. 컴퓨터 앞에 앉거나 운전대에 앉는 것을 예로 들어보면, 이러한 작업들을 수행할 때 팔과 손은 몸통의 앞쪽에서 교차하게 된다. 이러한 팔의 위치는 어깨를 앞으로 둥글게 말리게 하고 가슴뼈는 펴진 상태로 되어있게 만들기 때문에 지나친 등척추뒤굽음(흉추후만, thoracic kyphosis), 안쪽으로 돌아간 팔, 내민 어깨(protracted shoulder blades), 들린 어깨뼈 같은 근골

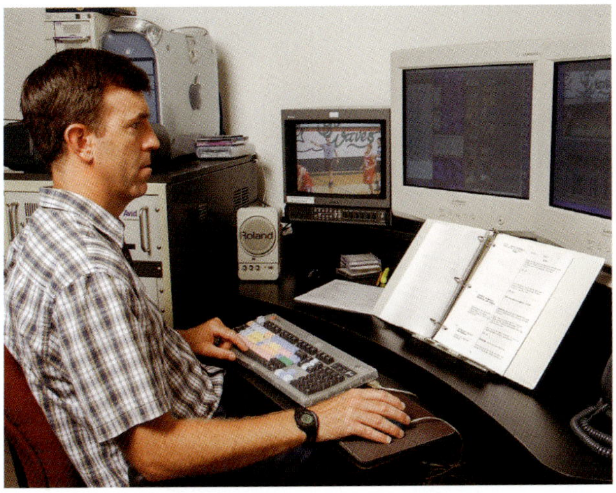

그림 18.2 앉은 상태에서의 거북목과 둥근 어깨의 예

격 불균형을 초래한다(Frontera, Silver, and Rizzo 2015; Price and Bratcher 2010). 이러한 등뼈와 팔이음뼈(shoulder girdle)의 변화는 목과 머리에 영향을 미치고 집중해야 하는 것을 보거나 수평으로 보기 위해서 머리는 이상적인 위치보다 앞으로, 목을 뒷쪽으로 굽게 만든다(그림 18.2 참고). 시간이 지남에 따라 이러한 지속적인 자세가 머리와 목의 불균형하게 만든(즉 지나친 목척추앞굽음(cervial lordosis)과 거북목 자세[forward head posture)] 결과로 통증과 기능장애를 유발할 수 있다.

앉은 자세에 도움이 되는 팁

장시간 앉은 자세로 인해 생기는 근골격 문제들을 완화하도록 고객을 도와줄 수 있는 비운동적 권고 사항에는 여러가지가 있다:

1. 기술 발달이 만연한 현대 사회에서 사실상 불가능할 수 있으나 앉은 자세를 최소화하는 것이다. 앉아있는 총시간을 감소하는 것은 좌식 자세를 통해 스트레스를 받는 근골격의 문제를 다루기 위한 운동의 범위와 상호 보완할 수 있다. 일과 중 여러 차례 의자에서 일어나 엉덩이, 다리, 척추의 폄을 도모할 수 있도록 고객을 격려한다.
2. 앉아있는 것을 최소화 시키기 위한 적극적인 해결책을 제시할 수 있다. 그 예로는 기존의 좌식 책상과 업무공간을 기립식 책상으로 교체하거나 가능하다면 운전하는 것 대신 걷는 것 등이 있다. 만약 고객이 앉아있는 수 밖에 없는 상황이라면 앉은 자세가 근골격계에 대한 악영향을 스트레칭이나 자가근막이완 요법을 일과 중 틈틈이 사용하여 다룰 수 있도록 제안한다(Higgins 2011; Price and Bratcher 2010).
3. 장시간 앉아 있어야 하는 고객에게 사용하는 컴퓨터의 모니터, 전화기, 핸들, 의자, 텔레비젼, 컴퓨터 액세서리 및 키보드의 위치 및 배치가 척추를 바르게 세울 수 있고 머리의 위치가 중립이며 팔이 편안한 상태인지 체크하도록 상기 시킨다.
4. 고정된 자세에서 앉은 채 유지된 자세는 그 양이 얼마만큼이든 근골격계에 악영향을 미칠 수 있다. 고객이 앉아있을 때 하루 종일 몸을 움직이도록 유도하여 미세한 움직임을 장려하고 장시간 앉아있을 때의 부정적인 영향을 줄여야 한다(Weisberg and Shink 2015). 고객이 앉을 때 가능한 한 등뼈, 목, 머리의 중립 자세를 취하도록 상기시키는 것도 도움이 된다.

수면 자세

장시간의 서 있기와 앉기로 인한 근육 불균형과 근막의 제한은 나쁜 수면 자세를 통해 더욱 악화될 수 있다(Sahrmann 2002). 예를 들어 골반 앞기울임(anterior pelvic tilt)와 지나친 허리뼈앞굽음증(lumbar lordosis)을 가진 사람은 주로 아주 팽팽한 엉덩관절 굽힘근(tight hip flexors)을 가지게 되기 때문에 결과적으로 등을 대고, 특히 다리를 펴고 자는 것이 어려워진다. 이것은 골반 앞기울임과 팽팽한 엉덩관절 굽힘근이 허리뼈를 당겨 늘리면서 아랫등에 큰 아치를 만들기 때문이다(그림 18.3 참고). 이런 사람들이 등을 대고 다리를 편 채 눕게 되면 아랫등의 근육과 근막이 눌리고 팽팽하게 된다. 이럴 경우 아침에 잠을 깬 후에 몸을 앞으로 굽히거나 허리뼈를 펴는 것이 불편할 수 있다. 더 나아가 골반 앞기울임과 지나친 허리척추앞굽음은 배를 대고 눕는 자세

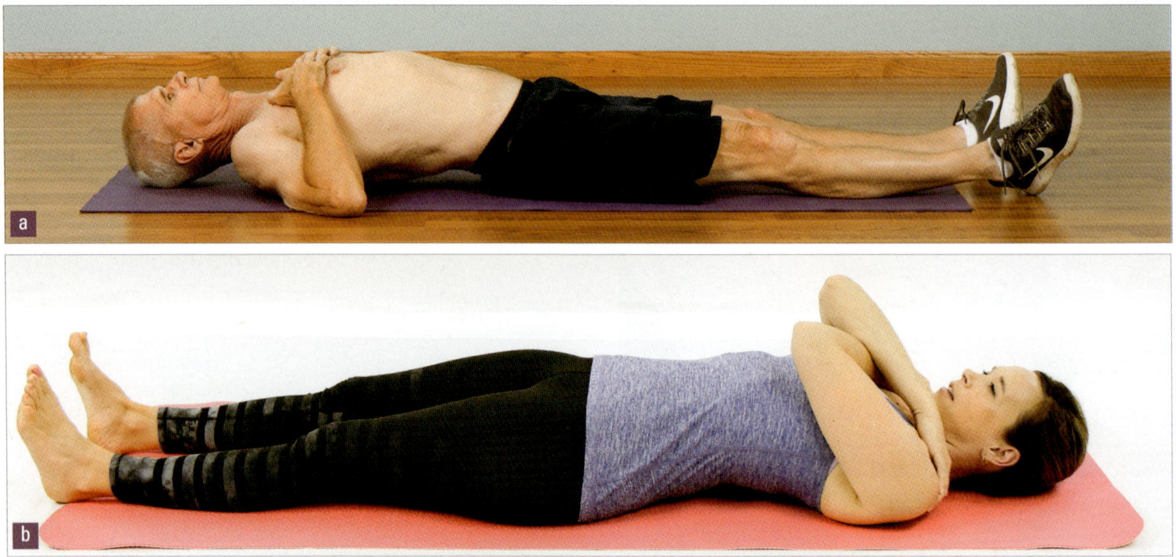

그림 18.3 누워있을 때의 골반 앞기울임(anteriorpelvictilt)(a)과 지나친 허리뼈앞굽음증(lumbarlordosis)의 예

에서도 악화된다(특히 매트리스가 부드러울 경우). 왜냐하면 이 자세는 척추를 펴고 골반이 앞으로 기울게 하기 때문이다(Wilmink 2010). 지나친 허리척추앞굽음과 골반 앞기울임을 가진 사람은 옆으로 누워잘 때 가장 편하게 느끼게 될 확률이 높다.

안타깝게도 장기간 몸의 한 쪽으로 자게 되는 것 또한 근골격 문제를 일으킬 수 있다(Simons, Travell, and Simons 1999). 옆으로 자는 것은 밤새 어깨를 굽게하고 매트리스 위에 손을 올리기 위해 가슴 앞에 팔이 교차하도록 만든다. 이러한 자세는 어깨뼈를 들리게 하는데, 팔의 윗부분이 침대에 기댈 수 있게 하기 위해서 몸통보다 어깨뼈가 훨씬 앞에 팔이 위치할 수 있도록 해야하기 때문이다. 이에 더해 몸의 무게가 팔에 가해지므로 아랫쪽 팔(bottom arm)과 어깨에 혈액 공급이 원활하게 되지 않는다(Scheumann 2007). 이러한 문제 있는 수면 자세는 상체의 근골격 불균형을 악화 시켜 골반, 아랫등, 둔부 그리고 보행과 기립에 사용되는 하체 운동사슬(lower kinetic chain)에 보상 이동을 일으키게 한다.

때때로 배를 대고 눕는 자세로 잠을 자는 고객을 만날 때가 있다. 이러한 자세를 선호하는 사람들은 골반 앞기울임(anterior pelvic tilt)와 지나친 허리척주앞굽음을 가진 젊은 사람으로서 이러한 불균형이 충분히 오래되지 않아 통증을 느끼지 못할 수 있다. 그러나 이런 자세는 아랫등에 지나친 아치 만들게 하고, 골반이 앞으로 기울어 지도록 하며, 목과 머리를 한 쪽으로 돌리도록 습관화 하게 하기 때문에 배를 댄 채로 자는 고객들에게 습관을 바꾸도록 격려하는 것은 중요하다. 이렇게 일정하지 않은 척추와 골반의 자세는 근골격 문제를 만들거나 악화 시키며 통증과 기능 장애를 유발한다(Ombregt 2013; Simons, Travell, and Simons 1999).

수면 자세에 도움이 되는 팁

부적절한 수면 자세로 일어날 수 있는 문제를 완화하기 위한 비운동적 권고 사항에는 여러가지가 있다:

1. 고객이 주로 단단한 매트리스에 등을 대고 자도록 권장한다. 침대는 충분히 단단하여 등이나 허리가 매트리스에 가라앉지 않아야 한다. 허리뼈의 중립, 등을 댄 평평한 자세 그리고 다리를 편 자세는 이런 자세가 편한 사람들에게는 가장 이상적인 자세이다. 그러나 골반앞기울임과 지나친 허리척추앞굽음을 가진 사람들은 이런 자세를 유지하기가 매우 어렵다. 이런 경우라면 베개 등을 무릎 밑에 위치키셔 골반이 뒤쪽으로 기울어지고 허리뼈가 펴지게 하여 중립적인 구조를 만들 수 있게 하도록 도와줄 수 있다(Sahrmann 2002). 이러한 자세를 몇 분간만 유지하는 것으로 시작하여 점차 늘려갈 수 있도록 고객을 지도한다. 허리의 자가근막 구조

가 적응하기 조정되기 시작하면 무릎 아래의 베개 높이가 점점 낮아져도 된다. 결국에는 당김이나 불편함 없이 다리를 펴고 등을 댄 자세로 잘 수 있게 될 것이다.

2. 지나친 허리척추앞굽음을 가진 사람들은 지나친 목척추앞굽음(cervial lordosis) 또한 가지고 있을 확률이 높다. 그러므로 수면 시 작은 베개를 이용해 머리와 목이 중립 위치에 놓일 수 있게 해야한다(Simons, Travell, and Simons 1999). 천장과 눈이 수직 위치에 오는 베개를 선택하도록 고객에게 조언하여 올바르게 목이 위치하고 뒷머리를 지탱할 수 있도록 한다. 베개의 높이가 너무 높아서는 안 되나 머리를 앞쪽으로 밀어낼 수 있는 정도가 되어야 한다.

3. 팔을 옆구리에 대고 등을 대고 자도록 권장하면 등뼈가 펴지고 어깨뼈가 더 중립적이며 오므린 자세로 잠을 자는데 도움이 된다. 게다가 등을 댄 상태에서 손바닥을 향한 채 누워 자는 것은 팔을 밖으로 회전하게 함으로써 안쪽으로 돌아간 팔 자세가 미치는 부정적인 영향을 밤새 완화 시킨다(Prcie and Bratcher 2010).

4. 고객에게 옆으로 자는 것을 지도하여서는 안 되지만 어떤 사람들은 이것을 피할 수 없다. 옆으로 자는 것을 고집하는 고객이 있다면 무릎 사이에 베개를 놓아서 윗다리(upper leg)와 아랫다리(lower leg)가 힙 소켓과 일렬이 될 수 있도록 하고 높은 베개를 사용하여 고객의 목과 척추가 일렬이 될 수 있도록 해야한다. 가능하면, 윗쪽 팔 밑에 베개를 넣어 팔과 어깨가 가슴 방향인 안쪽으로 말리는 것을 방지할 수 있도록 권장한다. 마지막으로 머리와 목의 위치에 관심을 가지고 수면 중 거북목(forward head position) 자세를 취하지 않도록 한다(Simons, Travell, and Simons 1999).

많은 구조와 연부조직의 변화는 좋지 않은 서기, 앉기 그리고 자기 자세를 통해 일어날 수 있다. 장시간의 정적 자세는 교정 운동 프로그램의 성공 여부에 광범위하고 직접적인 영향 미칠 수 있다. 이러한 자세들이 원인이 되는 근막 제한을 원상태로 돌리기 위해 가정내 운동을 고안하는 것도 중요하지만 일과중 자세에 대해 고객 스스로 인지하는 것과 위에서 설명한 비운동적 전략을 통해서 부정적인 영향을 줄이는 것 역시 중요하다.

요점 정리

자세는 사람이 자신의 몸을 움직이는 방식이나 정적 상태를 취하는 것을 말한다.

- 하루 중 수행하는 활동이나 직업 그리고 라이프 스타일에 따라 사람들은 다양한 자세를 취한다. 장시간의 정적 자세가 원인이 된 근육 그리고 근막의 제한은 고통스럽 불균형을 초래하므로 교정 운동 프로그램에서 다루어져야 한다.
- 기술 발달이 생활을 편하게 만들었지만 딱딱한 자세를 오랫동안 지속하는 것에 적응해야 하기 때문에 근골격계에는 어려운 일이 되었다. 이러한 문제를 수반하는 발달은 아래와 같다:
  : 부드럽고 포장이 되어 평평한 지면 위에 걷기나 서기
  : 대부분의 산업의 규격화 및 자동화
  : 편안한 사무실 의자, 리클라이너, 소파 그리고 침대
  : 컴퓨터, 텔레비젼, 자동차, 전화기 그리고 손으로 들어 사용하는 다른 기기들

- 역동적인 지면에서 서거나 걷는 것은 발목과 발가락 그리고 발의 모든 근육이 조직적으로 움직이는 것을 요구한다. 편평한 지면과 예측가능한 지형에 만성적으로 노출 되어 기능이 퇴화된 근육과 연부조직부는 교정 운동 프로그램 중 주의를 요한다. 보조 신발, 아치 서포트나 보조 기구의 권장은 고객의 프로그램의 도입부에서 고통을 수반하는 증상을 줄여주는데 도움이 될 수 있으나 이러한 기기들이 근골격 불균형에 대한 장기적이거나 궁극적인 해결책으로서 다루어져서는 안 된다.
- 뒤가 더 높은 종류의 신발은 하이힐 신발로 간주된다. 이런 종류의 신발들은 몸에 작용하는 중력의 중심을 앞으로 쏠리게 만들어 근골격의 불균형을 초래하거나 악화시킨다.
- 장시간 앉아있는 자세는 다양한 근골격 문제를 일으킨다:

  : 지나친 목척추앞굽음(경추전만, cervial lordosis)

  : 지나친 등척추뒤굽음(흉부후만,, thoracic kyphosis)

  : 안으로 회전된 팔과 어깨뼈 들림

  : 약한 엉덩근(glutes)과 등뼈 폄근(thoracic extensors), 팽팽한(tight) 엉덩관절 굽힘근(hip flexors)
- 이상적으로 사람들은 등을 대고, 단단한 매트리스에서 잘 수 있도록 해야한다. 그러나 이러한 자세의 유지가 고객들에게 항상 가능한 것은 아니다. 옆으로 누워 자는 자세를 줄이고 배를 대고 자지 않는 것을 고객에게 권장하여야 한다.

자가 점검 1

근골격 보상 패턴에 기여하는 습관적 자세는 많다. 흔한 예를 알기 위해서 아래의 움직임들을 따라해본 후 느끼는 감각을 써보자.

움직임	몸의 어느 쪽이 움직임을 실행할 때 더욱 편한가?	어려운 쪽의 어떤 부분들이 제한되어 있다고 느꼈나?
팔 교차하기 1. 먼저 오른쪽 팔을 왼쪽 팔 위로 교차한다. 2. 왼쪽 팔을 오른쪽 팔 위로 교차한다.		
앉은 상태에서 다리 교차 시키기 1. 오른쪽 다리를 왼쪽 다리 위로 교차한다. 2. 왼쪽 다리를 오른쪽 다리 위로 교차한다.		
무게를 한쪽 다리에 고정하기 1. 몸무게를 왼쪽 다리에 고정한다. 2. 몸무게를 오른쪽 다리에 고정한다.		
선 채로 손 뒤로 뻗어 반대쪽 둔근 만지기 1. 왼쪽 팔을 사용해 오른 쪽 엉덩이를 만진다(손바닥이 엉덩이를 향하게) 2. 오른쪽 팔을 사용해 왼쪽 엉덩이를 만진다(손바닥이 엉덩이를 향하게)		

자가 점검 2

장기간의 정적 자세는 모든 근육, 연부조직부 그리고 근막에 좋지 않게 작용할 수 있다는 것을 고려하자. 다음의 표에 위치한 각 활동에 옆에 그 활동으로 인해 생기거나 악화되는 것이 가능한 가능한 두 가지의 근골격 문제를 써보고 이 문제를 다루기 위해 자가근막, 스트레칭 그리고 강화운동 중 하나를 써보자(교정 운동의 전체 목록은 제 19, 20, 21장에 나열되어 있다).

오래 지속된 활동	일어나는 근골격 문제	문제를 다루기 위해 사용되는 운동
긴 시간 운전	1.	자가근막:
		스트레칭:
	2.	강화운동:
작업 테이블에 서 있는 것	1.	자가근막:
		스트레칭
	2.	강화운동:
한 쪽으로 누워 자는 것	1.	자가근막:
		스트레칭
	2.	강화운동:

오래 지속된 활동	일어나는 근골격 문제	문제를 다루기 위해 사용되는 운동
데스크탑 PC에 데이터 입력하기	1. 2.	자가근막: 스트레칭: 강화운동:
제도대에서 계획도 그리기	1. 2.	자가근막: 스트레칭: 강화운동:
3인치 하이힐을 신고 춤추기	1. 2.	자가근막: 스트레칭: 강화운동:

04

COMPLETE CORRECTIVE EXERCISE LIBRARY

완벽한 교정 운동 총서

4부에서는 가장 흔한 근골격계 불균형을 다루는 가장 효과적인 근막이완, 스트레칭 및 근력강화운동 등을 배우게 된다. 이러한 기법들은 여러분들의 고객에게 가장 적합한 프로그램을 만들 때 도움이 되는 운동가이드 역할을 한다. 구조적 평가를 통해 고객에 대해 이미 얻은 정보, 연부조직 구조의 상태에 대한 파악, 교정 운동에 대한 지식은 이 교정 운동 총서에서 운동을 선택할 때 최적의 운동과 자신감을 느끼게 해 줄 것이다.

4부는 각 교정 운동 범주의 기본원리를 강조하고 각 운동을 위한 주요 교육적인 팁을 강조하며, 다양한 교정 운동기술을 프로그램에 적용할 때 고객의 진행 상황을 관찰하고 감시할 수 있는 효과적인 방법을 제시한다.

여러분들은 일반 원칙에 관한 토론 외에도, 각 범주에 대한 다양한 운동과 기술을 찾을 수 있게 될 것이다. 모든 운동은 다루고 있는 신체 부위, 우리가 목표로 하는 부위의 불균형, 관련된 연조직 구조, 운동 수행의 장점, 운동을 올바르게 수행하는 방법, 진행 및 퇴행, 권장 기간 및 반복, 좋은 정보와 예방 조치 등과 같이 여러분과 여러분의 고객이 각 운동을 통해 최상의 결과를 얻을 수 있도록 만드는 모든 것을 포함한다.

04

CHAPTER 19

Self-Myofascial Release Exercises

자가-근막이완 운동

자가근막이완(SMR, Self-myofascial release) 기술은 근골격계 불균형으로 나쁜 영향을 받은 연부조직을 원래 상태로 회복시키기 위해 고객의 교정 운동 프로그램을 시작할 때 사용된다(Rolf 1989; Myers 2008; Travell and Simons 1992; Price). 염증이 있는 관절을 쉬고 회복시키는 동시에 통증이나 움직임 제한을 즉각적으로 줄이는 데 매우 유용하다(Price and Bratcher 2010).

일반적으로 말해서, SMR 기술이 적용되는 부위에 통증이나 불편함 등이 경험되는 것은 근막이나 연부조직이 건강하지 못하다는 것이다. 당신과 당신의 고객은 당신이 추천하는 SMR 기술이 불편함을 완화하는지 혹은 드물게 증상을 악화시키는지를 판단하는데 이러한 감각들을 사용할 수 있다. 고객이 당신의 감독하에 SMR 기술을 수행할 때 그의 신체 언어와 표정에 불편함이나 불안감이 있는지 살펴보아라. 고객의 목소리와 호흡을 듣고 불편함의 징후를 확인하고, 운동을 위해 제안한 자세에서 고객이 편안하지 않다는 징후가 보이는지 고객의 몸을 관찰하라. 고객이 어떤 이유로든 스트레스를 받거나 불편한 경우, 고객이 긴장을 풀고 자신을 다치지 않도록 운동을 변경해야 한다. 어떤 형태의 자가근막이완 운동을 수행하던지 고객이 "통증 유발"이 나타나지 않도록 하라(Price and Bratcher 2010).

자가-근막이완 빠른 조언들

고객들에게 자가근막이완 기술을 소개하기 위한 많은 조언과 단서 전략이 있다. 다음은 고객이 교정 운동 프로그램의 SMR의 구성요소에 익숙해 질 때 사용할 수 있는 전술을 간략하게 요약 한 것이다(Barnes 1999; Price and Bratcher 2010).

- 고객에게 근막이완 운동을 수행하는 이유와 근골격 불균형에 어떻게 적용되는지 항상 설명하라.
- 이 기술을 가르칠 때 고객이 뻣뻣한 부분이나 아픈 부분을 스스로 탐색 할 시간을 주어라.
- 고객이 스스로 수행하기에는 적합하지 않은 자가근막이완 기술은 권장하지 마라. 예를 들어, 장비가 필요한 운동은 고객에게 합리적이어야 한다.
- 고객이 어떤 형태로든 불편함을 느끼거나 통증을 느끼면 자가근막이완 기술을 감소시킨다. 자가근막이완 기술은 더 부드러운 마사지 도구를 사용하거나, 영향을 받은 부위에 열을 가하거나, 누워있는 것과 같은 신체 위치를 변경하여 감소 할 수 있다.

- 고객이 SMR 기술을 올바르게 사용하지 못하거나 이해하지 못하는 경우, 운동을 줄이거나 대안을 제안한다.

- 적용 부위에 고객이 더 이상 압통을 느끼지 않을 때 SMR 프로그램을 진행한다. 자가근막이완 기술은 더 단단한 마사지 볼이나 단단한 롤러를 사용하거나 움직임을 기술에 통합하여 진행할 수 있다.
- 적용 부위가 스트레칭운동으로 진행하는 데 필요한 동작 범위에 도달하면 고객의 SMR 프로그램을 진행한다.
- SMR은 고객의 일일 교정 운동 숙제로 남을 수 있다.

조언

이 장의 어떤 운동이든지 운동을 고객에게 소개하기 전에 교육을 위한 조언, 운동의 증가와 감소 그리고 SMR 기술을 사용하지 않는 경우에 대한 15장의 전체적인 정보를 검토하라.

자가-근막이완 운동 총서

이 장에서 강조한 SMR 기술은 다양한 교정 운동 고객에게 도움을 위해 사용될 수 있다. 자가근막이완 기술은 최소한의 장비만 필요하므로 대부분의 사람이 체육관, 집, 사무실 또는 여행 할 때 쉽게 수행할 수 있다. 일반적으로 폼 롤러를 사용하는 SMR 운동은 고객이 근육과 조직의 넓은 부분을 마사지 할 수 있게 해주며, 작은 마사지 볼이나 도구 사용은 특정 부위의 작은 발통점을 목표로 적용하는 데 유용하다.

골프공 구르기(Golf Ball Roll)

해당 부위	발이나 발목
불균형	과다엎침(과회내, 과내전, Overpronation), 발등굽힘(배측굴곡, dorsi flexion)의 제한
교정 부위	발바닥 근막과 발바닥에 정지하는 종아리 근육들
운동 효과	이 운동은 과도한 발의 엎침(pronation)으로 자극되는 발바닥 근막과 발바닥에 정지하는 근육들이 재생하고 활기를 띠도록 돕는다. 이 근육들의 유연성을 높이면 발의 발등굽힘을 촉진하는 데도 도움이 된다.
수행 방법	1. 골프 볼을 발의 아래 면에 놓는다. 2. 아프다고 느낄 때까지 혹은 부드러워 질 때까지 골프공을 앞뒤로 굴린다. 3. 아프다고 느끼는 지점에서 멈춰 아픈 것이 풀어지도록 압력을 가한다. 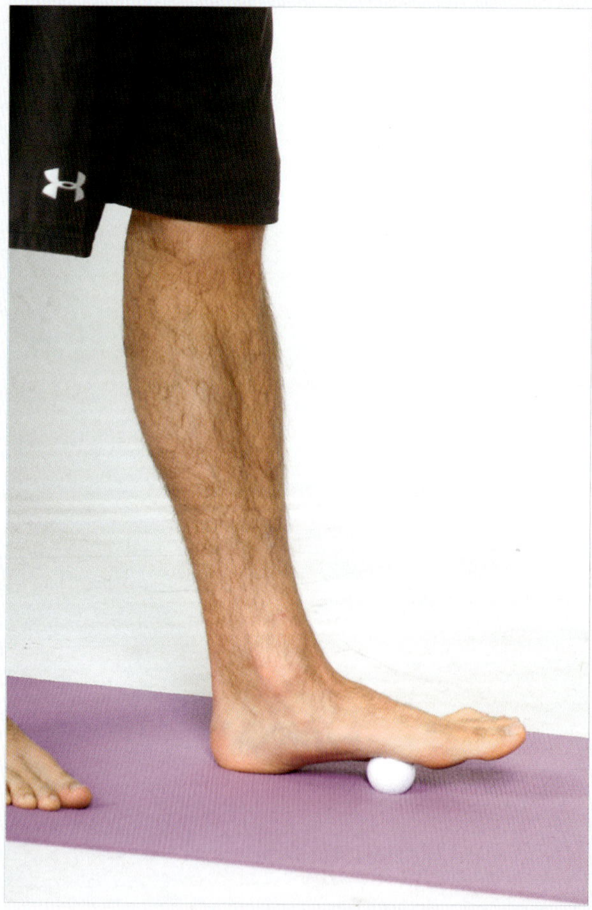
시간 및 반복 횟수	하루에 적어도 한 번 이상, 양발에서 30초에서 1분 동안, 통증이 있는 발은 더 시간을 할애하여 시행한다.
운동 팁	아침에 일어나서 또는 잠들기 전에 침상에서 수행하도록 격려하라. 혹은, TV를 보면서 소파에서 수행하도록 격려하라.

주의 사항	발을 자극할 수 있는 과도한 압력은 피하라.
추가 운동	굴리는 동안 발가락을 당겨 발을 스트레칭 한다.

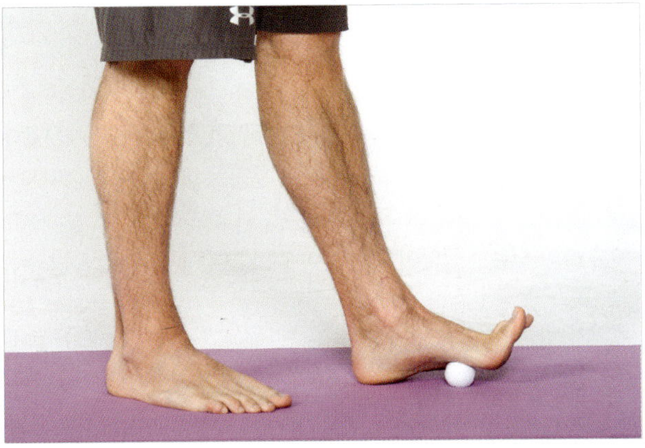

대체 운동	골프공이 통증이 심하면, 테니스공을 사용하거나 앉아서 수행한다.

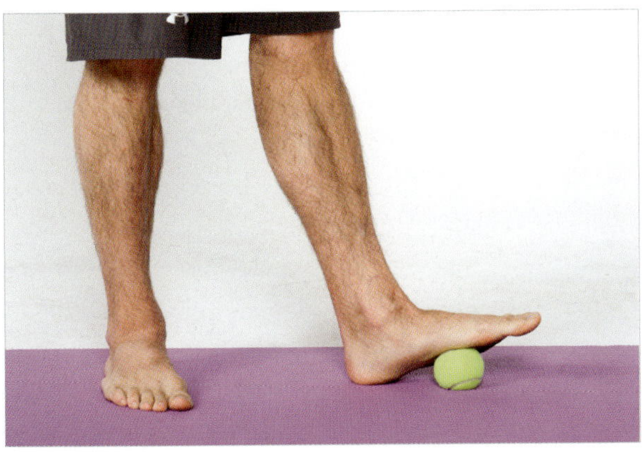

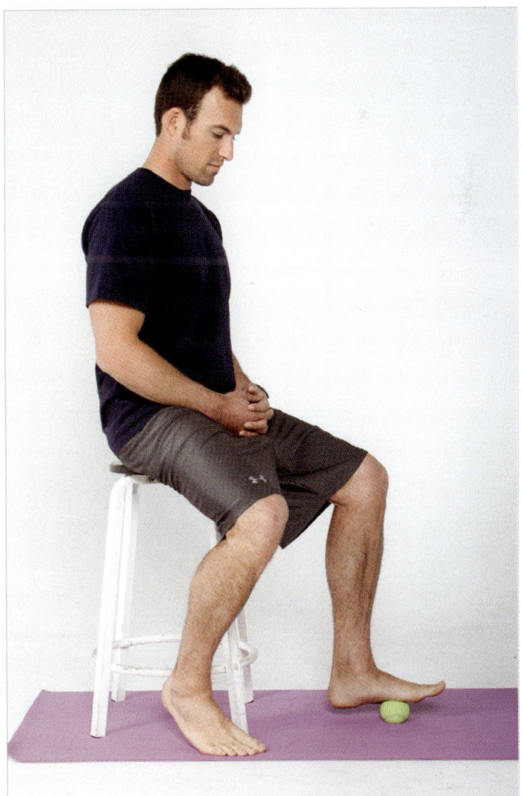

종아리(하퇴삼두근, Calf) 마사지

해당부위	발과 발목 그리고 무릎
불균형	발등굽힘(배측굴곡, dorsi flexion) 제한, 과다엎침(과회내, 과내전, Overpronation), 무릎의 굽힘(flexion)과 폄(extension) 문제
교정 부위	장딴지근(비복근, gastrocnemius)과 가자미근(넙치근, soleus)
운동 효과	종아리 뒤쪽에서 근육을 마사지함으로써 종아리 연부조직의 재정렬과 활성화를 도울 수 있다. 장딴지근과 가자미근이 발꿈치에 정지하므로, 이 운동은 발등굽힘을 증가시키고 결과적으로 발목의 과다엎침을 감소시킬 수 있다. 또한 이 운동은 무릎을 더 효과적[스쿼트, 걷기 그리고 런지(lunge)같은 많은 체중부하 활동 동안 무릎과 발목이 함께 굽힘 되기 때문이다.]으로 굽힐 수 있도록 한다.
수행 방법	1. 앉아서 마사지하려는 쪽의 발목을 반대쪽 다리의 무릎에 놓고 두 손으로 종아리의 근육 중간부분(muscle belly)부분을 잡는다. 2. 근육을 위아래로 교차하듯 마사지한다. 3. 단단한 곳이나 유착이 생긴 부위를 주로 마사지한다. 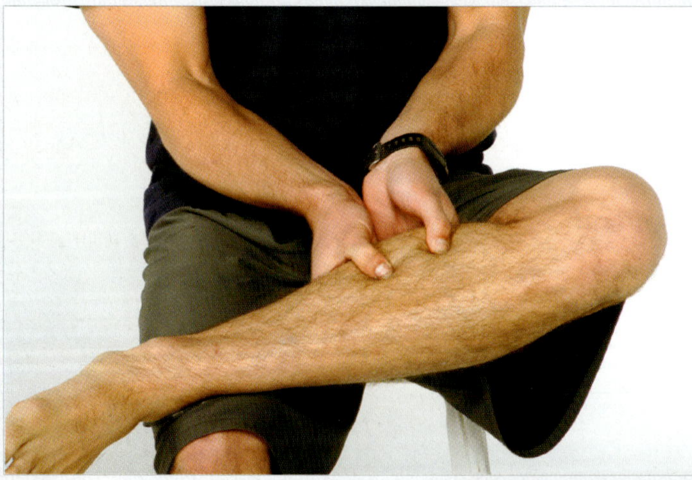
시간 및 반복 횟수	적어도 하루 한 번 이상, 1분에서 2분 동안 마사지하라.
운동 팁	TV 보는 동안 또는 일하는 중간에 앉아 있을 때 마사지 하도록 격려하라.

추가 운동	마사지 도구를 사용하거나 스트레칭을 겸하여 하라

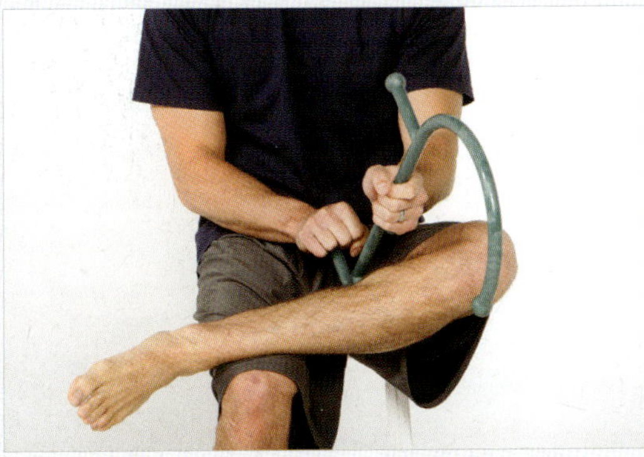

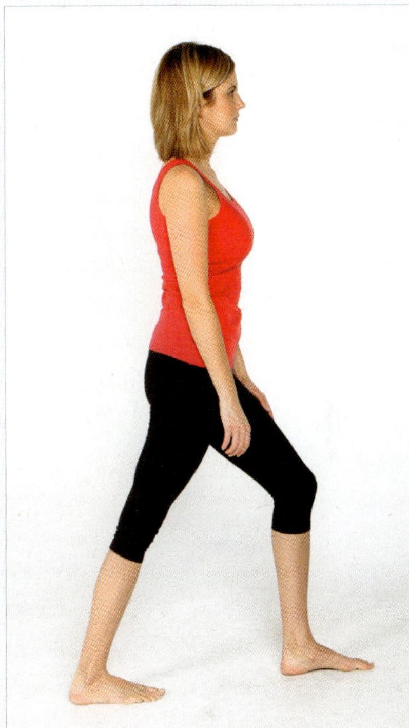

대체 운동	바닥에 책을 놓고 그 위에 단단한 공(야구공 혹은 하키공)을 올려두고 종아리근육을 마사지하라.

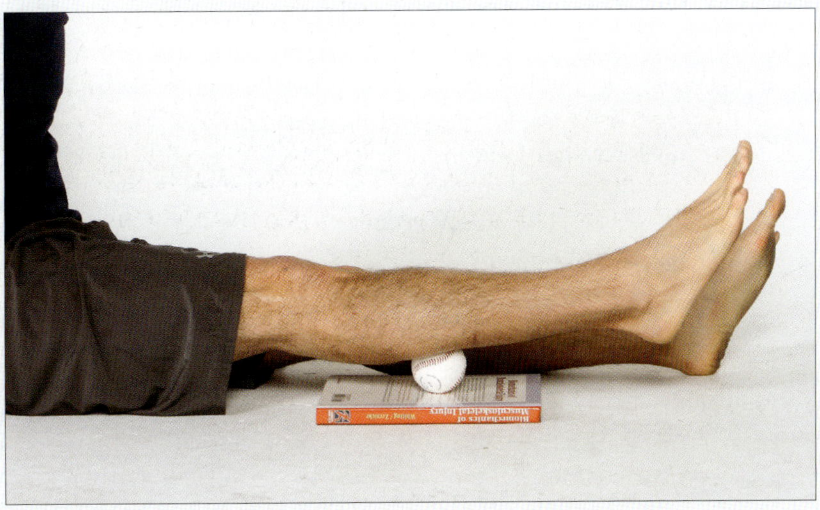

넙다리네갈래근(대퇴사두근, quadriceps)에 폼롤러 적용

해당부위	무릎, 허리-골반 다리이음뼈(lumbo-pelvic hip girdle)
불균형	무릎의 굽힘(flexion)과 폄(extension) 문제, 골반 앞기울임(골반전방경사, anterior pelvic tilt)
교정 부위	넙다리네갈래근(대퇴사두근, quadriceps)
운동 효과	이 운동은 넙다리네갈래근의 회복과 재생으로 무릎과 골반이 올바르게 기능할 수 있도록 도와준다. **참고**: 넙다리네갈래근을 모두 풀어주면 무릎뼈 (이동)움직임에 도움이 된다. 그러나 넙다리네갈래근이 골반 앞부분에서 시작하기 때문에 이 근육을 풀어주면 골반 앞기울임에 도움이 된다.
수행 방법	1. 다리를 롤러에 수직으로 놓고 그 위에 눕는다; 넙다리에 압력이 가해져야한다. 2. 아픈 부위를 찾아 조직이 풀어지도록 몇 초 정도 몸무게를 유지한다. 3. 상체 움직임을 사용하여 롤러를 다리의 아픈 부위에 굴린다; 반드시 허리가 너무 뒤로 구부러지지 않도록(아치모양) 복부를 고정시킨다. 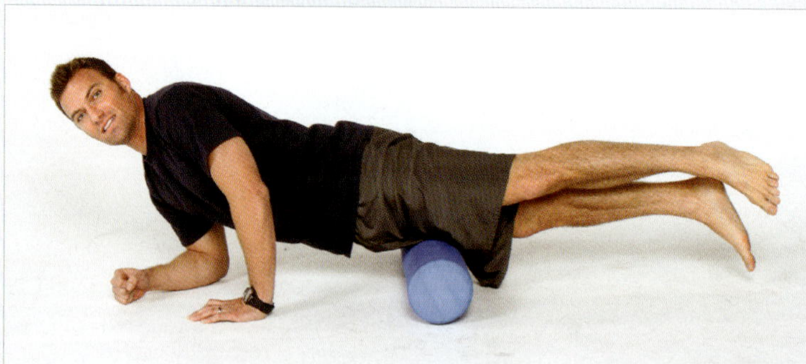
시간 및 반복 횟수	적어도 하루에 한 번은 각 다리에 1~2분 정도 굴린다.
운동 팁	다리의 바깥쪽(엉덩관절 아래 약 15cm)으로 이동하는 것은 넙다리곧은근에 초점을 맞추는 것이다. 중심을 풀어주면 모든 넙다리네갈래근이 풀린다.

추가 운동	구를 때 무릎을 구부리거나 넙다리네갈래근을 스트레칭 한다.

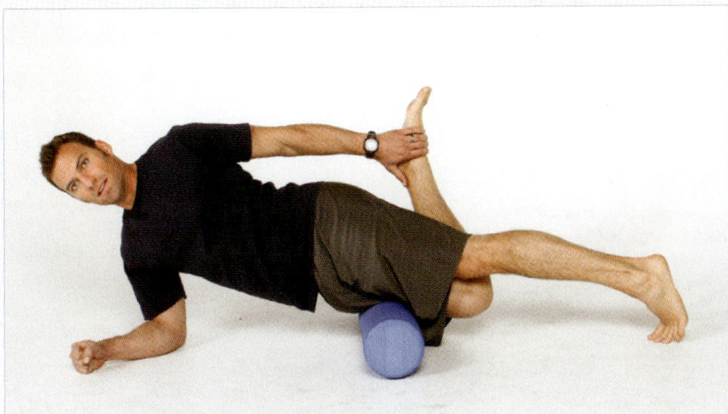

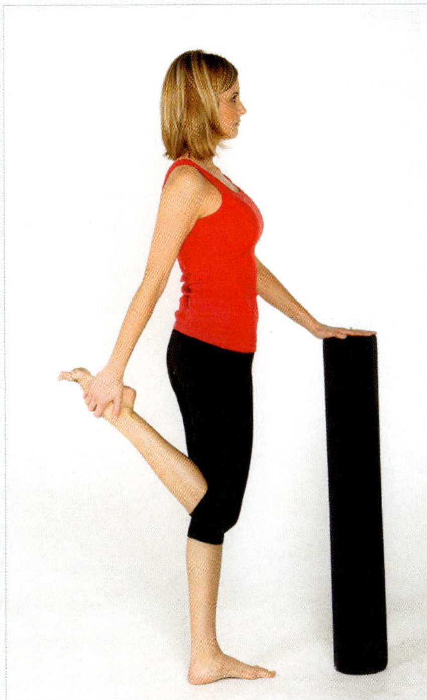

대체 운동	반원 롤러나 테니스공을 사용하여 배나 옆으로 누워서 한다.

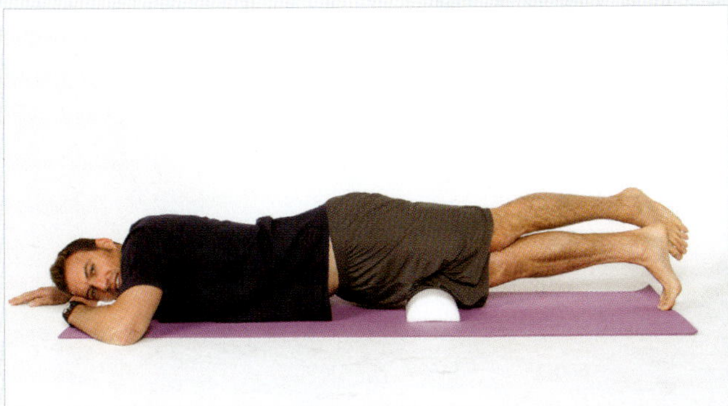

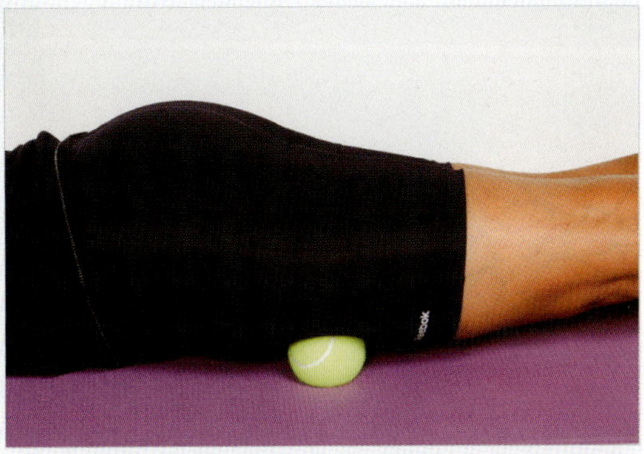

엉덩정강근막띠(장경인대, ITB)에 폼롤러 적용하기

신체 부위	무릎, 허리-골반 다리이음뼈(lumbo-pelvic hip girdle)
불균형	밖굽이 무릎(Valgus knee position), 골반 앞기울임(골반전방경사, anterior pelvic tilt)
교정 부위	엉덩정강근막띠(장경인대, ITB)
운동 효과	엉덩정강근막띠는 큰볼기근(대둔근, gluteus maximus)과 넙다리근막긴장근(대퇴근막장근, Tensor Fascisa Lata)을 아랫다리(종아리, lower leg)에 부착시킨다. 발이 과다엎침(overpronation) 되면, 엉덩정강근막띠가 스트레스를 받게 되고 다리, 무릎 및 골반의 정렬이 어긋날 수 있다. 엉덩정강근막띠를 폼롤러로 굴리면 이러한 구조를 정렬하고 올바르게 작동하고 기능하는 데 도움이 된다.
수행 방법	1. 엉덩이를 옆으로 대서 폼롤러 위에 눕고 팔은 바닥에 놓는다; 아래쪽 다리는 폼롤러의 위에 놓여있기 때문에 압력이 다리 바깥쪽에 가해진다. 2. 엉덩정강근막띠에 가하지는 압력을 줄이려면 윗다리를 몸 앞에 놓고 발을 바닥에 놓는다. 3. 무릎을 지나가지 않는 정도로 엉덩이에서 무릎까지 폼롤러 위에서 굴린다; 아픈 곳을 중심으로 한 번에 약 1~2인치(3~5cm) 정도 움직인다. 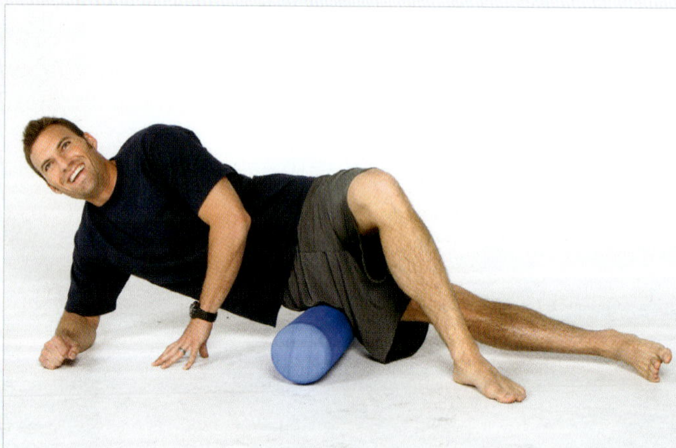
시간 및 반복 횟수	적어도 하루에 한 번 이상 양쪽 다리를 30초에서 2분 동안 폼롤러 위에서 굴린다.
운동 팁	폼 롤러는 약 $20~$50에 구입할 수 있다.
주의 사항	절대 폼롤러를 사용할 때 무릎관절 위로 굴리지 말 것.

추가 운동	더 단단한(더 밀도가 높은)롤러를 사용하거나 다리가 서로 겹쳐지도록 쌓는다.

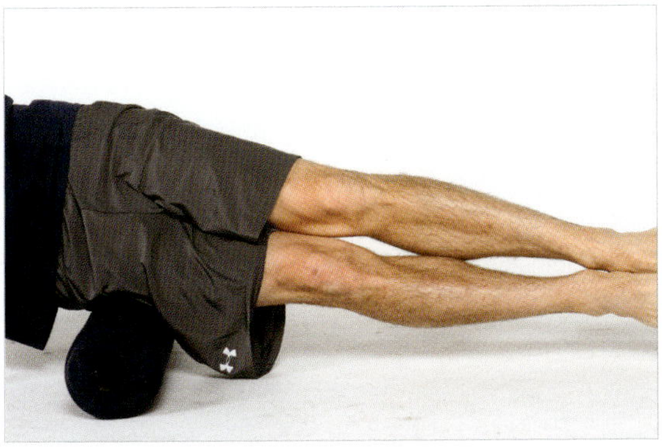

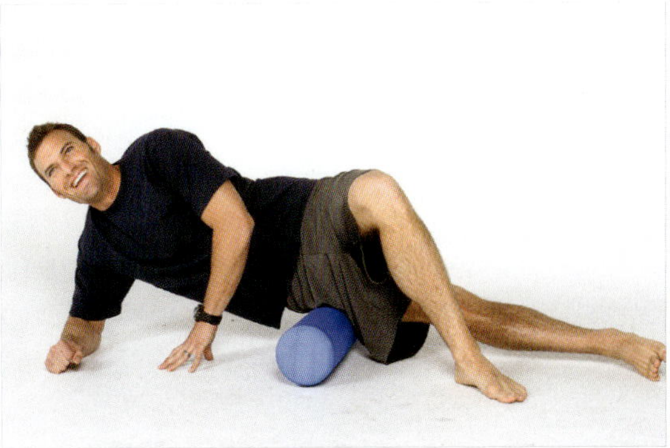

대체 운동	엉덩정강근막띠를 마사지하기 위해 하프 롤러나 테니스 공에 옆으로 눕는다; 엉덩정강근막띠의 길이에 따라 각 아픈 부위에서 하프 롤러 또는 공을 긴장이 감소함에 따라 옮긴다.

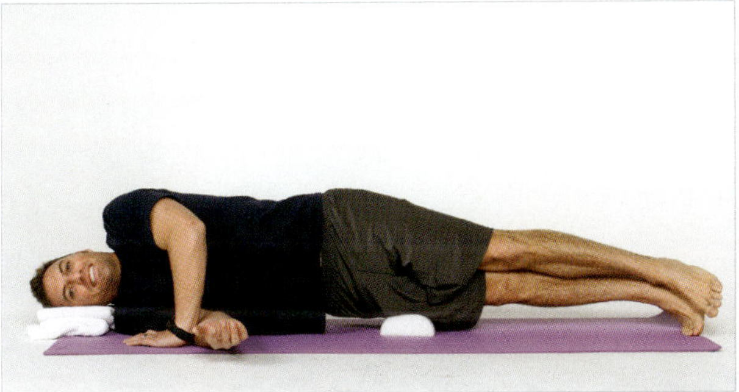

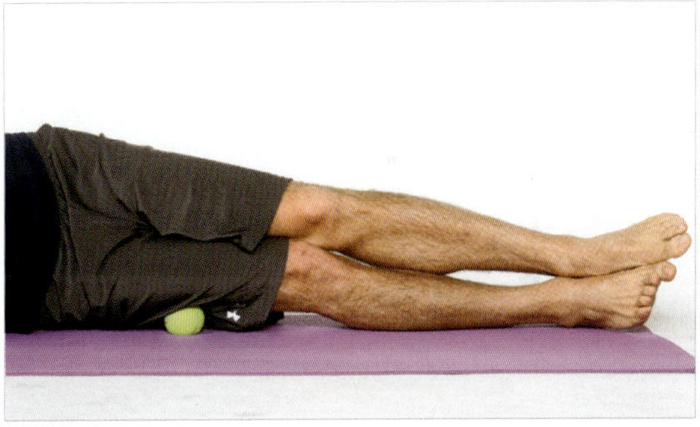

넓다리(대퇴, Thigt) 안쪽에 폼롤러 적용하기

신체 부위	허리-골반 다리이음뼈(lumbo-pelvic hip girdle), 무릎
불균형	밖굽이 무릎(외반슬, valgus knee position), 과다엎침(overpronation), 골반 앞기울임(anterior pelvic tilt), 지나친 허리뼈앞굽음증(요추전만, lumbar lordosis)
교정 부위	다리 모음근들(adductor muscles)
운동 효과	모음근은 체중을 지탱하는 활동하는 동안 긴장 상태에서 길이가 길어져 다리의 회전(rotation), 벌림(abduction), 굽힘(flexion)과 폄(extension) 동작이 느려진다. 이러한 조직을 젊어지게하고 재생하는 것은 이러한 근육이 지나친 척주앞굽음(lumbar lordosis), 골반 앞기울임, 밖굽이 무릎, 과다엎침의 영향을 줄이기 위해 더 잘 기능하도록 도울 것이다.
수행 방법	1. 얼굴을 아래로 눕고 해당되는 다리의 무릎과 엉덩이를 구부린 다음 롤러를 안쪽 넓적다리에 수직으로 놓는다. 2. 안쪽 넓적다리의 아픈 부분을 찾아서 몇 초 동안 몸무게를 유지하여 조직이 풀리도록한다. 3. 상체를 움직여 안쪽 넓적다리의 다른 아픈 부위로 굴린다. 지속시간 및 반복, 적어도 하루에 한 번 이상 양쪽을 1~2분 동안 굴린다. 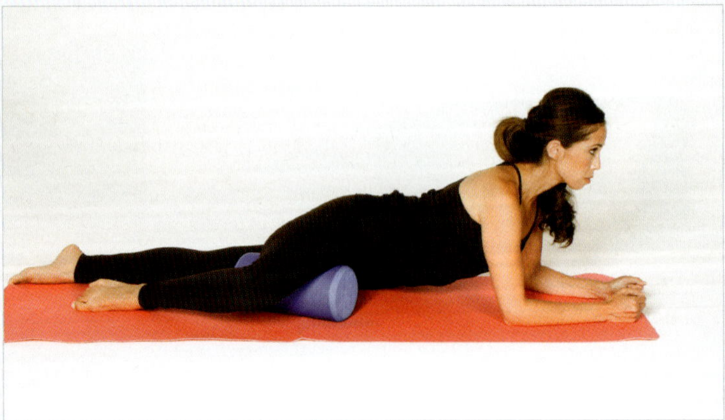
시간 및 반복 횟수	적어도 하루에 한 번 이상 양쪽 각각에 1~ 2분 동안 폼롤러 위에서 굴린다.
운동 팁	반대쪽이나 엉덩이에 체중의 균형을 맞추고 팔을 사용하여 롤러에 가해지는 압력의 양을 조절한다.
주의 사항	이 운동을 수행할 때 허리를 과도하게 구부리지 않게 해야한다.

추가 운동	모음근 스트레칭을 한다.

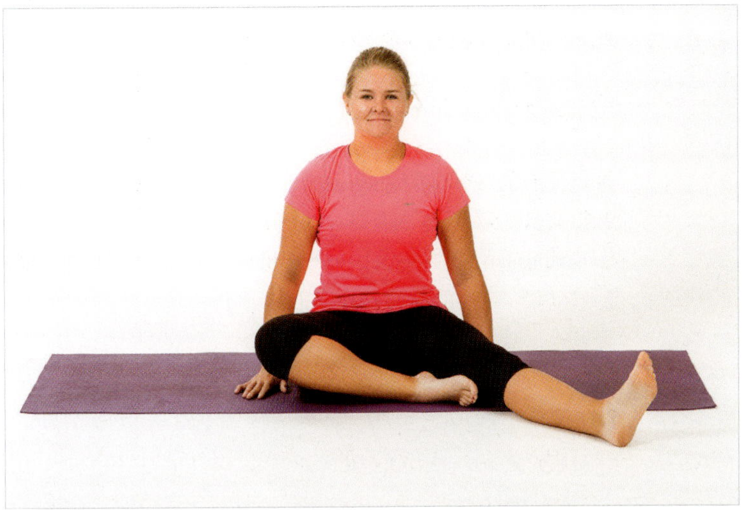

대체 운동	모음근에 온열 패드를 사용한다.

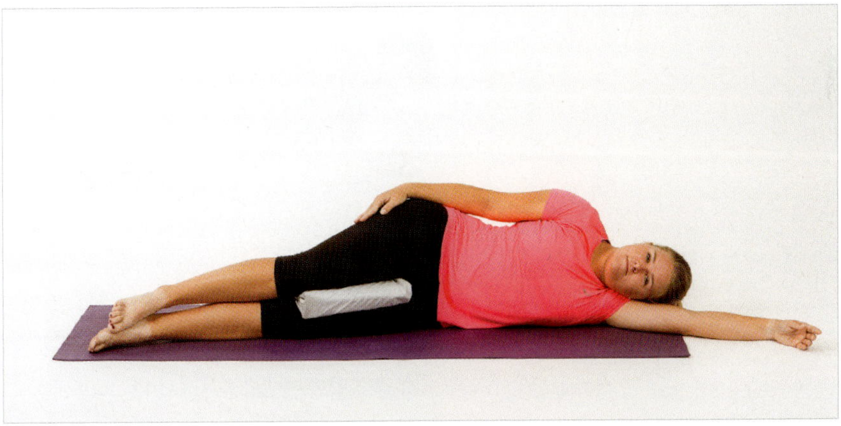

엉덩관절 굽힘근(고관절 굴곡근, Hip Flexor)에 폼롤러 적용하기

신체 부위	허리-골반 다리이음뼈(Lumbo-pelvic hip girdle)
불균형	골반 앞기울임(anterior pelvic tilt), 지나친 허리뼈앞굽음증(lumbar lordosis), 밖굽이 무릎(valgus knee), 발등굽힘(dorsiflexion) 부족, 과다엎침(overpronation)
교정 부위	엉덩굽힘근들(Hip flexor group)
운동 효과	엉덩굽힘근을 젊어지게(rejuvenatin)하고 재생(regenerating)하면 허리뼈 굽힘을 도와 골반이 더 효과적으로 회전할 수 있게 해준다. 엉덩굽힘근은 또한 다리의 안쪽돌림과 폄을 늦추기 위해 편심적(eccentrically)으로 작용한다. 따라서 이러한 조직의 유연성은 또한 엉덩이, 다리, 무릎, 발목의 더 나은 움직임을 증진하는데 도움이 된다.
수행 방법	1. 롤러를 몸 앞쪽에 수직으로 놓고 엉덩이 높이에 놓는다. 2. 엉덩이 앞쪽의 아픈 부위를 찾아내고 몇 초 동안 몸무게를 유지하여 조직이 잘 풀리는 걸 돕는다. 3. 상체를 움직여 위쪽다리의 다른 아픈 부위로 굴린다; 반드시 허리가 너무 구부러지지 않게 복부를 계속 고정시킨다. 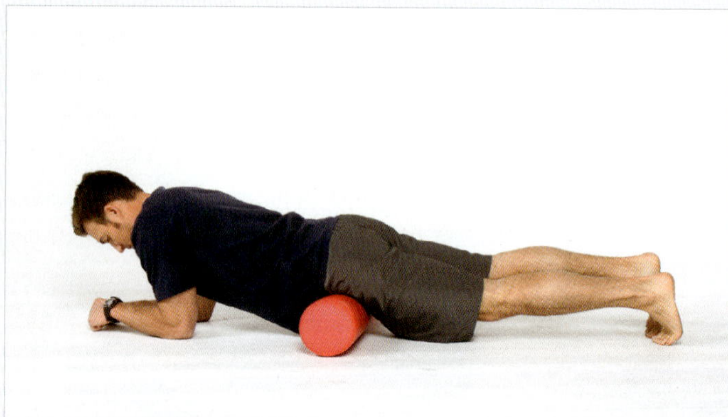
시간 및 반복 횟수	적어도 한 번 이상 서로다른 각각의 면에서 30초에서 1분 동안 굴립니다.
운동 팁	롤러가 사타구니의 주름과 일직선이되도록 각도를 조정하여(즉, 엉덩이와 다리에 대해 45도) 마사지의 압력을 증가시킨다.

추가 운동	엉덩굽힘근 스트레칭(시상면)을 수행한다.

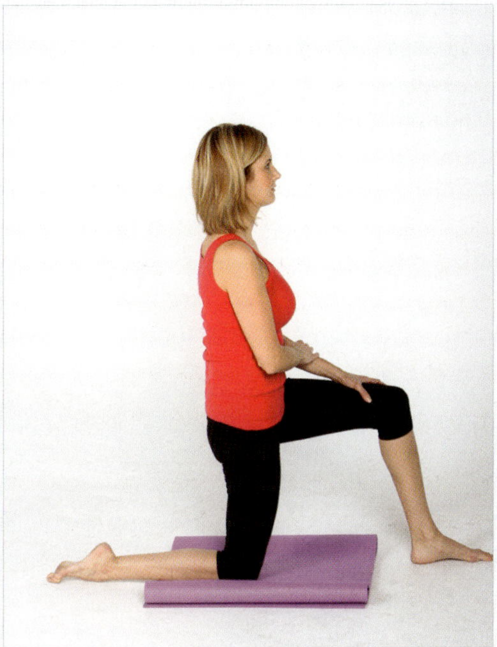

대체 운동	테니스공을 사용하여 엉덩굽힘근을 마사지한다.(다음 운동에서 자세한 정보 참조)

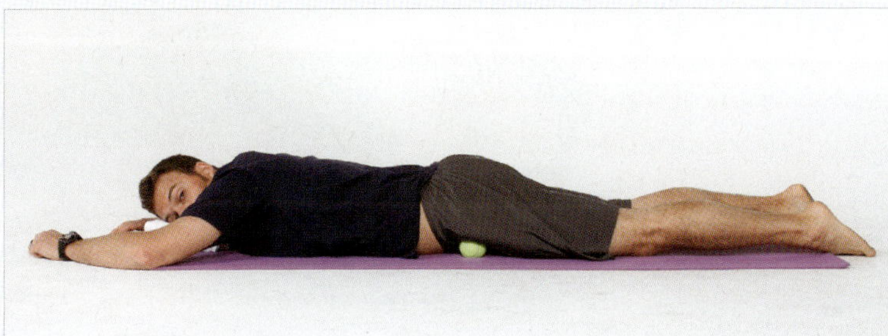

엉덩관절 굽힘근(고관절 굴곡근, Hip Flexor)에 테니스볼 적용하기

신체 부위	허리-골반 다리이음뼈(Lumbo-pelvic hip girdle), 무릎
불균형	골반 앞기울임(anterior pelvic tilt), 지나친 허리뼈앞굽음증(lumbar lordosis), 밖굽이 무릎(valgus knee), 과다엎침(overpronation), 발등굽힘(dorsiflexion) 부족
교정 부위	엉덩굽힘근 그룹(Hip flexor group)
운동 효과	테니스 볼을 사용하여 큰허리근(psoas major)(허리척추의 가쪽에 있는)과 엉덩근(골반의 앞쪽과 안쪽에서 시작되는)의 시작점을 타겟으로 하는 것은 직접적으로 허리뼈(lumbar spine)와 골반의 기능향상을 도와준다. 이러한 조직을 풀어주는 것은 또한 다리, 무릎, 발과 발목의 기능도 향상 시킨다.
수행 방법	1. 엎드려 눕는다, 그리고 테니스공을 큰허리근(복부의 밑에 있음)을 타겟팅 하기 위해 배꼽 옆 복부에 눕는다. 2. 배꼽 옆에서 엉덩이 꼭대기 부위까지 당신의 몸을 왔다갔다 하여 테니스공을 아픈 부위로 가게 한다. **참고**: ASIS(골반 앞쪽의 뼈 융기부) 안쪽을 마사지하는 것은 엉덩근을 이완시킬 것이다. 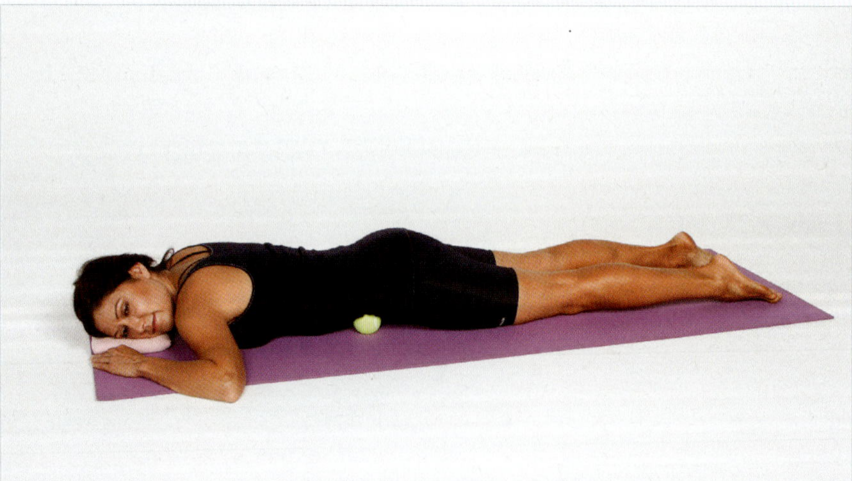
시간 및 반복 횟수	아픈 부위에 각각 20~30초간 유지한다. 양쪽 모두 도합 2~3분 하루에 한번은 실시한다.
운동 팁	이 운동을 하는 동안, 엉덩관절 굽힘근의 스트레칭을 돕기위해 다리를 안쪽돌림(발을 안쪽으로 돌림) 하라
주의 사항	테니스공 밑으로 맥박이 느껴진다면, 간단하게 공을 움직여라.

추가 운동	크고 단단한 공을 사용하라, 예를 들면 스프트볼이다. 복부를 통하여 엉덩관절 굽힘근에 압력을 증가해줄 것이다. 엉덩관절 굽힘근을 스트레칭하라(가로방향).

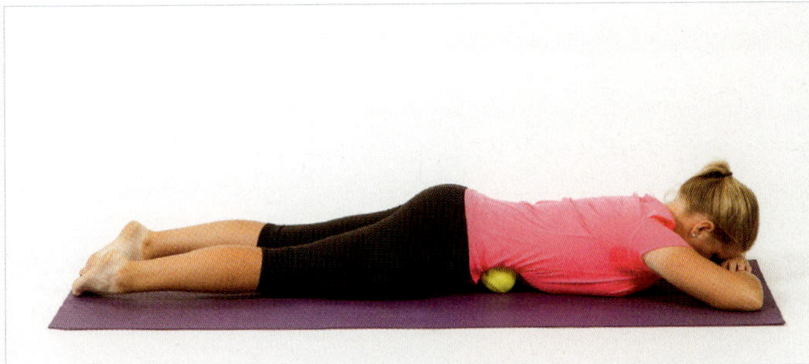

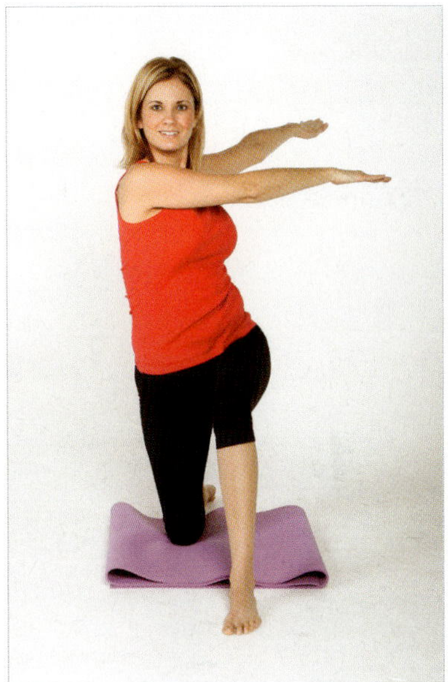

대체 운동	해당 부위에 누워서 다리 스트레칭을 하여 따뜻해지게 하라.

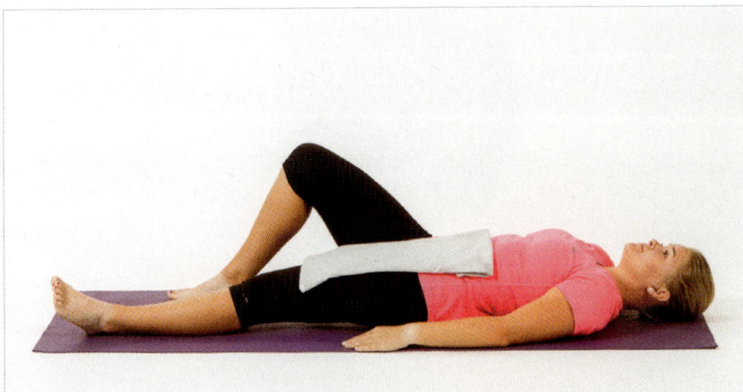

엉덩근 복합체(궁둥근 복합체, Gleuteal complex)에 폼롤러 적용하기

신체 부위	허리-골반 다리이음뼈(Lumbo-pelvic hip girdle), 무릎
불균형	골반 앞기울임(anterior pelvic tilt), 밖굽이 무릎(valgus knee)
교정 부위	큰볼기근(Gluteus maximus)과 엉덩관절 돌림근[예, 엉덩구멍근(piriformis)], 또한 롤러가 엉덩이의 가쪽으로 움직일 때 중간볼기근(gluteus medius)과 작은볼기근(gluteus minimus)도 해당된다.
운동 효과	골반 앞기울임은 엉덩이 뒤쪽 근육에 안좋은 영향을 미칠 수 있다. 이 부위를 폼롤링하면 이 조직들에 활력을 되찾게 하고 골반, 엉덩이 그리고 다리를 가지런하게 해준다.
수행 방법	1. 폼롤러 위에 앉는다, 그리고 몸을 한쪽으로 기울여서 무게가 기울인 쪽 엉덩관절 복합체에 실리게 한다. 2. 타겟팅 쪽 다리를 올려서 반대쪽 무릎에 발목을 올려 나가지게 한다. 3. 마사지하는 쪽의 무릎을 당신의 가슴쪽으로 당긴다, 그리고 해당부위의 근육이 풀어지도록 왔다갔다 한다. 4. 무릎을 더 가슴쪽으로 당겨서 스트레칭이 많이 되도록 한다. 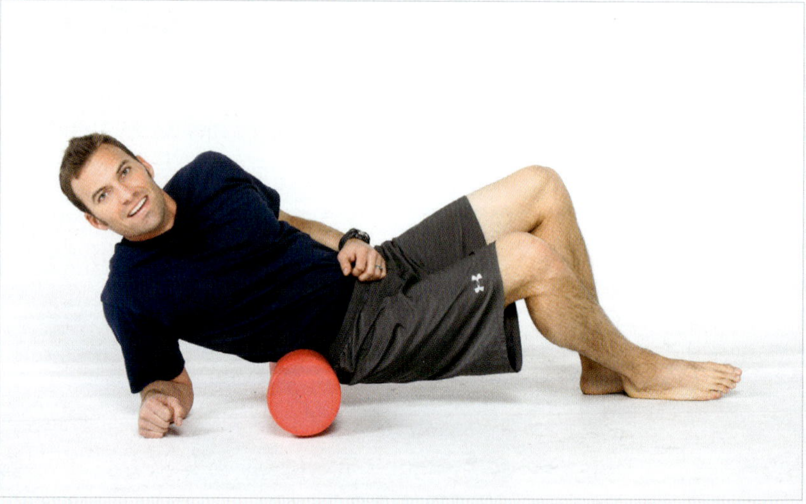
시간 및 반복 횟수	적어도 하루에 한번 양쪽 모두 30초에서 2분간 실시한다.
운동 팁	엉덩관절 돌림근은 둥둥이 중간을 가로로 가로질러 형성되어 있다. 이 부위는 가장 쉽게 자극되고 골반 앞쪽 기울임과 밖굽이 무릎과 함께 통증이 생긴다.
주의 사항	테니스공 밑으로 맥박이 느껴진다면, 간단하게 공을 움직여라.

추가 운동	더 딱딱한 폼롤러를 사용하거나 엉덩이 스트레칭을 실시한다.

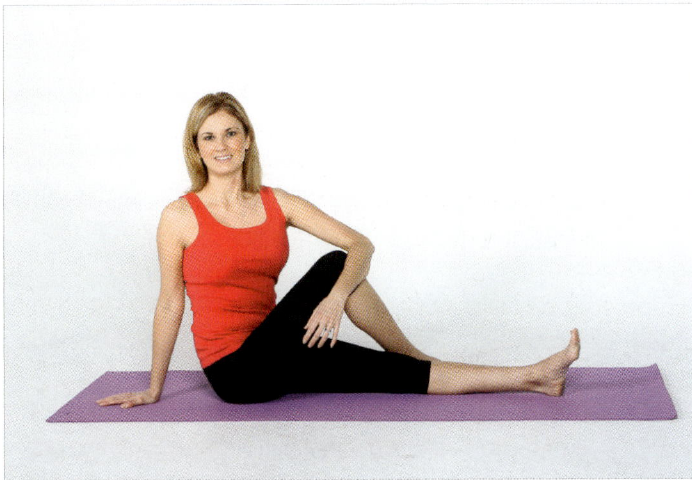

대체 운동	엉덩이를 테니스공이나 야구공으로 마사지하라.

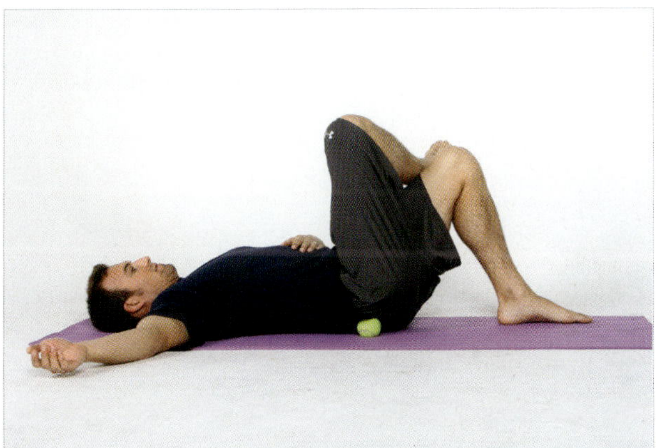

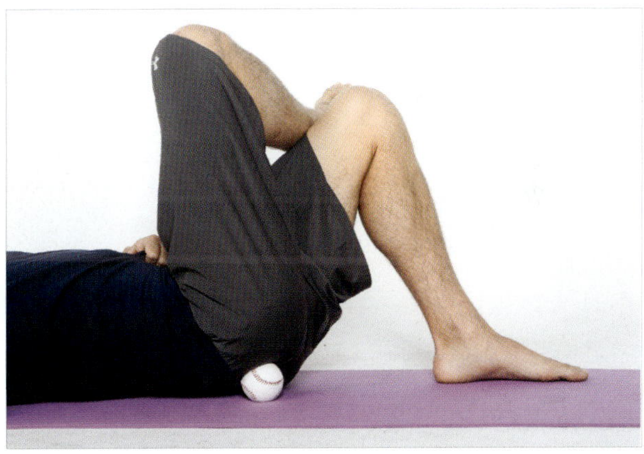

엉덩관절 측면(고관절 측면, Side of Hip)에 테니스 볼 적용하기

신체 부위	허리-골반 다리이음뼈(Lumbo-pelvic hip girdle), 무릎
불균형	골반 앞기울임(anterior pelvic tilt), 밖굽이 무릎(valgus knee)
교정 부위	큰볼기근(Gluteus maximus)과 엉덩관절 돌림근[예, 엉덩구멍근(piriformis)], 또한 롤러가 엉덩이의 가쪽으로 움직일 때 중간볼기근(gluteus medius)과 작은볼기근(gluteus minimus)도 해당된다.
운동 효과	이 운동은 엉덩이와 다리 측면의 벌림근(abductor muscles)을 재생하고 활성화하여 엉덩이와 다리 복합체와 무릎이 올바르게 기능하도록 도와준다.
수행 방법	1. 베개에 머리를 기대고 옆으로 누워서 머리와 목을 일직선으로 유지한다. 2. 지면과 접촉하는 쪽의 다리 위쪽의 엉덩이 측면에 테니스볼을 위치시킨다. 3. 아픈 곳을 찾아 풀어준다. 4. 볼을 아른 아픈 부위로 부드럽게 옮기고 이완되는록 고정시킨다. 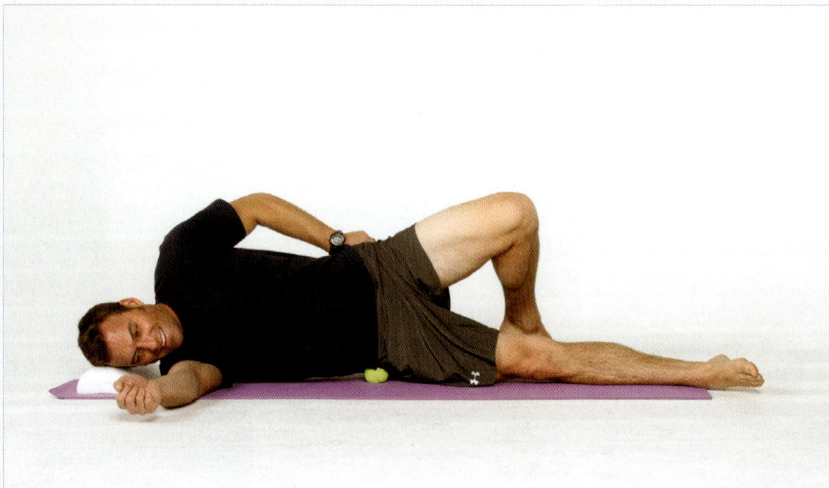
시간 및 반복 횟수	각 아픈 부위에 20~30초 간 유지한다. 적어도 하루에 한번 총 2~3분간 실시한다.
운동 팁	만약 해당부위에 압력이 너무 강하게 느껴지면, 압력을 줄이기 위해 간단하게 공을 조금 떼서 몸에 굴린다.
추가 운동	벌림근 스트레칭이나 문을 잡고 스트레칭을 실시한다.

추가 운동	굴리는 동안 발가락을 당겨 발을 스트레칭 한다.

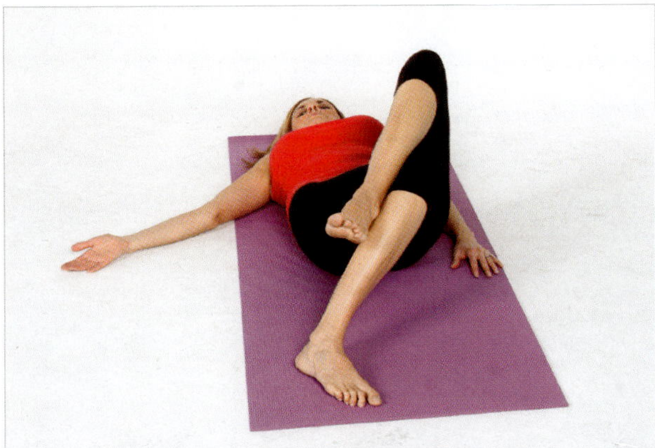

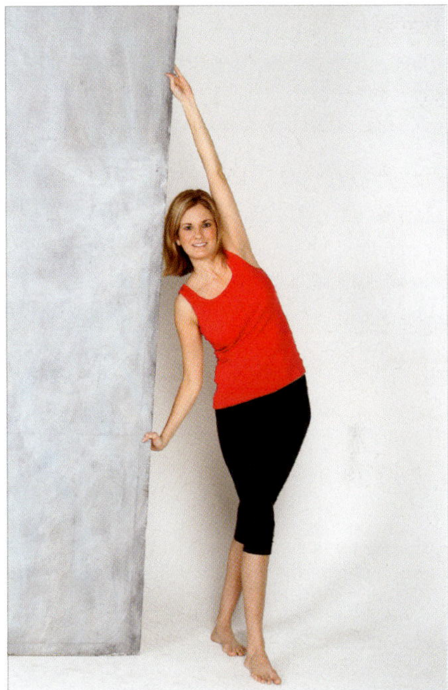

대체 운동	테니스공 대신 폼롤러를 사용하여 엉덩이 가쪽을 마사지한다.

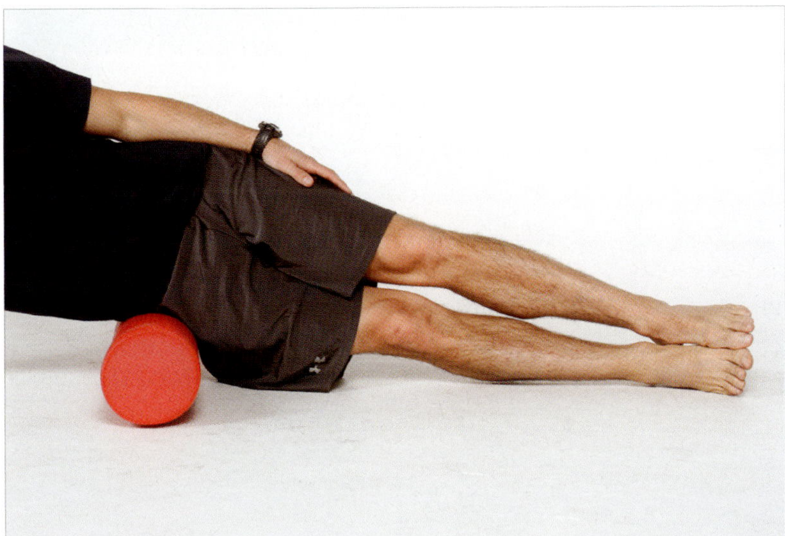

허리(요추, Lower Back)에 테니스 볼 한개 적용하기

신체 부위	허리-골반 다리이음뼈(Lumbo-pelvic hip girdle)
불균형	골반 앞기울임(anterior pelvic tilt), 지나친 허리뼈앞굽음증(lumbar lordosis)
교정 부위	허리의 척추세움근(척추기립근, erector spinae muscles)과 등허리 근막(흉요근막, thoracolumbar)
운동 효과	골반 앞기울임(anterior pelvic tilt), 지나친 허리뼈앞굽음증(lumbar lordosis)은 허리의 근육과 근막을 과로하고 팽팽하게 만들 수 있다. 이 운동은 허리의 근육과 근막을 재생하고 재생하고 할성화하여 이 부위의 긴장을 풀어 허리뼈를 굽히고 골반을 뒤쪽돌림(posteriorly rotate)할 수 있도록 한다.
수행 방법	1. 똑바로 눕는다; 당신의 눈이 확실하게 수직으로 천장을 보게 하려면 베개를 목 뒤에 사용하라. 2. 골반의 뒤쪽 기울임을 유지하기 위해 무릎을 굽혀라, 그리고 테니스공 하나를 아랫등의 한쪽 사이드에 놓아라; 그리고 아픈 부위가 찾아질 때까지 공을 조정해라, 그리고 이완을 유지하라. 3. 추가적인 아픈 부위를 찾기 위해 공도 아래위로 움직이고 몸도 아래위로 움직여라; 이완을 유지하라. 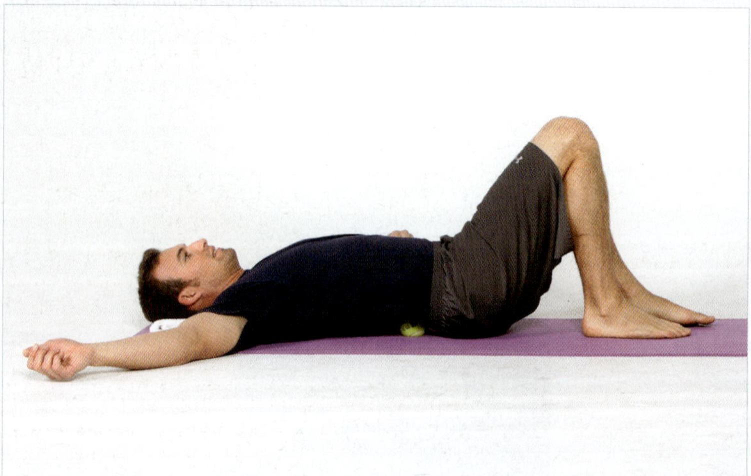
시간 및 반복 횟수	각 아픈 부위에 20~30초 간 유지한다. 적어도 하루에 한번 총 2~3분간 실시한다.
주의 사항	척추에 너무 가까이 공을 위치시키지 않는다. 척추에서 갈비뼈 아래까지 움직일 때, 불편감을 유발할 수 있기 때문에 너무 많은 압력이 이 부위에 가지 않도록 하라.

추가 운동	무릎을 구부리고, 마사지되는 쪽의 발목을 반대쪽의 무릎에 올려 놓아라. 아랫등 스트레칭을 실시하라

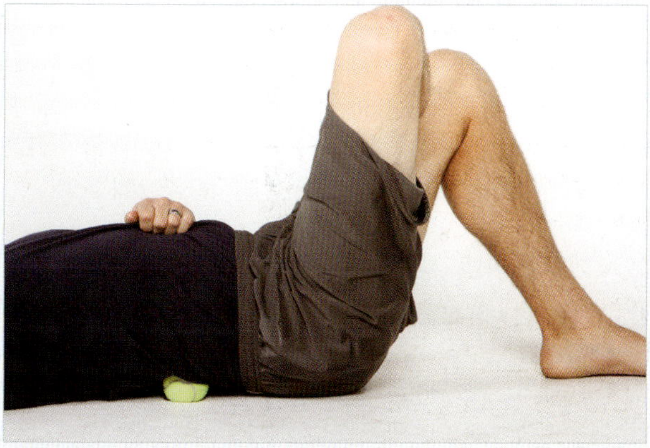

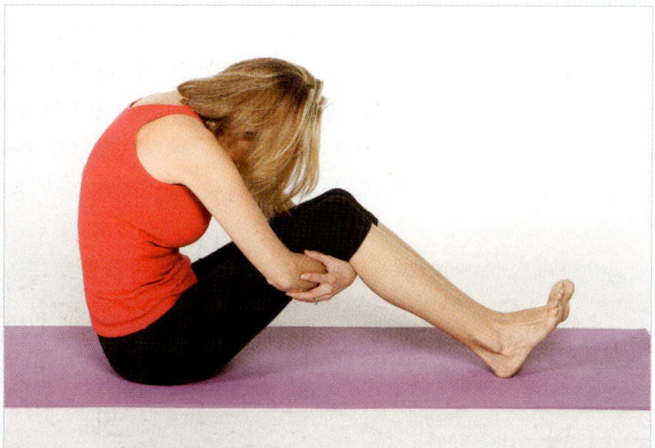

대체 운동	반대편 엉덩이를 손으로 받쳐 골반의 높이를 유지하도록 도와주어라.

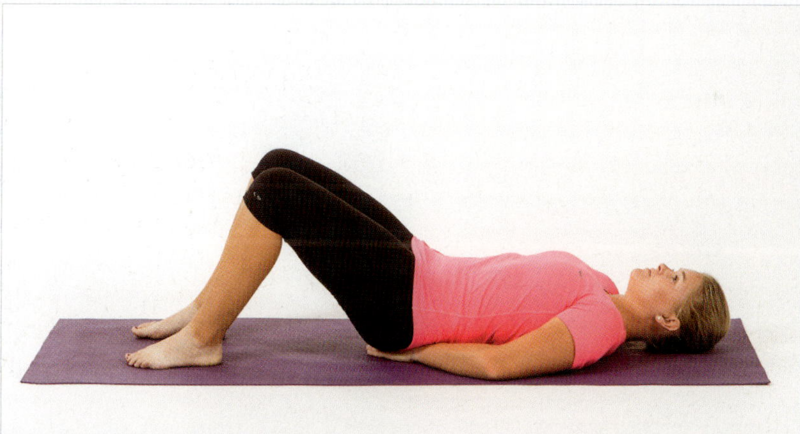

허리네모근(요방형근, Quadratus Lumborum)에 폼롤러 적용하기

해당 부위	허리-골반 다리이음뼈(Lumbo-pelvic hip girdle)
불균형	골반 앞기울임(anterior pelvic tilt), 지나친 허리뼈앞굽음증(lumbar lordosis)
교정 부위	허리네모근(QL Quadratus lumborum)
운동 효과	허리네모근은 엉덩부위를 가슴우리(rib cage)의 바닥쪽으로 올려주며, 허리뼈의 확장과 가쪽굽힘 시켜준다. 이 근육을 풀어주면, 골반과 허리뼈의 기능을 좀더 효과적으로 활성화시킬 수 있다.
수행 방법	1. 무릎을 구부려 폼롤러 위에 앉고, 골반을 뒤기울임 시킨다. 2. 엉덩부위의 뒤쪽 위에 위치할 때까지 롤러를 부드럽게 아래로 밀어 내린다. 3. 한 번에 한 측면씩 집중해서, 폼롤러로 갈비뼈의 바닥쪽과 골반의 윗부분 사이를 이완 시킨다. 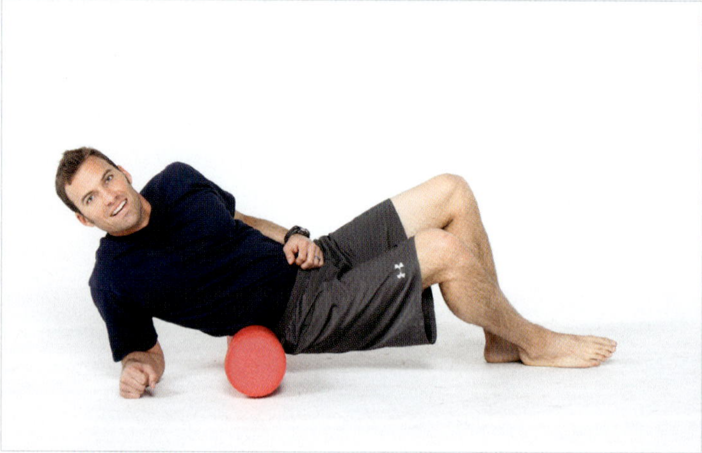
시간 및 반복 횟수	최소한 1일 1회, 30초~1분 동안 양쪽 측면을 굴린다.
주의 사항	이 운동을 수행할 때 바닥 쪽의 두 갈비뼈 사이에 너무 강한 압력을 가해 굴리지 않도록 주의해서 사용한다. 그 갈비뼈들은 복장뼈에 부착되지 않고 떠 있으며, 쉽게 탈구되거나 부러질 수 있다.

추가 운동	문틀을 이용한 스트레칭을 한다.

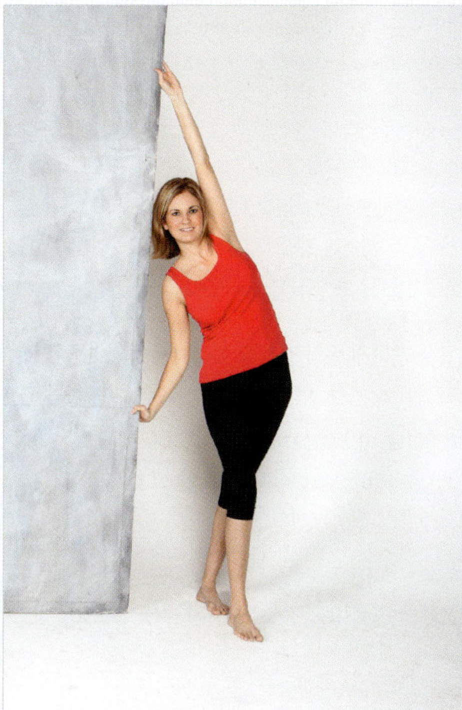

대체 운동	무릎위에 발목을 올리고 테니스 공을 이용하여 허리네모근을 마사지 한다.

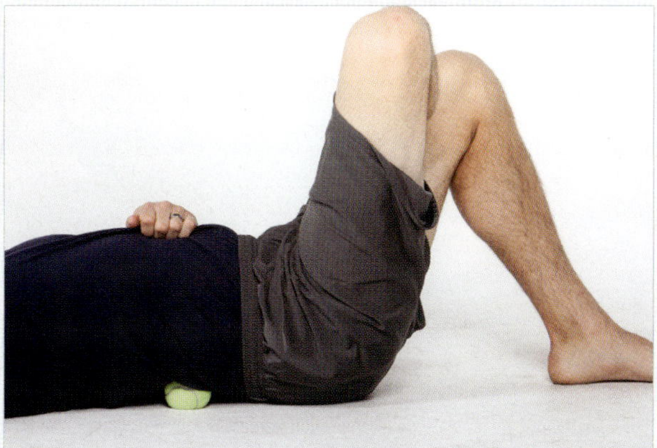

위쪽 등(Upper Back)에 테니스 볼 두개 적용하기

신체 부위	등뼈(Thoracic spine)
불균형	지나친 등척추뒤굽음(흉추후만, thoracic kyphosis), 팔이음뼈의 내밈(protracted)
교정 부위	등뼈의 척추세움근들(thoracic erector spinae muscles), 마름근들(rhomboids), 그리고 등세모근의 중간 섬유(middle fibers of trapezius muscle)들
운동 효과	지나친 등척추뒤굽음증은 등 위쪽(upper back)의 세움근과 어깨뼈 들임근(retractors)이 만성적으로 길어지게 한다. 이 근육들의 활력과 재생은 이 부위의 긴장 이완에 도움을 줄 것이고, 후속 강화운동 통해 등뼈와 어깨뼈 근육을 강화할 수 있도록 준비한다.
수행 방법	1. 무릎을 굽히고 등을 대고 눕는다.; 대략 브래지어 높이 혹은 어깨뼈 아래에 위치한 등위쪽 아래 척추의 양쪽에 두개의 테니스 공을 놓는다. 2. 베개를 사용하여 머리를 받치고 시선이 천장과 수직이 되도록 유지한다. ; 또한 베개를 사용하면 공들로부터 등이 받는 압력감의 세기를 조절하는데 도움이 된다.(즉, 베개가 클수록 압력감이 감소할 것이다.) 3. 압통점을 찾고 긴장 이완을 위해 유지한다. 4. 몸을 위 아래로 움직이거나 공을 위아래로 움직여서 추가적으로 압통점을 찾는다.; 긴장 이완을 위해 유지한다. 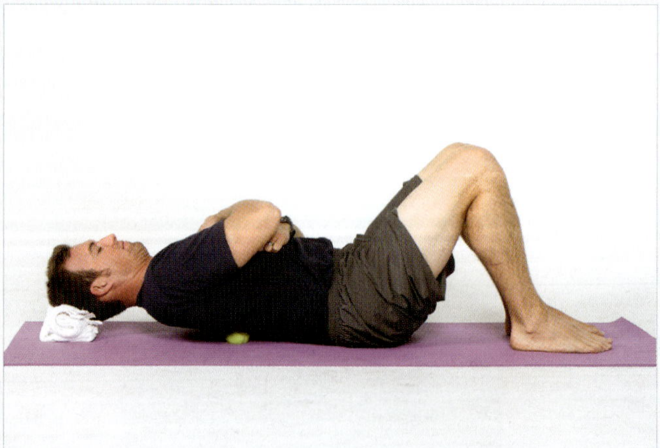
시간 및 반복 횟수	각각의 압통점에 20~30초 동안 유지한다. 최소한 1일동안 총 2~3분 동안 수행한다.
주의 사항	만약 호흡에 제한이 느껴지거나 가슴에 긴장이 느껴지면 즉시 이 운동을 완화한다.

추가 운동	골반을 기울여 공으로부터의 압력을 높이거나, 바닥에서 어깨 들임 운동을 수행한다.

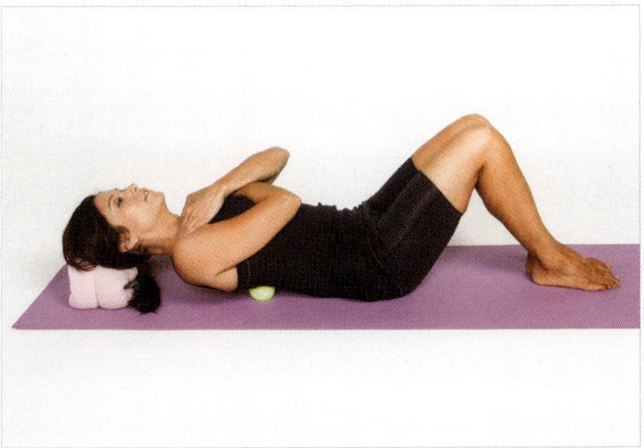

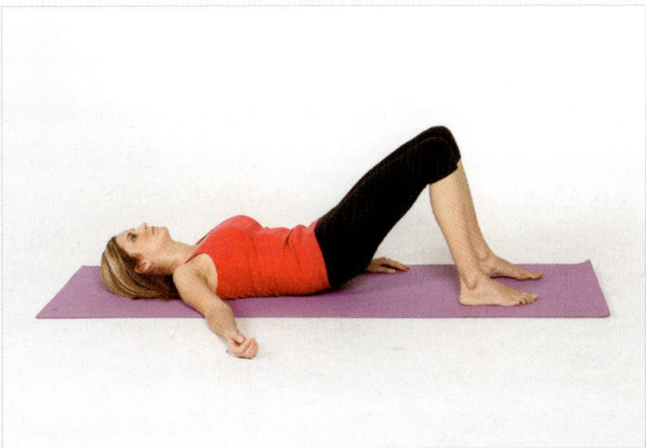

대체 운동	더 높은 배개를 사용하여 머리를 받치거나, 한 번에 한 개의 공만을 사용 한다.

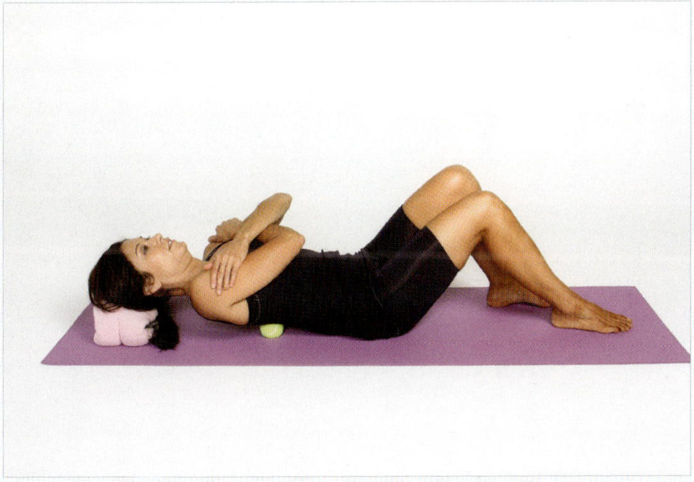

등뼈(Thoracic Spine) 부위에 폼 롤러 적용하기

신체 부위	등뼈와 팔이음뼈(견갑대, shoulder girdle)
불균형	지나친 등척추뒤굽음(흉부 후만증, thoracic kyphosis), 길어진(늘어진) 팔이음뼈(protracted shoulder girdle)
교정 부위	등뼈세움근(thoracic erectors), 마름근(능형근, rhomboids), 등세모근(승모근, trapezius)
운동 효과	이 부위의 과도한 긴장을 풀어서 등뼈와 어깨의 활기를 되찾아주고, 지나친 등척추뒤굽음(thoracic kyphosis)과 늘어진 팔이음뼈를 교정할 수 있도록 도와준다.
수행 방법	1. 손을 머리 뒤로 하여 폼 롤러 위에 등을 대고 누워서 턱을 안으로 집어 넣는다(롤러가 몸통에 수직이어야 함). 2. 무릎을 구부리고 엉덩이를 아래로 넣고 골반을 바닥에서 들어 올려라. 3. 등뼈를 따라 앞뒤로 굴려서 아프거나 압통을 마사지한다. 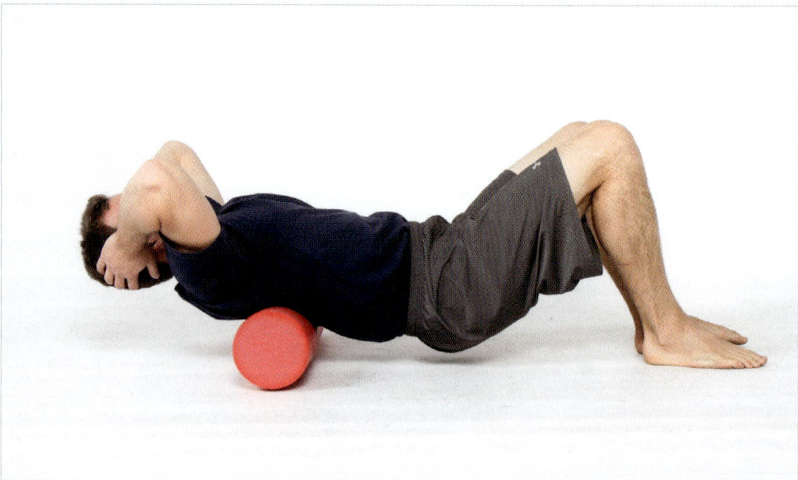
시간과 반복 횟수	하루에 적어도 한 번 이상 30초에서 2분간 폼 롤러를 굴려라.
운동운동 팁	폼롤러를 사용하는 동안 목 부분에 가해지는 스트레스를 보호하기 위해 머리를 손으로 지탱하라.
부상 주의 사항	허리 부위의 과도한 아치형을 방지하기 위해 골반을 뒤쪽으로 기울여야 한다.

추가 운동	엉덩이를 바닥에 떨어뜨리고 골반을 기울인 후 팔을 쭉 펴서 올려라

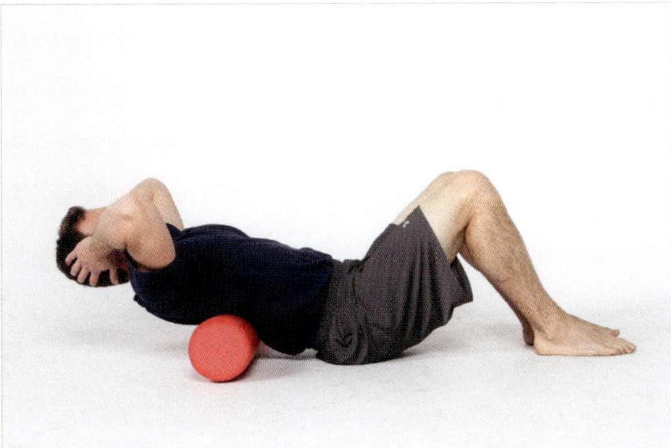

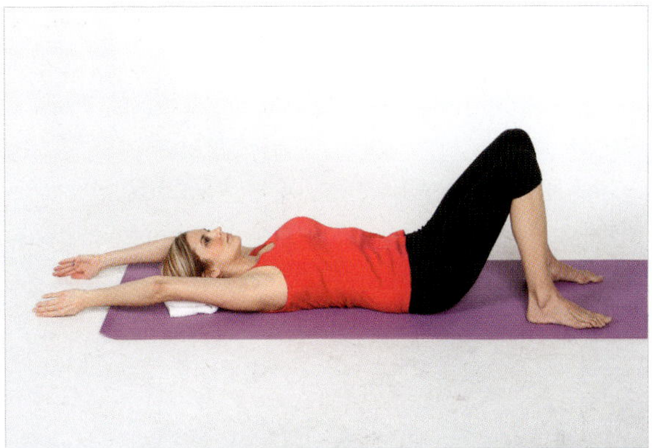

대체 운동	등 부위에 테니스 공 2개를 이용

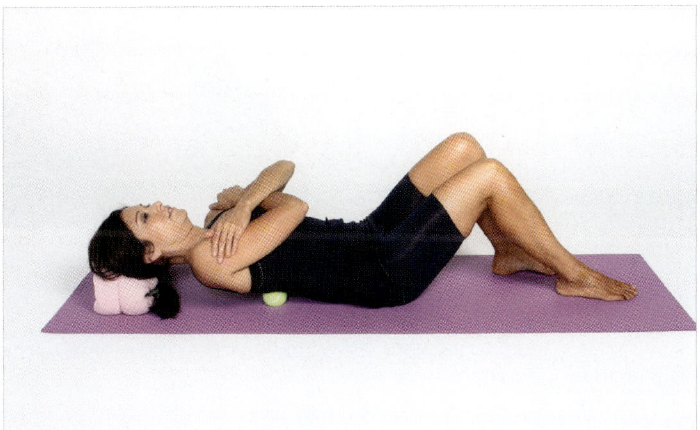

넓은등근(광배근, Latissimus dorsi m.) 부위에 폼 롤러 적용하기

해당 부위	등뼈와 팔이음뼈(견갑대, shoulder girdle)
불균형	길어진(늘어진) 팔이음뼈(protracted shoulder girdle), 안쪽돌림된 팔(internally rotated arms)
교정 부위	넓은등근(Latissimus dorsi muscle)
운동 효과	넓은등근의 과도하게 긴장하면 팔의 안쪽돌림을 유발할 수 있다. 이 부위를 활기차게 하고 재생하면 팔과 어깨의 나머지 부분이 더 잘 정렬될 수 있다. 팔이음뼈가 들어가거나(내려가도록) 설계된 후속 강화 운동을 위해 넓은등근을 준비하는데 도움 된다.
수행 방법	1. 옆으로 누워 겨드랑이 아래로 폼 롤러가 몸에 수직이 되도록 놓는다. 2. 롤러를 앞뒤로 움직이면서 몸의 위치를 변경하고 롤링 할 때 폼 롤러가 몸통 뒤쪽으로 압력을 가하도록 한다. 3. 다른 위치로 롤러를 움직이기 전에 긴장을 풀기 위해 아픈 부분에서 잠시 멈춰야 한다. 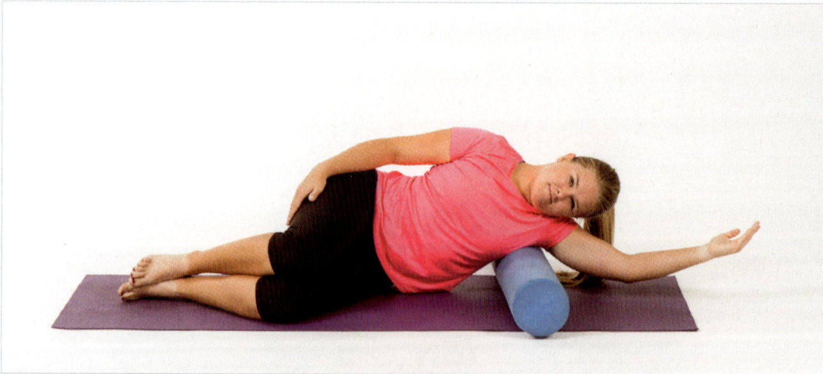
시간과 반복 횟수	아픈 부위는 20~30초 동안 유지하고 하루에 총 2~3분 동안 한 번 이상 진행한다.
운동운동 팁	이 운동을 진행할 때 다리와 엉덩이를 바닥으로 내려놓고 진행하는 것이 더 쉬운 방법이다.
부상 주의 사항	운동을 진행하는 동안 흉곽에 너무 강한 압력을 가하면 안 된다.

추가 운동	문틀을 활용한 스트레치를 진행한다.

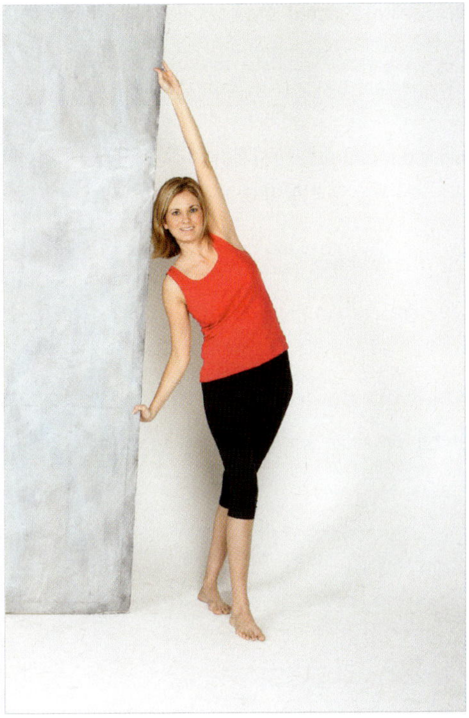

대체 운동	골프공이 통증이 심하면, 테니스공을 사용하거나 앉아서 수행한다.

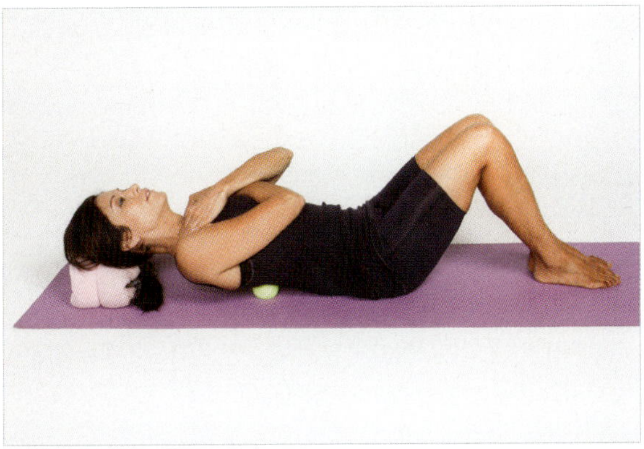

어깨뼈(견갑골, Shoulder Blade)에 테니스 볼 적용

해당 부위	등뼈와 팔이음뼈(견갑대, shoulder girdle)
불균형	길어진(늘어진) 팔이음뼈(protracted shoulder girdle), 어깨뼈 올림(elevated scapula)
교정 부위	마름근(능형근, rhomboids), 등세모근(승모근, trapezius)
운동 효과	어깨 견인기(shoulder retractors)를 마사지하는 것은 등뼈와 팔이음뼈 전체의 불균형을 해결하는데 도움이 되며, 후속 근력 강화 운동을 위한 준비가 될 수 있다.
수행 방법	1. 무릎을 구부리고 머리를 베개에 얹고 바닥에 눕는다. 2. 한쪽 팔을 가슴에 걸쳐 당기고 견갑골과 척추 사이에 있는 팔의 견갑골 옆 등 위쪽 아래에 테니스 공을 놓는다. 3. 아픈 부위를 찾아 긴장을 풀어준다 4. 공을 부드럽게 다른 지점으로 이동하고 유지하여 긴장을 풀어준다. 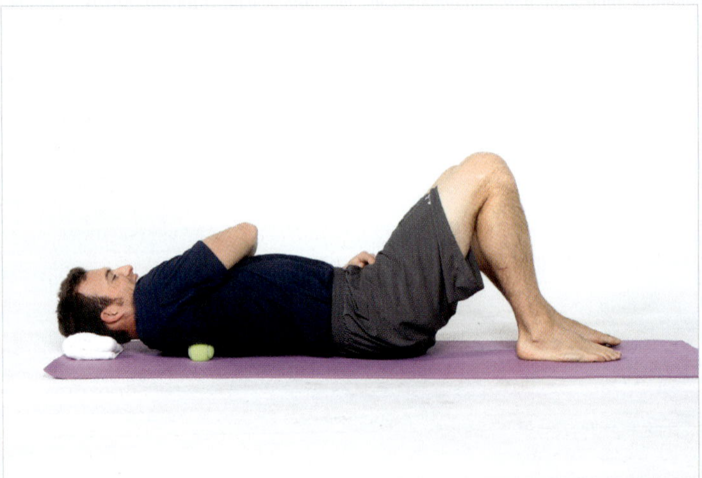
시간과 반복 횟수	각 아픈 부위를 20~30초 동안 유지한다. 하루에 한 번 이상은 수행한다.
부상 주의 사항	이 운동을 진행할 때 다이나믹하게 굴려서는 안 된다; 어깨 복합체의 신경 손상을 방지하기 위해서이며, 각 아픈 부위의 통증이 풀릴 때까지 압력을 유지한다.

추가 운동	앉아서 노젓기를 진행한다.

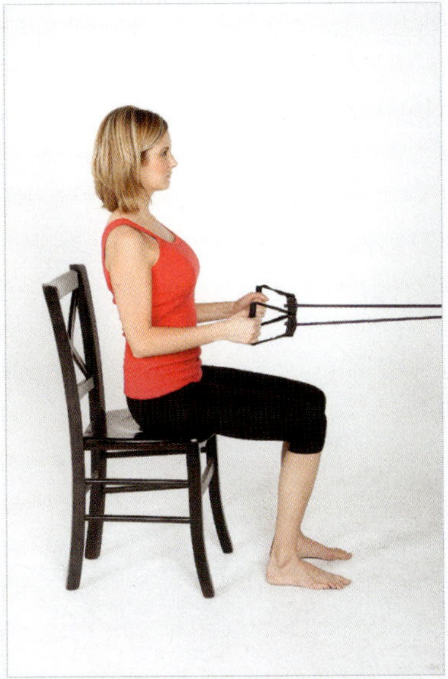

대체 운동	라켓볼 같은 부드러운 볼을 사용하여 벽에 서서 운동을 진행한다.

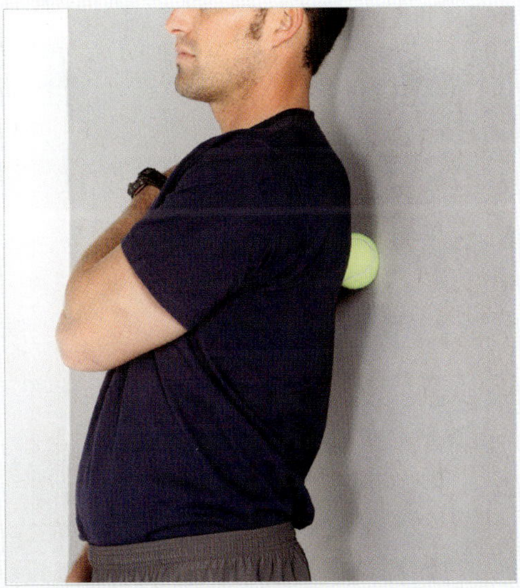

어깨뼈(견갑골, Shoulder Blade)에 테니스 볼 적용

해당 부위	등뼈와 팔이음뼈(견갑대, shoulder girdle)
불균형	어깨뼈 올림(elevated scapula), 안쪽돌림된 팔(internally rotated arms)
교정 부위	가시아래근(극하근, Infraspinatus), 작은원근(소원근, teres minor), 등세모근(승모근, trapezius)
운동 효과	가시아래근, 작은원근과 등세모근의 중간 및 아래 부위의 근육은 안쪽돌림된 팔과 어깨뼈 올림으로 인해 만성적으로 늘어나 있을 수 있다. 어깨 견인근을 마사지하면 등뼈와 팔이음뼈 전체의 불균형을 해소하는 데 도움이 되며, 이후 강화 운동(strengthening exercises)을 위해 이러한 조직을 준비할 수 있다.
수행 방법	1. 등을 대고 누운 후 어깨뼈 위쪽에 테니스 공을 놓는다; 무릎을 구부리고 바닥에 누워 머리 아래 베개를 놓고 머리와 목을 정렬한다. 2. 공의 압력을 높이고 팔에 방해가 되지 않도록 반대편의 어깨를 안아 준다; 아픈 부위를 찾아서 긴장을 풀어주기 위해서 필요하다면 공의 위치를 재조정해 준다. 3. 조심스럽게 몸을 위, 아래, 옆으로 움직여서 추가적으로 아픈 부위를 찾은 후 긴장을 풀어준다. 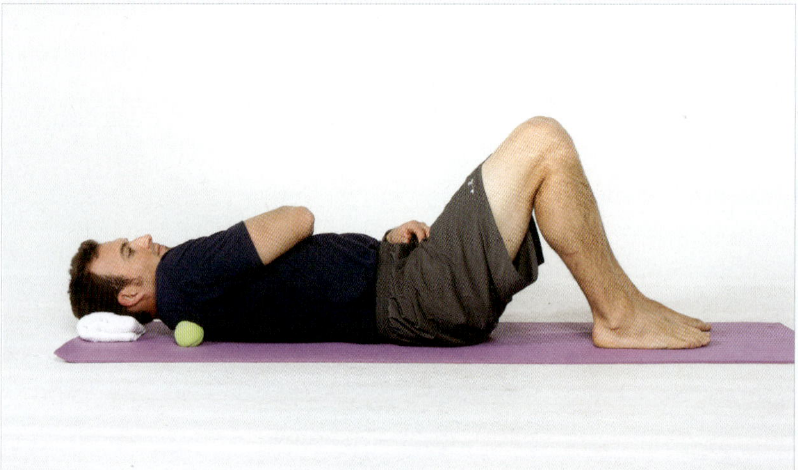
시간과 반복 횟수	각각의 아픈 부위는 20~30초 동안 유지한다. 하루에 총 2~3분 동안 한 번 이상 진행한다.
운동 팁	마사지하는 쪽의 팔 위치를 약간 조정하여 다른 근육에 초점을 맞춘다.
부상 주의 사항	볼 위에서 힘차게 굴러서는 안 된다. 대신, 발견한 각 아픈 부위로 몸을 움직인 다음 그 부위에 공을 유지한다. 신경에 직접적인 압력을 가하지 않도록 공을 움직일 때 특별히 주의해야 한다.

추가 운동	손을 흔들어 인사하는 동작을 시행한다.

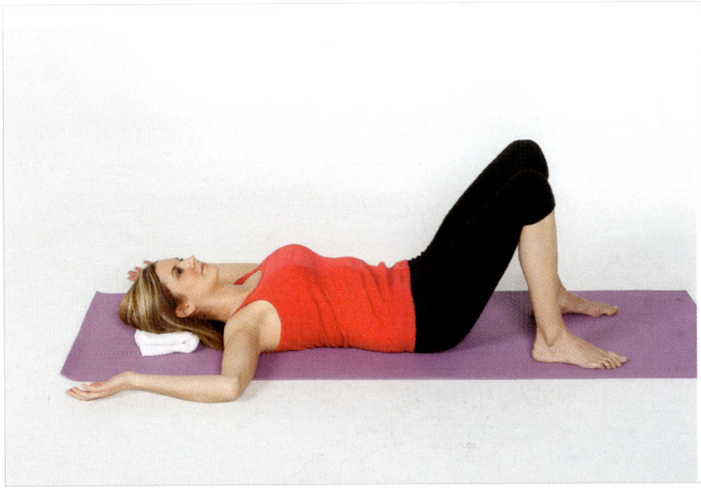

대체 운동	온열 패드를 사용하거나 벽에 서서 운동을 진행한다.

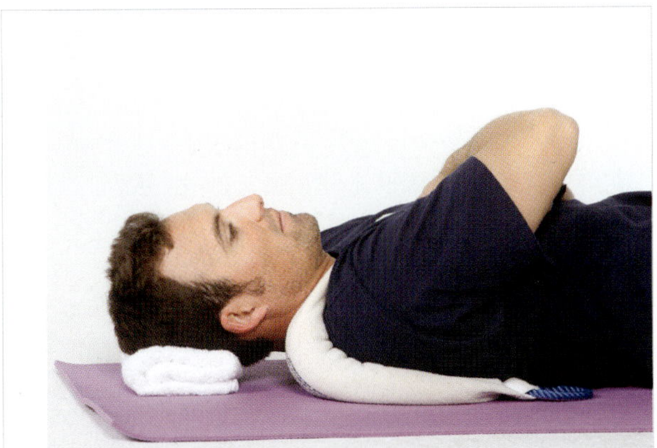

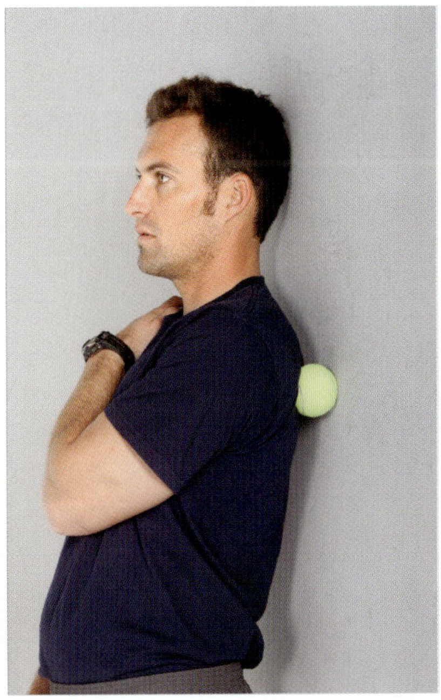

복부 마사지(Abdominal massage)

신체 부위	허리-골반 다리이음뼈(요추-골반 고관절대, lumbo-pelvic hip girdle), 등뼈(thoracic spine), 팔이음뼈(견갑대, shoulder girdle)
불균형	지나친 등척추뒤굽음(흉부 후만증, thoracic kyphosis), 길어진(늘어난) 팔이음뼈(protracted shoulder girdle)
교정 부위	복부 앞쪽근육(Anterior abdominal muscles)과 복부 근막(abdominal fascia)
운동 혜택	지나친 등척추뒤굽음은 만성적인 배의 단축(shortening)을 초래한다. 이 경우 배의 근육과 근막이 제한되고 조여져 몸통과 척추의 움직임에 영향을 준다. 배근육과 근막의 이완 및 재생은 등뼈를 보다 효과적으로 펴고 어깨를 수축시켜 몸통, 척추 및 어깨 복합체 전체에 걸쳐 더 큰 움직임을 가능하게 할 것이다.
수행 방법	1. 무릎을 굽히고 머리를 베개로 받쳐 머리와 목을 중립으로 유지한 채 반듯이 눕는다. 2. 아픈 부위에 집중하면서 양손을 사용하여 가슴우리(rib cage)의 아래쪽에서 골반까지 복부를 마사지한다. 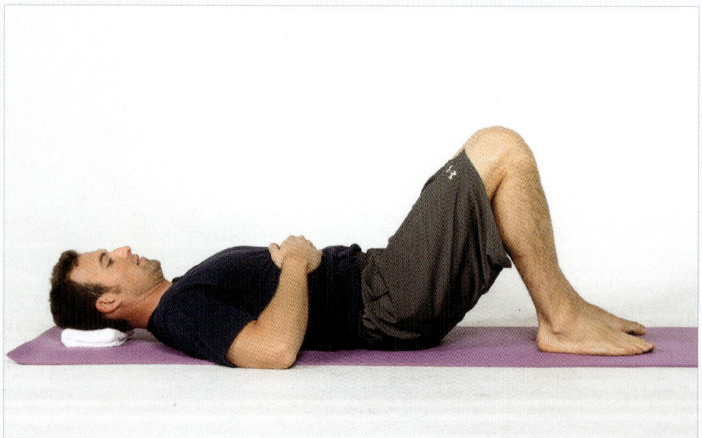
시간과 반복 횟수	하루에 한 번 이상 총 1~2분 동안 수행한다.
부상 주의 사항	어떤 사람들은 처음에 복부 부위를 마사지하면 메스꺼움을 느낀다는 것을 발견할 수 있다. 이 경우, 가해지는 압력의 양을 되돌리거나 감소시킨다.

추가 운동	휴대용 마사지 장치를 사용하여 복부를 마사지하거나 테니스공이나 야구공과 같은 마사지 공 위에 엎드려 마사지를 진행한다.

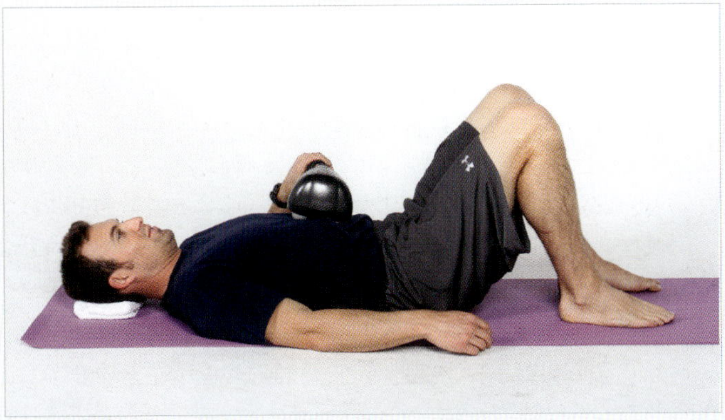

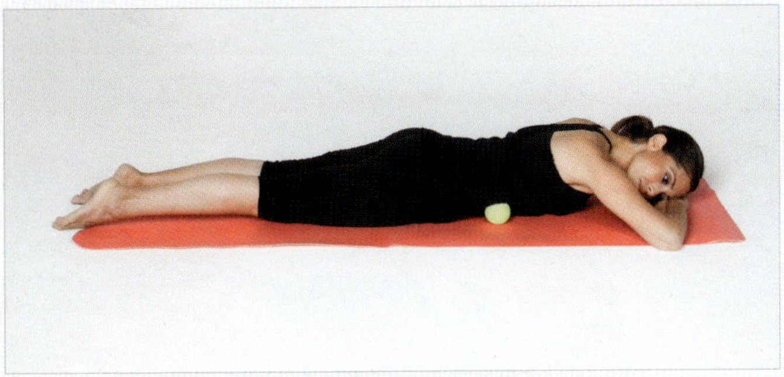

대체 운동	온열 패드를 사용

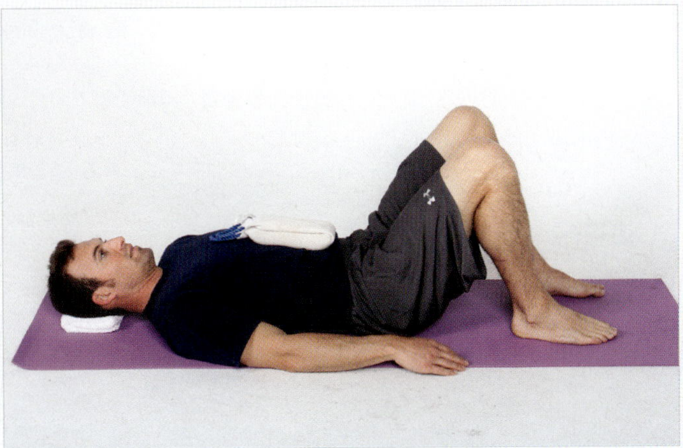

가슴 마사지(Chest massage)

해당 부위	등뼈(thoracic spine), 팔이음뼈(견갑대, shoulder girdle)
불균형	지나친 등척추뒤굽음(흉부 후만증, thoracic kyphosis), 길어진(늘어난) 팔이음뼈(protracted shoulder girdle)
교정 부위	가슴근(흉근, Pectoral muscles)
운동 효과	이 운동은 가슴 근육을 재생하고 회복하는 데 도움을 주며 팔을 안쪽으로 회전시키고 팔이음뼈를 길게 늘어뜨려서 생기는 긴장을 풀어준다. 가슴 근육을 목표로 하면 팔을 가쪽돌림하고 어깨가 수축할 수 있다.
수행 방법	1. 무릎을 구부린 상태로 등을 대고 누워 머리와 목이 중립을 유지하도록 베개로 머리를 받친다. 2. 한 손의 손가락을 사용하여 반대쪽 가슴 근육을 부드럽게 마사지한다. 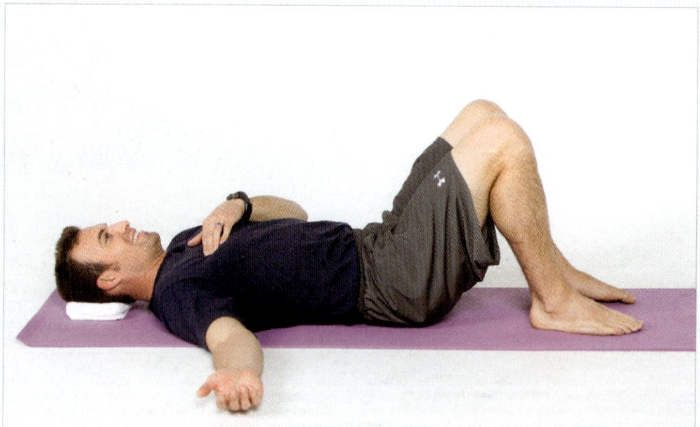
시간과 반복 횟수	통증 부위를 20~30초 동안 마사지하고, 하루에 한 번 이상 총 2~3분 동안 수행한다.
운동운동 팁	이 운동은 장시간 책상에서의 작업으로 발생되는 문제를 해결하기 위해 직장에 앉아 있는 동안 수행할 수도 있다.

부상주의 사항	가슴 아래에 테니스 공을 놓고 엎드린 상태에서 이 운동을 수행한다. 바닥에서 Why 스트레칭 또는 어깨 수축을 수행한다.

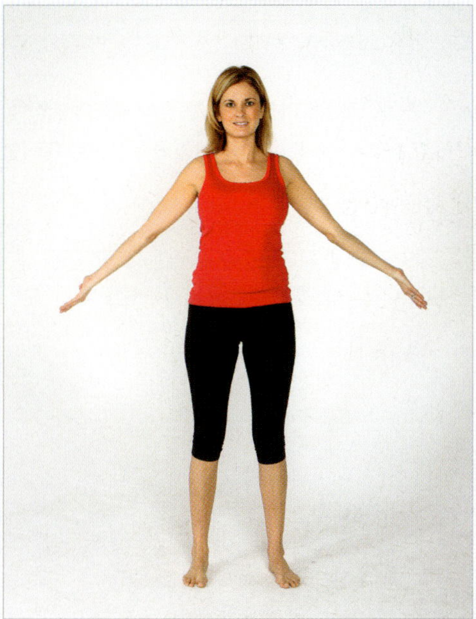
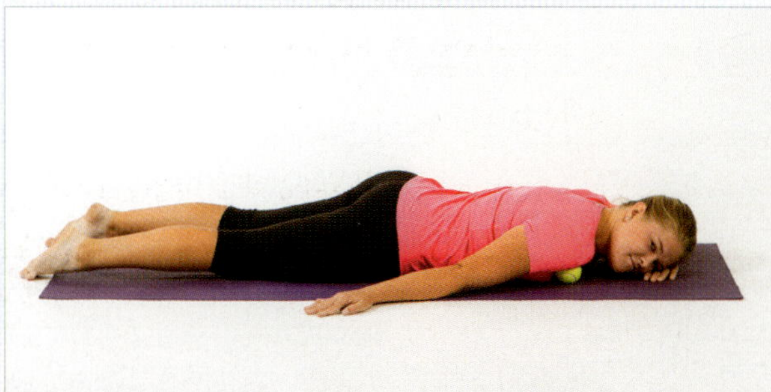
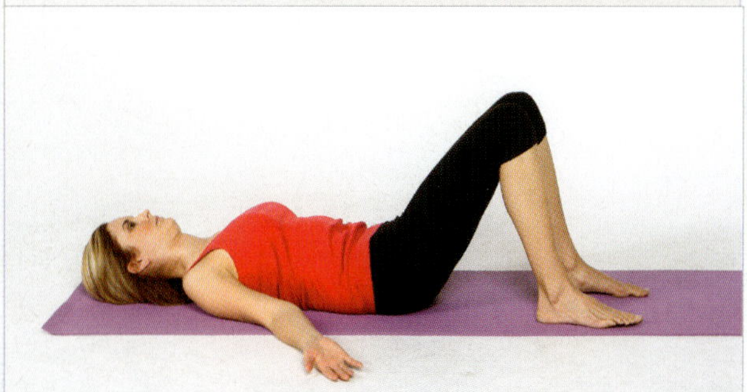

대체 운동	온열 패드를 사용

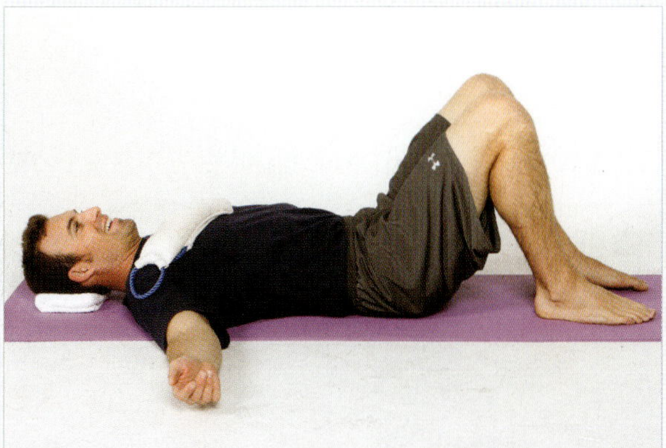

어깨 앞 마사지(front of shoulder massage)

신체 부위	팔이음뼈(견갑대, shoulder girdle)
불균형	안쪽돌림된 팔(internally rotated arms), 길어진(늘어난) 팔이음뼈(protracted shoulder girdle)
교정 부위	가시위근(극상근, supraspinatus), 앞어깨세모근(anterior deltoid) 및 두갈래근biceps muscles)의 이는곳
운동 혜택	안쪽돌림된 팔은 어깨, 팔, 팔이음뼈의 기능에 영향을 미친다. 어깨 앞쪽 근육의 긴장을 풀면 팔이 바깥쪽으로 회전하고 어깨뼈가 수축된다. 또한 후속 스트레칭 및 근력 강화 운동으로 이러한 근육이 준비될 수 있다.
수행 방법	1. 머리와 목이 중립을 유지하도록 베개에 머리를 받치고 무릎을 구부린 상태로 등을 대고 눕는다. 2. 한 손의 손가락을 사용하여 반대쪽 어깨 앞쪽 근육을 부드럽게 마사지한다. 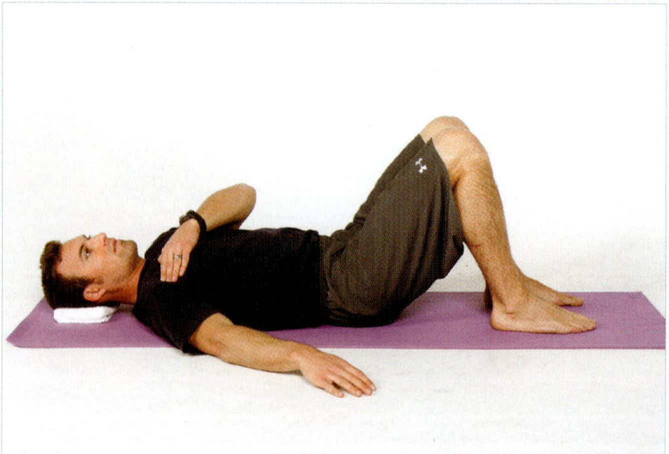
시간과 반복 횟수	통증 부위를 20~30초 동안 마사지한다. 하루에 한 번 이상 총 2~3분 동안 수행한다.
운동운동 팁	이 운동을 가슴 마사지와 함께 수행하여 어깨 앞쪽과 가슴 부위 전체를 풀어준다.

부상주의 사항	테니스 공을 어깨 앞쪽에 놓고 엎드린 자세로 수행한다. 어깨 전면 스트레칭(최대 효과를 위해 반대쪽 손으로 어깨 전면 마사지)을 수행한다.

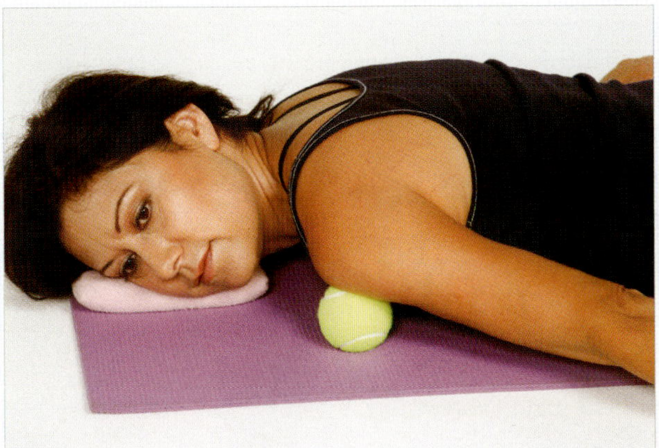

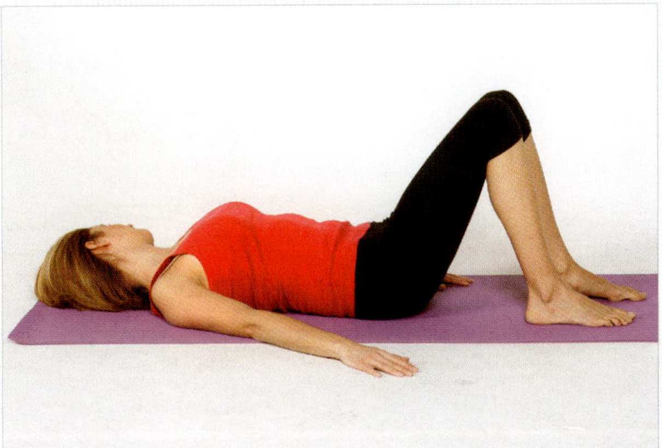

대체 운동	온열 패드를 사용

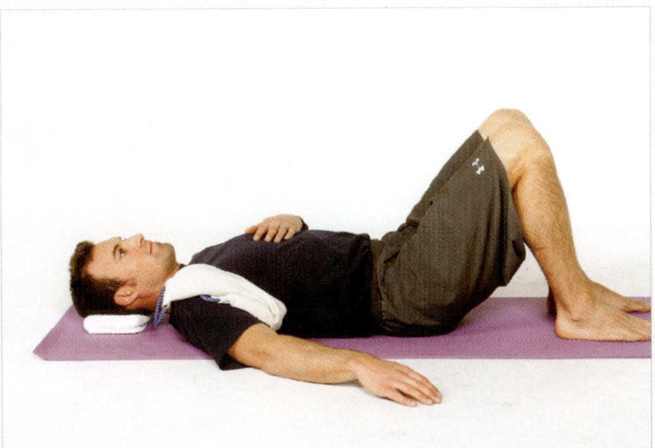

테니스 공을 이용한 위팔두갈래근 마사지(Tennis ball on biceps)

해당 부위	등뼈와 팔이음뼈(견갑대, shoulder girdle)
불균형	어깨뼈 올림(elevated scapula), 길어진(늘어난) 팔이음뼈(protracted shoulder girdle)
교정 부위	위팔두갈래근(상완이두근, Biceps brachii)
운동 효과	위팔두갈래근은 어깨뼈(shoulder blade)에서 시작되며 이 근육에 과도한 긴장이 있으면 어깨뼈가 올라가거나 늘어날 수 있다. 위팔두갈래근을 재생하고 재건시키면 어깨뼈가 더 나은 정렬로 되돌아가는 데 도움이 된다.
수행 방법	1. 팔을 곧게 뻗고 손바닥이 아래를 향하게 하여 엎드린다. 2. 위팔두갈래근에 테니스 공을 놓고 통증 부위를 찾을수 있도록 몸의 위치를 잡는다. 3. 긴장을 완화시키기 위해 몸을 움직여 공을 통증 부위로 이동시킨다. 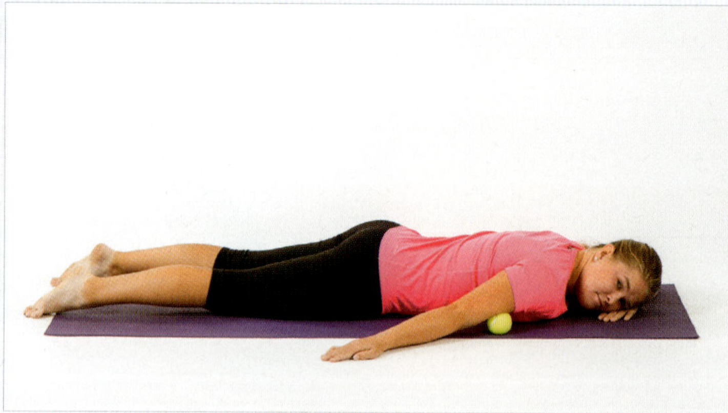
시간과 반복 횟수	각각의 통증 부위를 20~30초 동안 유지한다. 적어도 하루에 한 번 총 1~2분 동안 수행한다.
운동운동 팁	이 운동을 수행할 때 팔을 안쪽으로 부드럽게 회전시켜 위팔두갈래근 스트레칭과 이완이 동시게 진행될 수 있도록 한다.
주의 사항 조치	이 운동을 하는 동안 목이 불편하다면 머리를 반대쪽으로 돌리도록 한다.

부상주의 사항	위팔두갈래근 스트레칭을 수행한다.

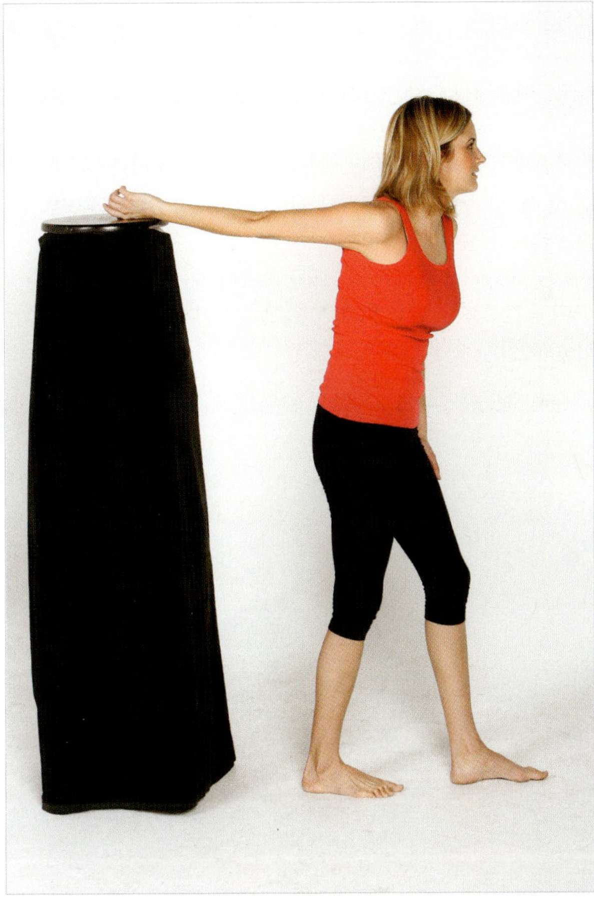

대체 운동	팔을 쭉 뻗은 상태에서 얼굴이 하늘 방향으로 향하게 누워 있는 동안 더 부드러운 테니스 공을 사용하거나 팔에 열을 가한다.

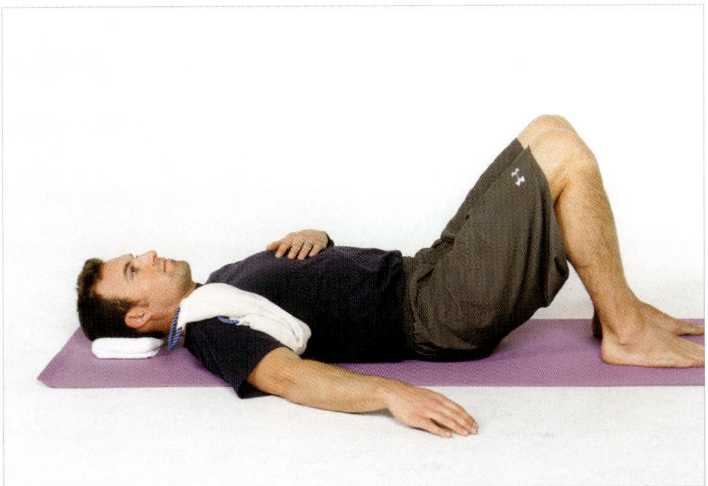

아래팔 마사지(Forearm massage)

해당 부위	등뼈와 팔이음뼈(견갑대, shoulder girdle)
불균형	안쪽돌림된 팔(Internally rotated arms)
교정 부위	아래팔 근육과 위팔두갈래근(상완이두근, biceps brachii) 닿는곳(insertion)
운동 효과	위팔과 아래팔의 제한은 어깨관절(glenohumeral joint)과 어깨 복합체(shoulder complex)의 기능에 영향을 줄 수 있다는 것이다. 이 운동은 위팔 근육과 근막을 풀어주고 재생시켜 팔과 어깨 전체가 더 효과적으로 움직일 수 있도록 한다.
수행 방법	1. 의자에 앉아서 한 팔을 복부에 가로질러 댄다; 다른 손의 엄지와 손가락을 사용하여 전완의 안쪽과 바깥쪽을 마사지 한다. 2. 통증이 있는 부위가 풀릴 때까지 일정한 압력을 가한 후 다음 부위로 이동한다. 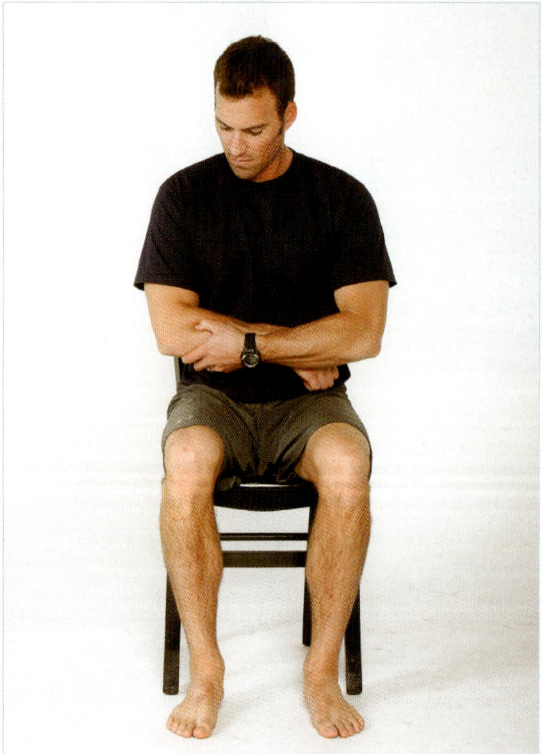
시간과 반복 횟수	통증 부위를 20~30초 동안 마사지 한다. 하루에 한 번 이상 총 2~3분 동안 수행한다.
운동운동 팁	정기적으로 컴퓨터나 아래팔을 사용하는 모든 사람(예, 테니스 선수, 골퍼 또는 무거운 중량을 들고 운동하는 사람)에게 훌륭한 운동이다.

추가 운동	책상 위에 테니스공이나 야구공을 놓고 공 위에 팔뚝의 균형을 맞춘 상태에서 운동을 수행한다. 손바닥을 벽에 대고 스트레칭 한다.

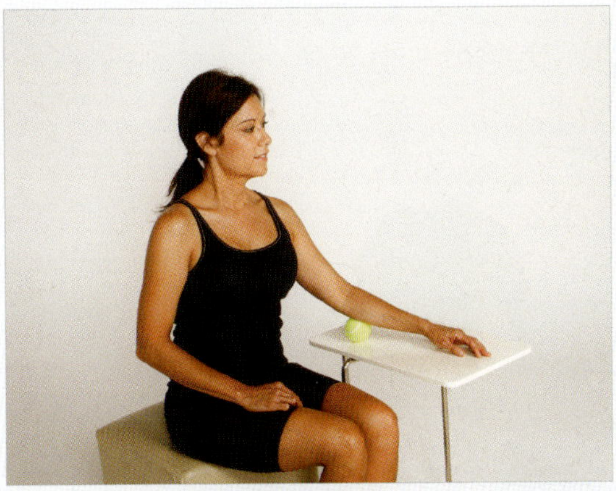

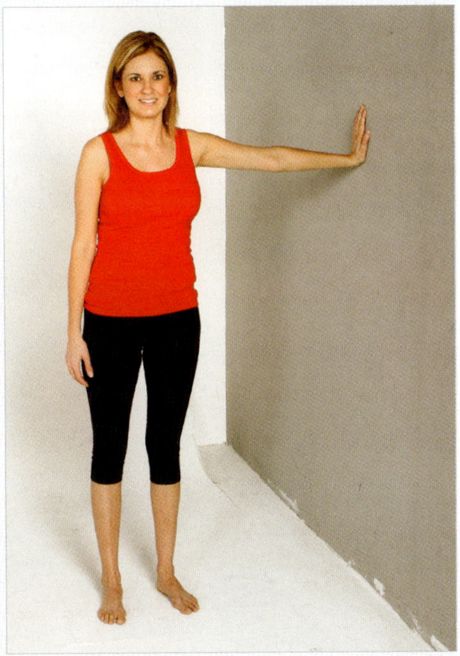

대체 운동	가열패드나 휴대용 마사지기를 사용하여 전완을 마사지 한다.

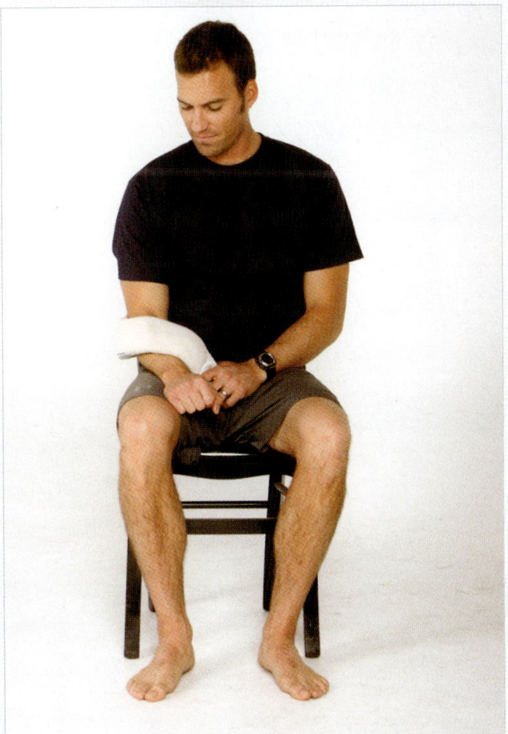

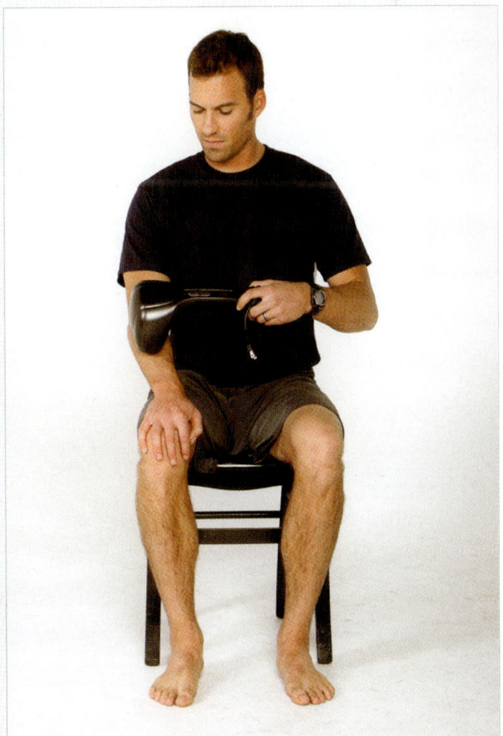

손 마사지(Hand massage)

해당 부위	등뼈와 팔이음뼈(견갑대, shoulder girdle)
불균형	안쪽돌림된 팔(Internally rotated arms), 길어진(늘어난) 팔이음뼈(protracted shoulder girdle)
교정 부위	손의 근육
운동 효과	손의 근육은 근막 사슬을 통해 어깨 복합체(shoulder complex)의 근육과 상호 연결되어 있다. 이 운동은 손목, 팔, 어깨가 제대로 기능할 수 있도록 손의 근육과 근막을 재생시키고 재건하는 데 도움이 된다.
수행 방법	엄지손가락의 바닥과 엄지와 검지 사이를 반대쪽 손의 손가락과 엄지손가락으로 마사지한다. 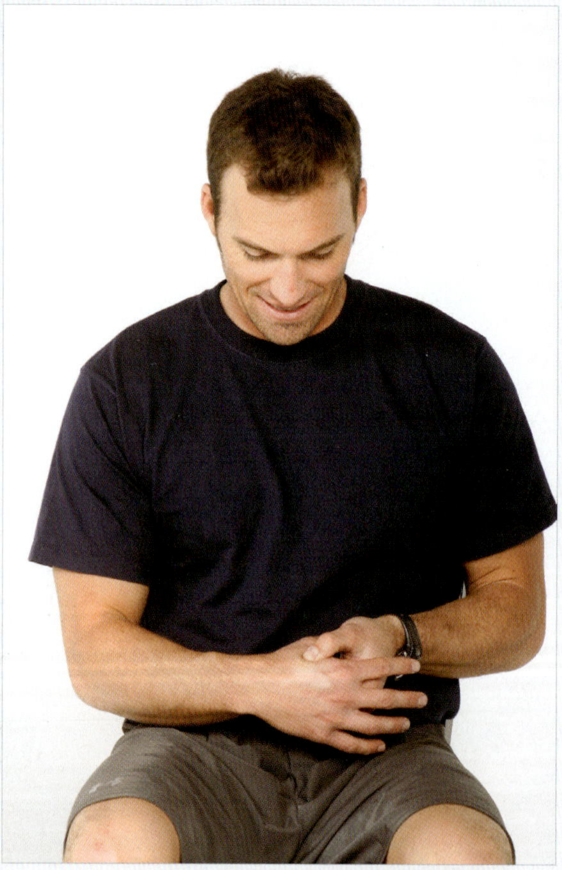
시간과 반복 횟수	Massage 통증 부위를 20~30초 동안 마사지한다. 하루에 한 번 이상 총 1~2분 동안 수행한다.
운동운동 팁	컴퓨터로 오랜 작업을 하거나 정원 가꾸기와 같은 취미에 참여하여 손을 많이 사용하는 사람들에게 훌륭한 셀프 마사지 기술이다.

부상주의 사항	아래팔 스트레칭(forearm stretch)이나 손바닥을 벽에 대고 스트레칭을 수행한다.

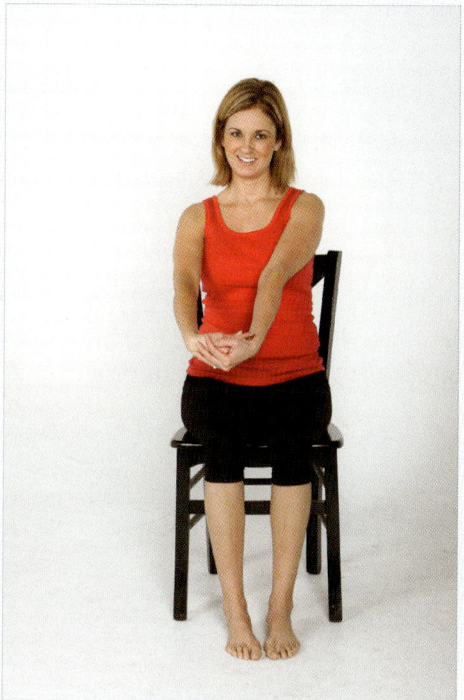

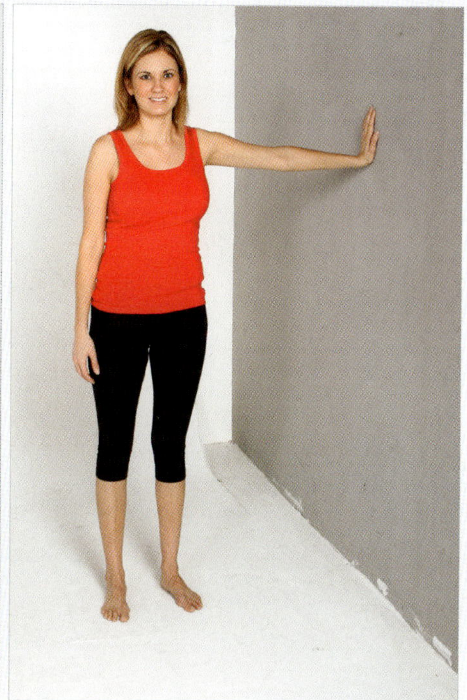

대체 운동	온열 패드를 사용

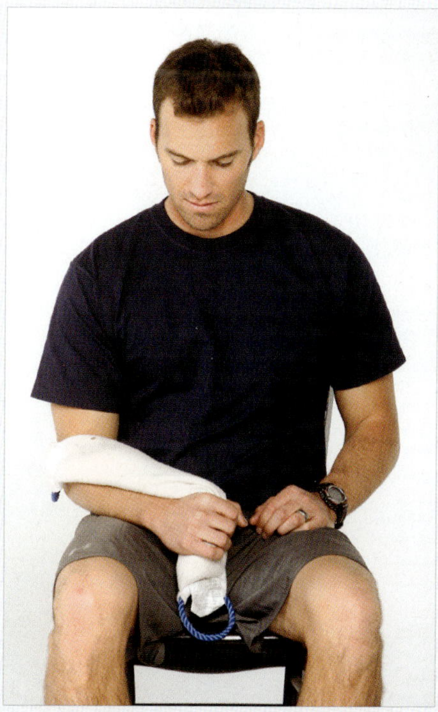

테라켄(Theracane)을 활용한 등세모근(승모근, trapezius) 마사지

해당 부위	등뼈와 팔이음뼈(견갑대, shoulder girdle), 목과 머리
불균형	어깨뼈 올림(Elevated scapula), 지나친 목척추앞굽음(경추전만, cervial lordosis)
교정 부위	등세모근의 위쪽 근섬유와 목과 머리의 폄근
운동 효과	어깨뼈가 올라가고 목과 머리를 펴는 근육은 지나친 목척추앞굽음과 어깨뼈 올림의 결과로 제한되고 팽팽해질 수 있다. 이 운동은 어깨뼈가 눌리고 머리와 목이 더 쉽게 구부러지도록 위쪽 등세모근과 목 폄근의 긴장을 풀어준다.
수행 방법	1. 의자에 앉아 세라켄(theracane)의 후크 끝을 어깨 위쪽(즉, 등세모근 위쪽)에 놓는다. 2. 세라켄의 손잡이를 아래로 당겨서 위쪽 등세모근에 압력을 가하여 등세모근과 목 폄근의 통증 부위에 압력을 가한다. 긴장된 부분을 완화시키기 위해 지속한다. 3. 세라켄의 갈고리 끝을 다른 통증 부위로 옮기로 압력을 가하고 긴장된 부분을 완화시키기 위해 유지시켜 준다. 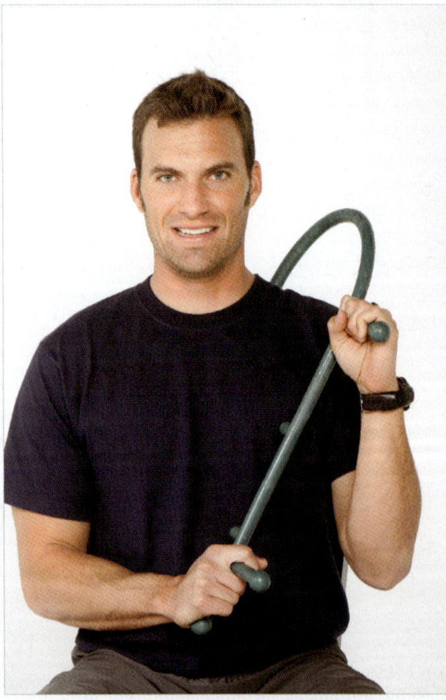
시간과 반복 횟수	각 통증 부위에 20~30초 동안 압력을 가한다. 하루에 한 번 이상 총 2~3분 동안 수행한다.
Precaution	일정한 압력을 가하되 세라켄을 강하게 움직이지는 않는다. 그렇지 않으면 장치가 미끄러지거나 목의 신경을 다칠 수 있다.

부상주의 사항	목을 옆으로 구부려 스트레칭을 추가하거나 스트레이트 암 풀다운을 수행한다.

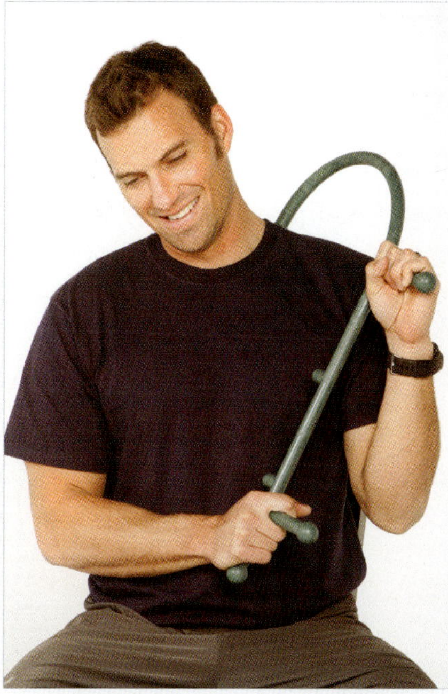

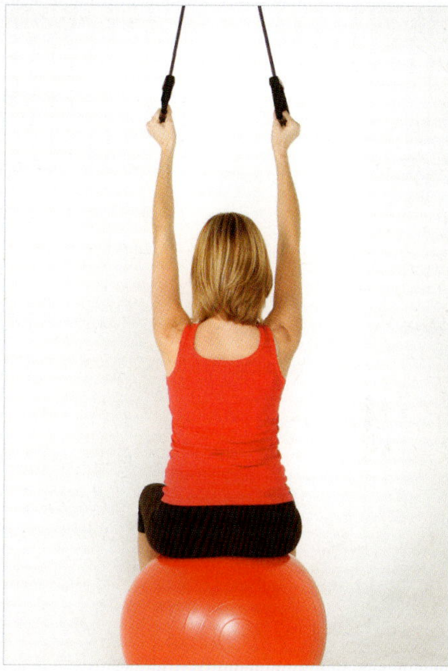

대체 운동	온열 패드를 사용

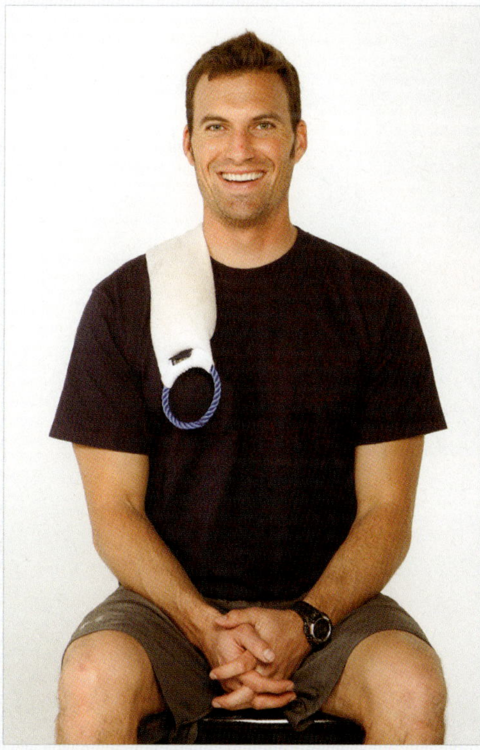

테라켄을 활용한 목 뒤 (Theracane back of neck) 마사지

해당 부위	등뼈와 팔이음뼈(견갑대, shoulder girdle), 목과 머리
불균형	지나친 목척추앞굽음(경추전만, cervial lordosis), 거북목(forward head)
교정 부위	목의 폄근(Neck extensors), 위등세모근(upper trapezius), 목의 근막
운동 효과	머리를 앞으로 내미는 자세(거북목 자세)와 지나친 목척추앞굽음증은 목 뒤쪽의 근육과 근막에 자극을 줄 수 있다. 이 운동은 목이 더 쉽게 굽혀지고 머리가 더 나은 정렬로 돌아갈 수 있도록 조직을 재건하고 재생하는데 도움이 된다. 또한 이 후의 강화 운동을 위해 이러한 근육을 준비하는데 도움이 된다.
수행 방법	1. 의자에 앉아 테라켄의 후크 끝을 목 뒤쪽에 놓는다. 2. 테라켄을 아래로 당겨서 압력을 가하여 통증 부위에 압력을 가하고 긴장된 부분을 완화시키기 위해 유지시켜 준다. 3. 테라켄의 갈고리 끝을 다른 통증 부위로 옮기고 압력을 가한다. 긴장된 부분을 완화시키기 위해 유지시켜 준다. 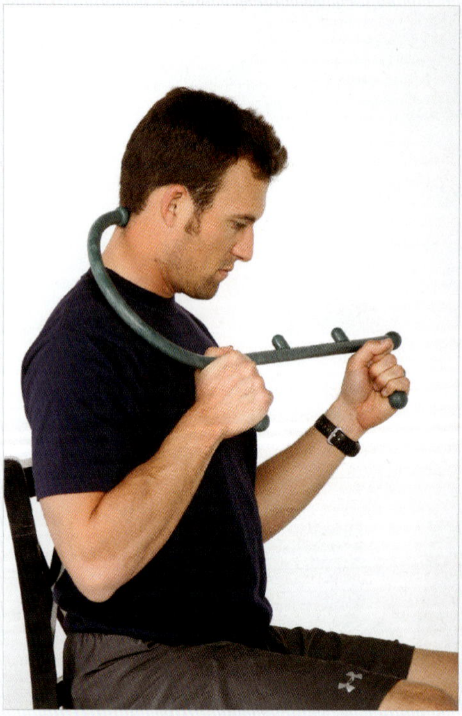
시간과 반복 횟수	각 통증 부위에 20~30초 동안 압력을 가한다. 하루에 한 번 이상 총 2~3분 동안 수행한다.
운동운동 팁	이 운동은 하루 종일 컴퓨터 화면을 보거나 텔레비전을 많이 시청하는 사람들에게 좋은 운동이다.

부상주의 사항	운동 실시 방법으로는 등을 대고 누워서 손으로 공을 잡고 목을 공 안으로 밀어 넣는다. 목 펌 스트레칭을 실시한다.

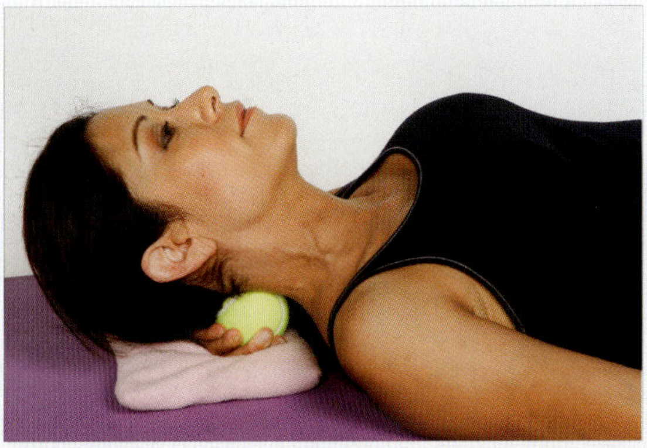

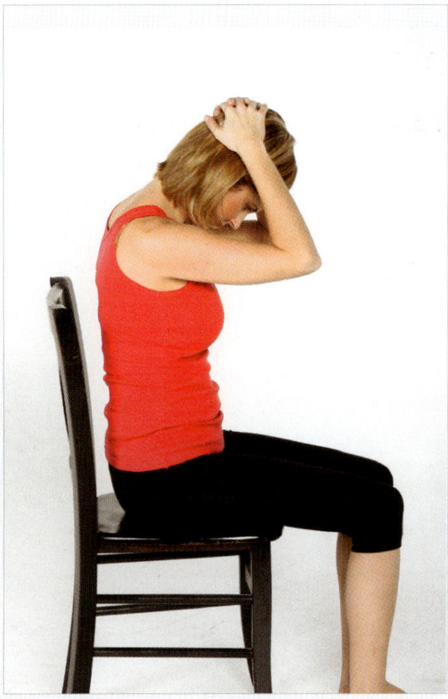

대체 운동	온열 패드를 사용

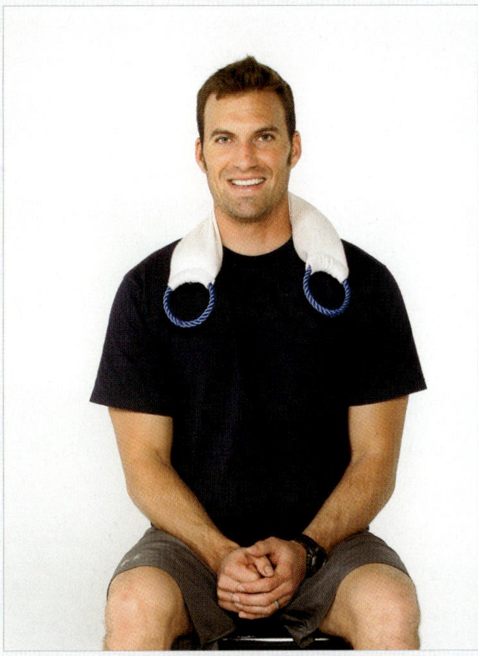

요점 정리

자가근막이완 기술은 스트레칭 및 강화 운동으로 넘어가기 전에 건강하지 못한 근육과 근막을 재건하고 재상하기 위해 고객 프로그램의 초기에 사용된다.

- 고객에게 특정 자가근막이완 기술을 소개할 때 고객이 그 운동을 수행하는 이유를 설명하고 스스로 타이트한 신체 부위를 탐색할 시간을 주는 것이 중요하다.
- 비실용적이거나 고가의 장비가 필요한 SMR 기술은 권장하지 않는다.
- 고객이 통증을 경험하거나 운동을 올바르게 수행할 수 없는 경우 SMR 기법으로 회귀한다.
- 고객이 더 이상 부위에 압통을 느끼지 않거나 스트레칭과 근력 강화를 진행하는데 필요한 가동 범위에 도달했다면 SMR 기술을 진행한다.
- There 자가근막이완 기법의 적용에는 여러 가지 중요한 금기 사항이 있다. 이 내용은 15장에 나열되어 있으며 이러한 기술을 고객의 교정 운동 프로그램에 도입하기 전에 주의 깊게 검토해야 한다.

자가 점검

각 고객의 특정 요구 사항에 따라 자가근막이완 운동을 선택하는 것이 중요하다. 이 자가 점검에서 설명된 고객 불균형 또는 상황을 고려하고 각 고객의 프로그램에 통합될 수 있는 세 가지 적절한 자가근막이완 기술을 식별한다. 운동 선택을 뒷받침하는 간단한 근거를 제공하고, 예제가 제공되어야 한다.

고객의 불균형 또는 상황	SMR 운동 선택
평가 결과 오른쪽 발이 과다엎침(과내전, overpronation)되어 있고 오른쪽 밖굽이 무릎(외반슬, valgus knee)과 오른쪽 무릎 통증이 있는 상황이다.	골프 볼 롤(roll)은 발 아래쪽의 구조를 재건하고 재생하여 고객이 프로그램 후반부에 강화 운동을 준비할 수 있도록 한다. 발등굽힘(dorsiflexion)을 증가시키는 종아리 마사지(과다엎침을 효과적으로 줄이고 무릎을 정렬하는데 도움). It 밴드의 폼 롤러는 다리와 무릎 측면의 구조를 풀어주고 적절한 근육 강화에 대비하여 걷기, 달리기와 같은 활동 시 무릎이 몸의 정중선을 향해 움직일 때 무릎을 감속하는데 도움이 된다.
평가 결과 골반 앞기울임(anterior pelvic tilt), 지나친 허리척추앞굽음(요추전만, lumbar lordosis) 및 요통이 있는 상황이다.	
평가 결과 안쪽돌림된 팔, 지나친 등척추뒤굽음(흉추후만, thoracic kyphosis), 어깨뼈 사이의 통증이 있는 상황이다.	

CHAPTER 20 Stretching Exercises 스트레칭

스트레칭운동은 자가근막이완 기술을 지속적으로 적용한 후 교정 운동 프로그램에 도입되었다(Clark and Lucett 2011; Price 2013; Price and Bratcher 2010). 기능 장애 연부조직 구조의 전반적인 상태가 자가근막이완 기술로 해결되면 고객의 근골격 불균형으로 인해 부정적인 영향을 받은 영역에서 운동 범위를 증가시키기 위해 스트레칭운동을 한다(Kovacs 2015; Price and Bratcher 2010).

근육 긴장, 보호 및 운동 제한은 만성 근골격 불균형이 있는 사람들에게 일반적이다. 스트레칭운동은 이러한 기능 장애 패턴을 극복하기 위해 고안되었지만 통증, 관절 염증 및 현재 부상의 감각이 모든 스트레칭 프로그램의 성공에 영향을 미칠 수 있다을 기억하는 것도 중요하다. 어떤 경우에는 스트레칭이 실제로 득보다 실이 더 많을 수 있다. 따라서 점진적으로 고립되고 부드러운 스트레칭운동을 도입하는 것이 중요하다. 고객의 감각과 신체 언어를 지속적으로 모니터링해야 하며 준비가 되었을 때만 고급 스트레칭운동으로 진행해야한다(Price and Bratcher 2010).

스트레칭운동 팁

고객에게 스트레칭 기술을 소개하는 과정을 촉진할 수 있는 많은 팁과 신호 전술(cueing tactics)이 있다. 다음은 고객을 교정 운동 프로그램의 스트레칭 부분으로 진행하기 위한 전략에 대한 간략한 요약이다.

- 근육과 움직임에 대한 지식을 사용하여 고객이 스트레칭을 올바르게 수행하도록 가르치고 스트레칭을 느껴야 하는 위치와 필요한 경우 기술을 조정하는 방법을 알려준다.
- 고객에게 특정 스트레칭을 하는 이유를 설명하고 그 운동의 이점을 교정이 필요한 근골격계 불균형과 연결하라.
- 스트레칭이 불편함을 일으키거나 고객이 운동을 제대로 수행하는 데 어려움을 겪을 경우 중단한다.
- 장비 요구 사항으로 인해 고객이 정기적으로 스트레칭을 수행하는 것이 비현실적이면 스트레칭운동을 되돌린다.

- 고객이 균형 보조기를 사용하거나 누워서 또는 앉아서 스트레칭을 수행하도록 하여 스트레칭운동을 퇴행시키거나 목표 부위에 적합한 SMR 기법으로 돌아간다.
- 균형 보조 기구를 제거하거나 서서 운동을 하거나 다른 신체 부위를 움직임에 통합하여 스트레칭을 진행한다.
- 고객이 숙달을 보여주고 강화 운동을 할 준비가 되었으면 스트레칭 프로그램을 진행하라.

상기할 것

이 장의 운동을 고객의 교정 운동 프로그램에 소개하기 전에 16장의 팁, 진행 및 퇴행에 대한 포괄적인 정보와 스트레칭운동을 사용하지 말아야 할 경우를 검토하라.

스트레칭운동의 종류

이 장에서 강조된 스트레칭운동은 자가근막이완과 강화 기술을 모두 포함하는 완전한 교정 운동 프로그램의 일부로 사용해야 한다. 이러한 스트레칭 기술은 체육관이나 개인 훈련 환경, 가정, 사무실 또는 여행 중에 쉽게 수행할 수 있도록 고안되었다. 필요한 장비는 최소한이며 대부분의 사람들이 쉽게 접근할 수 있다.

발과 발가락 스트레치(Foot and Toe Stretch)

신체 부위	발과 발목
불균형	과다엎침(과내전, overpronation) 및 발등굽힘(배측굴곡, dorsiflexion) 제한
목표 부위	발바닥 근막(Plantar fascia)과 발의 아래쪽에서 끝나는 아랫다리(lower leg)의 근육
운동 효과	과다엎침과 발등굽힘의 제한은 발목을 감싸고 발 아래쪽에서 끝나는 근육에 지속적으로 스트레스를 가하여 긴장되거나 제한된다. 발가락과 발 밑면을 스트레칭하면 발(및 발목)이 더 유연해져서 이러한 영역이 더 효과적으로 기능할 수 있다.
수행 방법	1. 맨발로 서서 한쪽 발을 앞으로 내밀고 발가락을 벽이나 반 폼 롤러로 밀어 올린다. 발의 볼과 발가락의 바닥이 바닥에 닿도록 유지하라. 2. 천천히 발과 발목을 앞뒤로 굴린다[즉, 엎침(회내, pronation)]. 3. 무릎과 발목을 벽쪽으로 천천히 구부려 발의 아래쪽을 늘린다. 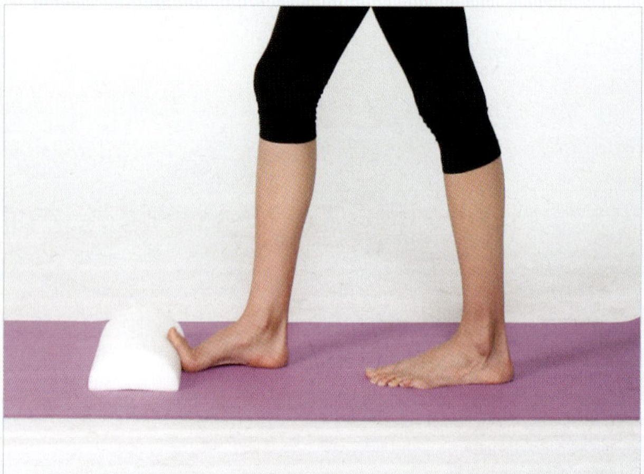
시간 및 반복 횟수	스트레칭을 10~15초 정도 유지했다가 떼었다가 반복한다. 적어도 하루에 한 번 두 발로 1~3회 주기를 수행하라.
운동 팁	벽을 사용하여 이 스트레칭을 수행할 때 벽에 손을 대고 엉덩이와 몸통을 똑바르고 직각으로 유지하는 데 도움이 된다.
주의 사항	발바닥이나 발목 앞쪽에 경련이나 불편함이 느껴지면 이완하거나 퇴행하거나 이 스트레칭을 중단하라.

추가 운동	스트레칭을 증가시키기 위해 무릎이 몸의 정중선 쪽으로 떨어지도록 하여 발을 더 내전한다. 이 진행을 수행할 때 엉덩이 높이를 유지하도록 노력하라.

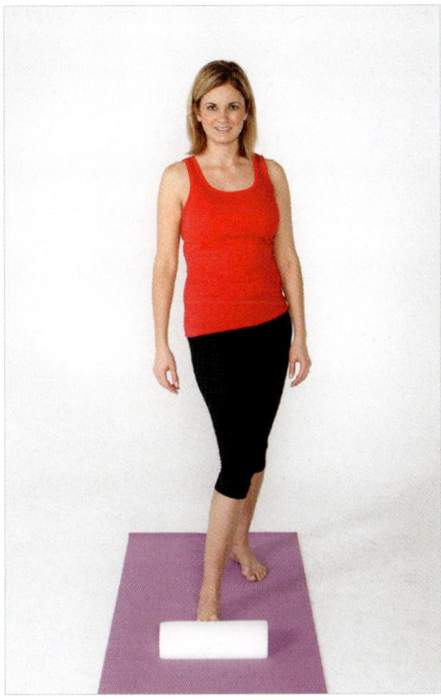

대체 운동	골프공 굴리기 또는 종아리 마사지를 수행하라.

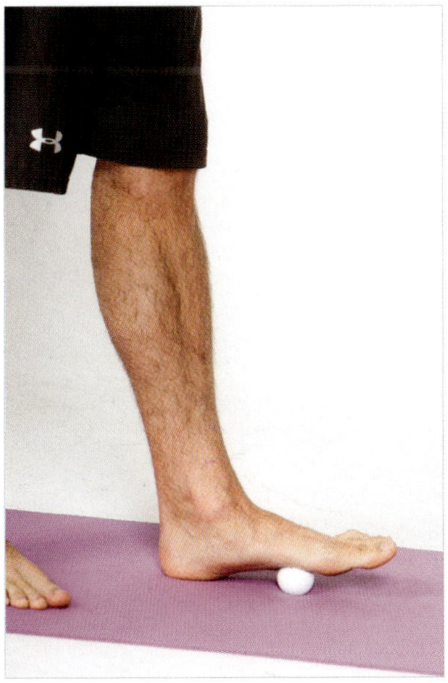

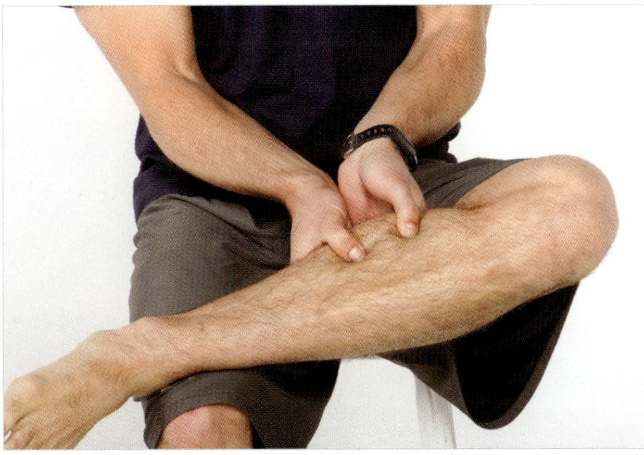

종아리 스트레치(Calf Stretch)

해당 부위	발과 발목
불균형	발등굽힘(배측굴곡, dorsiflexion) 제한과 과다엎침(과내전, overpronation)
교정 부위	장딴지근(비복근, gastrocnemius)과 가자미근(soleus); 또한 운동을 진행하기 위해 수축할 때 앞정강근(전경골근, tibialis anterior)을 활성화하고 강화한다.
운동 효과	발이 과다엎침되면 종아리 근육과 아킬레스건이 자극을 받아 효과적으로 기능하지 못할 수 있다. 이 스트레칭은 종아리 근육을 풀어주고 재정렬하여 발과 발목의 더 나은 발등굽힘을 허용하고 과다엎침을 방지하는 데 도움이 된다.
수행 방법	1. 엇갈린 자세(한 발은 앞으로, 한 발은 뒤로)로 두 발로 선다. 2. 필요한 경우 균형 보조 장치(예. 전면의 벽)에 손을 얹는다. 3. 골반을 왼쪽에서 오른쪽으로 정렬하고 아래로 밀어 넣는다(즉, 뒤쪽으로 회전). 4. 발의 아치를 올린 상태에서 부드럽게 앞으로 몸을 기울이고 두 발은 지면에 닿도록 한다. 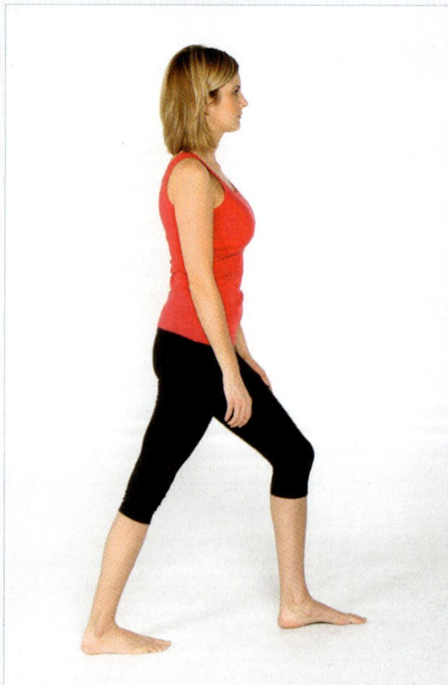

시간 및 반복 횟수	스트레칭을 20~30초 정도 유지했다가 풀었다가 반복한다. 적어도 하루에 한 번 이 사이클을 양쪽에 1~2회 수행한다.
운동 팁	뒤쪽 무릎에 약간의 구부린다.을 추가하여 이 스트레칭을 다양하게 할 수 있다. 이렇게 하면 가자미근이 늘어나다(무릎을 구부릴 때 발목의 발등굽힘을 증가시키는 데 도움이 된다).
추가 운동 상황	뒤쪽 다리의 앞쪽 경골 근육을 사용하여 발가락을 적극적으로 당기거나 BOSU 밸런스 트레이너와 같은 동적 표면에서 이 스트레칭을 수행하면서 뒤쪽 다리를 구부렸다 펴면서 움직임을 추가한다.
추가 운동	굴리는 동안 발가락을 당겨 발을 스트레칭 한다.

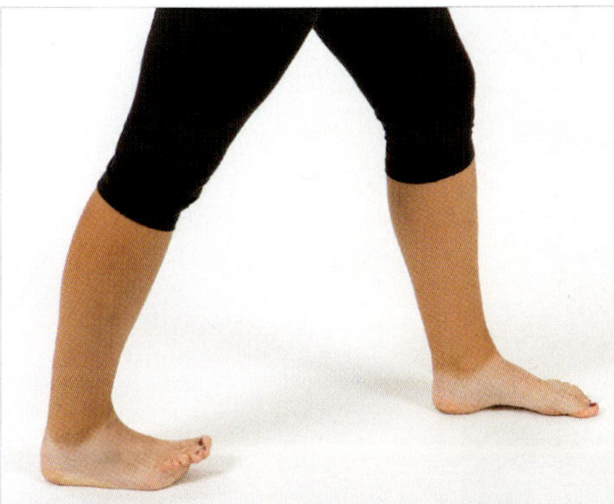

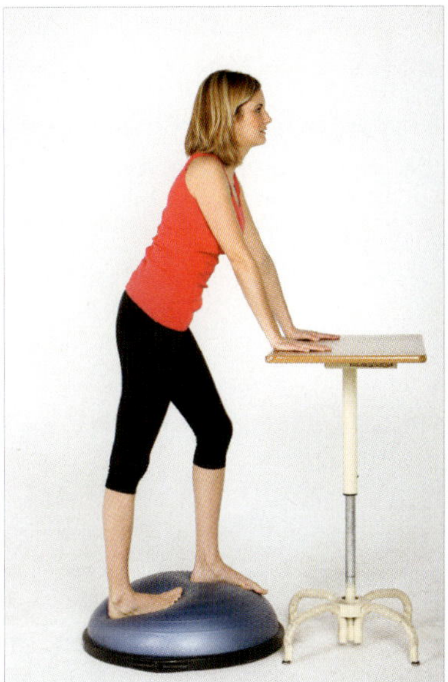

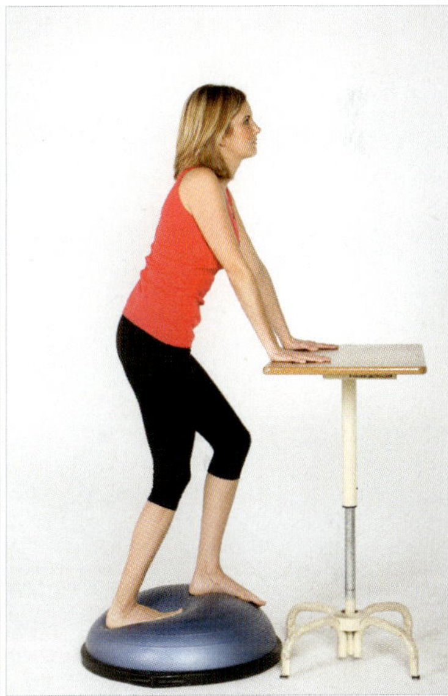

대체 운동	종아리마사지를 수행하라.

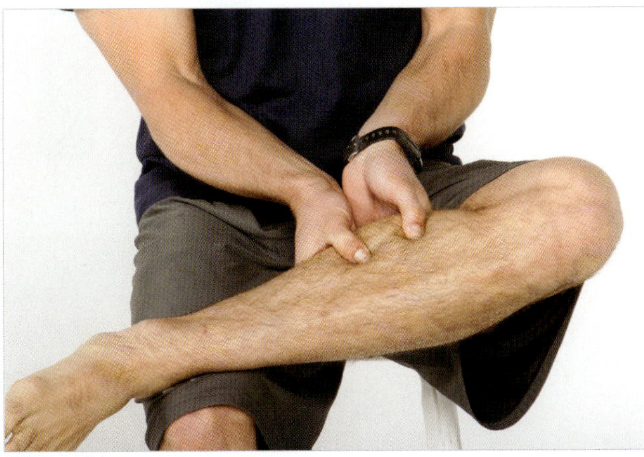

넙다리네갈래근 스트레치(Quadriceps Stretch)

신체 부위	무릎, 허리-골반 다리이음뼈(요추-골반 고관절대, lumbo-pelvic hip girdle)
불균형	골반 앞기울임(anterior pelvic tilt) 및 무릎의 주행(tracking) 문제
목표 부위	넙다리네갈래근(대퇴사두근, quadriceps)
운동 효과	넙다리네갈래근의 유연성을 높이면 많은 이점이 있다. 넙다리네갈래근이 유연하면(특히 골반 앞쪽에서 시작되는 넙다리곧은근) 골반이 뒤쪽으로 회전하고 엉덩이가 잘 펴질 수 있다. 또한 모든 넙다리네갈래근은 무릎에 붙어 있기 때문에 무릎뼈(kneecap)가 올바르게 주행(track)되도록 돕는 직접적인 역할을 한다.
수행 방법	1. 테이블이나 카운터와 같은 키가 큰 물체를 마주보고 서십시오. 몸을 안정시키기 위해 물체에 한 손을 놓는다. 2. 다른 손으로 발을 잡고 뒤꿈치를 엉덩이 쪽으로 당긴다. 3. 골반을 아래로 부드럽게 회전시키면서(즉, 뒤쪽으로 회전) 무릎을 뒤로 당기고 등 상부를 곧게 펴라. 4. 이 운동을 수행하는 동안 허리를 지나치게 구부리지 안는다. 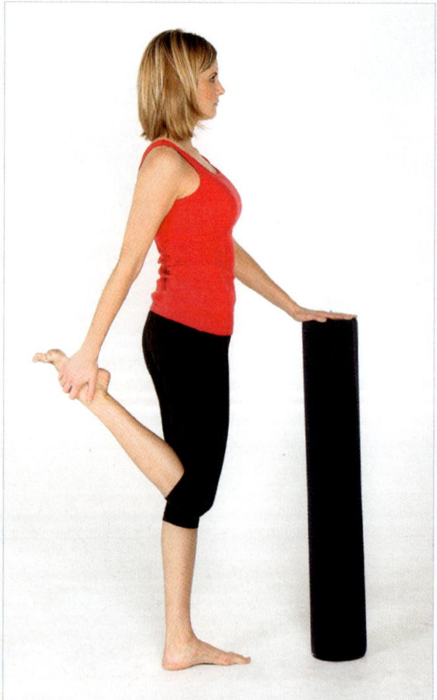
시간 및 반복 횟수	적어도 하루에 한 번 양쪽을 20~30초씩 스트레칭을 실시한다.
운동 팁	발이 닿지 않는 경우 스트레칭 중인 다리의 발 아래에 수건을 감싸고 엉덩이 쪽으로 수건을 당겨 허벅지가 스트레치되는 것을 느끼면 된다.

추가 운동	스트레칭 다리의 발목이나 발을 카운터나 벤치에 올려 놓는다. 필요한 경우 균형 보조 장치를 사용하라.

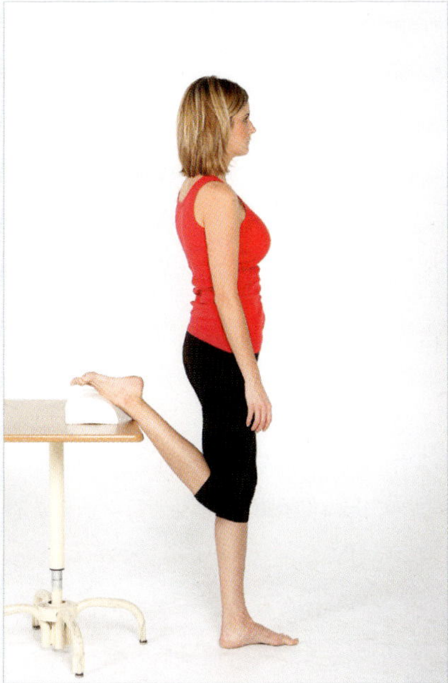

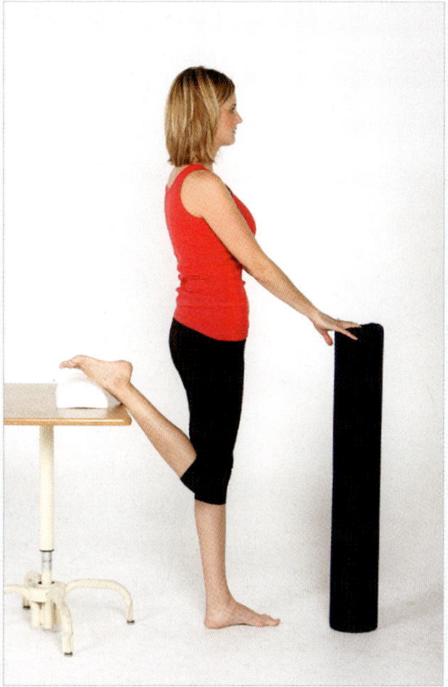

대체 운동	스트레칭을 돕기 위해 수건을 사용하고, 배나 옆으로 누워서 운동을 한다.

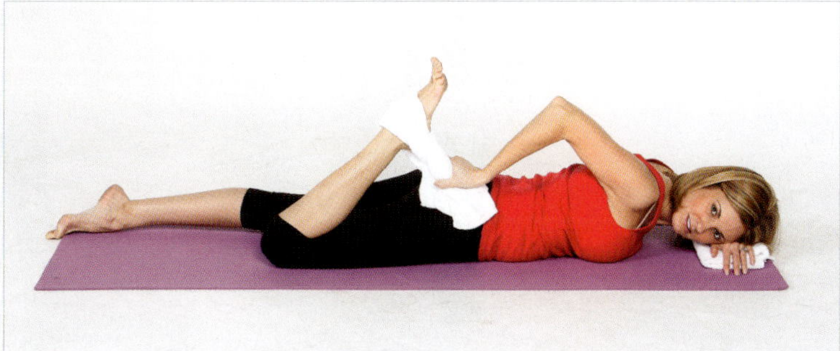

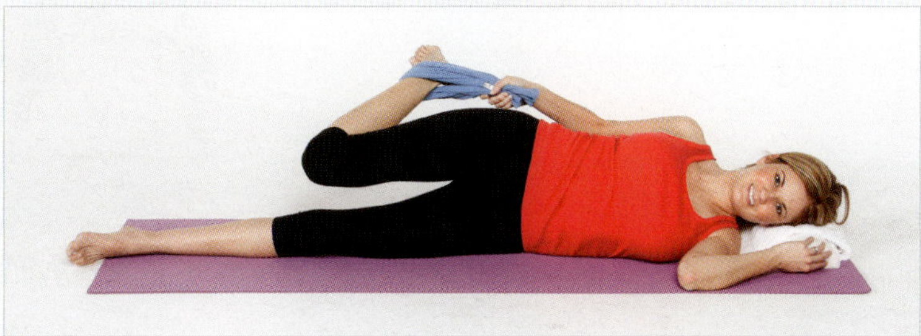

햄스트링 스트레치(Hamstring Stretch)

신체 부위	발과 발목, 무릎, 허리-골반 다리이음뼈(요추-골반 고관절대, lumbo-pelvic hip girdle)
불균형	과다엎침(과내전, overpronation), 밖굽이 무릎(외반슬, Valgus Knee), 골반 앞기울임(골반 전방경사, anterior pelvic tilt), 지나친 허리척추앞굽음(요추전만, lumbar lordosis)
목표 부위	햄스트링, 장딴지근(비복근, gastrocnemius), 엉덩관절 굽힘근(hip flexors); 운동이 진행되면 앞정강근(전경골근, tibialis anterior)과 넙다리네갈래근을 활성화하고 강화한다.
운동 효과	발이 과다엎침되면 다리와 무릎이 안쪽으로 회전하고 골반 앞쪽이 아래로 기울어진다. 이는 햄스트링이 골반을 안정화하고 다리의 지나친 돌림을 제어하기 위해 과로해야 하기 때문에 자극을 받을 수 있다. 햄스트링을 스트레칭하면 이러한 근육의 상태가 회복되고 발, 무릎, 허리-골반 다리이음뼈가 더 효과적으로 기능할 수 있다.
수행 방법	1. 오른쪽 다리를 벤치나 의자에 올려 놓고 다리를 곧게 펴고 두 발을 앞으로 정렬한다. 2. 오른발을 발등굽힘(배측굴곡, dorsiflexion) 하면서 골반의 오른쪽을 오른쪽 발에서 뒤로 당긴다. 3. 다리를 바꿔 왼쪽 다리로 반복한다. 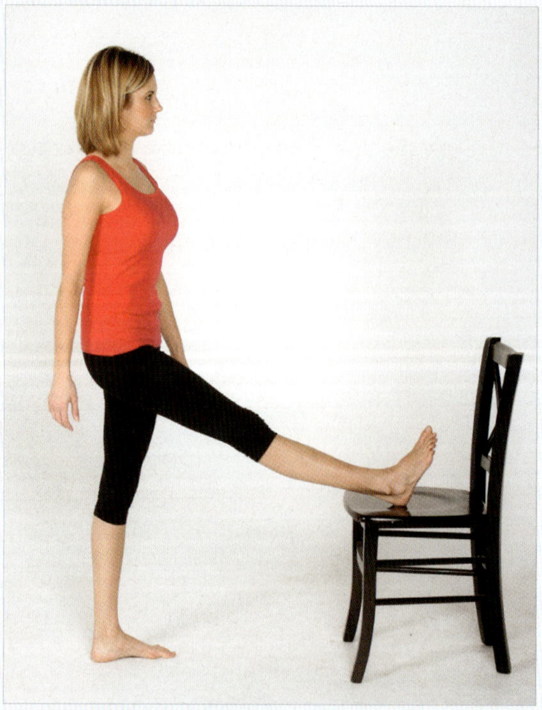
시간 및 반복 횟수	스트레칭을 20~30초 동안 유지하고 각 다리에 대해 적어도 하루에 한 번 2~3주기를 반복한다.
운동 팁	넙다리네갈래근은 햄스트링의 길항근이다. 이 스트레칭 동안 넙다리네갈래근을 등척성수축 (Isometric contraction)하면 햄스트링이 풀리는 데 도움이 된다.
주의	넙다리네갈래근을 활성화할 때 무릎을 과다폄(hyperextension)하지 말아야한다.

추가 운동	왼쪽 손을 오른쪽 무릎 위에 올려 상체를 오른쪽으로 돌리고 반대쪽 다리를 뻗을 때 그 반대도 실시한다.

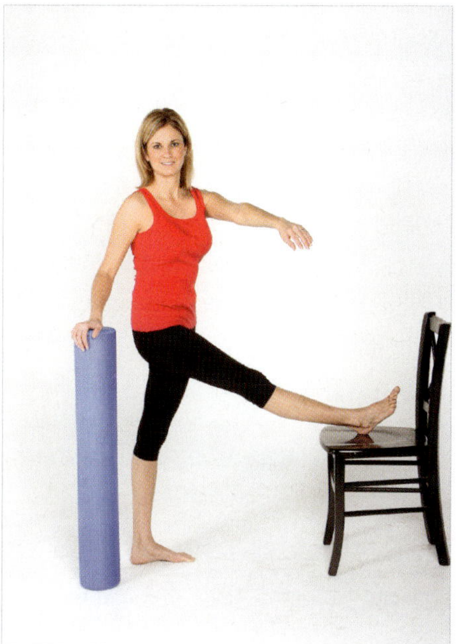

대체 운동	누워서 벽 모서리나 문틀에 발을 올려놓고 이 스트레칭을 한다. 효과를 극대화하려면 몸통을 회전한다.

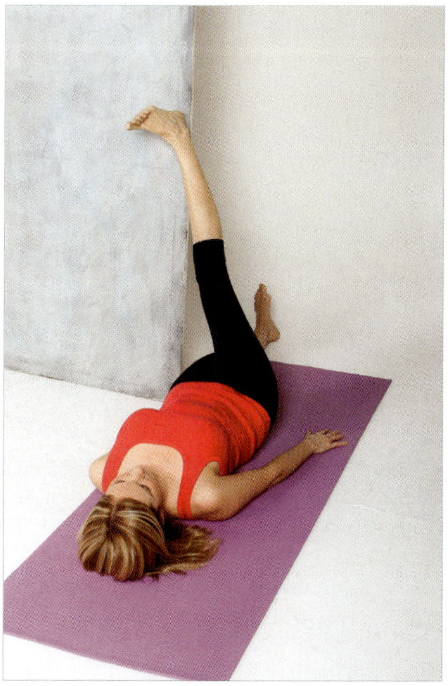

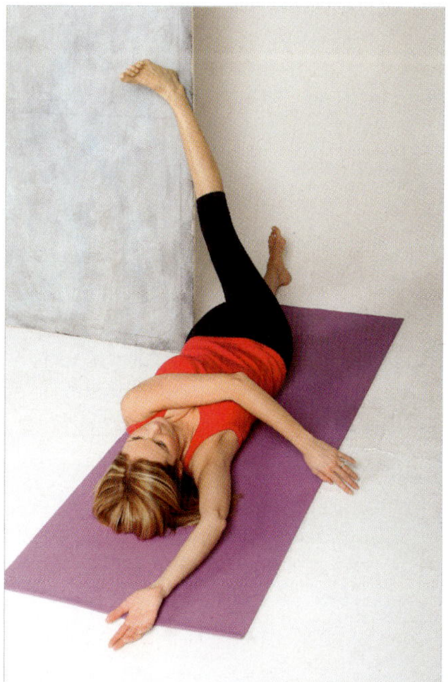

볼기근(둔근, Glute) 스트레치(Stretch)

신체 부위	허리–골반 다리이음뼈(요추–골반 고관절대, lumbo–pelvic hip girdle)
불균형	골반 앞기울임(골반 전방경사, anterior pelvic tilt), 지나친 허리척추앞굽음(요추전만, lumbar lordosis), 밖굽이 무릎(외반슬, Valgus Knee), 과다엎침(과내전, overpronation)
목표 부위	큰볼기근(대둔근, gluteus maximus), 그리고 덜하지만 다른 벌림근(외전근, abductor)과 엉덩관절 돌림근[예. 궁둥구멍근(이상근, piriformis)].
운동 효과	볼기근의 유연성을 개선하면 쪼그리고 앉는 것과 같은 움직임 동안 엉덩이 굽힘을 늦추는 데(slowing down) 도움이 되도록 편심적(eccentrically)으로 더 잘 작동할 수 있다. 이렇게 하면 골반이 앞쪽에서 너무 아래로 회전하는 것을 방지할 수 있고 허리가 너무 많이 구부러지는 것을 방지할 수 있다. 건강한 둔부 근육은 또한 다리의 안쪽돌림(internal rotation)을 늦추어 무릎의 정중선을 향한 움직임을 제어하고 밖굽이 무릎 위치와 과다엎침을 방지하는 데 도움이 된다.
수행 방법	1. 한쪽 다리를 앞으로 쭉 뻗고 바닥에 앉는다. 다른 쪽 다리를 무릎에서 구부리고 곧은 다리 위로 교차시킨다. 2. 엇갈린 발을 바닥에 평평하게 놓고 구부린 무릎을 가슴 쪽으로 부드럽게 당긴다. 3. 둔부가 바닥에 평평하게 펴진 상태를 유지하고 위로 올라가지 않도록 한다. 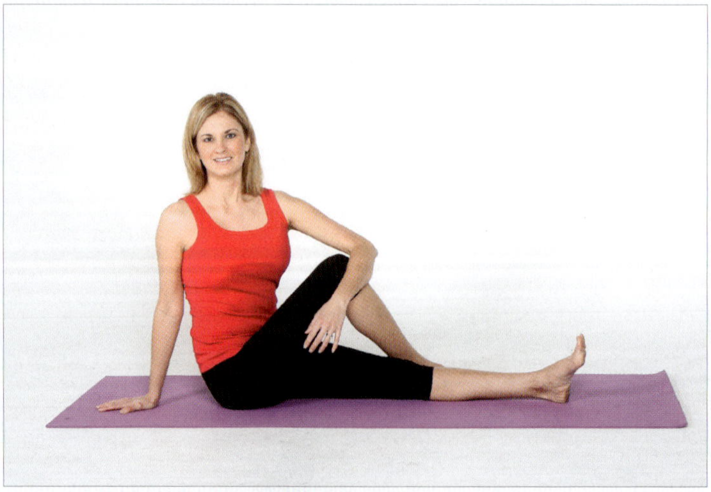
시간 및 반복 횟수	하루에 한 번 이상 양쪽을 20~30초씩 스트레칭을 실시한다.
운동 팁	효과를 최대화하려면 이 스트레칭을 수행하는 동안 몸통을 똑바로 세우고 어깨를 수평으로 유지하라.

추가 운동 상황	무릎을 당기면서 런지를 수행한다.

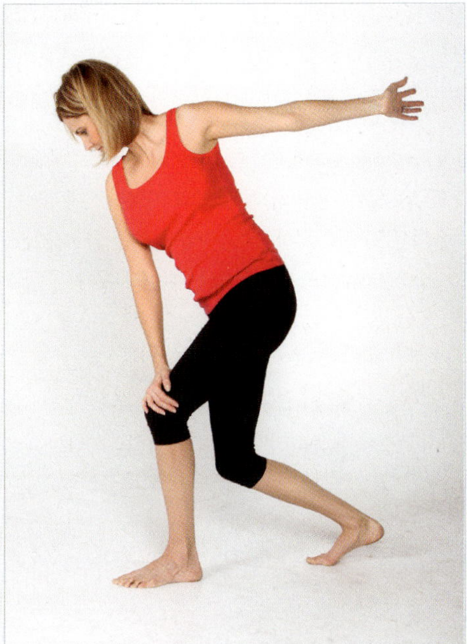

대체 운동	조리대나 벤치를 이용해 스트레칭 다리를 받쳐준다.

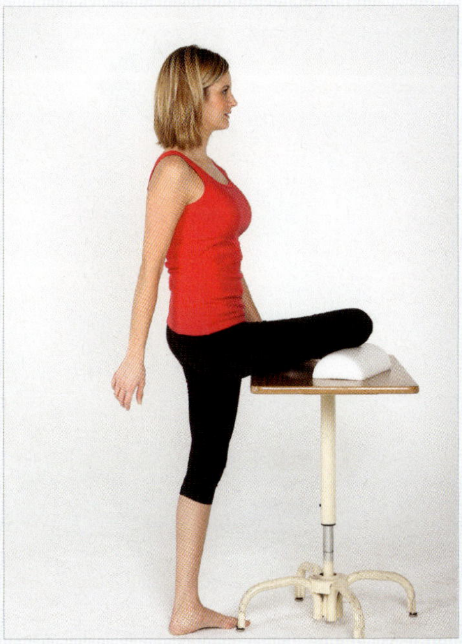

궁둥구멍근(이상근, Piriformis) 스트레치

해당 부위	허리-골반 다리이음뼈(요추-골반 고관절대, lumbo-pelvic hip girdle)
불균형	골반 앞기울임(골반 전방경사, anterior pelvic tilt), 밖굽이 무릎(외반슬, Valgus Knee)
교정 부위	궁둥구멍근(이상근, Piriformis)과 엉덩관절 돌림근(hip rotator)
운동 효과	발이 과다엎침(과내전, overpronation)된 사람들은 일반적으로 엉덩이가 약하다. 결과적으로 훨씬 더 작은 궁둥구멍근(및 기타 엉덩관절 돌림근)이 볼기의 기능을 인수하려고 할 수 있으며 결과적으로 자극을 받을 수 있다. 궁둥구멍근(및 기타 깊은 엉덩관절 돌림근)을 풀고 볼기근을 강화하면 전체 엉덩관절과 다리 복합체(hip and leg complex)의 기능을 개선하는 데 도움이 될 수 있다.
수행 방법	1. 바닥에 앉아 오른쪽 발목을 왼쪽 무릎 위에 올려 놓는다. 2. 골반의 오른쪽이 오른쪽 어깨에서 떨어지도록 한다. 3. 궁둥구멍근과 다른 엉덩관절 돌림근의 이완을 돕기 위해 스트레칭을 유지한다. 4. 다른 쪽 다리도 반복한다. 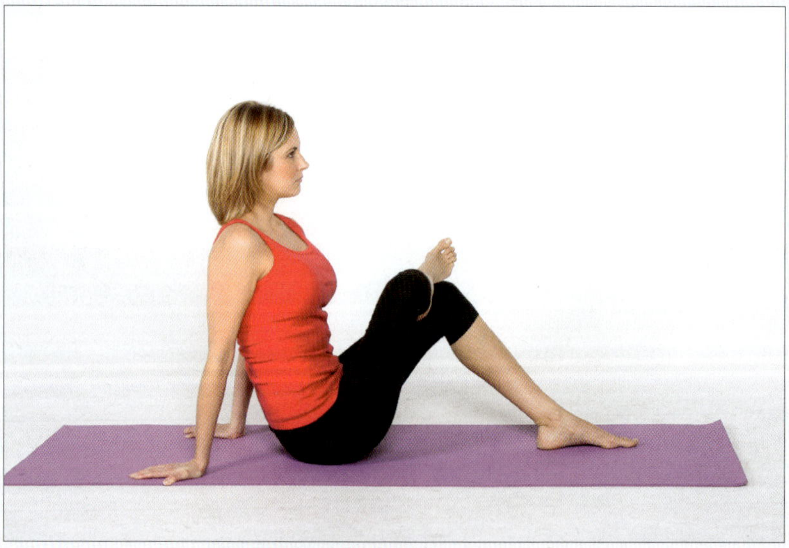
지속 시간 및 반복 횟수	스트레칭을 하루에 한 번 이상 20~30초 동안 유지한다.
운동 팁	궁둥신경(좌골신경, sciatic nerve)은 궁둥구멍근의 위, 아래 또는 통과한다(개인에 따라 다름). 자극받은 궁둥구멍근이 종종 원인이 된다.
주의	사타구니 부위에 불편함이 느껴지면 이 스트레칭을 완화하거나 중단하라.

추가 운동	피벗(pivot)을 수행한다.

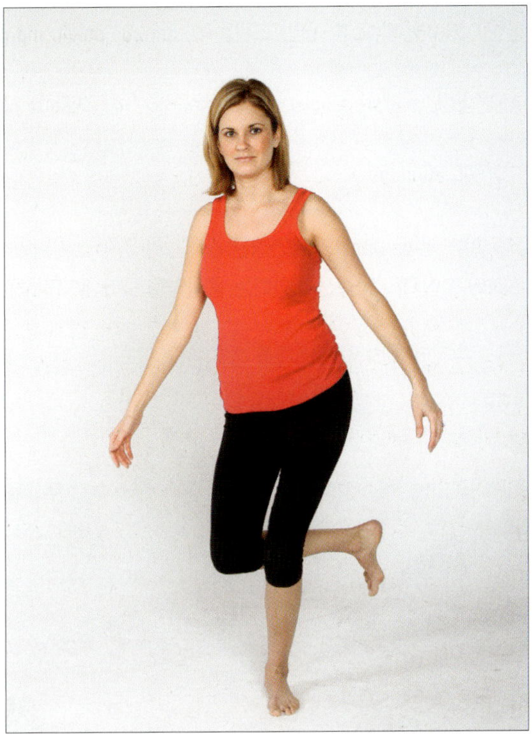

대체 운동	테니스 공을 사용하여 엉덩이를 마사지하거나 누워서 운동을 실시한다.

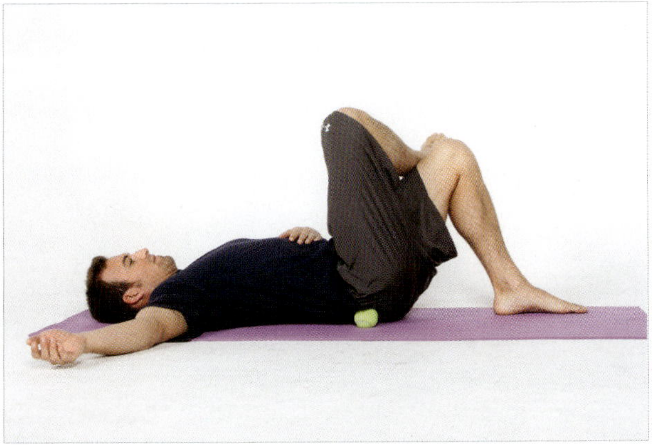

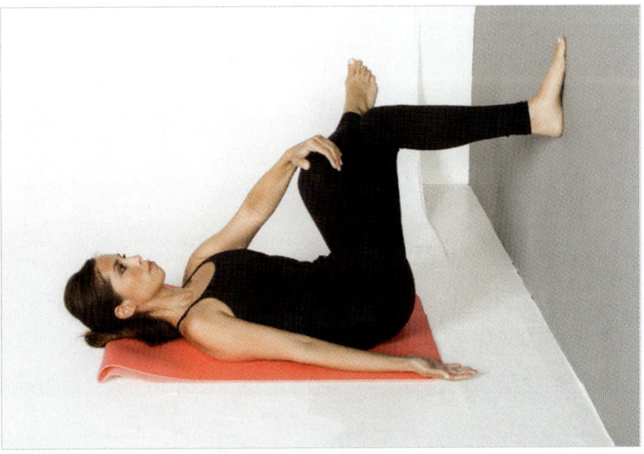

벌림근(외전근, Abductor) 스트레치

해당 부위	허리-골반 다리이음뼈(요추-골반 고관절대, lumbo-pelvic hip girdle)
불균형	과다엎침(과내전, overpronation), 밖굽이 무릎(외반슬, Valgus Knee)
교정 부위	벌림근(외전근, Abductor)
운동 효과	이 운동은 벌림근(abductor)의 유연성을 증가시켜 런지나 걷기와 같은 체중 부하 활동 중에 넙다리뼈(대퇴골, femur)가 신체의 정중선을 향하는 움직임을 보다 효과적으로 제어할 수 있도록 도와준다.
수행 방법	1. 무릎을 구부리고 머리 밑에 베개를 대고 등을 대고 눕는다. 2. 한쪽 무릎이 몸의 정중선을 향하여 떨어지도록 하고 그 쪽의 골반(pelvis)이 과도하게 움직이지 않도록 한다. 3. 반대쪽 다리의 발목을 정중선을 향하는 무릎 위에 놓고 무릎을 부드럽게 아래로 눌러 스트레칭을 증가시킨다. 4. 스트레칭하는 동안 골반을 수평으로 유지하고 바닥에 평평하게 유지한다. 5. 반대쪽도 반복한다. 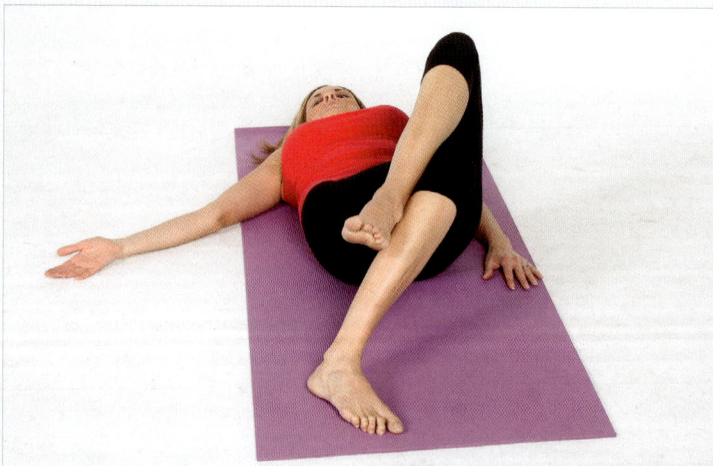
시간 및 반복 횟수	하루에 한 번 이상 양쪽을 20~30초씩 스트레칭을 실시한다.
운동 팁	무릎을 정중선 쪽으로 이동하면서 엉덩이 뒤쪽이 바닥에 눌린 상태를 유지해야 한다. 이 스트레칭은 다리와 엉덩이의 바깥쪽에서 느껴져야 한다.
주의 사항	사타구니나 허리에 통증이 느껴지면 스트레칭을 뒤로 하거나 중단하라.

추가 운동	머리 위로 뻗어 있는 쪽의 팔을 올리거나 사이드 리치(Side Reach)로 런지를 수행한다.

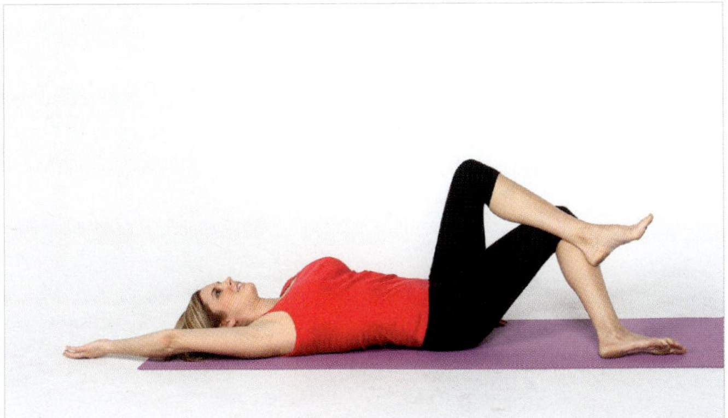

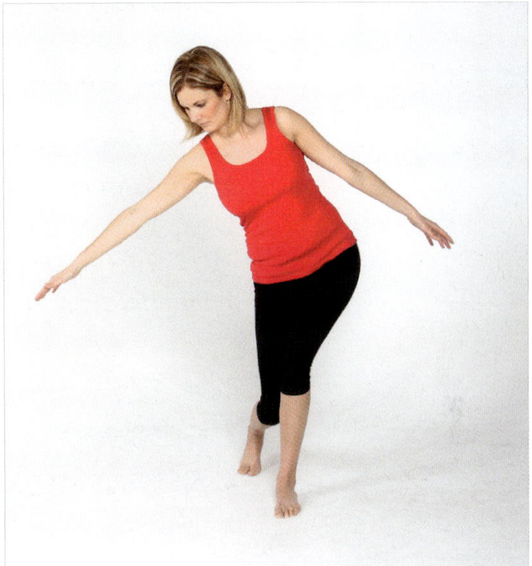

대체 운동	엉덩이의 테니스 공 쪽 또는 폼 롤러 IT 밴드를 수행한다.

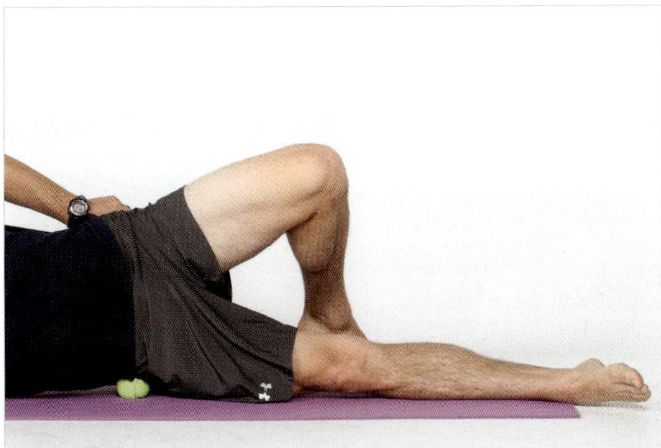

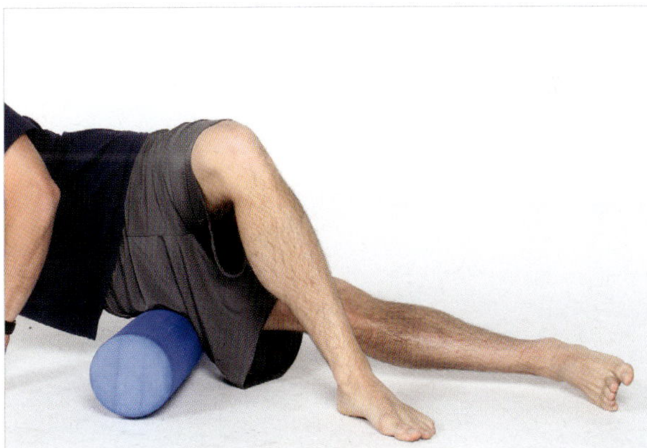

모음근(내전근, adductor) 스트레치

해당 부위	허리-골반 다리이음뼈(요추-골반 고관절대, lumbo-pelvic hip girdle)
불균형	밖굽이 무릎(외반슬, Valgus Knee), 지나친 허리척추앞굽음(요추전만, lumbar lordosis)
교정 부위	모음근(내전근, adductor)
운동 효과	이 운동은 모음근의 유연성을 증가시켜 체중 부하 활동 중에 다리와 엉덩이가 펴질 때(지나친 허리척추앞굽음증을 방지하는 데 도움이 된다) 움직임을 제어하고 발이 지면과 접촉할 때 다리가 안쪽돌림할 때(밖굽이 무릎 위치를 방지하는 데 도움이 된다).
수행 방법	1. 바닥에 앉아 왼쪽 다리를 곧게 펴고 몸의 정중선에서 멀어지게[벌림(abducted)] 왼발을 발등굽힘한다. 2. 오른쪽 무릎을 구부리고 오른쪽 발바닥을 왼쪽 무릎 안쪽 옆에 놓는다. 3. 똑바로 앉고 척추를 옆으로 굽히지 않는다. 4. 반대쪽도 반복한다. 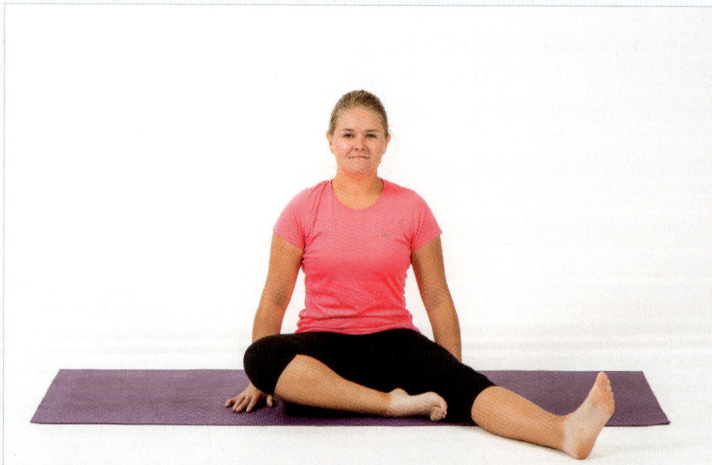
시간 및 반복 횟수	하루에 한 번 이상 양쪽을 20~30초씩 스트레칭을 실시한다.
운동 팁	좌골(sit bones) [궁둥뼈결절(좌골결절, ischial tuberosities)]이 바닥에 닿는 것을 느끼고 스트레칭을 수행하는 동안에도 압력을 유지한다. 이것은 골반을 올바른 위치에 유지하는 데 도움이 된다.
주의 사항	무릎에 통증이 느껴지면 곧게 펴진 다리를 무릎을 곧게 편 상태로 유지할 수 있을 때까지 약간 구부린다.

추가 운동	엉덩이를 앞으로 구부리고 반대쪽 손을 뻗은 다리 쪽으로 뻗거나 회전과 함께 사이드 런지를 수행한다.

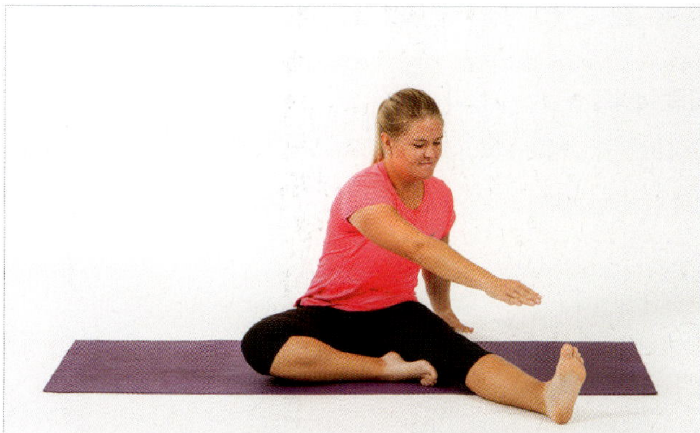

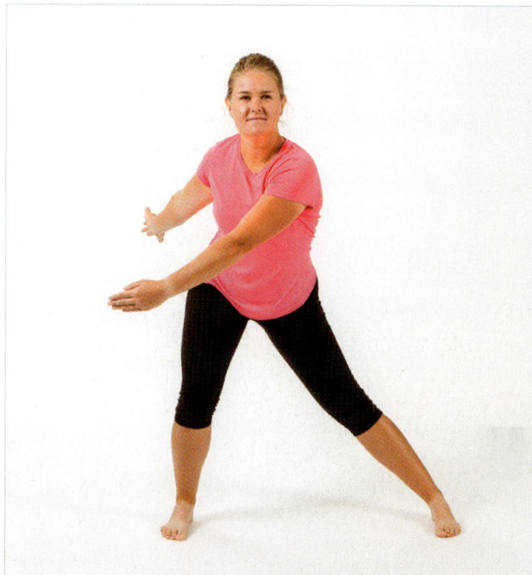

대체 운동	허벅지 안쪽의 폼 롤러.

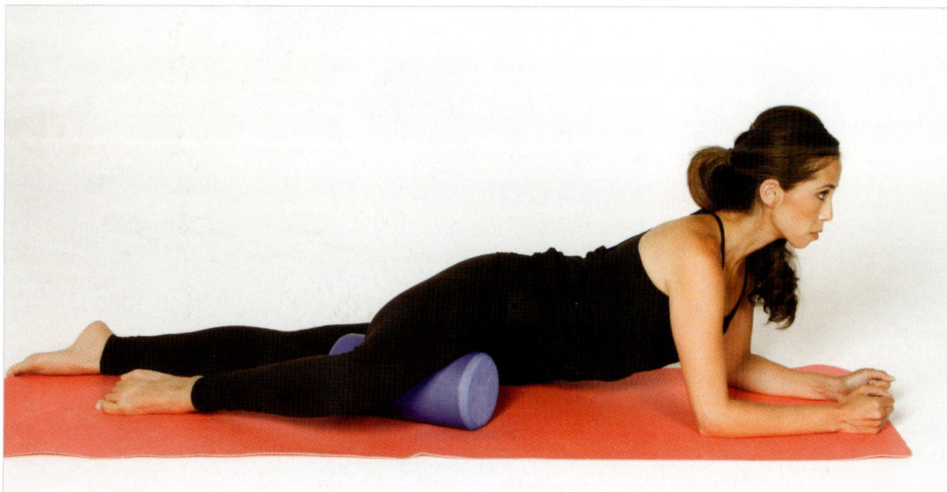

허리(Lower Back) 스트레치

해당 부위	허리-골반 다리이음뼈(요추-골반 고관절대, lumbo-pelvic hip girdle)
불균형	지나친 허리척추앞굽음(요추전만, lumbar lordosis) 및 골반 앞기울임(anterior pelvic tilt)
교정 부위	허리뼈 척추세움근(요추기립근, Erector spinae); 또한 스트레칭을 돕기 위해 수축할 때 배를 활성화한다.
운동 효과	허리세움근(lumbar erectors)을 풀면 골반이 뒤쪽으로 회전하고 허리가 효과적으로 굽혀진다.
수행 방법	1. 무릎을 굽히고 발을 앞으로 내밀고 바닥에 앉는다. 2. 무릎 뒤쪽을 잡고 골반을 뒤쪽으로 기울이고 앞으로 기울이면서 허리를 둥글게 만든다. 3. 스트레칭은 허리 근육에서 느껴져야 한다. 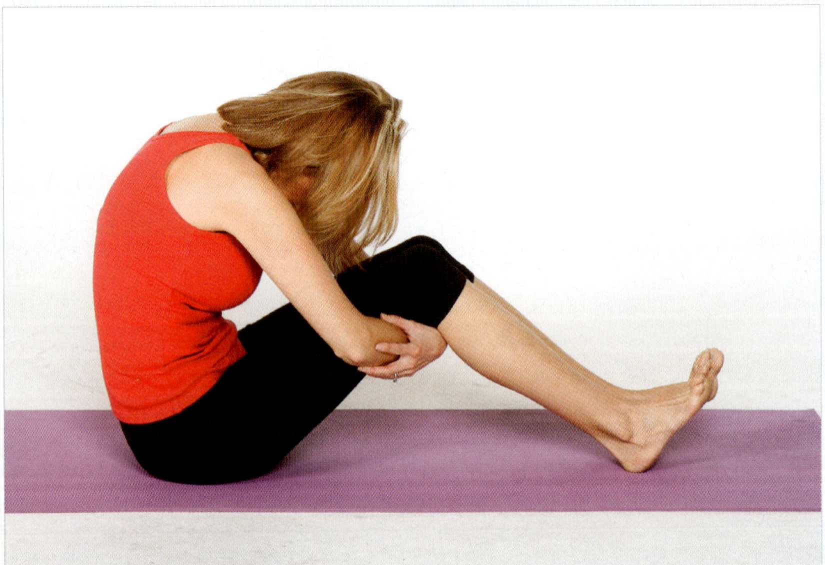
지속 시간 및 반복	15~20초 동안 스트레칭을 유지한다. 적어도 하루에 한 번 2~3주기를 반복한다.
운동 팁	배를 활성화하여 골반을 뒤쪽으로 기울이고 허리를 구부리는 데 도움을 준다.
주의 사항	요통이 있는 사람은 이 스트레칭을 매우 부드럽게 수행해야 하며 충분히 워밍업된 후에 실시해야한다. 통증이 느껴지면 즉시 중단해야 한다.

추가 운동	이 운동은 발끝을 향해 앞으로 구부려 서서 수행한다.

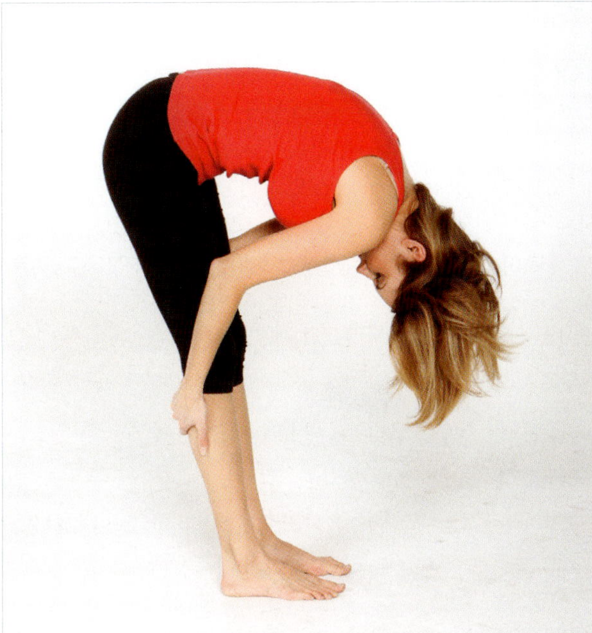

대체 운동	무릎을 가슴 쪽으로 끌어안고 누운 자세에서 운동을 수행한다.

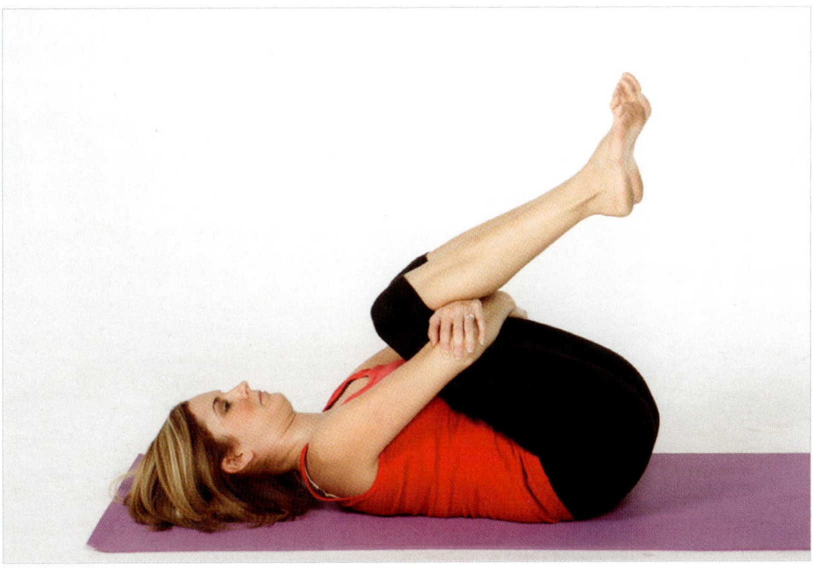

라잉 로테이션 스트레치(Lying Rotation Stretch)

해당 부위	허리-골반 다리이음뼈(요추-골반 고관절대, lumbo-pelvic hip girdle)
불균형	지나친 허리척추앞굽음(요추전만, lumbar lordosis) 및 등척추뒤굽음(흉추후만, thoracic kyphosis)
목표 부위	배속빗근(내복사근, Internal obliques), 배바깥빗근(외복사근, External obliques), 두갈래근(이두근, biceps) 및 가슴근(흉근, pectoralis)
운동 효과	이 운동은 빗근(oblique muscles)의 유연성을 증가시켜 몸통과 척추돌림을 개선하는 데 도움이 된다. 충분한 체간 회전은 걷기, 골프공 치기, 달리기, 프리스비 던지기 등의 동작 중에 척추가 올바르게 회전하도록 하여 지나친 허리척추앞굽음과 지나친 등척추뒤굽음을 예방하는 데 도움이 된다.
수행 방법	1. 등을 대고 누워 무릎을 구부리고 배 위로 들어 올린다. 2. 무릎 사이에 폼 롤러나 베개를 놓아 허리의 불편함을 최소화한다. 3. 어깨뼈, 팔, 오른손 손바닥을 바닥에 평평하게 유지하면서 무릎을 몸의 왼쪽으로 떨어뜨린다. 4. 머리를 다리 방향으로 돌린다. 5. 엉덩이를 90도로 굽힌 상태를 유지하고 허리가 아치형이 되지 않도록 한다. 6. 반대쪽도 스트레칭을 반복한다. 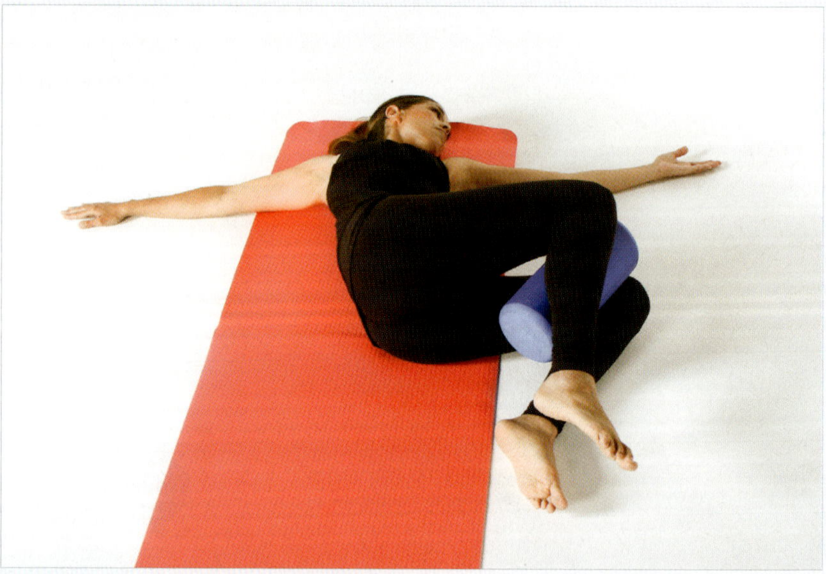
지속 시간 및 반복	15~20초 동안 스트레칭을 유지한다. 적어도 하루에 한 번 2~3주기를 반복하라.
운동 팁	골반을 기울인 상태로 유지하고 이 스트레칭 동안 고객이 호흡을 이완하도록 격려하라.
주의	허리에 통증이 느껴지면 다리 사이의 지지대 두께를 늘리면 통증이 경감된다. 어깨나 가슴에 통증이 느껴지면 두 손바닥을 위로 들어 올린다.

추가 운동	다리 사이에 있는 폼 롤러나 베개를 제거하거나 벽 회전 스트레칭을 한다.

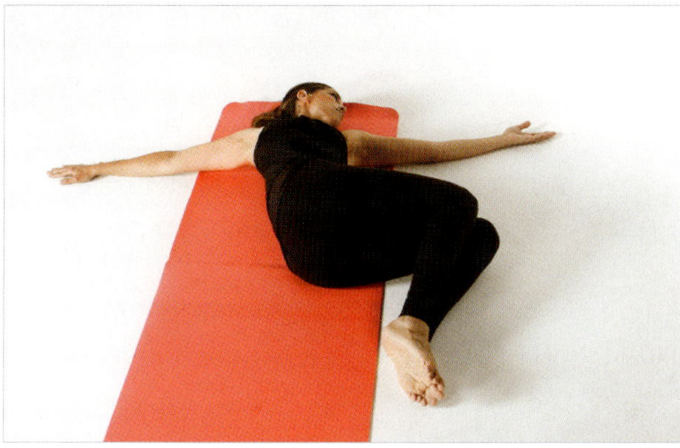
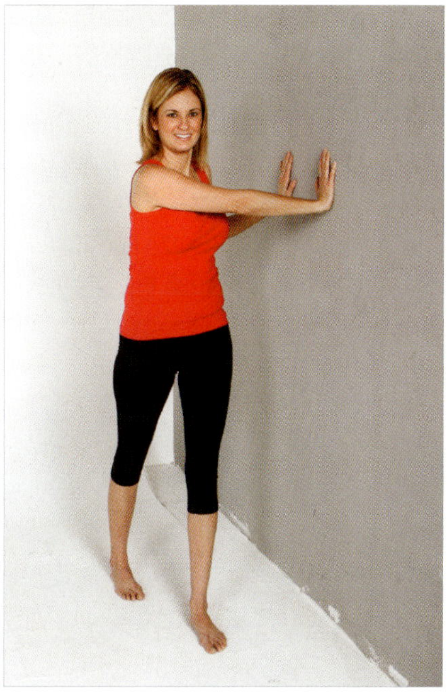

대체 운동	폼 롤러로 등뼈 또는 복부 마사지를 수행한다.

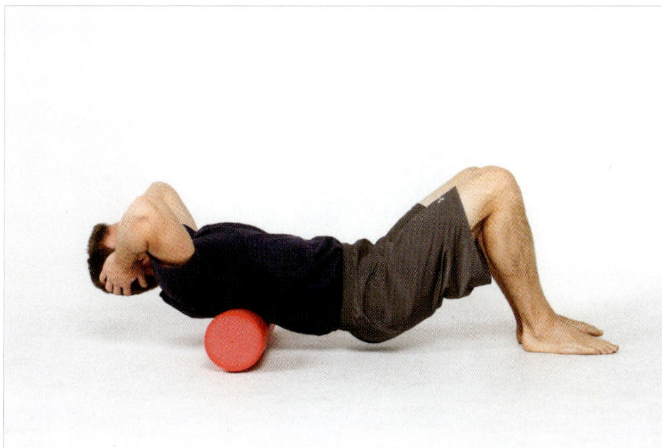
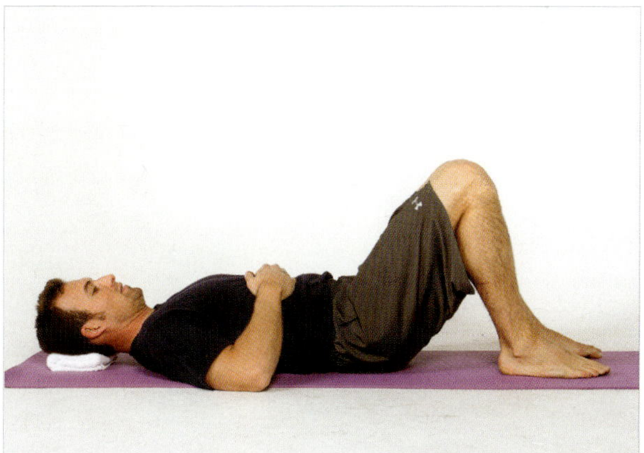

엉덩관절 굽힘근(고관절 굴곡근, hip flexor) 스트레칭 정중면(시상면, sagital)

신체 부위	허리-골반 다리이음뼈(요추-골반 고관절대, lumbo-pelvic hip girdle
불균형	골반 앞기울임(골반 전방경사, anterior pelvic tilt), 지나친 허리척추앞굽음(요추전만, lumbar lordosis)
교정 부위	엉덩관절 굽힘근(고관절 굴곡근, hip flexor)을 스트레칭을 하는 동안 큰볼기근(대둔근, gluteus meximus]) 배 근육(복근, abdominals)이 등척성 수축을 하면서 활성화 및 강화한다.
운동 효과	타이트하거나 움직임이 제한된 엉덩관절 굽힘근을 스트레칭하면 허리뼈가 더 쉽게 굽힘 할 수 있어 과도한 허리뼈 앞굽음을 줄일 수 있다. 이 방법으로 골반이 후방 회전할 수 있게 도와주고 골반 앞기울임 교정 이 가능하다.
수행 방법	1. 왼발을 앞에 두고 오른쪽 무릎을 꿇는다; 엉덩이와 배를 사용해서 골반을 아래쪽으로 말아 넣어준다. 2. 엉덩이를 앞에서 뒤로 똑바로 정렬한 다음 오른쪽 엉덩이를 옆에서 봤을 때 안쪽으로 말아 넣어준다(골반과 엉덩이의 올바른 정렬을 유지하기 위해) 스트레칭 시 엉덩이 앞쪽(오른쪽 다리 위)에서 스트레칭 되는 느낌 3. 반대쪽에서도 반복해서 스트레칭 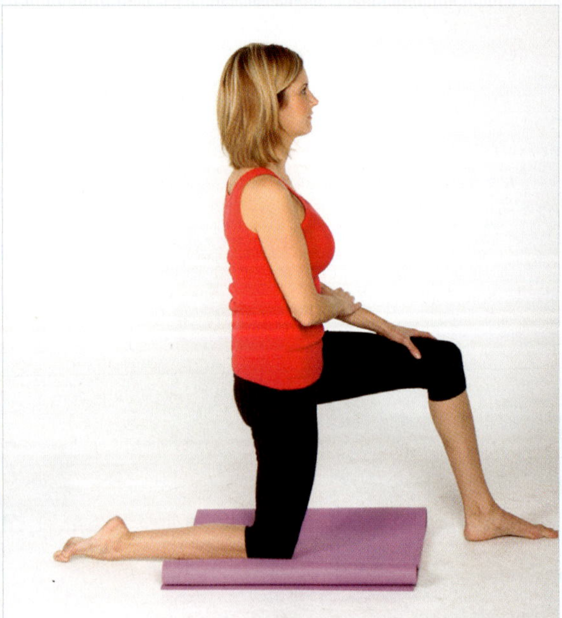
시간 및 반복 횟수	15~20초 동안 유지한다. 적어도 하루에 한번 양쪽에 2~3회 반복한다.
운동 팁	허리-골반 다리이음뼈가 정렬을 유지하기 위해 볼기근을 활성화하여 엉덩이가 안쪽, 아래쪽에 말려 있는지 확인한다.
주의 사항	다음 단계에서 팔을 머리 위로 들어 올릴 때 허리가 폄 되지 않도록 주의한다.

다음 단계	왼발을 앞으로 내민 경우 오른팔을 머리 위로 뻗어준다. 오른발이 앞으로 내민 경우 왼팔을 머리 위로 뻗어준다. 문틀을 이용한 스트레칭도 가능하다.

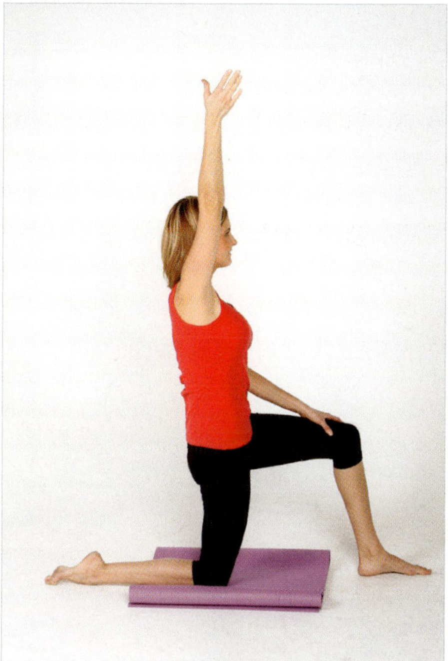

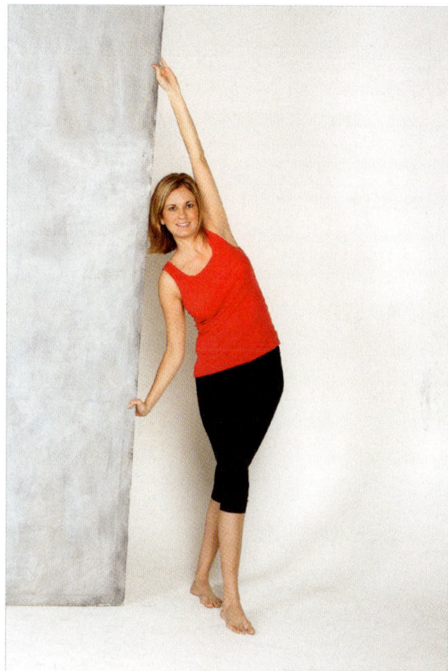

대체 운동	스트레칭하는 동안 허리를 둥글게 만들고 복직근을 사용하여 골반을 아래쪽으로 기울여 준다.

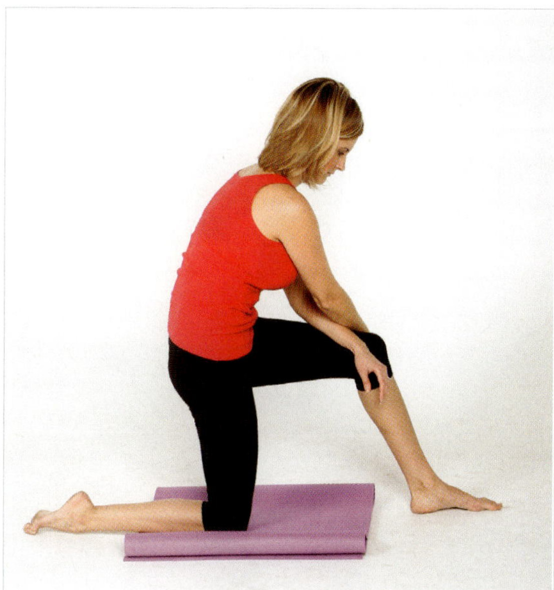

엉덩관절 굽힘근(고관절 굴곡근, hip flexor) 스트레칭 정중면(frontal)

신체 부위	허리-골반 다리이음뼈(요추-골반 고관절대, lumbo-pelvic hip girdle)
불균형	골반 앞기울임(골반 전방경사, anterior pelvic tilt), 지나친 허리척추앞굽음(요추전만, lumbar lordosis), 밖굽이 무릎(외반슬, valgus knee)
교정 부위	엉덩관절 굽힘근(고관절 굴곡근, hip flexor), 허리네모근(요방형근, quadratus lumborum), 빗근(복사근, obliques) 또한 큰볼기근(대둔근, gluteus maximus)과 배 근육(복근, abdominals)이 활성화 및 강화된다.
운동 효과	정면에서 엉덩관절 굽힘근 스트레칭(좌우) 골반, 엉덩이, 걷기는 달리기할 때 체중이 왼쪽에서 오른쪽으로 이동 시 허리와 무릎에 스트레스를 경감시켜 다리가 측면으로 더 쉽게 움직일 수 있도록 도와준다.
스트레칭 방법	1. 한쪽 무릎을 꿇고 엉덩이와 배를 사용해서 골반을 아래쪽으로 말아 넣어 준다. 2. 무릎을 꿇은 다리와 같은 쪽의 머리 위로 팔을 들어 올리고, 머리 위로 몸의 반대 방향으로 손을 뻗어준다. 3. 반대 방향으로 반복한다. 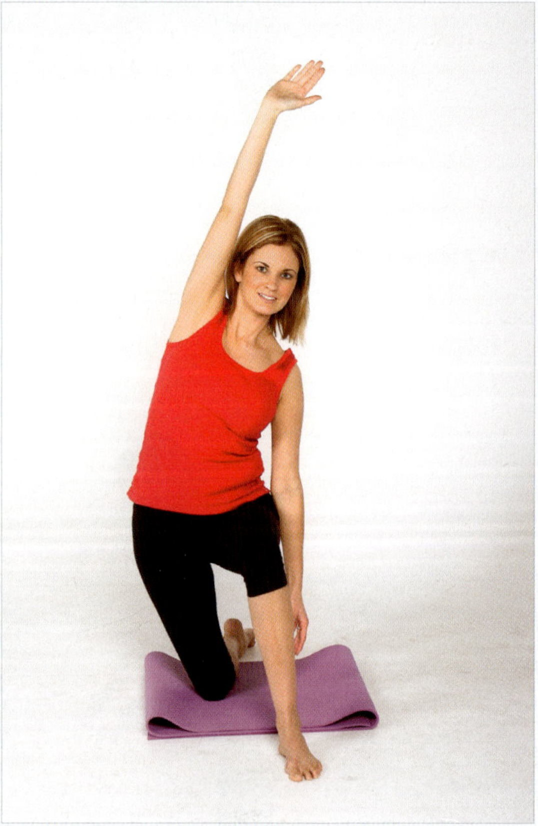
시간 및 반복 횟수	15~20초 동안 유지한다. 적어도 하루에 한번 양쪽에 2~3회 반복한다.
운동 팁	엉덩근(둔근, gluteal) 활성화에 어려움이 있을 경우 엉덩근 활성화를 위해서 허리를 둥글게 말아준다.

다음 단계	문틀을 이용한 스트레칭, 짐볼 둔근 활성화 운동(gluteal activation over ball) 실시한다.

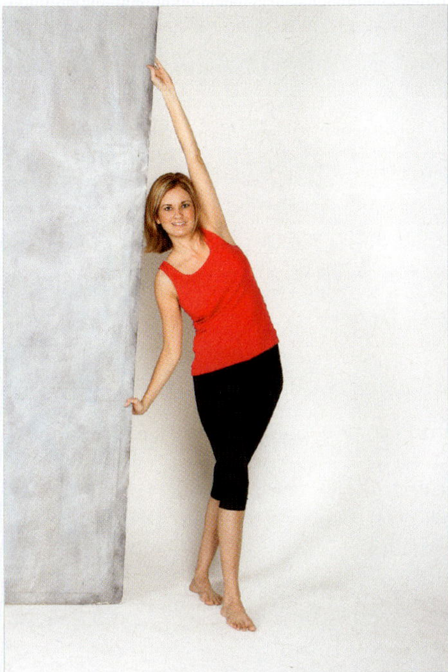

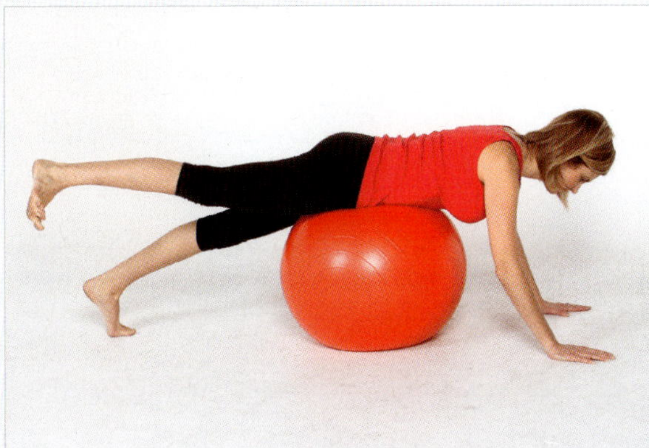

대체 운동	머리 위로 팔을 뻗지 않는다.

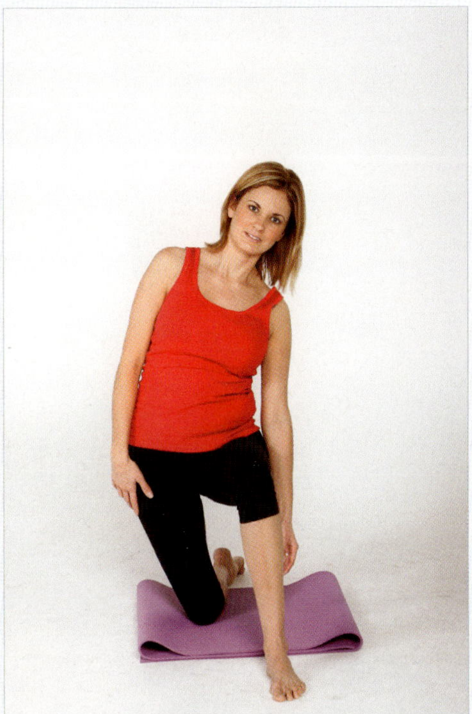

엉덩관절 굽힘근(고관절 굴곡근, hip flexor) 스트레칭 수평면(transverse)

신체 부위	허리-골반 다리이음뼈(요추-골반 고관절대, lumbo-pelvic hip girdle)
불균형	밖굽이 무릎(외반슬, valgus knee), 골반 앞기울임(골반 전방경사, anterior pelvic tilt), 지나친 허리척추앞굽음(요추전만, lumbar lordosis), 지나친 등척추뒤굽음(흉추후만, thoracic kyphosis)
교정 부위	엉덩관절 굽힘근(고관절 굴곡근, hip flexor), 빗근(복사근, obliques) 또한 큰볼기근(대둔근, gluteus maximus)과 배 근육(복근, abdominals)이 활성화 및 강화된다.
운동 효과	걷기와 달리기 동안 엉덩이와 다리가 펴지기 때문에 걷기와 달리기, 몸통은 앞쪽 다리 위로 회전한다. 엉덩관절 굽힘근의 수평면에서의 유연성(회전 유연성)은 다리를 통해서 허리-골반 다리이음뼈와 등뼈에서 발생할 수 있는 스트레스를 경감시킨다.
스트레칭 방법	1. 한쪽 무릎을 꿇고 엉덩이와 배를 사용해서 골반을 아래쪽으로 말아 넣어준다. 2. 몸통은 좌우로 움직이지 않도록 고정시키고 가슴을 가로질러 팔을 회전한다. 3. 앞쪽 다리를 가로질러 상체를 회전. 머리를 앞쪽으로 똑바로 유지 한 채 더 크게 스트레칭 하기 위해 팔을 뻗어준다. 4. 스트레칭하는 동안 어깨의 높이를 유지한다. 5. 반대쪽으로도 실시한다. 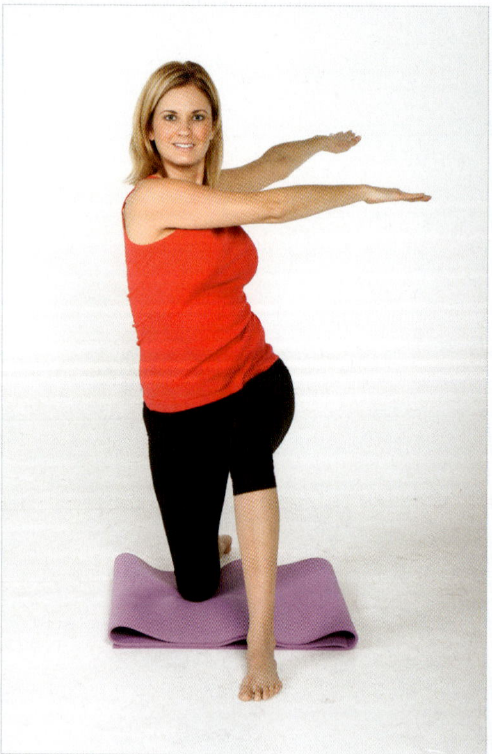
시간 및 반복 횟수	15~20초 동안 유지한다. 적어도 하루에 한번 양쪽에 2~3회 반복한다.
운동운동 팁	운동 중 무릎뼈에 압력이 가해지면 무릎아래 쪽에 패드나 매트를 깐다.

다음 단계	벽 잡고 회전 스트레칭을 실시한다.

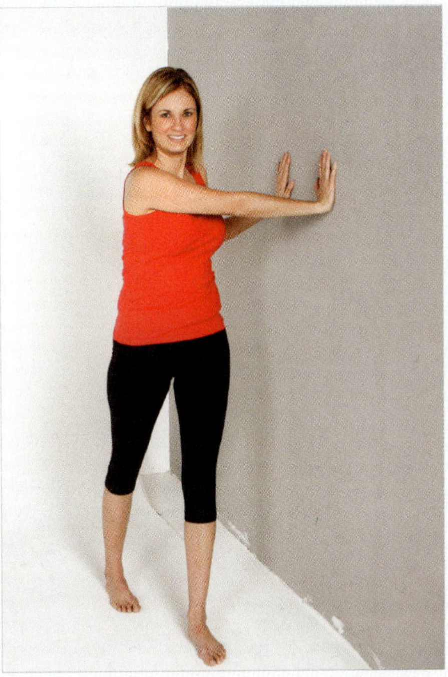

대체 운동	엉덩관절 굽힘근 폼롤러 스트레칭

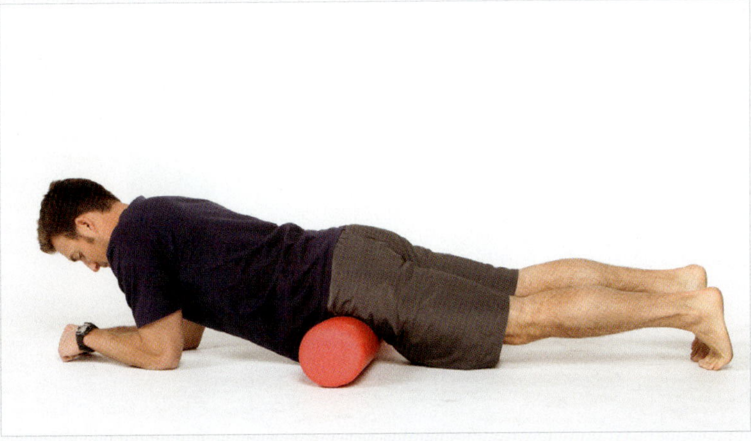

문틀 스트레칭(Door Frame Stretch)

신체 부위	허리-골반 다리이음뼈(요추-골반 고관절대, lumbo-pelvic hip girdle) 및 등뼈(흉추, thoracic spine)
불균형	무릎 당김 문제(tracking), 지나친 허리척추앞굽음(요추전만, lumbar lordosis), 지나친 등척추뒤굽음(흉추후만, thoracic kyphosis)
교정 부위	엉덩정강근막띠(장경인대, Iliotibial band), 벌림근(외전근, abductors), 빗근(복사근, obliques), 넓은 등근(광배근, latissimus dorsi), 허리네모근(요방형근, latissimus dorsi)
운동 효과	다리, 엉덩이, 척추(몸통 회전)의 측면 운동을 촉진하는 근육들의 유연성 증가에 도움을 주어 전체 운동사슬(entire kinetic chain)의 기능 개선한다.
수행 방법	1. 문틀에 서서 한쪽 팔을 머리 위로 뻗어 머리 위쪽에 있는 틀을 잡아줌. 다른 손은 아래쪽 허벅지 높이의 문틀을 잡아준다. 2. 바른쪽 발 뒤쪽에 있는 손에서부터 발을 밀어주고 엉덩이를 문틀로부터 멀어지게 스트레칭을 해 준다. 3. 스트레칭을 늘여주기 위해서 복장뼈(흉골, sternum)를 팔 아래로 부드럽게 회전시켜 준다.(복장뼈는 엉덩이가 회전하는 것을 방지하기 위해 위쪽으로 향하게 됨) 4. 반대쪽 방향으로 반복한다. 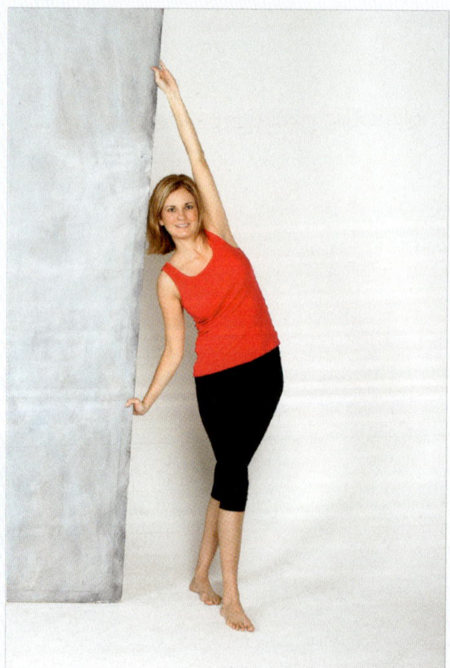
시간 및 반복 횟수	15~20초 동안 유지한다. 적어도 하루에 한번 양쪽에 2~3회 반복한다.
운동 팁	운동의 효과를 최대화하기 위해서 골반을 말고 있는 상태를 유지한다. 등뼈와 가슴우리(rib cage)로부터 몸통을 늘여준다.
주의 사항	이 운동을 하는 동안 허리에 불편함이 느껴지면 발을 서로 교차하지 않고 엉덩이 너비로 벌린다.

다음 단계	팔 뻗어 올리기(straight arm raise)혹은 팔 뻗어 런지(lunge with arm raise)를 수행한다.

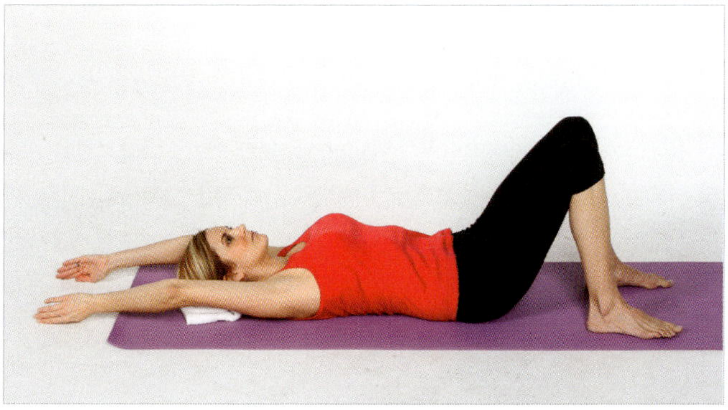

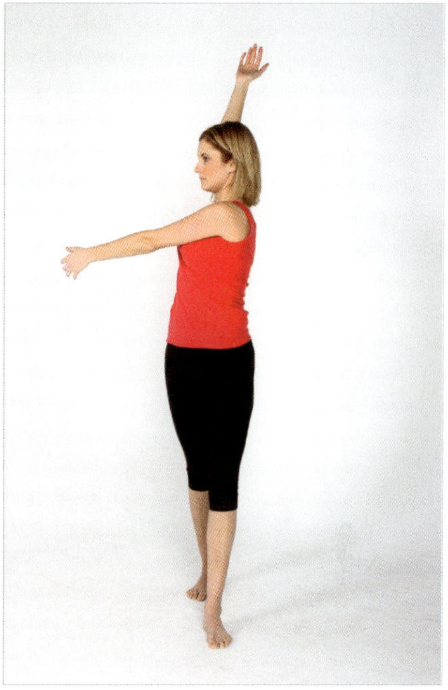

대체 운동	엉덩관절 굽힘근 스트레칭을 수행[이마면, (전두면, frontal)]한다.

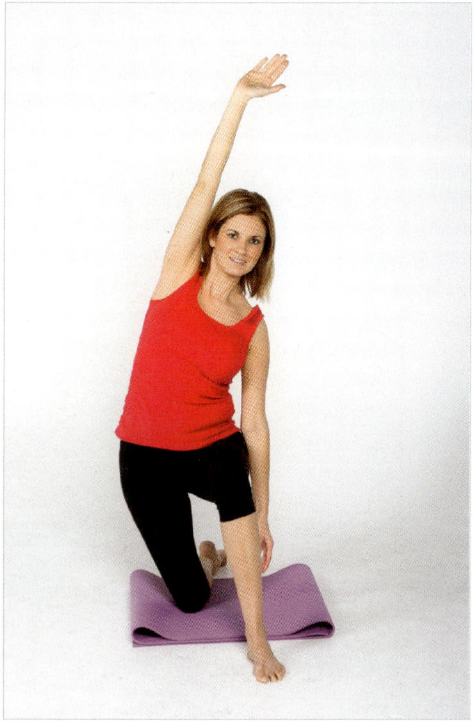

가슴 스트레칭(Chest Stretch)

신체 부위	등뼈(흉추, thoracic spine) 및 팔이음뼈(shoulder girdle)
불균형	지나친 등척추뒤굽음(thoracic kyphosis), 팔이음뼈 내밈(protracted shoulder girdle), 어깨뼈 올림(elevated scapula), 팔 안쪽돌림(internally rotated arms)
교정 부위	가슴근(흉근, pectoralis) 스트레칭; 운동 시 등척성으로 수축하면서 마름근(능형근, rhomboids)과 등세모근(승모근, trapezius)이 활성화 및 강화된다.
운동 효과	가슴근(pectoral)의 유연성을 증가시키고, 어깨뼈 뒤당김근과 내림근(마름근, 아래등세모근)이 어깨뼈를 뒤당김(후인, retraction)과 내림(하강, depression)할 수 있도록 도와준다. 팔 바깥돌림(외회전, external rotation), 등뼈가 효율적으로 펴질 수 있도록 도와준다.
수행 방법	1. 벽에서 약 2피트(약 60cm) 떨어진 곳에 서서 벽에서 90도가 되도록 몸을 돌린다. 2. 왼손을 몸 뒤로 뻗어 손바닥을 벽에 평평하게 붙인다. 3. 왼쪽 어깨뼈를 뒤쪽과 아래쪽으로 당겨서 왼쪽 어깨와 가슴이 스트레칭 되는 것을 확인한다. 4. 반대쪽으로 반복한다. 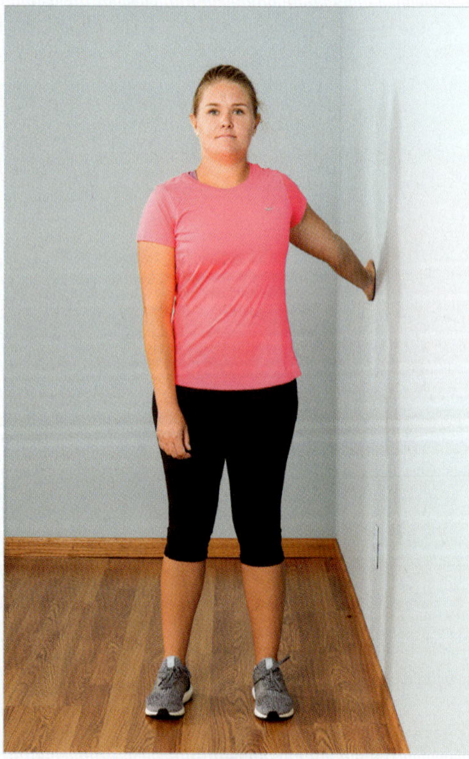
시간 및 반복 횟수	15~20초 동안 유지한다. 적어도 하루에 한번 양쪽에 2~3회 반복한다.
운동 팁	스트레칭을 하는 동안 가슴 근육을 마사지하면 운동 효과를 높이는데 도움이 된다. 문틀에서도 수행할 수 있다

다음 단계	팔 흔들어 인사(Wave Goodbye) 혹은 시티드 로우(Seated Row)를 수행한다.

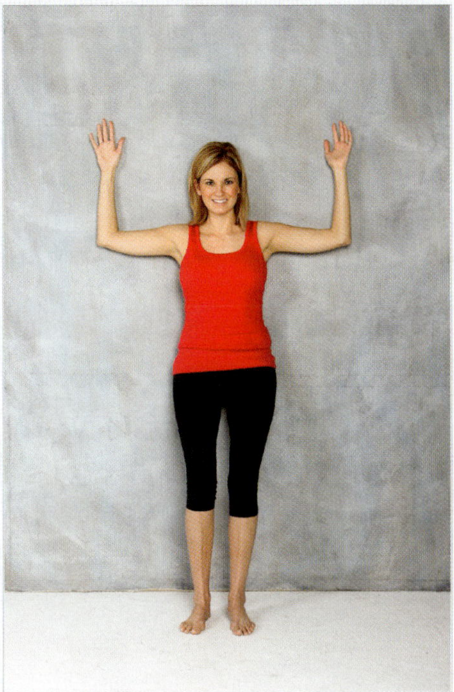

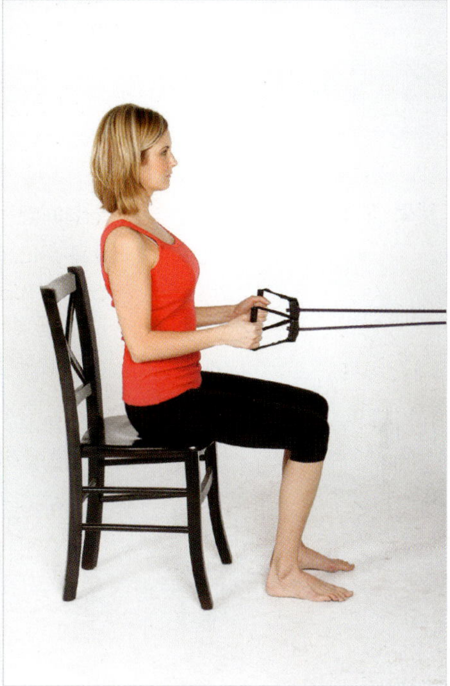

대체 운동	가슴 근육 마사지

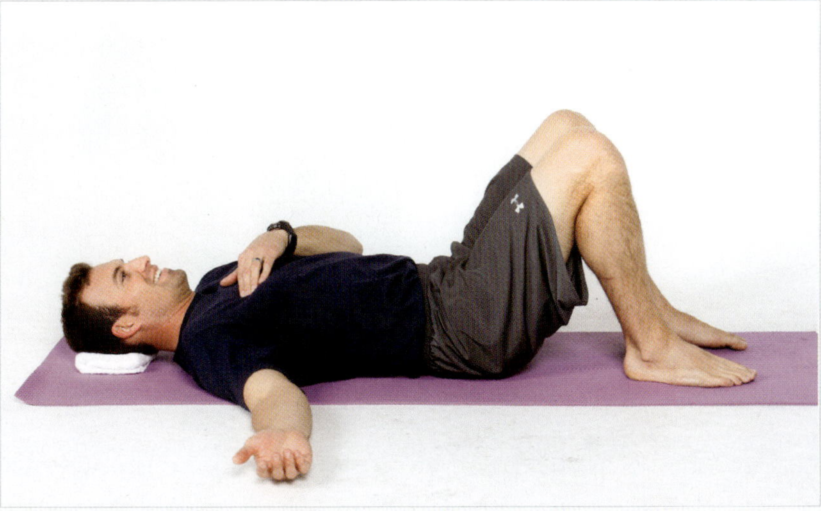

두갈래근(이두근, biceps) 스트레칭

신체 부위	등뼈(흉추, thoracic spine)과 팔이음뼈(shoulder girdle)
불균형	어깨뼈 상승(elevated scapula), 팔이음뼈 내밈(protracted shoulder girdle)
교정 부위	두갈래근(이두근, biceps)
운동 효과	팔이음뼈의 불균형은 두갈래근을 타이트 하게 하고 움직임의 제한을 만들어내서 이 부위의 복잡한 움직임 문제를 발생시킨다. 이와 관련된 근육들의 유연성을 증가시켜[특히 어깨뼈에서 시작하는 위팔두갈래근(상완이두근, biceps brachii)] 어깨뼈가 뒤당김(retraction)이 가능하게 되고 내림(depression) 또한 가능해져서 오목위팔관절(관절와상완관절, glenohumeral joint)의 정렬을 개선시킬 수 있다
수행 방법	1. 높은 조리대나 창틀에서 멀리 떨어져 선다. 한쪽 팔을 뒤로 돌리고 손을 그 표면에 올려 놓고 팔을 편 채로 유지 (엄지 손가락이 바닥쪽으로) 한다. 2. 어깨를 뒤쪽과 아래로 당기고 위팔두갈래근이 스트레치 되는 느낌이 들 때까지 무릎을 굽혀준다. 3. 반대 방향으로도 반복해준다. 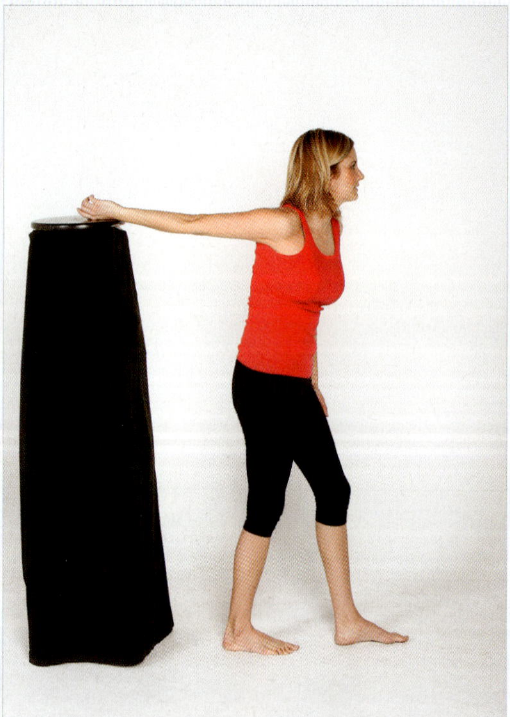
시간 및 반복 횟수	20~30초 동안 유지한다. 적어도 하루에 한번 양쪽에 2~3회 반복한다.
운동 팁	이 운동은 팔꿈치가 하루 중 많은 시간을 팔을 굽힌 채로 일해야 하는 컴퓨터 사용자, 운전자 등에게 좋은 운동이다.

다음 단계	엄지를 감싸서 주먹을 쥐고 손목을 엎침(내전, pronation)(구부려서 안쪽으로 구부린다.)시켜 아래팔(forearm)과 손목 안쪽에 있는 근육과 근막이 스트레칭 되도록한다.

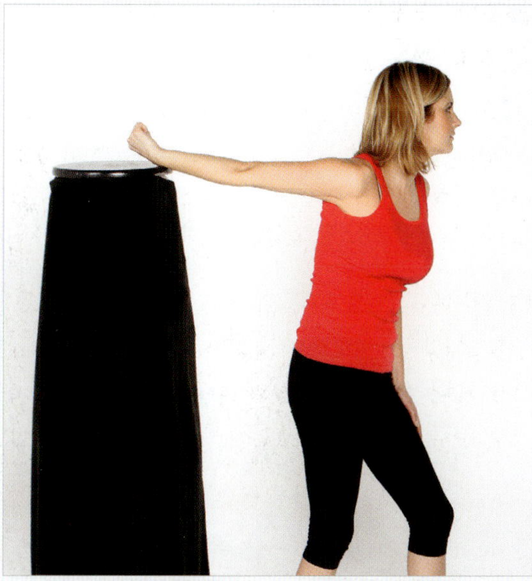

대체 운동	테니스공을 위팔두갈래근 아래에 놓고 스트레칭을 하거나 누워 어깨 앞쪽 스트레칭을 수행한다.

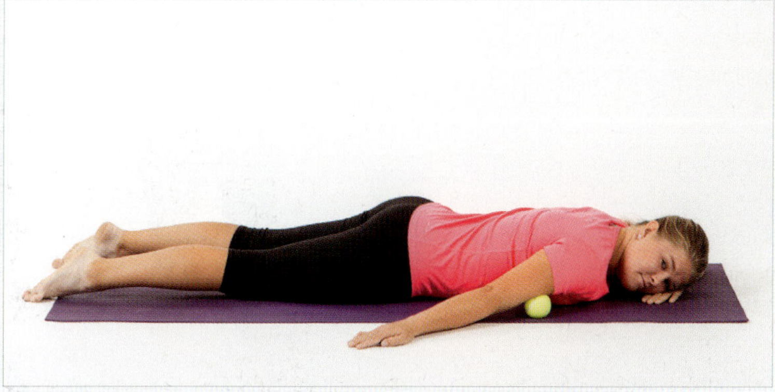

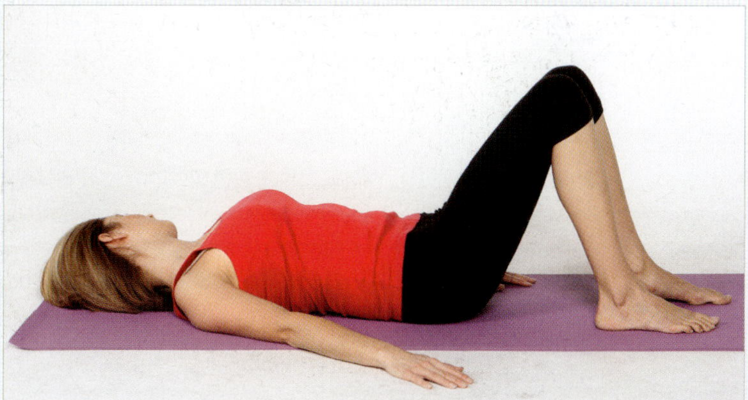

Why 스트레칭

신체 부위	등뼈(흉추, thoracic spine)과 팔이음뼈(shoulder girdle)
불균형	지나친 등척추뒤굽음(흉추후만증, thoracic kyphosis), 어깨뼈 상승(elevated scapula), 팔이음뼈 내밈(protracted shoulder girdle), 안쪽 돌림된 팔(internally rotated arms)
교정 부위	어깨밑근(견갑하근,subscapularis), 가슴근(흉근, pectoral), 마름모근(능형근,rhomboids), 아래등세모근(하부승모근, lower trapezius), 가시아래근(극하근, infraspinatus), 작은원근(소원근, teres minor)
운동 효과	이 운동은 마름모근과 아래등세모근, 어깨와 팔의 가쪽돌림근(외회전근, external rotators)을 강화하고 등뼈, 팔이음뼈, 팔(견갑상완관절, glenohumeral joint)를 스트레칭함으로써 근육 불균형을 교정한다.
수행 방법	1. 똑바로 선 자세에서 골반을 뒤기울임(posterior tilt) 시킨 후 팔을 양옆 바깥쪽으로 회전시킨다. 2. 마름모근을 수축시키고 팔의 가쪽돌림근으로 팔과 어깨를 뒤쪽으로 당긴다. 이때 아래등세모근으로 어깨를 아래로 내려준다. 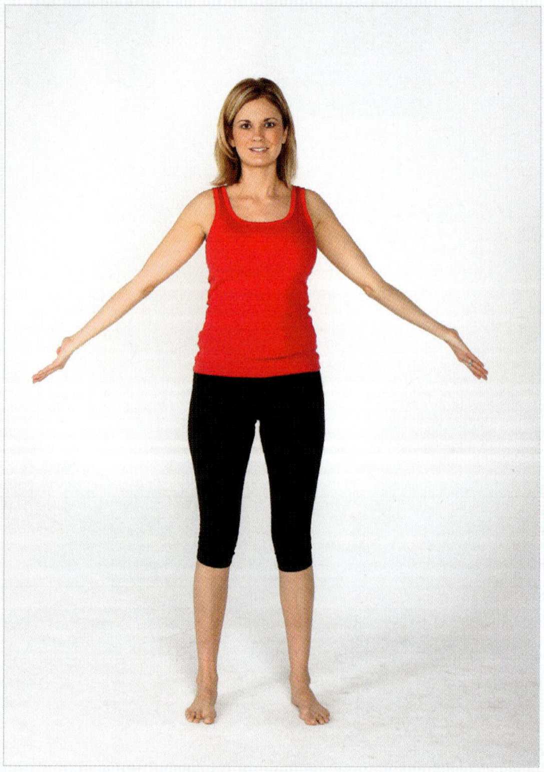
시간 및 반복 횟수	20~30초 동안 유지한다. 적어도 하루에 한번 양쪽에 2~3회 반복한다.
운동 팁	이 스트레칭은 책상에 앉아서 팔을 옆으로 펴서 수행할 수 있다.
주의 사항	스트레칭 실시할 때 반드시 골반 뒤기울임(골반후방경사, posterior pelvic tilt)을 시켜서 해야만 허리뼈에서부터 움직임이 시작 되는 것을 막을 수 있다.

다음 단계	바닥에서 어깨뼈 들임 운동을 수행(shoulder retraction on floor exercise)한다.

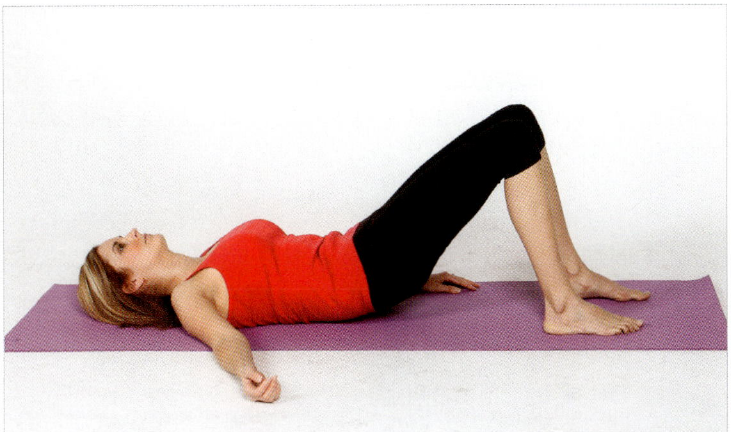

대체 운동	어깨 앞쪽 혹은 가슴 마사지를 수행한다.

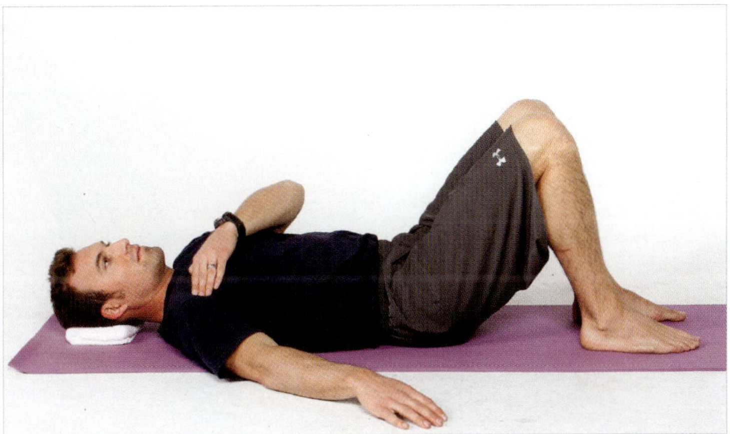

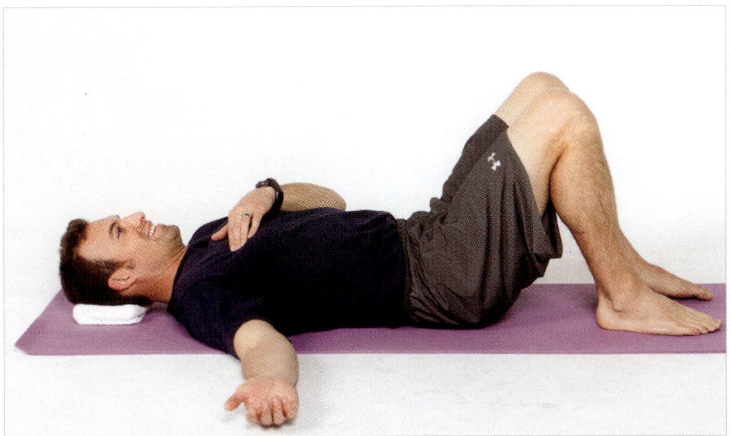

누운 자세에서 어깨 전면 스트레칭(Lying Front of Shoulder Stretch)

불균형	팔이음뼈 내밈(protracted shoulder girdle), 어깨뼈 상승(elevated scapula), 안쪽 돌림된 팔(internally rotated arms)
교정 부위	어깨 앞쪽, 가슴근(흉근, pectoral), 위팔두갈래근(이두근, biceps) 그리고 마름모근(능형근, rhomboids), 아래등세모근(하부승모근, lower trapezius)이 활성화 및 강화된다.
운동 효과	이 운동은 어깨와 팔 앞쪽에 있는 근육의 유연성을 증가시킨다. 이 부위의 유연성을 증가시켜 어깨뼈가 가슴우리(rib cage)에서 올바른 위치에 있는 동안 어깨관절에서 팔이 올바르게 회전할 수 있도록 도와준다.
수행 방법	1. 무릎을 굽히고 등을 대고 누운 다음 머리와 목은 중립자세(필요할 경우 베개사용)를 유지한다. 2. 한쪽 팔을 몸에서 약간 떨어뜨린 다음 손바닥을 바닥 쪽으로 향하게한다. 팔을 똑바르게 유지한다. 3. 어깨뼈 근육(마름모근과 아래등세모근)을 들임(retraction) 및, 내림(depression)하고 어깨를 아래 뒤쪽으로 바닥을 향해 당겨 어깨와 팔 위쪽 부분이 스트레칭 되는 것을 느낄 때까지 수행한다. 4. 머리를 어깨로부터 멀어지게 스트레칭해서 이 스트레칭과 결합해서 수행한다. 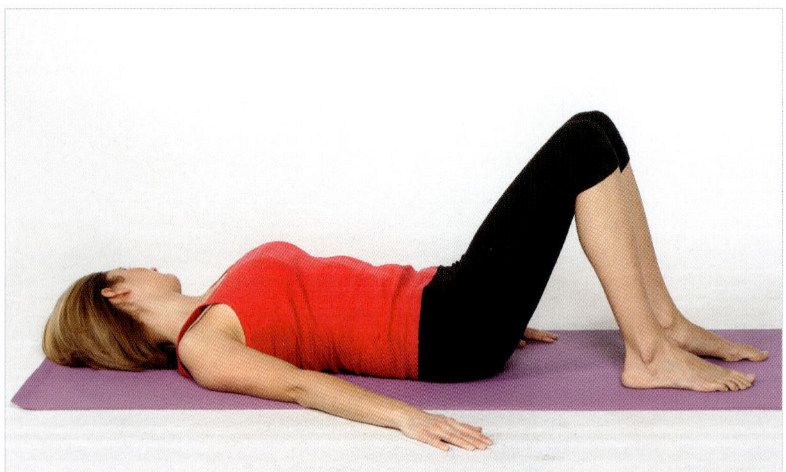
시간 및 반복 횟수	15~20초 동안 유지한다. 적어도 하루에 한번 양쪽에 2~3회 반복한다.
운동 팁	어깨, 가슴, 두갈래근, 아래팔(forearm)을 운동하기 전에 마사지를 하면 이 운동의 효과를 높일 수 있다.
주의 사항	어깨 앞쪽에 통증이 있을 경우, 스트레칭을 하는 동안 손바닥을 살짝 위쪽으로 돌려준다.

다음 단계	팔꿈치를 굽히고 스트레칭을 하는 쪽의 손의 허리 아래쪽에 두고 스트레칭 효과를 증가시킨다.

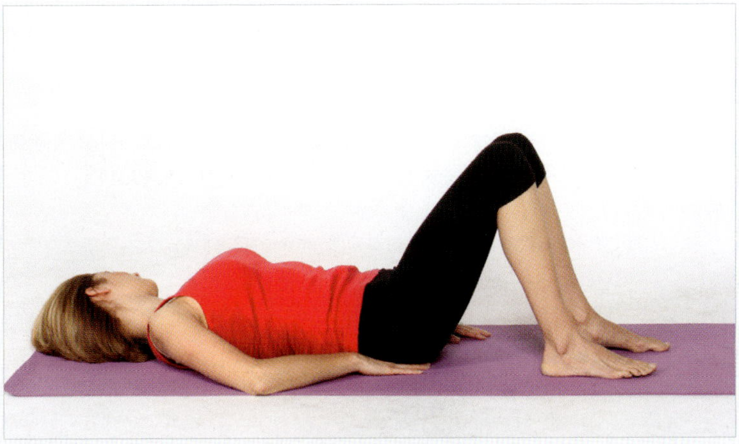

대체 운동	어깨 앞쪽 마사지(front of shoulder) 또는 위팔두갈래근(biceps)을 스트레칭한다.

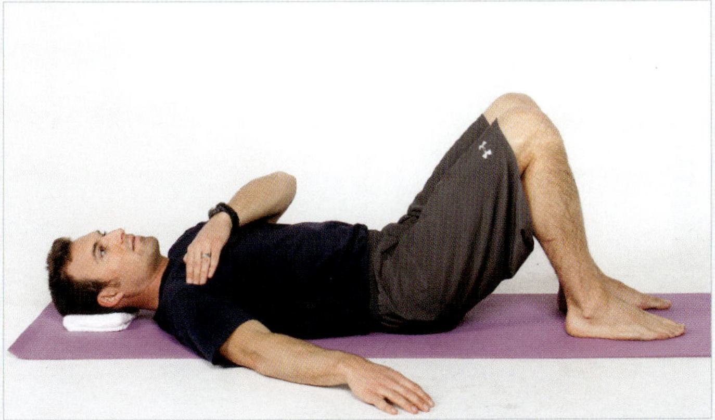

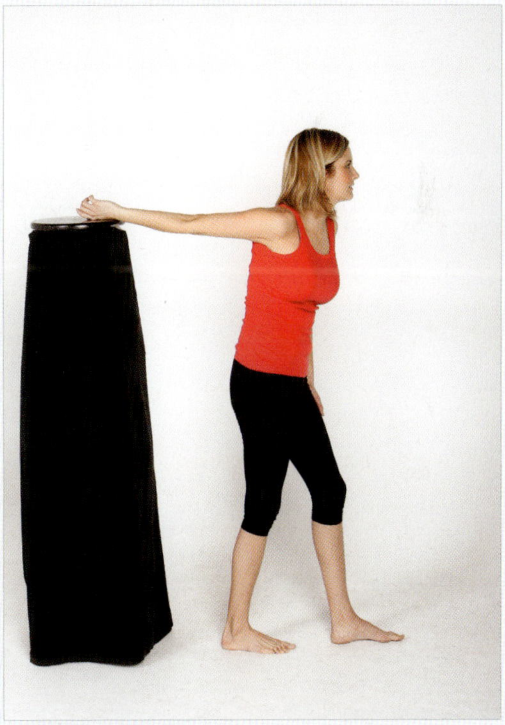

목 폄근(Neck extensors stretching)

신체 부위	머리와 목
불균형	지나친 목척추앞굽음(경추전만, cervial lordosis)
교정 부위	목폄근(Neck extensors); 목굽힘근(neck flexors) 강화
운동 효과	지나친 목척추앞굽음으로 인해 발생한 목 폄근의 긴장 풀어주는 데 도움을 준다. 목굽힘근 활성화 및 강화할 수 있는 다음 단계로 진행 가능하다.
수행 방법	1. 정수리 위에 손을 대고 팔꿈치를 모은 다음 아래등세모근(하부승모근, lower traps)을 사용해서 어깨를 아래로 내려준다. 2. 턱을 가슴쪽으로 당겨 목과 어깨 뒤쪽이 스트레칭 되도록한다. 3. 서 있거나 앉은 상태에서 수행할 수 있다. 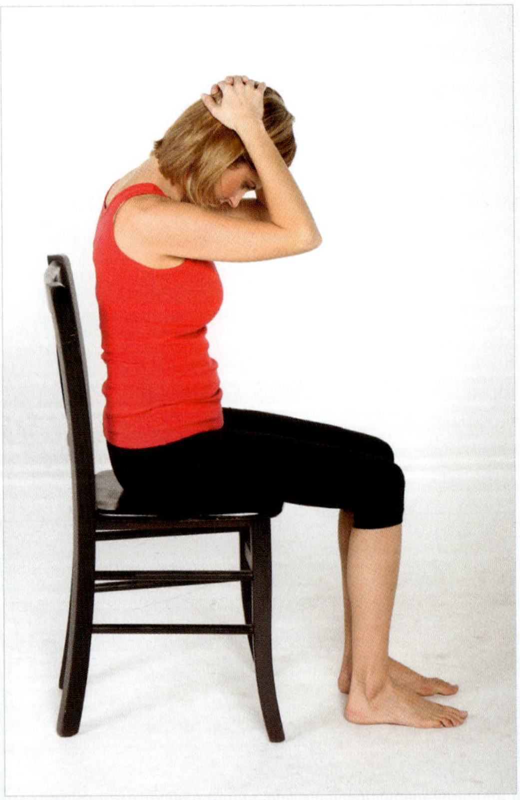
시간 및 반복 횟수	15~20초 동안 유지한다. 적어도 하루에 한번 양쪽에 2~3회 반복한다.
운동 팁	팔을 내리고 턱을 적극적으로 당겨 가슴쪽으로 붙여서 스트레칭을 하는 동안 목 굽힘근도 활성화 될수 있다(목 폄근이 이완될 수 있도록 도움을준다.)
주의 사항	본 운동은 천천히 수행하고, 목 부위에 불편함이나 통증이 생기면 즉시 중단한다.

다음 단계	앉거나 누운 자세에서 목 굽힘을 수행한다.

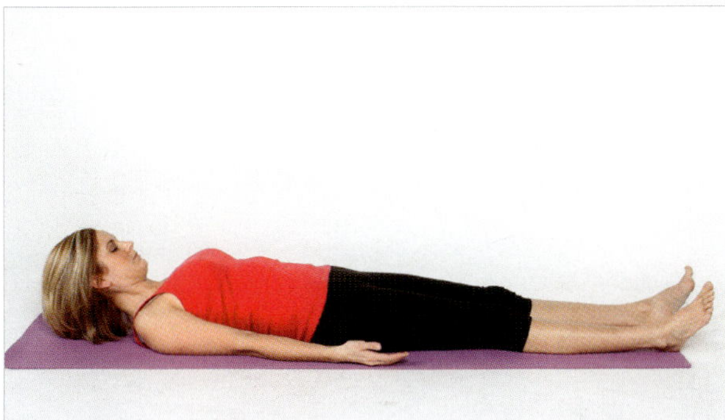

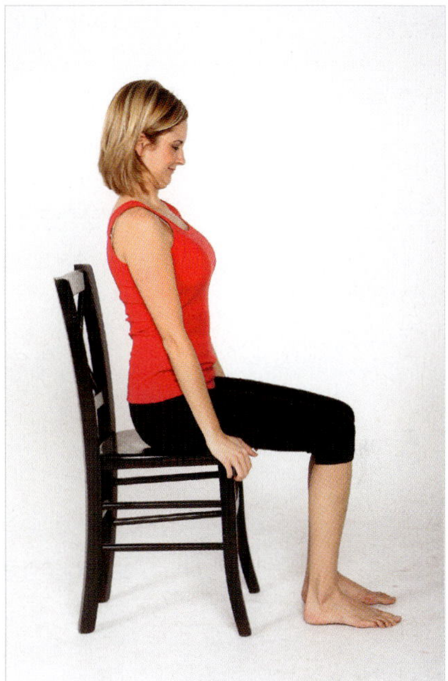

대체 운동	마사지 도구(Theracane)를 사용한 목 마사지를 수행한다.

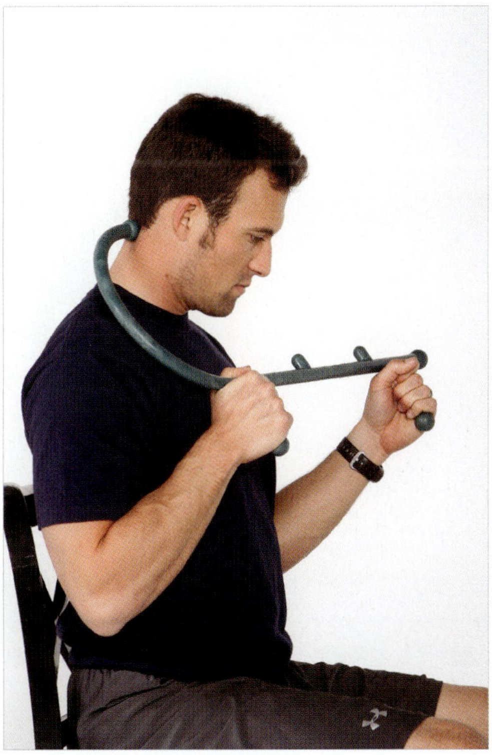

등세모근(승모근, trapezius) 스트레칭

신체 부위	등뼈(흉추, thoracic spine), 팔이음뼈(견갑대, shoulder girdle), 목, 머리
불균형	어깨뼈 상승(elevated scapula), 지나친 목척추앞굽음(경추전만, cervical lordosis)
교정 부위	등세모근의 위쪽섬유; 운동 동안 등척성(isometrically)으로 수축함으로써 등세모근 아래섬유 및 마름모근(rhomboids)이 활성화 및 강화된다.
운동 효과	이 운동은지나친 목척추앞굽음으로 인해 팽팽해지고 움직임이 제한된 등세모근 위쪽섬유를 대상으로 한다. 등세모근 윗부분(upper traps)의 유연성을 높이면 어깨뼈가 내림되고 목이 더 쉽게 구부러질 수 있다.
수행 방법	1. 의자에 앉은 뒤 의자 뒷다리 또는 좌석을 한쪽으로 단단히 잡는다. 그리고 어깨뼈를 뒤쪽 및 아래쪽으로 당긴다. 2. 단단하게 의자를 잡고 있는 손에서 목이 멀어지도록 목을 구부린다. 3. 측면의 아래등세모근, 마름모근을 스트레칭해서 어깨가 올바른 정렬을 유지하고 위등세모근이 이완될 수 있도록한다. 4. 반대쪽으로도 시행한다. 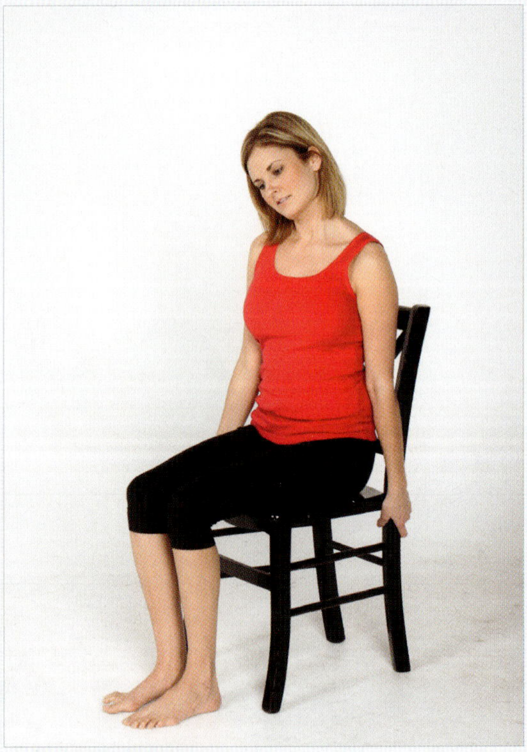
시간 및 반복 횟수	양쪽 각각 15~20초 동안 스트레칭한다. 적어도 하루에 한번 양쪽에 2~3회 반복한다.
운동 팁	스트레칭을 하는 동안 목을 옆쪽으로 굽힐 때 턱을 당긴 채로 유지한다.
주의 사항	머리와 목을 옆쪽으로 굽힐 때 회전되지 않도록 주의한다.

다음 단계	팔을 펴서 아래로 당기기를 수행한다.

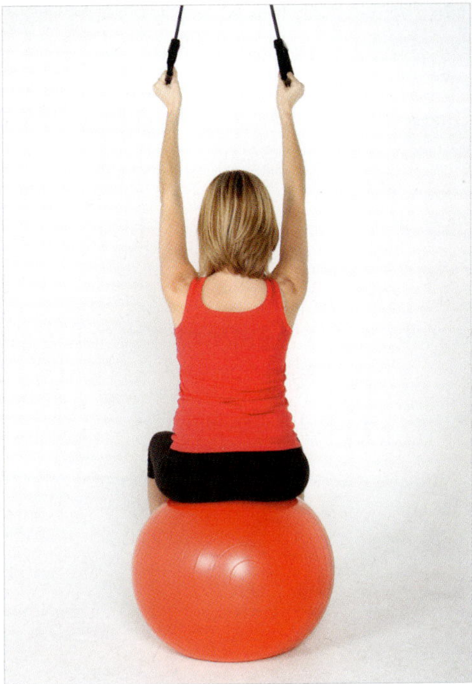

대체 운동	목 마사지 도구(theracane)를 활용한 등세모근 마사지를 수행한다.

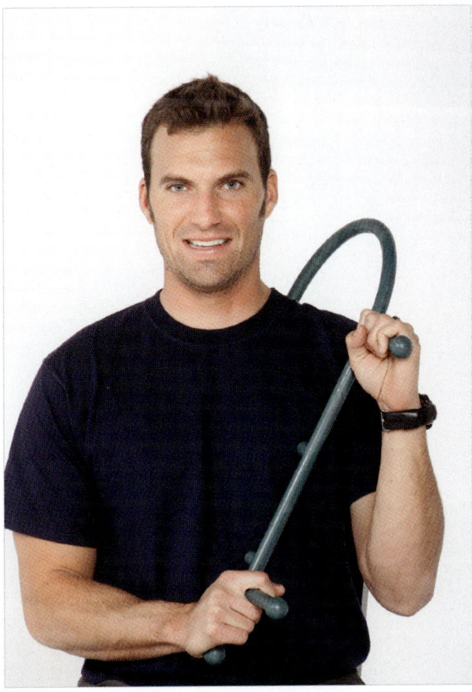

벽에 손바닥 대기 스트레칭(palm on wall stretch)

신체 부위	등뼈(흉추, thoracic spine), 팔이음뼈(견갑대, shoulder girdle), 목, 머리
불균형	안쪽 돌림된 팔(내회전 팔, internally rotated arms), 팔이음뼈 내밈(견갑대 전인, protracted shoulder girdle), 어깨뼈 상승(견갑골상승, elevated scapula)
교정 부위	등세모근(승모근, trapezius)의 위쪽 섬유, 위팔두갈래근(이두근, biceps), 등세모근 아래섬유, 손과 손목의 굽힘근; 마름모근(rhomboids)을 활성화하고 강화한다.
운동 효과	오목위팔관절(관절와상완관절, glenohumeral joint)과 팔이음뼈의 기능을 향상시키는 어깨뼈를 안정화시키는 동안 팔과 어깨의 유연성을 증가시킨다.
수행 방법	1. 팔을 옆으로 펴고 손바닥으로 벽 옆에 서서 벽을 짚고 선다; 손가락을 약간 펴고 어깨를 뒤쪽 아래 방향으로 내린다. 2. 팔을 완전히 편다; 어깨가 위쪽 앞쪽으로 올라가지 않도록 주의한다. 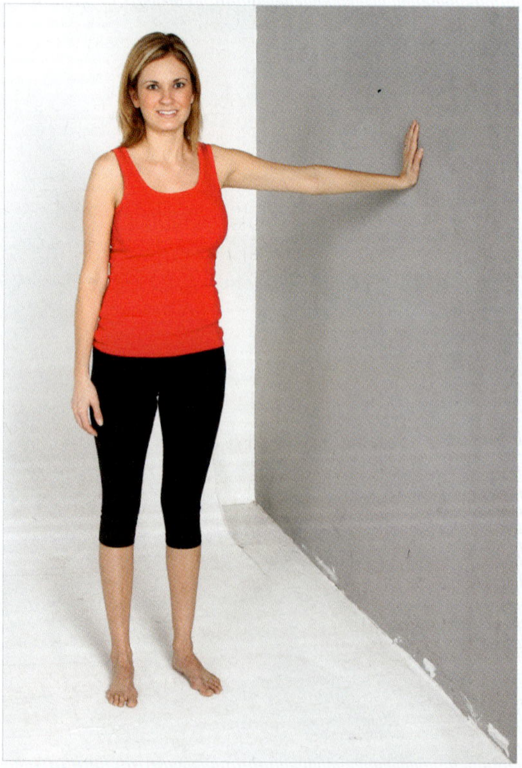
시간 및 반복 횟수	양쪽 각각 15~20초 동안 스트레칭한다. 적어도 하루에 한 번 양쪽에 2~3회 반복한다.
운동 팁	스트레칭 시 여러 부위에 자극을 느낄 수 있다(손, 손목, 아래팔, 위팔두갈래근 혹은 팔 위쪽이나 아래쪽). 스트레칭이 가장 강하게 느껴지는 부위를 기록한 뒤 스트레칭 반복하기 전에 자가근막이완법을 적용한다.

다음 단계	어깨뼈를 안정화시키는 동안 팔을 앞쪽으로 회전(안쪽으로)한다.

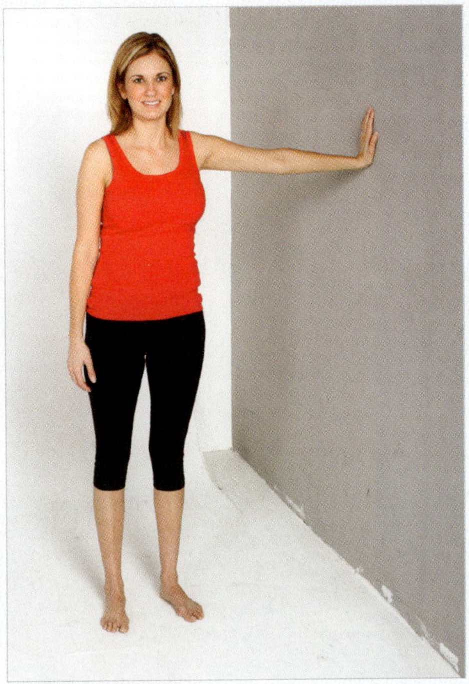

대체 운동	스트레칭 강도를 줄이기 위해서 몸을 벽쪽으로 틀어서 방향 전환을 해주거나 아래팔(전완, forearm)을 마사지 해준다.

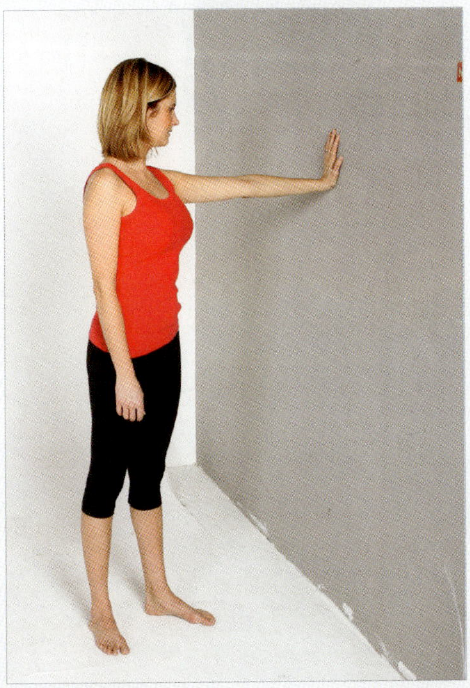

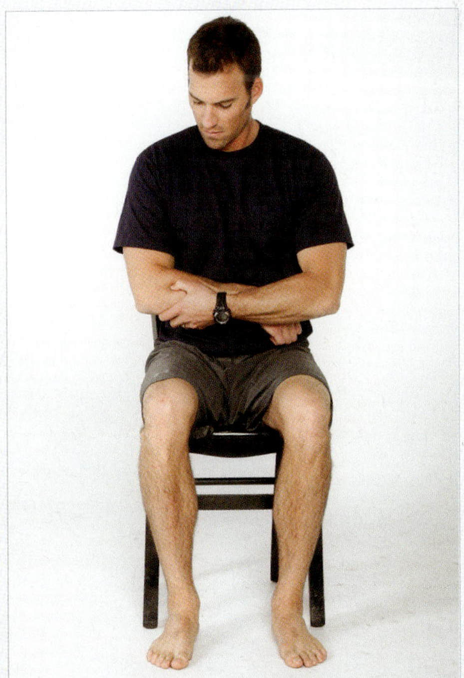

아래팔(전완, forearm) 스트레칭

신체 부위	등뼈(흉추, thoracic spine), 팔이음뼈(견갑대, shoulder girdle)
불균형	안쪽 돌림된 팔(내회전된 팔, internally rotated arms), 팔이음뼈 내밈(견갑대 전인, protracted shoulder girdle)
교정 부위	아래팔(전완, forearm)
운동 효과	아래팔과 손목의 유연성을 증가시켜 어깨에서 발생하는 눌림 현상 없이 팔 전체의 기능이 개선 시켜준다.
수행 방법	1. 몸 앞으로 팔을 펴준다; 팔을 똑바로 펴고 한쪽 손등 쪽으로 왔다갔다 흔들어준다. 2. 아래팔의 바깥쪽에서 스트레칭이 느껴질 때까지 몸통 쪽을 향해있는 손목과 손가락을 부드럽게 굽혀준다. 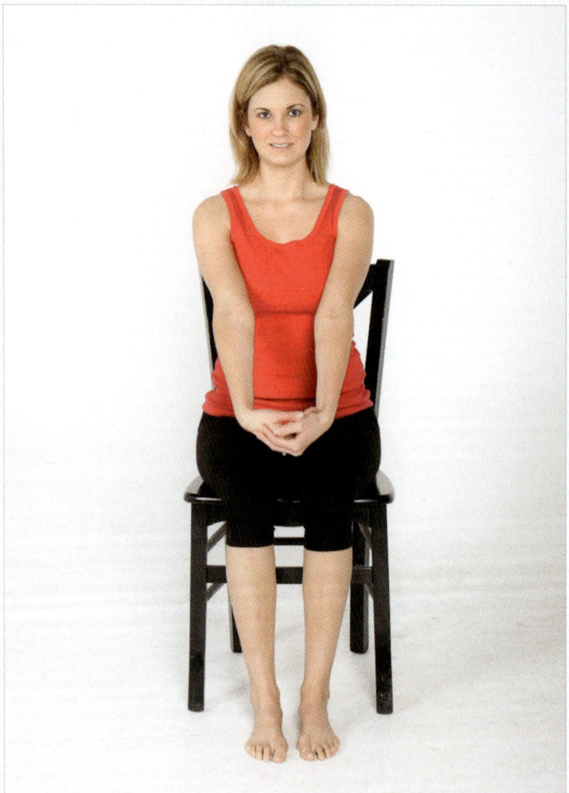
시간 및 반복 횟수	양쪽 각각 20~30초 동안 스트레칭한다. 적어도 하루에 한 번 양쪽에 2~3회 반복한다.
운동 팁	본 스트레칭의 효과를 극대화하기 위해서 어깨를 뒤쪽, 아래쪽으로 내려준다.

다음 단계	스트레칭을 증가시키기 위해서 아래팔을 안쪽으로 회전한다.

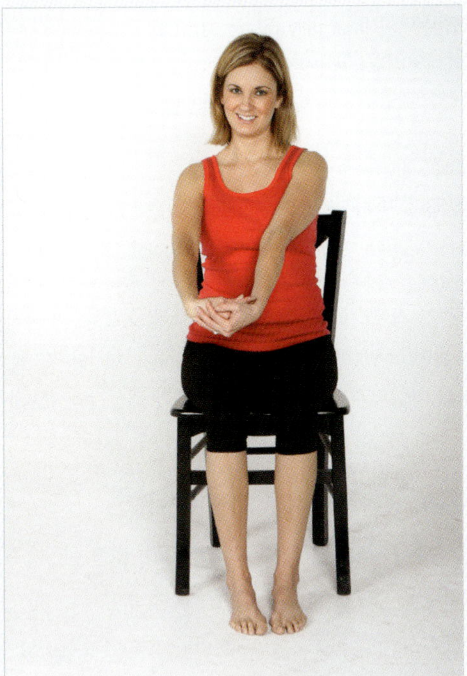

대체 운동	아래팔 마사지를 시행한다.

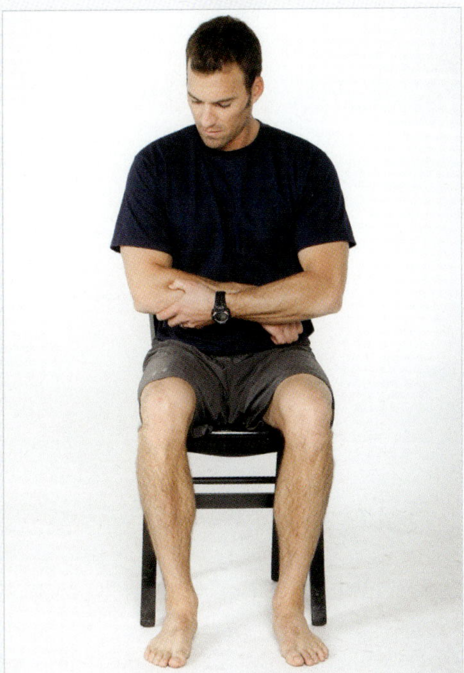

벽을 이용한 돌림 스트레칭(Wall Rotation Stretch)

신체 부위	운동사슬 전체(Entire kinetic chain)
불균형	발등굽힘(배측굴곡, dorsiflexion)의 제한, 골반의 앞쪽기울임(골반 전방경사, anterior pelic tilt), 지나친 허리척추앞굽음(요추전만, lumbar lordosis), 지나친 등척추뒤굽음(흉추후만, thoracic kyphosis), 지나친 팔이음뼈 내밈(견갑대 전인, protracted shoulder girdle)
교정 부위	넙치근(가자미근, soleus), 엉덩관절 굽힘근(고관절굴곡근, hip flexors), 배 근육(복근, abdominals), 가슴근(흉근, pectorals), 넓은등근(광배근, latissimus dorsi); 그리고 큰볼기근(대둔근, gluteus meximus), 척주세움근(척주기립근, erector spinae), 마름모근(능형근, rhomboids), 등세모근(승모근, trapezius) 아래섬유
운동 효과	이 스트레칭은 올바른 걷기, 달리기 역학에 필요한 움직임을 모방. 발등굽힘 움직임을 개선해서 발목의 유연성을 개선하고 몸통의 골반(pelvis)과 허리뼈(요추, lumbar spine)기능을 향상시켜 엉덩이의 유연성을 개선함. 척주뼈와 어깨기능을 향상시켜 어깨뼈의 유연성 또한 개선한다. 전체 운동사슬을 조정하고 결합하는 훌륭한 스트레칭이다.
수행 방법	1. 벽에 더 가까운 발이 앞쪽에 위치하게 발을 엇갈려 선다. 2. 몸통 위쪽을 벽을 향해 회전시키고, 시선, 엉덩이, 다리, 발은 정면을 바라보도록한다. 3. 양쪽 손바닥을 벽을 향한다. 4. 발꿈치를 바닥에서 떼지 말고 스트레칭을 유지하거나 척주나 엉덩이를 옆쪽으로 중심이동시킨다. 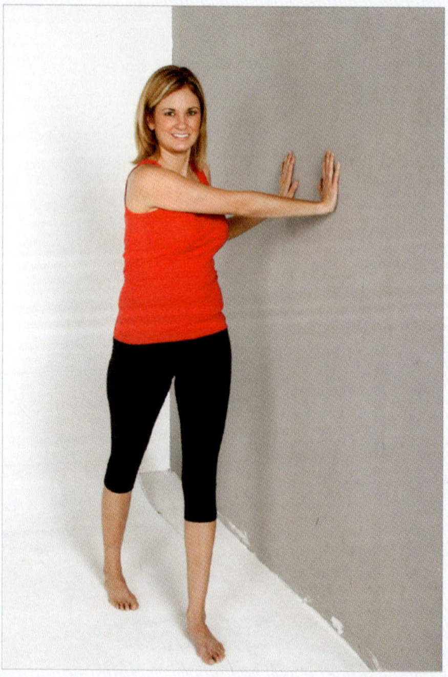
시간 및 반복 횟수	양쪽 각 15~20초 동안 스트레칭한다. 적어도 하루에 한번 양쪽에 2~3회 반복한다.
운동 팁	스트레칭을 수행할 때 어느쪽 발이 앞으로 위치시켜야 하는지 기억하기 힘들 경우 걸을 때 몸통과 팔이 앞쪽 다리 위로 향한다는 움직임을 흉내내면 된다.

주의 사항	이 스트레칭을 실시하는 동안 숨을 참게 되면 몸통 주변에 근육경련과 긴장이 발생할 수 있다.
다음 단계	몸통 회전 동시에 런지 투 스텝 업을 시행한다.

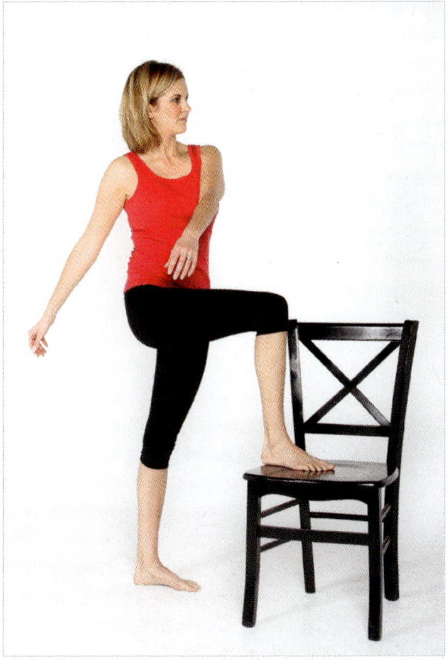

대체 운동	엉덩관절 굽힘근 스트레칭(수평면, transverse) 혹은 어깨 윗부분에 테니스볼 2개 깔고 눕기

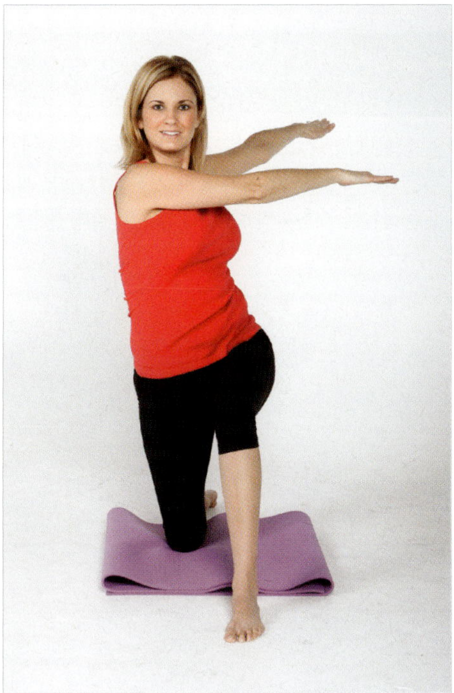

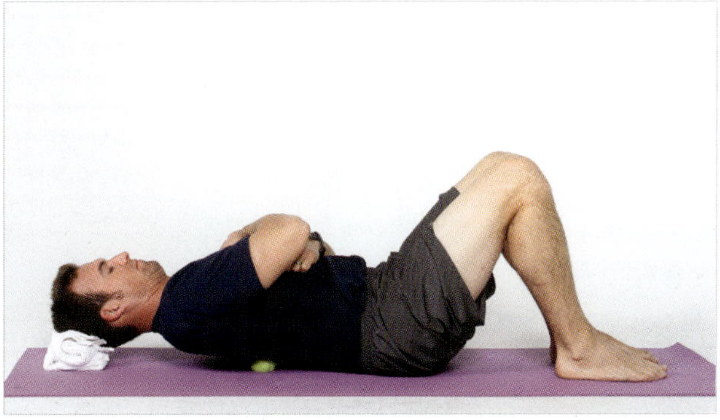

요점 정리

고객이 자가근막이완술을 통해 건강하지 않은 근육과 근막의 회생(rejuvenate) 및 재생(regenerate)을 한 후 교정 운동 프로그램에 스트레칭운동을 도입한다.

- 스트레칭은 교정 운동 단계에서 근력 강화를 위해 관절, 근육, 그리고 기타 연부조직의 가동범위를 만들어 준다.
- 스트레칭운동을 고객의 운동 프로그램에 점진적으로 도입하는 것이 필요함. 기존의 통증, 근육긴장, 관절 염증, 보호, 그리고 움직임 제한과 같은 다양한 요소들에 따라 필요한 스트레칭의 형태와 강도가 달라진다.
- 균형 보조기구를 추가하거나 제거하고 다른 신체 부위를 포함하거나 제외하는 등 고객의 스트레칭 프로그램을 진행하거나 전 단계로 돌아갈 수 있는 방법에는 여러 가지가 있다.
- 기능해부학적 지식을 활용하여 적절한 스트레칭을 선택하고, 클라이언트에게 신체 어느 부위에 스트레칭이 느껴져야 하는지 가르칠 수 있다.
- 만성 근골격계 불균형, 관절염, 골다공증 또는 스테로이드 사용 이력이 있거나 최근에 수술이나 부상을 입은 고객에게는 스트레칭을 신중하게 사용한다.
- 골절 부위 주변, 외상 입은 부위 급성 염증이 발생한 관절이나 연부조직에 스트레칭을 적용하면 안 된다.

자가 점검

고객의 교정 운동 진행을 언제 어떻게 자가근막이완에서 스트레칭으로 프로그램 전환할 것인지 아는 것은 중요하다. 다음은 고객이 시행할 수 있는 근골격계 문제에 적합한 자가근막이완술의 예이다. 두 번째 열에는 각 고객에게 적합한 스트레칭운동을 선택하고 해당 스트레칭을 선택한 이유를 간략하게 설명한다.

고객의 상황이나 불균형과 적절한 자가근막이완법 적용이 필요한 매개변수	추천 스트레칭
고객이 먼 거리 걸을 때 발목 앞쪽에 통증이 발생. 측정 결과 제한된 발등굽힘(배측굴곡, dorsiflexion). 종아리 마사지를 해왔음	선 자세에서 종아리 스트레칭. 체중부하 상황에서 종아리 근육의 유연성은 하퇴가 발 위쪽 앞으로 전진할 수 있게 도와주고 고객의 발등굽힘을 개선시켜 걸을 때 발목의 앞쪽 통증을 제거해준다.
고객이 하루 종일 컴퓨터 앞에 앉아 있는 겨우 목에 통증. 측정 결과 지나친 목척추앞굽음(경추전만, cervical lordosis) 마사지 도구로 목 뒤쪽 마사지를 해 왔음	
고객이 테니스 경기 후 오른쪽 무릎 안쪽에 통증 발생. 측정 결과 발이 과도하게 안쪽 엎침(회내, pronation)된 발. 골프공 굴리기를 시행해 옴	
고객이 골프 경기 후 허리에 통증 호소. 측정 결과 골반의 앞쪽기울임(anterior pelvic tilt) 엉덩이 복합체(gluteal complex)에 대한 폼롤러 실시	

CHAPTER 21
Strengthening Exercises
근력운동

근력운동은 고객의 교정 운동이 궁극적으로 추구하는 목표가 될 수 있다. 근력운동은 연부조직에 스트레칭과 자가근막이완술을 정기적으로 적용한 후에 적용할 수 있다.(Clark and Lucett 2011; Price 2013; Price and Bratcher 2010). 근력운동은 불균형으로 제한된 연부조직 구조를 강화시키고 회복과 재훈련을 할 수 있도록 한다. 이 운동의 목표는 신경근, 근막 그리고 근골격계를 재훈련하여 문제를 해결하고 앞으로의 위험으로부터 신체를 보호하는 것이다(Hoffman 2014; Houglum 2016).

수정된 근력운동프로그램을 적절하게 선택, 설계, 진행 그리고 회귀하면 안정성을 향상시키고 이동성을 높이며, 이전의 통증과 손상된 부위를 예전처럼 복원하는데 도움이 된다(McGill 2016; Price and Bratcher 2010). 근골격계 불균형은 사람들이 근력운동을 수행하는데 영향을 미치는 보상과 기능 장애 움직임 패턴을 초래할 수 있다(Clark and Lucett 2011). 따라서 고객의 능력에 맞는 운동을 선택해야하며, 고객이 올바르게 운동을 수행하는지 확인해야 한다. 그렇지 않으면, 현재의 근골격계 불균형이 악화되거나 잘못된 연부조직 구조가 활성화될 수 있다(Price and Bratcher 2010).

근력운동 요령

다음은 고객들에게 근력운동을 소개하는데 사용할 수 있는 전략들을 요약 한 것이다.

- 고객이 운동을 정확하고 안전하게 수행하도록 하는 것이 매우 중요하지만, 새로운 운동을 처음 시도할 때 작은 실수를 할 수 있는 여유를 주는 것은 고객에게 피드백을 제공하고 기술을 수정하고 향후 개선하는 방법을 배울 수 있도록 할 것이다(Coyle 2009).
- 고객의 학습 스타일에 맞게 시각적, 언어적 그리고 운동 감각적인 교육 방식을 사용해서 지도 방법을 적용해야 한다(Wrisberg 2007).
- 항상 특정 근력운동을 권장하는 이유를 설명해야 한다. 이미 고객이 실시한 자가근막이완 기술과 스트레칭운동을 기반으로 하는 각 근력운동 방법을 강조해야 한다.
- 고객이 운동을 수행하는데 불편함을 느끼거나 운동을 올바르게 수행하는데 어려움이 있거나 세션 후 과도한 통증을 느끼는 경우 근력운동 효과가 나타나지 않는다(Bryant and Green 2010).
- 소극적인 움직임, 균형 보조 장치와 같은 소도구 스트레칭 운동을 재검토하는 경우 근력운동 효과가 나타나지 않는다.

- 고객이 일정 수준의 운동수행능력에 도달했거나 운동 수행 능력을 숙련 시키는데 있어 시간을 절약하기 위해 운동을 결합해야하거나 더 높은 운동 수행 능력의 목표를 설정 했을 때, 강화운동프로그램을 진행한다.
- 보다 다양한 움직임을 도입하거나, 소도구 사용을 적게 사용하거나 움직임에 외부적 부하를 더하거나 또는 움직임에서 다양한 운동면을 통합한 경우에 근력운동을 진행한다.

기억하세요 !

이장의 운동을 고객 교정 운동프로그램에 적용하기 전에 지도 요령, 진행, 퇴행에 대한 포괄적인 정보와 17장에 제공된 근력운동을 사용하면 안 되는 경우를 검토한다.

근력운동 모음

이 장에서 강조한 근력운동은 점진적[즉, 고립(isolated)에서 통합(ntegrated)으로, 단축성(동심성, concentric)에서 신장성(원심성, eccentric)으로, 단일관절에서 다중관절로, 하나의 평면에서 여러 평면으로, 열린운동사슬(open chain)에서 닫힌운동사슬(closed chain)로] 그리고 체육관 시설에서, 집에서, 사무실에서, 또는 여행시 운동 도구가 거의 또는 전혀 없을 때 쉽게 진행할 수 있도록 디자인 되었다.

엄지발가락 아래로 내리기(Big Toe Pushdowns)

신체 부위	발, 발목, 무릎
불균형	과다엎침(과내전, Overpronation), 밖굽이 무릎(외반슬, Valgus Knee), 발등굽힘(배측굴곡, dorsiflexion)의 제한
교정 부위	발의 내측 세로아치를 만드는 구조 특히 긴엄지굽힙근(장모지굴근, flexor hallucis longus)
운동 효과	습관성 과다엎침은 발과 발목의 내측구조 특히 내측 세로아치(medial longitudinal arch)에 과도한 스트레스를 줄 수 있다. 이 운동은 아치를 지지하는 구조를 강화하여 발이 과다엎침에 저항하고 발등굽힘을 촉진하며, 무릎이 몸의 중간 선을 향해 이동할 때 속도를 늦추도록 도와준다.
수행 방법	1. 발이 앞을 향하게 서서 내측 세로아치를 들어 발과 발목의 중립 위치를 만든다(즉, 체중이 발 바깥쪽으로 약간 이동하도록 한다). 2. 발가락을 곧게 정렬하고, 다른 발가락들을 구부리지 아니한 상태로 엄지발가락을 바닥을 향해 누른다. 3. 등척성으로 이 운동을 우선 시행 한 후 엄지발가락을 앞 뒤로 천천히 움직이며, 몸무게를 컨트롤 할 수 있는 움직임을 추가한다. 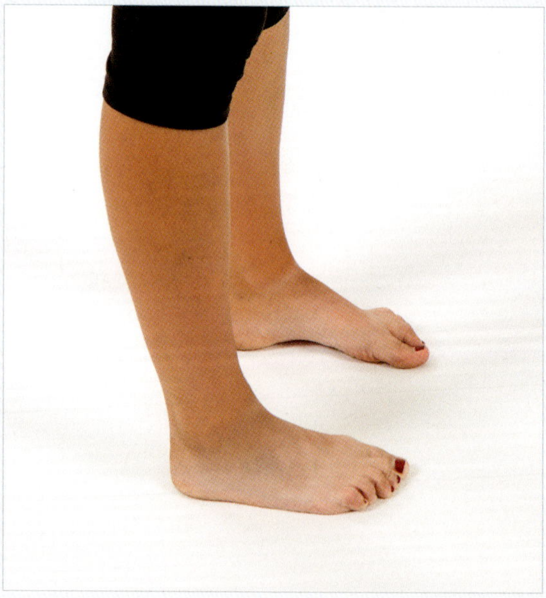
시간 및 반복 횟수	20~30초 동안 등척성 수축을 수행하고 하루에 최소 1회 2~3회 반복하여 10~15회 반복되는 동적 움직임으로 실시한다.
운동 팁	이 운동을 올바르게 수행하면 엄지 발가락이 아래로 누를 때 아치 아래 근육이 움직이는 것을 느낄 수 있다.
주의 사항	근육 경련을 유발할 수 있으므로 점진적으로 운동을 진행하여 근육에 과도한 부담을 주지 않도록 해야한다.

추가 운동	발을 사용 하여 몸을 앞, 뒤로 흔든다.

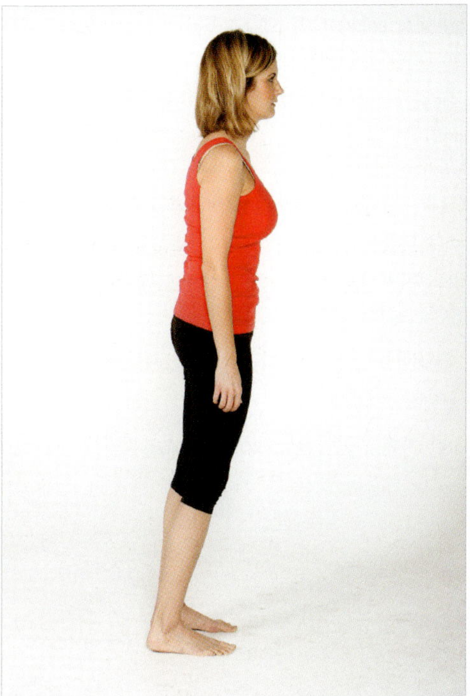

대체 운동	발가락으로 타월을 끌어 긴엄지굽힘근(장모지굴근, flexor hallucis longus muscle)을 활성화하거나 골프 공 롤을 수행한다.

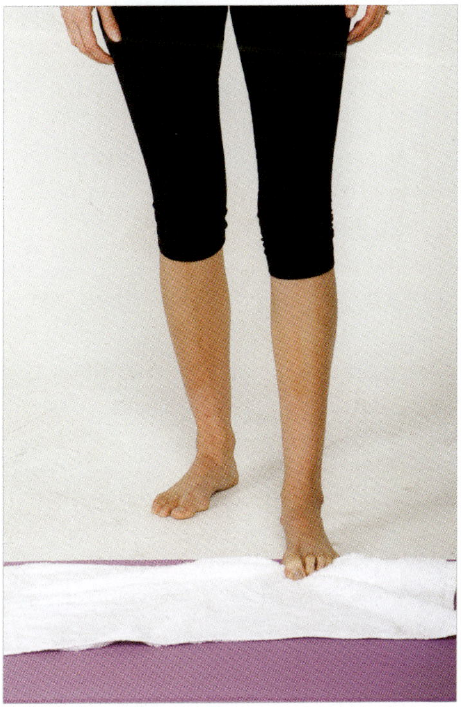

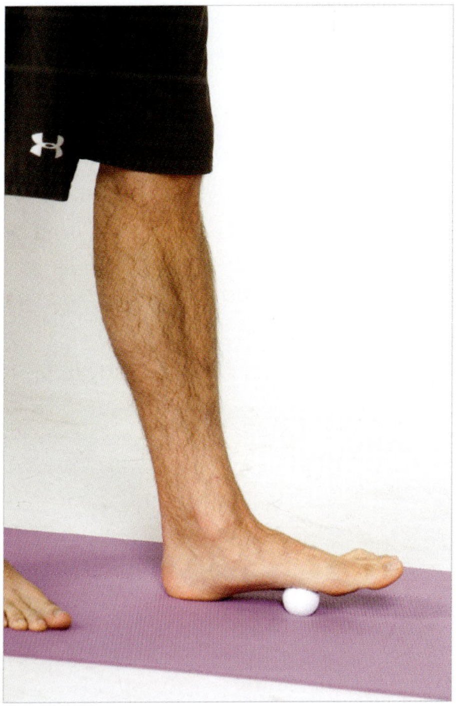

누워서 골반 기울이기(Lying Pelvic Tilt)

신체 부위	허리-골반 다리이음뼈(요추-골반 고관절대, lumbo-pelvic hip girdle)
불균형	골반의 앞기울임(anterior pelvic tilt), 지나친 허리척추앞굽음(요추전만, lumbar lordosis)
교정 부위	배곧은근(복직근, Rectus abdominis), 큰볼기근(대둔근, Ggluteus maximus) 그리고 햄스트링(hamstrings)
운동 효과	이 운동은 허리뼈(요추, Lumbar vertebrae)를 구부리고 골반을 후방으로 회전시키는 근육의 강화 및 가동성을 촉진하는 데 목적이 있다.
수행 방법	1. 무릎을 구부린 상태로 바닥에 눕는다. 2. 골반을 아래로 향하게 하여 허리를 평평하게 만들고, 복부를 수축하여 두덩뼈(치골, Pubis)을 가슴우리의 밑 부분으로 당긴다. 3. 골반이 젖혀질 때, 어깨와 등의 윗부분이 바닥에서 곡선이 되지 않게 해야 한다. 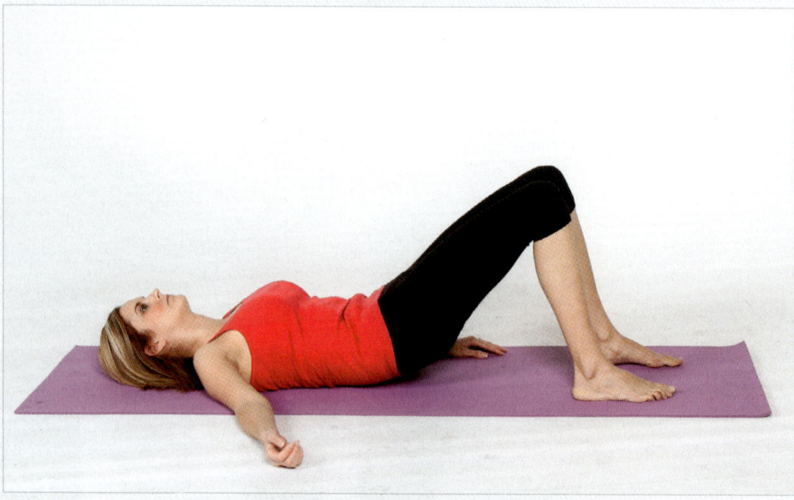
시간 및 반복 횟수	하루에 한 번 이상 10~15회 반복 실시한다.
운동 팁	꼬리뼈(미골, Coccyx)가 지면에서 떨어질 때 골반이 전방으로 회전 하지 않도록 해야 한다.
주의 사항	처음에 이 운동을 조심스럽고 천천히 수행하여 허리가 이 운동에 적응하도록 한다.

추가 운동	볼기근육을 활성화시키기 위해 Over Ball 또는 Butt Lift를 수행한다.

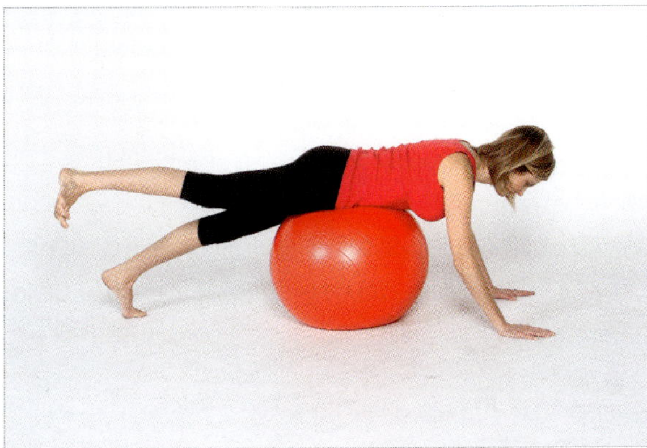
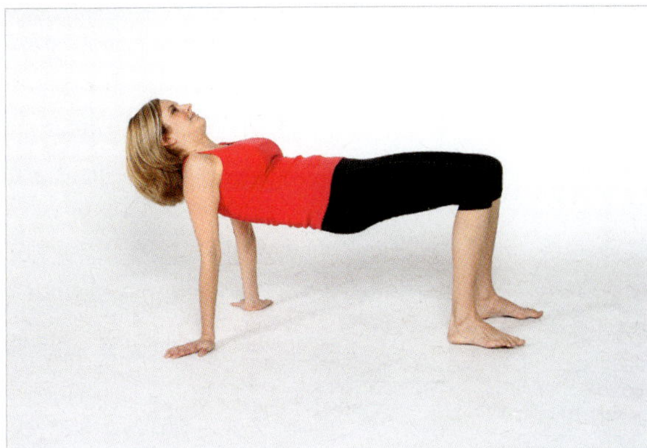

대체 운동	테니스공 혹은 폼롤러를 사용하여 볼기근을 마사지 하거나 테니스공을 허리 아래쪽에 넣어 마사지한다.

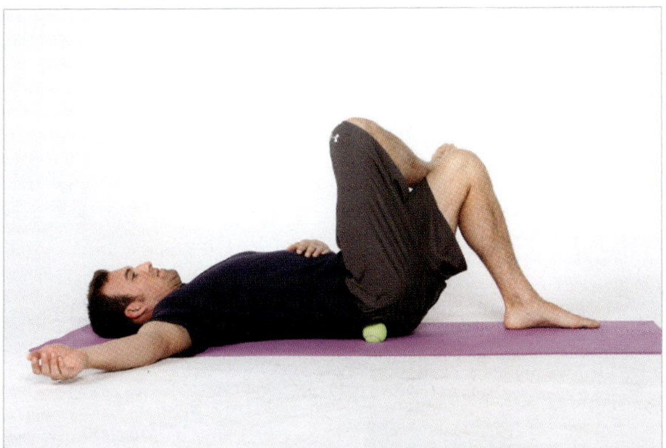
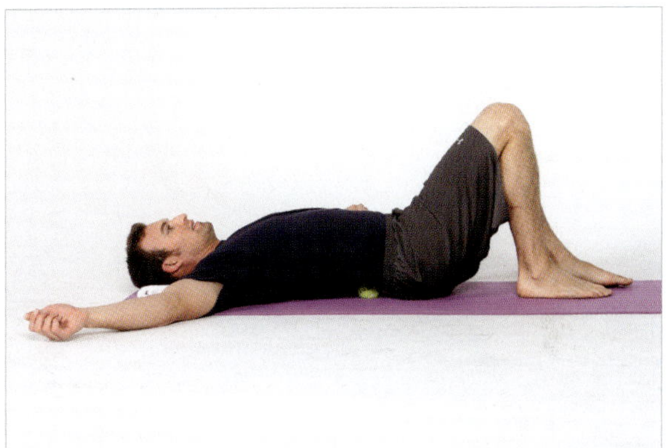

오리발 서기(Duck Stand)

신체 부위	발, 발목, 무릎, 허리-골반 다리이음뼈(요추-골반 고관절대, lumbo-pelvic hip girdle)
불균형	과다엎침(과내전, Overpronation), 밖굽이 무릎(외반슬, valgus knee), 골반 앞기울임(anterior pelvic tilt), 지나친 허리척추앞굽음(요추전만, lumbar lordosis)
교정 부위	큰볼기근(대둔근, gluteus maximus), 엉덩정강근막띠(장경인대, iliotibial band), 배곧은근(복직근, rectus abdominis) 및 중간볼기근(중둔근, gluteus medius) 뒷쪽 섬유
운동 효과	이 운동은 다리를 바깥방향으로 회전시키고 (그러므로 발의 아치를 들어 올리며 무릎을 발과 발목에 정렬시킨다), 골반을 뒤쪽으로 기울 때 사용 되는 근육들을 강화시키는데 도움을 준다. 또한 허리뼈(요추, lumbar vertebrae)를 굽힘 시켜 허리척추앞굽음을 줄이는데 도움이 된다.
수행 방법	1. 두 발의 발꿈치를 모은 상태로 두 발로 서서 오리처럼 발과 다리를 바깥쪽으로 회전 시킨다. 2. 골반을 후방으로 기울이고 (즉, 아래로 밀어 넣으면서) 큰볼기근을 수축 시킨 상태로 다리를 바깥쪽으로 향하여 더 회전 시킨다. 3. 다리가 바깥쪽으로 회전 할 때 발의 아치가 올라가고 체중이 발의 가장자리와 발뒤꿈치 쪽으로 이동하는 것을 느끼도록 한다. 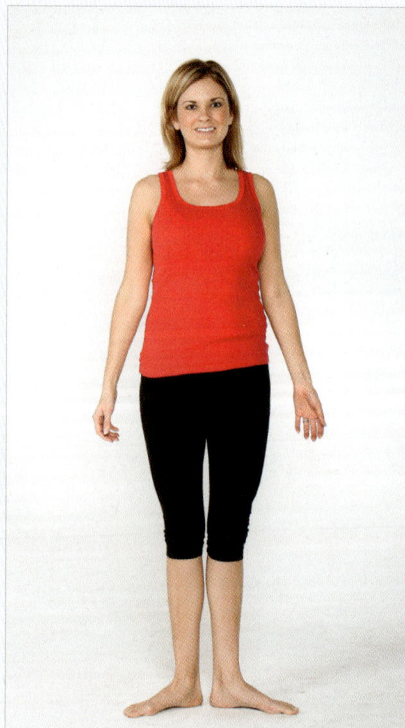
시간 및 반복 횟수	등척성 수축을 유지한 상태로 10~15 초간 수행하며 하루에 적어도 3회 반복 실시한다.
운동 팁	발뒤꿈치를 땅에 고정 시키고(떨어지지 않게 혹은 지면에 부착시키고) 몸통을 기울이지 말고 똑바로 유지한다.
주의 사항	무릎에 불편함을 느낄 때, 발을 완전히 펴지지 않도록 하면서 발을 바로 하고 통증이 지속된다면 운동을 중단한다.

추가 운동	엄지발가락 아래로 밀기를 동적으로 수행하거나 Gluteal Activation Over Ball을 수행한다.

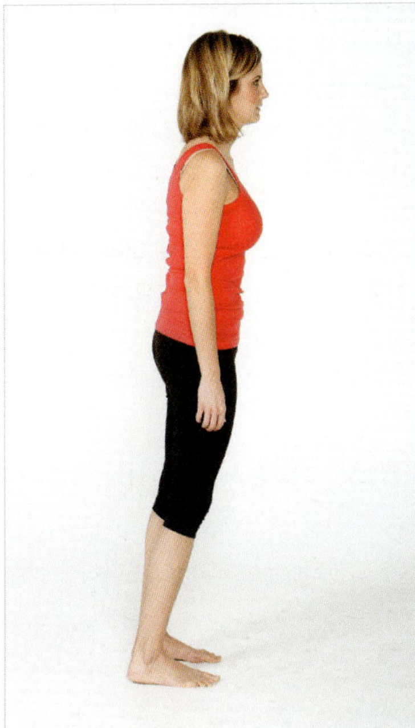

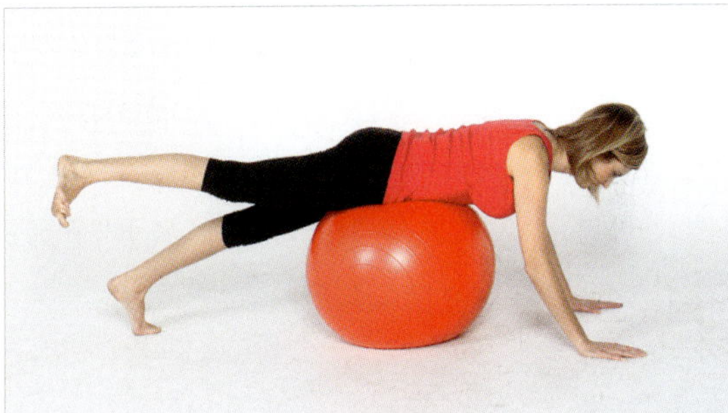

대체 운동	Lying Pelvic Tilt를 만들어 허리 혹은 둔부를 폼롤러로 마사지 한다.

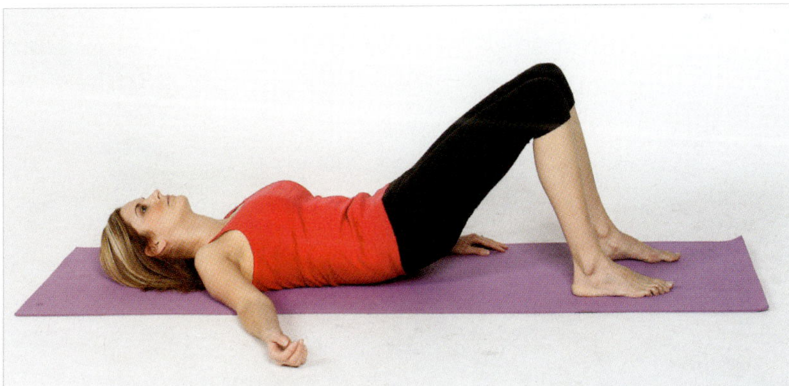

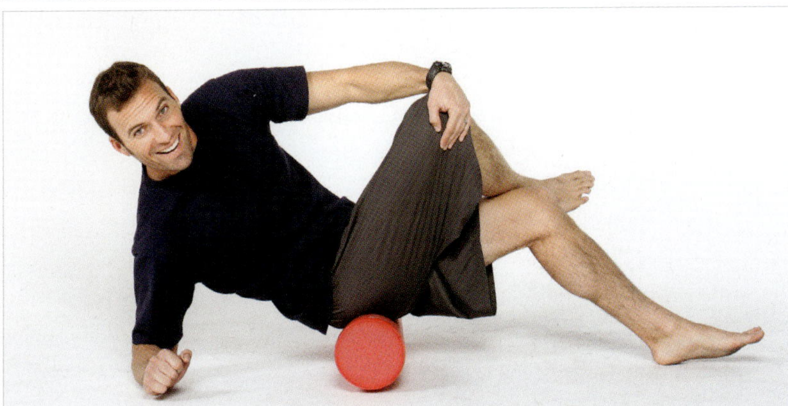

볼 위에서 큰볼기근 활성화 시키기(Gluteal Activation Over Ball)

신체 부위	허리-골반 다리이음뼈(lumbo-pelvic hip girdle)
불균형	과다엎침(과내전, Overpronation), 밖굽이 무릎(외반슬, valgus), 대다수 무릎 부상의 원인이 되는 자세), 골반 앞기울임(골반전방경사, anterior pelvic tilt), 지나친 허리척추앞굽음(요추전만, lumbar lordosis)
교정 부위	큰볼기근(대둔근, gluteus maximus), 중간볼기근(중둔근, gluteus medius), 작은볼기근(소둔근, gluteus minimus)
운동 효과	이 운동은 볼기근을 강화하고 골반을 앞쪽으로 기울이면서 가동성을 확장하며 볼기근과 허리-골반 다리이음뼈를 강화하는데 도움이 된다.
수행 방법	1. 골반을 공 중앙에 위치시키고 손은 바닥에 위치하고, 시선은 아래를 내려다보며 목이 과도하게 구부러지지 않게 공위에 눕는다. 2. 골반이 뒤로 젖혀지면서 몸의 중심이 흔들리기 때문에 몸을 안정시키기 위해 한쪽 발을 땅에 위치시킨다. 3. 반대편 발을 등 쪽으로 굽힌 채로 바깥쪽으로 회전 시키고 다리를 바르게 유지한다. 4. 뻗은 다리를 천천히 들어 올리고 골반을 젖히면서 볼기근을 활성화 시키며 허리부분이 구부러지지(아치형) 않도록 한다. 5. 다리를 아래로 내린 다음 다시 올린다. 6. 반대편 다리도 반복한다. 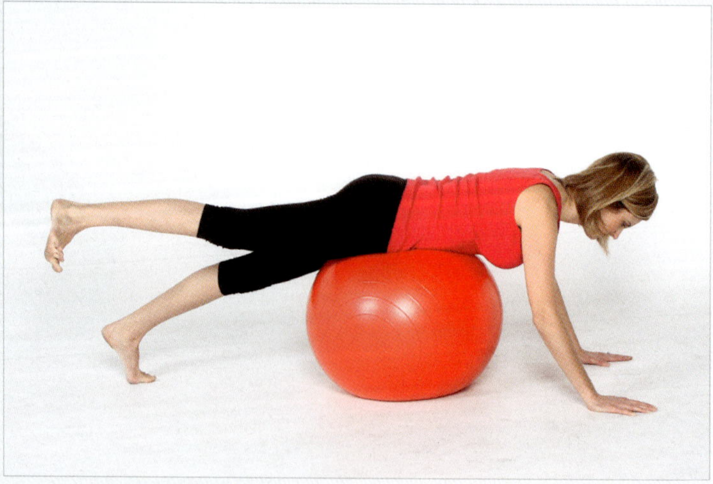
시간 및 반복 횟수	한 다리 당 10~15 회 반복하고 적어도 하루에 한번 실시한다.
운동 팁	허리척추앞굽음을 겪고 있는 대부분 사람들은 허리를 구부리며 다리를 들어 올리려고 하므로, 허리를 구부리면서 다리를 들어 올리지 않도록 한다. 또한 들어 올린 다리를 안쪽과 바깥쪽으로 회전하는 것은 둔근의 근섬유를 강화하는데 도움이 된다.
주의 사항	골반을 한쪽으로 돌리거나 혹은 기울인 상태로 다리를 움직이지 마시오.

추가 운동	엉덩이 들어올리기를 한다.

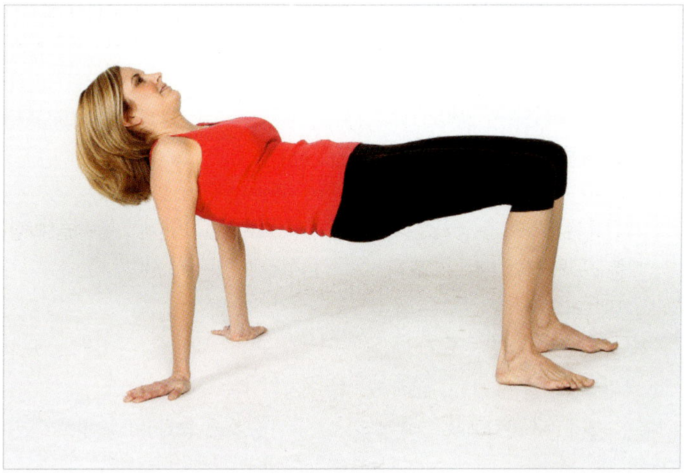

대체 운동	Lying Pelvic Tilt 혹은 Duck Stand를 실시한다.

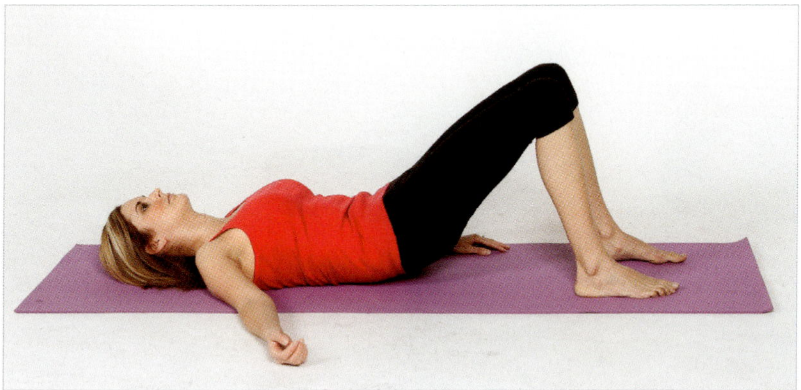

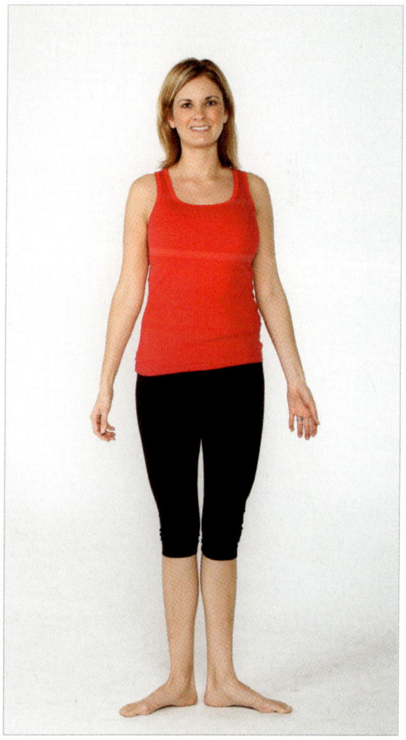

엉덩이 들기(Butt Lift)

신체 부위	발과 발목, 무릎, 허리-골반 다리이음뼈(lumbo-pelvic hip girdle)
불균형	과다엎침(과내전, Overpronation), 밖굽이 무릎(외반슬, valgus), 대다수 무릎 부상의 원인이 되는 자세), 골반 앞기울임(골반전방경사, anterior pelvic tilt), 지나친 허리척추앞굽음(요추전만, lumbar lordosis)
교정 부위	큰볼기근(대둔근, gluteus maximus), 배곧은근(복직근, rectus abdominis), 척주세움근(척주기립근, erector spinae)
운동 효과	볼기근과 척추세움근을 강화하고 엉덩이와 다리 복합체가 올바르게 확장되도록 하면 허리-골반 다리이음뼈 전체가 보상 없이 더 효과적으로 움직일 수 있도록 훈련된다.
수행 방법	1. 무릎을 구부리고 손을 몸 뒤에 두고 바닥에 앉는다. 2. 아치를 들어 올리고 발을 앞으로 정렬한다. 3. 엉덩이를 바닥에서 들어 올릴 때 골반을 중립 위치로 이동하기 위해 골반을 후방으로 기울인다. 4. 어깨를 들어 올려 가슴을 위로 유지하고 엉덩이를 들어 올릴 때 턱을 당긴 상태를 유지한다. 5. 엉덩이가 바닥에 닿지 않도록 천천히 골반을 낮추면서 골반의 중립 위치를 전체적으로 유지한다. 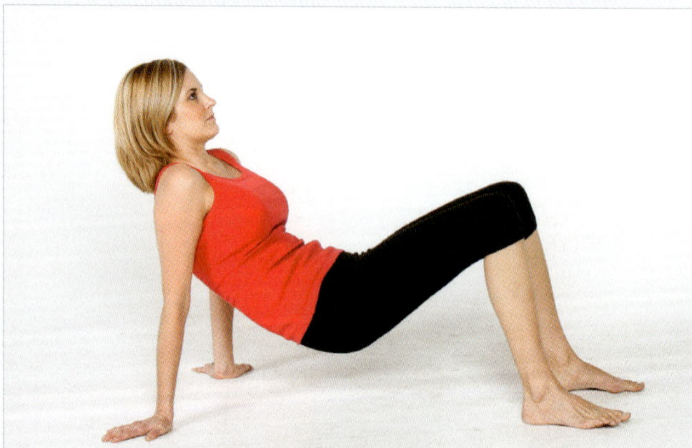 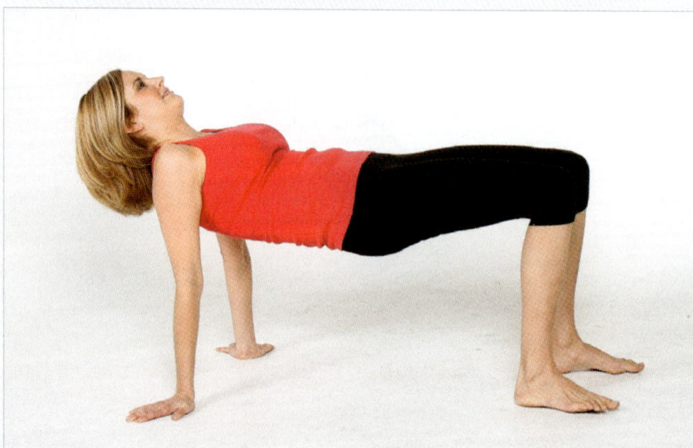
시간 및 반복 횟수	처음에는 15~20초 동안 자세를 유지하며 등척성으로 운동을 수행한다. 하루에 한 번 10~12회 반복 실시한다.

운동 팁	만약 운동을 하는 사람이 어깨나 손목에 문제를 가지고 있다면 안정성 공을 사용하여 머리와 어깨를 지탱하시오.
주의 사항	골반 앞기울임과 지나친 허리척추앞굽음이 있는 대부분의 사람들은 이 운동을 하는 동안 엉덩이를 들어 올릴 때 허리를 지나치게 치켜들 것이다. 이런 사람들에게는 골반을 뒤쪽으로 기울이도록 하여 운동하는 동안 중립적인 골반 위치를 유지하도록 지도한다.
추가 운동	무릎을 당기면서 런지를 수행한다.

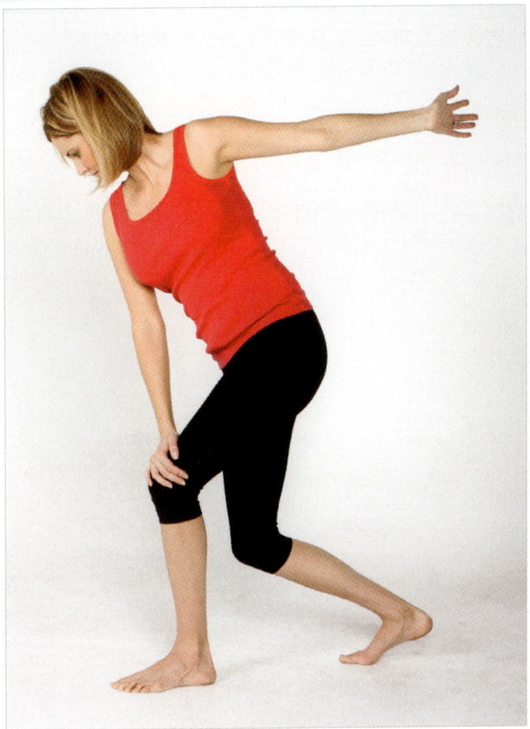

대체 운동	Lying Pelvic Tilt 또는 Gluteal Activation Over Ball을 실시한다.

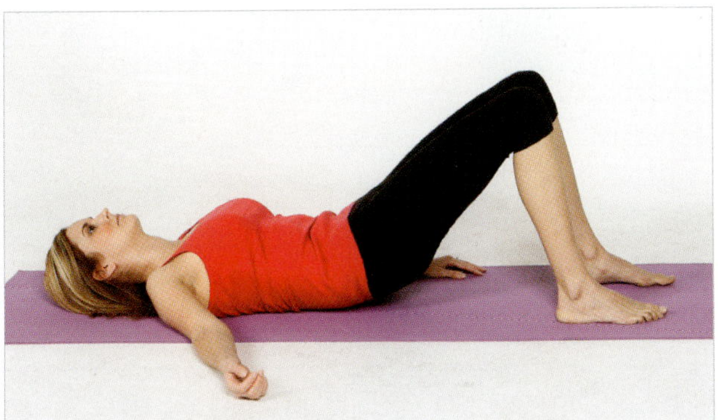

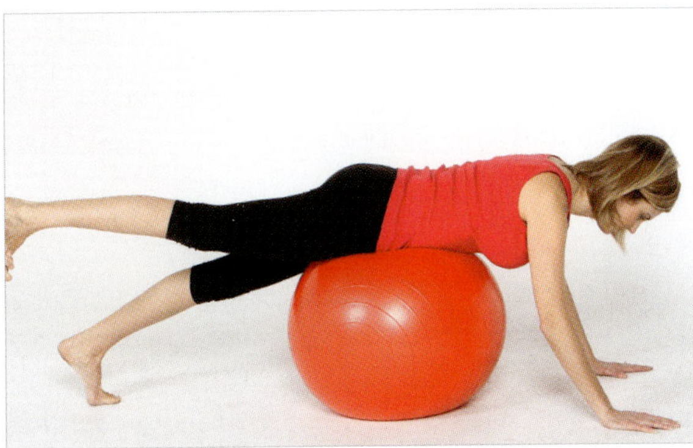

옆으로 누워 다리 들기(Side Lying Leg Lift)

신체 부위	발과 발목, 무릎, 허리-골반 다리이음뼈(lumbo-pelvic hip girdle)
불균형	과다엎침(과내전, Overpronation), 밖굽이 무릎(외반슬, valgus knee), 골반 앞기울임(골반전방경사, anterior pelvic tilt)
교정 부위	벌림근(외전근, abductor muscle) 및 깊은 엉덩관절 돌림근(고관절 휘돌림근)
운동 효과	이 운동은 골반을 안정시키고 골반의 중립적인 위치를 촉진시켜 허리-골반 다리이음뼈, 다리, 무릎 및 발의 정렬과 움직임을 개선하는데 도움이 된다.
수행 방법	1. 머리가 척추와 일직선이 되도록 목 아래에 폼롤러 또는 베개를 두고 옆으로 눕는다. 2. 아랫다리를 곧게 펴고 윗발의 발등을 아랫다리 종아리에 얹은 뒤 무릎을 바닥 쪽으로 내린다. 3. 골반을 뒤쪽으로 회전시켜 엉덩이가 수직이 되도록 한다. 4. 허리를 굽히거나 엉덩이를 올리거나 골반을 앞으로 회전시키지 않고 위쪽 무릎을 천천히 위, 아래로 움직인다. 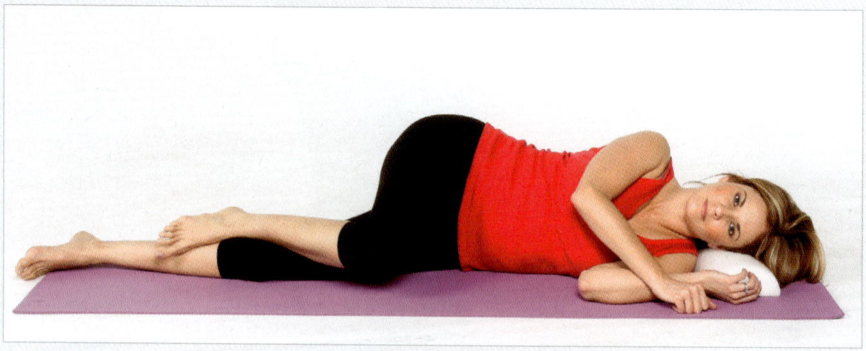 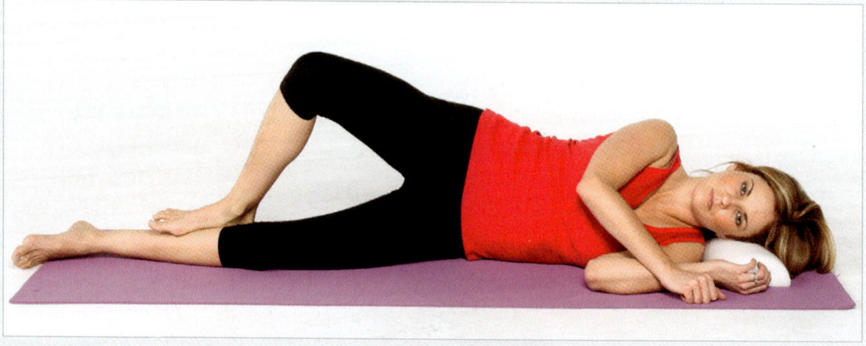
시간 및 반복 횟수	처음에는 다리를 위로 들어 올려 20~30초 동안 유지하고 2~3회 반복하여 등척성 운동을 수행한다. 하루에 한 번 10~12회 반복으로 진행한다.
운동 팁	운동을 하는 사람이 볼기근 측면의 수축을 느끼지 않을 경우 운동의 하강(편심) 단계에 저항을 추가하여 근육의 활성화를 돕도록 한다.

주의 사항	다리 들어올리기 단계에서 다음과 같은 세 가지를 주의하시오. 엉덩이 올리기, 골반이 앞으로 회전되거나 몸통이 회전되는 것.
추가 운동	런지와 함께 몸통 측면 굽히기를 실시한다.

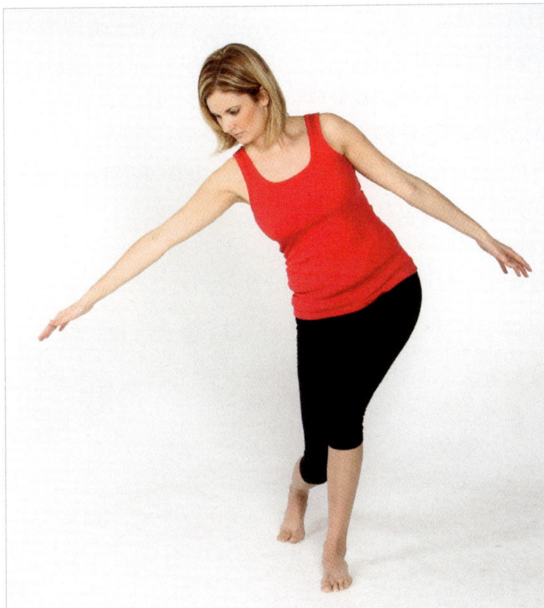

대체 운동	모음근(내전근, Adductor muscle) 스트레칭 또는 Duck Stand를 실시한다.

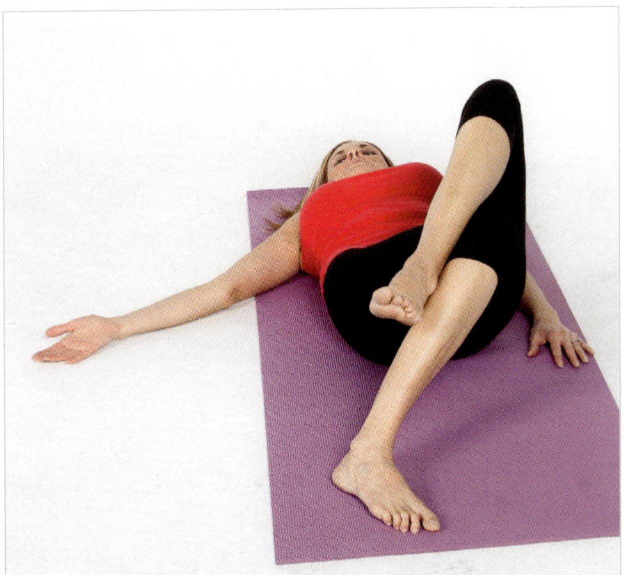

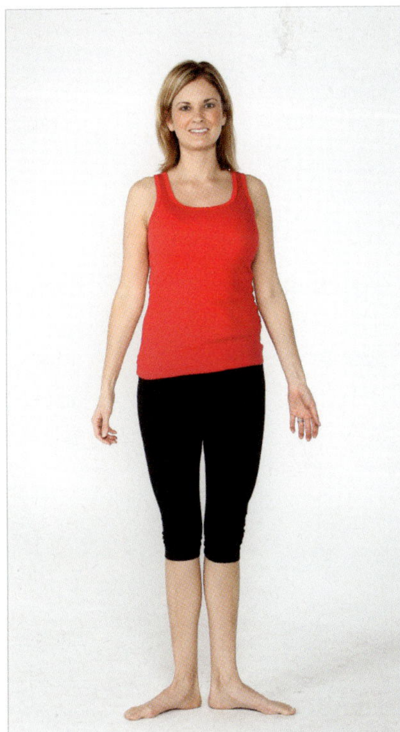

바닥에 누워 어깨 당기기(Shoulder Retraction on Floor)

신체 부위	등뼈(흉추, thoracic vertebrae) 및 팔이음뼈(견갑대, shoulder girdle)
불균형	지나친 등척추뒤굽음(흉추후만, thoracic kyphosis), 팔이음뼈 내밈(protracted shoulder girdle) 어깨뼈 올림(elevated scapula), 안쪽돌림된 팔(internally rotated arms)
교정 부위	마름근(능형근, rhomboid), 등세모근(승모근, trapezius) (중간 및 아래 섬유), 등뼈 폄근(thoracic extensors), 가시아래근(극하근, inflaspinatus), 작은원근(소원근, teres minor)
운동 효과	이 운동은 등뼈를 확장시키고 어깨뼈를 수축(retraction) 및 내림(depression)하는 근육을 강화시키는 데 도움이 된다. 또한 회전근개 근육을 강화하여 팔을 바깥돌림 시키고 위팔뼈(상완골, humerus)을 올바르게 정렬시키는 데에 도움을 주는 돌림근을 강화시킨다.
수행 방법	1. 무릎을 굽히고 베개나 접힌 수건(필요한 경우)에 머리를 대고 누워 목이 중립 위치에 있는지 확인한다. 2. 팔을 몸에서 약 45도 벌림시키고 손바닥이 위를 향하도록 뻗는다, 3. 어깨를 바닥을 향해 앞뒤로 끌어당기면서 골반을 후방으로 회전시켜 허리가 바닥에 닿아 있게 하고 움직이는 동안 아치형이 되지 않도록 한다. 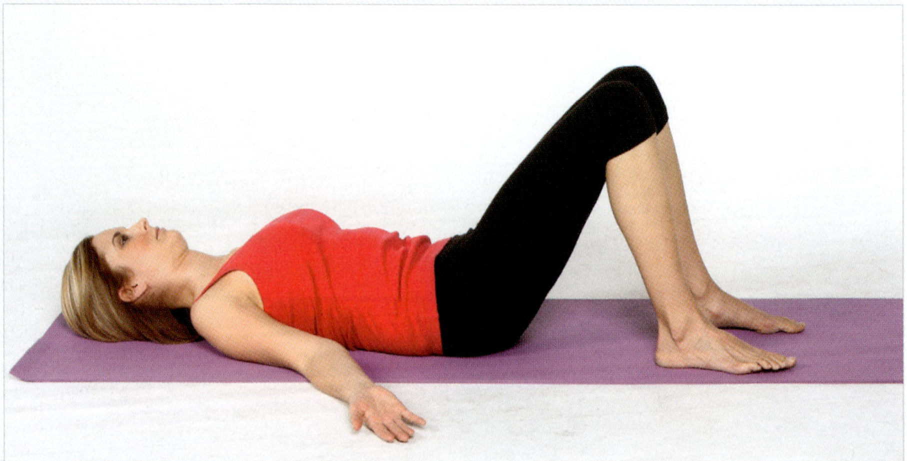
시간 및 반복 횟수	하루에 2~3회, 20~30초 동안 등척성 수축을 실시한다.
운동 팁	운동을 하는 사람이 어깨뼈를 수축시키고 누르는 근육이 활성화되는 것을 느낄 수 없는 경우, Seated Row 또는 Straight Arm Pulldown (이 장의 뒷부분에서 자세히 설명) 같은 다른 강화 운동을 사용하여 활성화한 다음 재실시 하도록 한다.

추가 운동	Flasher 또는 The Wave Goodbye를 실시한다.

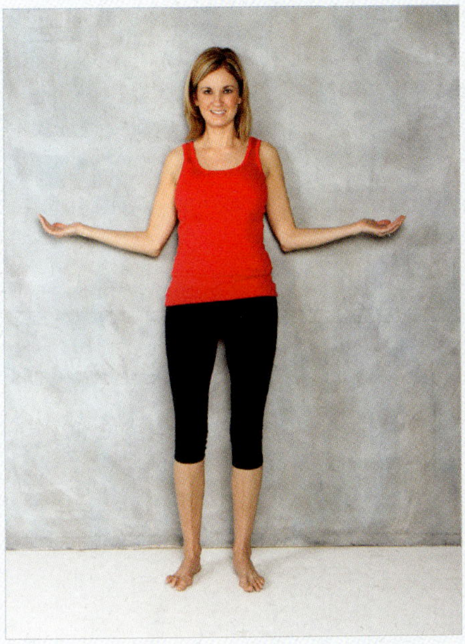
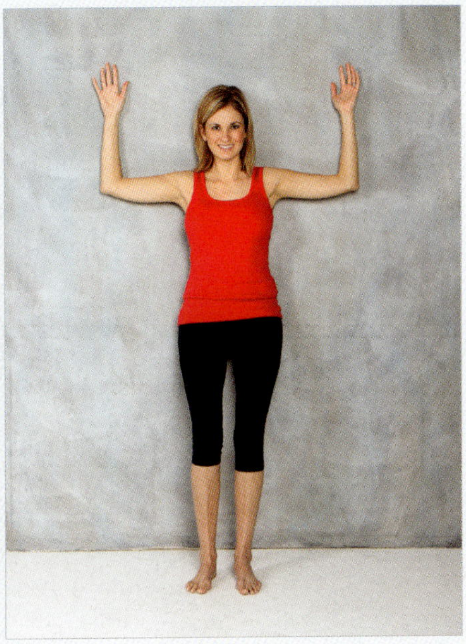

대체 운동	Why 스트레칭한다. 어깨 전면 마사지를 실시한다.

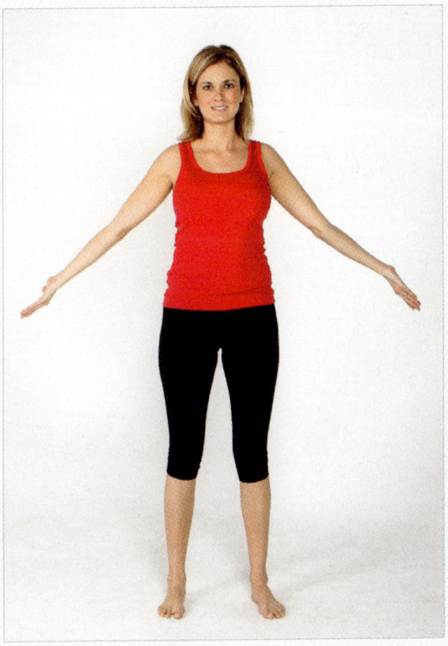
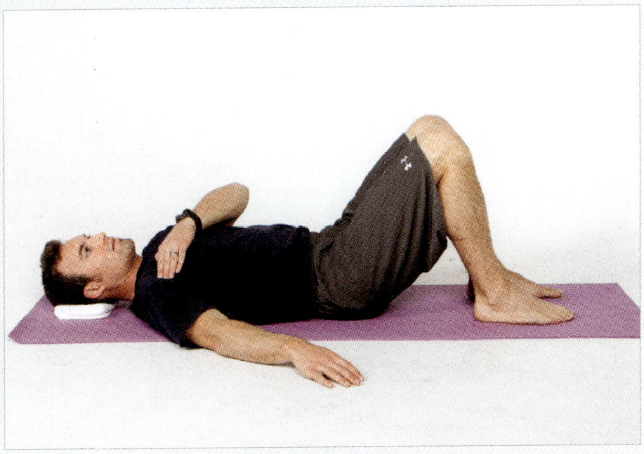

팔펴고 아래로 내리기(Straight Arm Pulldown)

신체 부위	등뼈(흉추, thoracic vertebrae) 및 팔이음뼈(견갑대, shoulder girdle), 머리 및 목
불균형	어깨뼈 올림(elevated scapula), 팔이음뼈 내밈(protracted shoulder girdle)
교정 부위	등세모근(승모근, trapezius) (아래 섬유) 및 마름근(능형근, rhomboid)
운동 효과	이 운동은 등세모근 아래 섬유를 강화하여 어깨뼈를 내리고 척추에 더 가깝게 당기는데 도움이 된다. 또한 등세모근의 아래 섬유가 강하고 활동적이면 많은 사람들이 과도한 긴장을 유지하는 위 섬유의 스트레스를 해소할 수 있다.
수행 방법	1. 짐볼이나 랫풀다운 머신의 좌석에 앉아 손을 뻗어 매달린 튜브의 막대 또는 손잡이를 잡는다. 2. 팔을 구부리지 않고 어깨뼈를 앞,뒤로로 당긴다. (아래 등세모근과 마름근을 사용한다.) 3. 팔을 구부려 넓은등근(광배근, latissimus dorsi)을 사용하지 마십시오. 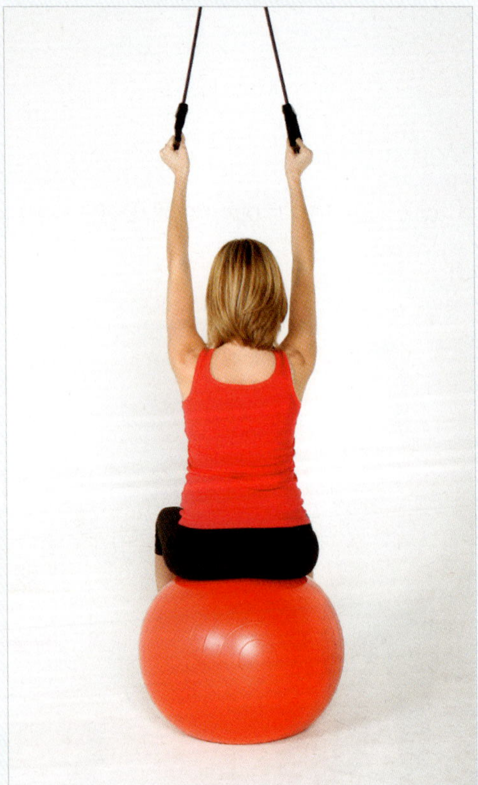
시간 및 반복 횟수	20~30초 동안 등척성 수축을 수행하고, 2~3회 반복한다. 그 후 10~15회 반복되는 동적 움직임을 실시한다.
운동 팁	이 동작을 수행하는 데 어려움이 있거나 아래 등세모근이 수축하는 것을 인지하는 데 어려움이 있다면, 먼저 한 팔씩 사용하여 움직이는 근육을 느낄 수 있도록 한다.

추가 운동	Straight Arm Raise를 실시한다.

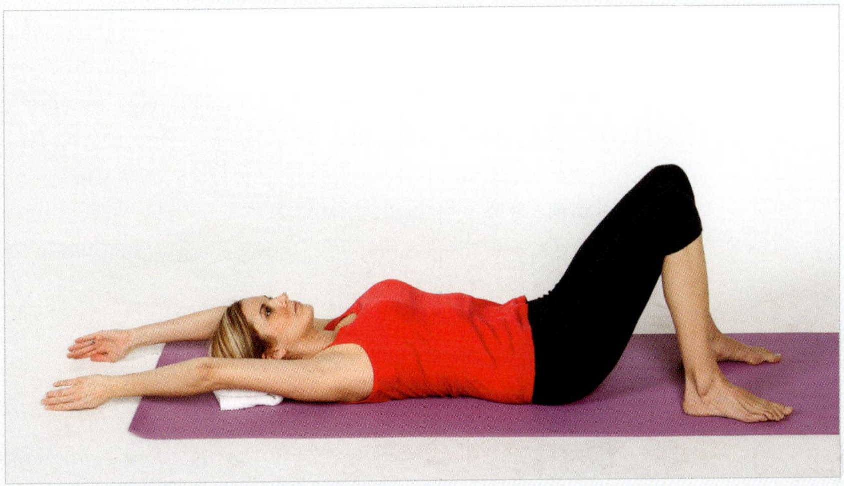

대체 운동	Tennis Ball Around Shoulder Blade를 실시한다.

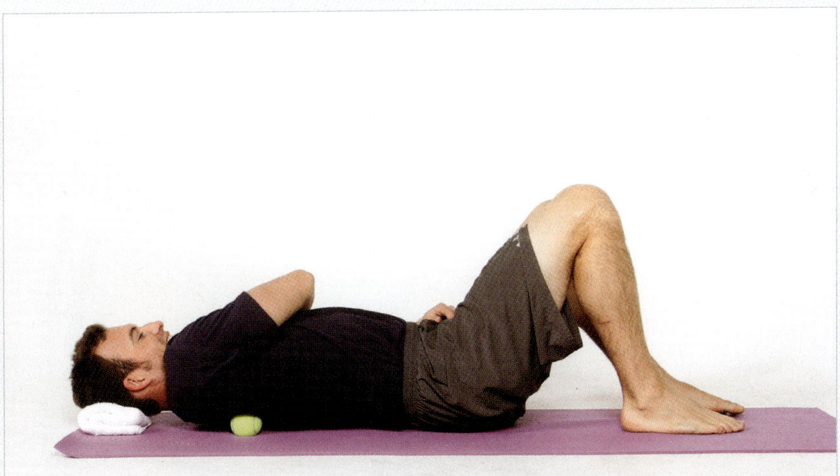

앉아서 당기기(Seated Row)

신체 부위	등뼈(흉추, thoracic vertebrae) 및 팔이음뼈(견갑대, shoulder girdle), 목 및 머리
불균형	지나친 등척추뒤굽음(흉추후만, thoracic kyphosis), 내밈된 팔이음뼈(protracted shoulder girdle), 어깨뼈 올림(elevated scapula), 안쪽돌림된 팔, 거북목 증후군(forward head)
교정 부위	척추세움근(척추기립근, erector spinae), 마름근(능형근, rhomboid), 등세모근(승모근, trapezius), 넓은 등근(광배근, latissimus dorsi)
운동 효과	이 운동은 등뼈를 똑바로 세우고 머리를 뒤로 당기는 근육뿐만 아니라 어깨뼈를 수축, 압박 및 하강시키는 근육을 강화하는데 도움이 된다. 이러한 근육을 강화하면 머리와 목, 등뼈, 팔이음뼈 및 팔에 긍정적인 영향을 미칠 수 있다.
수행 방법	1. 의자나 로잉 머신에 똑바로 앉는다. 2. 신축성이 있는 튜브나 로잉 머신의 손잡이를 잡고 로잉 동작으로 몸통 쪽으로 잡아당긴다. 3. 어깨를 등 아래로 유지하고, 운동 중에 허리를 과도하게 굽히지 않도록 한다. 4. 머리와 척추를 일직선으로 유지하고 턱을 안으로 집어넣는다. 5. 손잡이를 시작 위치로 되돌리는 행동을 반복하되 앞으로 기울이지 않는다. 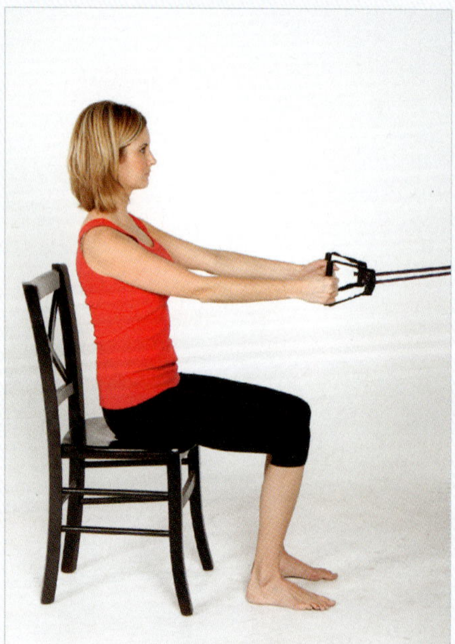 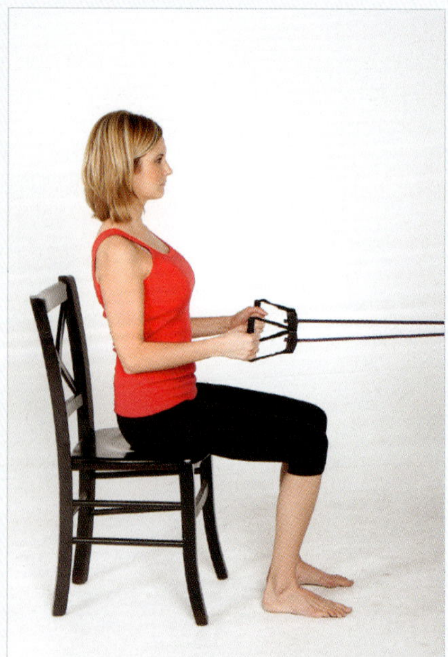
시간 및 반복 횟수	10~15초 동안 등척성 수축을 수행하고 2~3회 반복 후 10~15회 반복되는 동적 움직임을 실시한다.
운동 팁	팔꿈치가 가슴우리의 측면과 일직선이 되면 당기는 것을 멈춘다. 더 잡아당기면 어깨뼈가 올라갈 수 있고, 이로 인해 운동의 목적을 잃게 된다.
주의 사항	척추가 과도하게 둥글어지는 것을 방지하기 위해서 운동을 하는 사람이 손을 앞으로 뻗을 때, 엉덩이를 구부리도록 지도한다.

추가 운동	이 운동을 서서 실시한다.

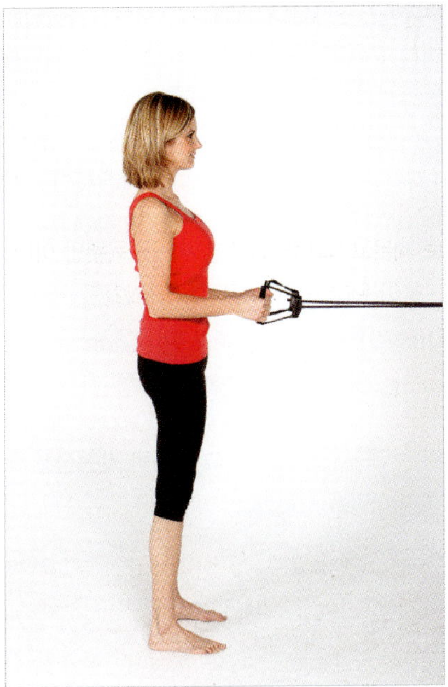

대체 운동	Shoulder Retraction on Floor를 실시한다.

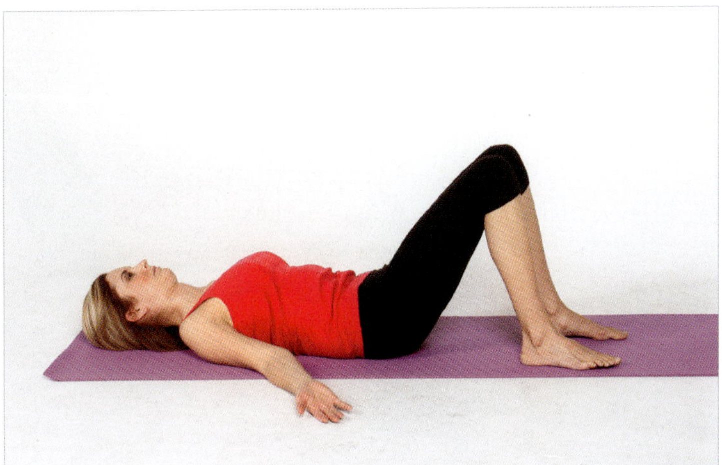

더 플라셔 (누운자세) [The Flasher (Lying)]

신체 부위	등뼈(흉추, Thoracic vertebrae), 팔이음뼈(견갑대, shoulder girdle)
불균형	지나친 목척추앞굽음(경추전만, cervial lordosis), 거북목 증후군, 지나친 등척추뒤굽음(흉추후만, thoracic kyphosis), 내밈된 팔이음뼈(protracted shoulder girdle), 어깨뼈 올림(elevated scapula), 안쪽돌림 된 팔
교정 부위	척추세움근(척추기립근, erector spinae), 목을 굽히는 근육, 머리를 뒤당김시키는 근육 (서있는 상태), 가시아래근(극하근, inflaspinatus), 작은원근(소원근, teres minor), 마름근(능형근, rhomboid), 등세모근(승모근, trapezius)
운동 효과	이 운동은 몸통과 머리를 바르게 세우고 어깨뼈를 뒤당김(retraction) 및 내림 시키며 팔을 바깥돌림 시키는 근육들을 강화한다. 또한, 가슴과 어깨 정면에 위치한 근육을 늘여준다.
수행 방법	1. 팔을 구부리고 팔꿈치는 옆으로 향하게 하고 손가락이 천장을 향하게 한 상태로 등을 대고 눕는다. 필요 시 베개를 사용하여 머리를 지탱한다. 2. 어깨뼈를 앞, 뒤로 당긴다. 3. 손등을 바닥 쪽으로 가져오고 팔을 바깥돌림 시킨다. 4. 어깨뼈 사이와 각 팔 상단 근처의 팔 뒤쪽에서 움직임이 느껴져야 한다. 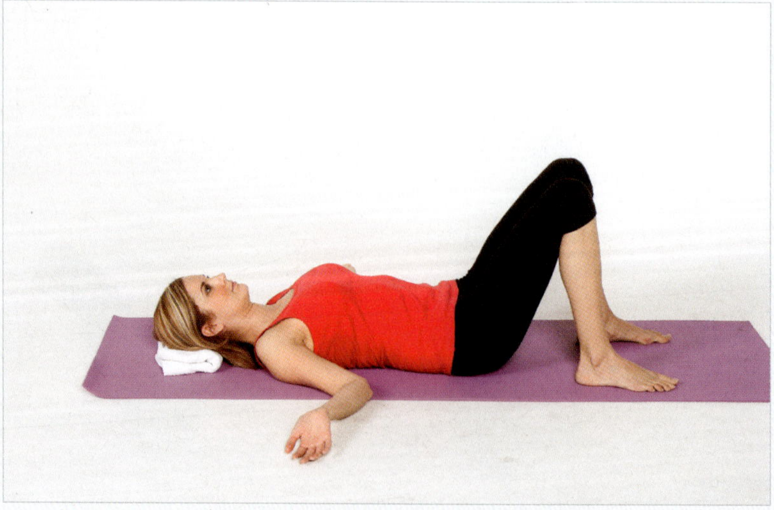
시간 및 반복 횟수	처음에는 15~20초 동안 등척성 수축을 유지한 상태로 2~3회 반복하여 운동을 실시한다. 주 3~4회 진행하며, 한 번에 10~15회씩 2~3세트로 운동을 실시한다.
운동 팁	이 운동을 수행하는 동안 더 좋은 자세를 얻기 위해서는 벽에 기대어 서서 자세를 취하도록 교육한다. 운동을 하는 사람에게 중립적인 발 위치를 취하게 하고 골반을 후방으로 회전 시키고, 바른 자세로 서게 하여 운동 전 후에 고객의 턱을 집어넣도록 지도한다.

주의 사항	만약 운동을 하는 사람의 어깨 앞쪽에 불편함이 느껴진다면, 말아 올린 수건을 이용하여 팔꿈치를 바닥에서 들어올린다. 운동방법을 적절하게 체크하고 필요시 운동을 줄이도록 한다.
추가 운동	이 운동을 서서 수행하거나 밴드로 저항 (중량)을 추가한다.

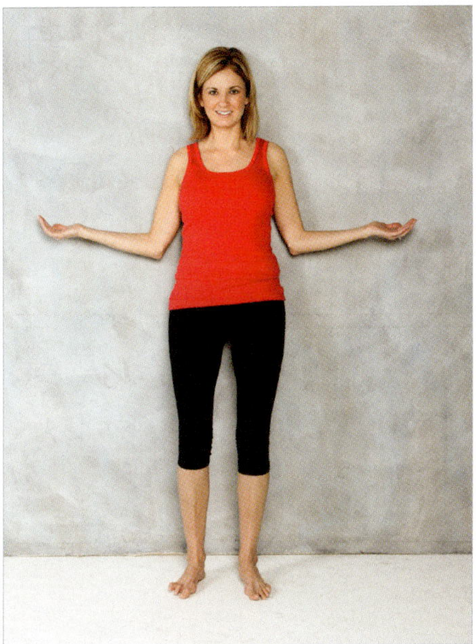

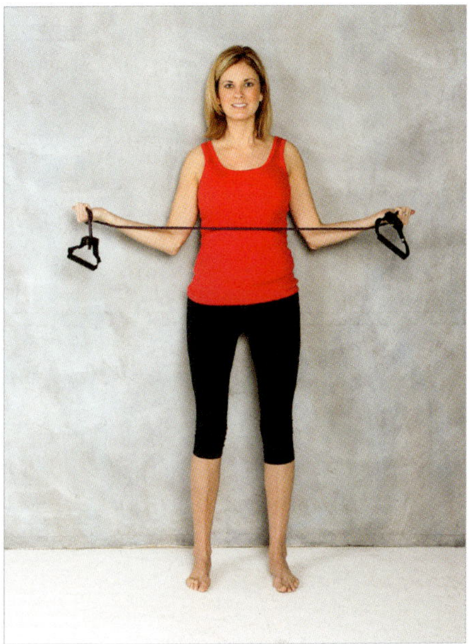

대체 운동	손등이 롤러에 닿기 전에 필요한 동작 범위를 줄이기 위해서 팔꿈치 아래에 베개를 놓고, 어깨 옆에 폼롤러를 놓은 후 한 번에 한 방향씩 운동을 실시한다.

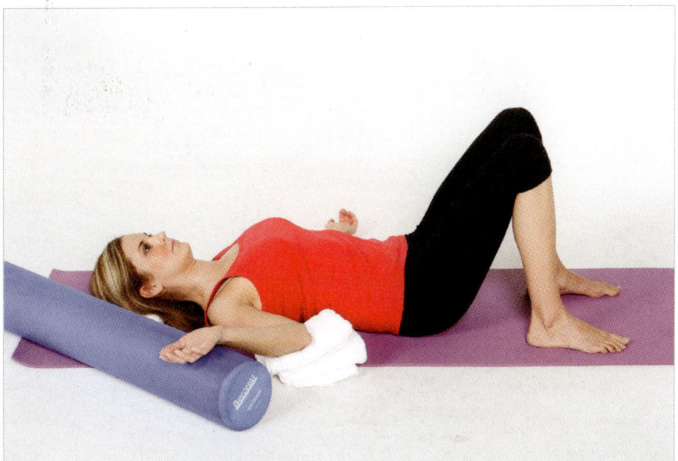

더 웨이브 굿바이 (누운자세) [The Wave Goodbye (Lying)]

신체 부위 of body	등뼈(흉추, thoracic vertebrae), 팔이음뼈(견갑대, shoulder girdle)
불균형	지나친 목척추앞굽음(경추전만, cervial lordosis), 지나친 등척추뒤굽음(흉추후만, thoracic kyphosis), 내밈된 팔이음뼈(protracted shoulder girdle), 어깨뼈 올림(elevated scapula), 안쪽돌림 된 팔
교정 부위	척추세움근 군(척추기립근, erector spinae), 목을 굽히는 근육, 머리를 뒤당김 시키는 근육(서있는 상태), 가시아래근(극하근, inflaspinatus), 작은원근(소원근, teres minor), 마름근 (능형근, rhomboid), 등세모근(승모근, trapezius)
운동 효과	이 운동은 척추와 머리를 바르게 정렬 되어있는 동안 팔을 바깥돌림 시키는 근육을 강화하고 어깨뼈를 안정화 하는데 도움이 된다.
수행 방법	1. 바닥에 허리를 평평하게 누운 상태로 팔꿈치를 어깨 높이까지 구부린 채로 위치시키고 손바닥을 발을 향하게 하고 손가락은 천장을 향하도록 한다. 필요시 베개를 사용하여 머리와 목을 지탱할 수 있다. 2. 어깨를 앞, 뒤로 당기고 턱을 안으로 넣어 목이 바닥에서 후방으로 아치형이 되지 않도록 한다. 3. 어깨를 등 아래로 유지하면서 천천히 손등을 바닥에 위치하고 누른다. 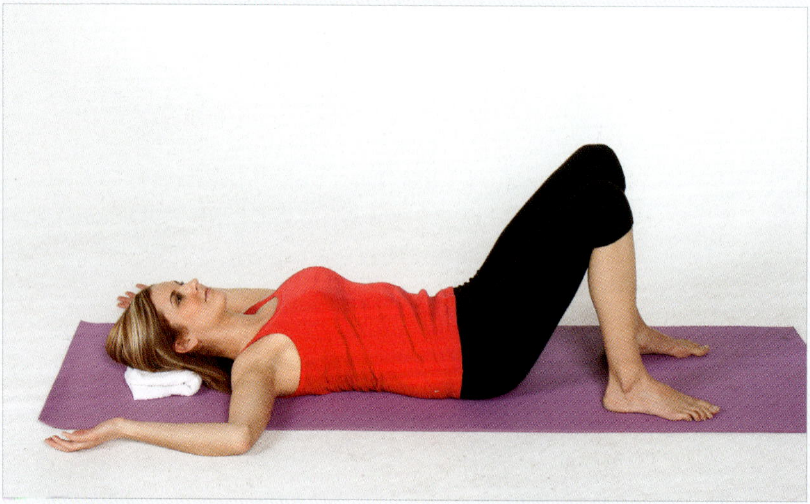
시간 및 반복 횟수	등척성 수축으로 15~20초 유지하고 2~3회 반복한다. 주 3~4회, 2~3세트로 10~15회 반복한다.
운동 팁	골반을 전체적으로 후방으로 회전시켜 허리가 전체적으로 움직이는 것을 막고 등뼈폄근(흉추신전근, thoracic extensors)과 맞물리게 한다.
주의 사항	지나친 등척추뒤굽음(흉추후만, thoracic kyphosis)이 있는 고객은 팔을 돌림 할 때 어깨를 들썩일 수 있다. 어깨뼈를 내리는 데 도움이 되도록 아래 등세모근을 사용하도록 한다.

추가 운동	이 운동을 서서 수행 하거나 밴드로 저항(중량)을 추가하도록 한다. 운동을 하는 사람은 저항(중량)을 가하기 전에 정확한 운동 자세로 10~15회를 반복적으로 실시 할 수 있어야 한다.

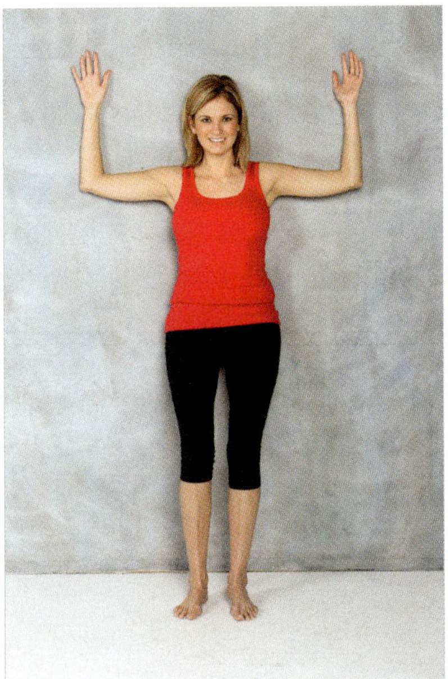
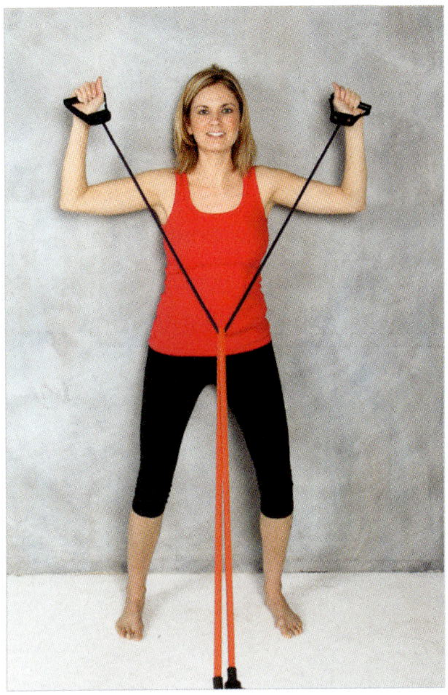

대체 운동	베개를 사용하여 팔꿈치를 지탱하고 머리 위의 폼 롤러를 사용하여 필요한 움직임 범위를 줄이거나 등세모근에서 세라케인(마사지 스틱)을 수행한다.

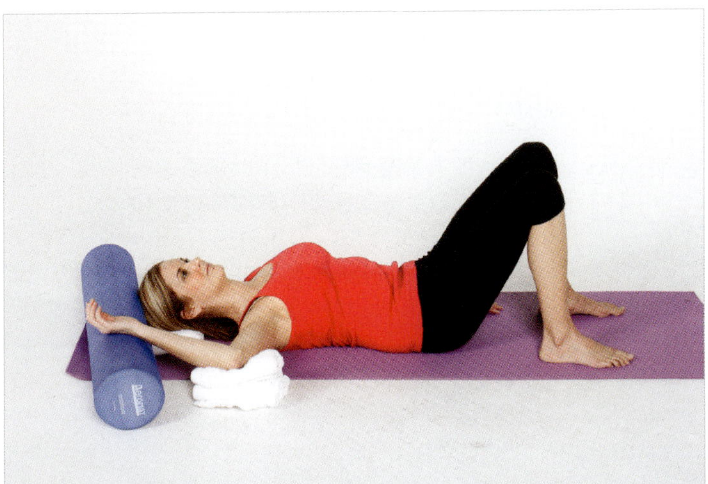
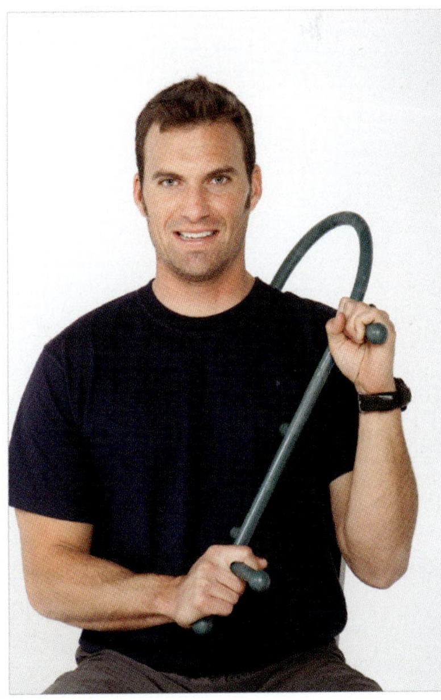

누워서 팔펴고 들기[Straight Arm Raise (Lying)]

신체 부위 of body	등뼈(흉추, Thoracic vertebrae), 팔이음뼈(견갑대, shoulder girdle)
불균형	지나친 등척추뒤굽음(흉추후만, thoracic kyphosis), 어깨뼈 올림(elevated scapula)
교정 부위	척추세움근 군(척추기립근, erector spinae), 목을 굽힘하게 해주는 근육, 머리를 뒤당김 시키는 근육(서있는 상태), 마름근(능형근, rhomboid), 등세모근(승모근, trapezius)
운동 효과	이 운동은 선수가 등뼈폄근(흉추신전근, thoracic extensors)을 사용하고 허리폄근(요추신전근, lumbar extensors)을 분리하여 효율적인 등뼈 확장을 장려하고 지나친 허리척추앞굽음(요추전만, lumbar lordosis)을 예방할 수 있도록 지도한다. 또한, 어깨뼈를 안정시키는 근육들을 강화하여 팔을 사용할 때 과도하게 어깨뼈가 들썩 거리는 것을 방지하게 한다.
수행 방법	1. 무릎을 구부린 채로 바닥에 눕고 팔은 옆구리에, 골반은 후방으로 돌린 상태로 바닥에 눕는다. 2. 팔을 머리 위로 천천히 들어 올려 팔을 똑바로 유지하고 어깨뼈를 안정시키는 근육을 유지한다. 3. 운동하는 동안 허리가 과도하게 아치형이 되지 않도록 한다. 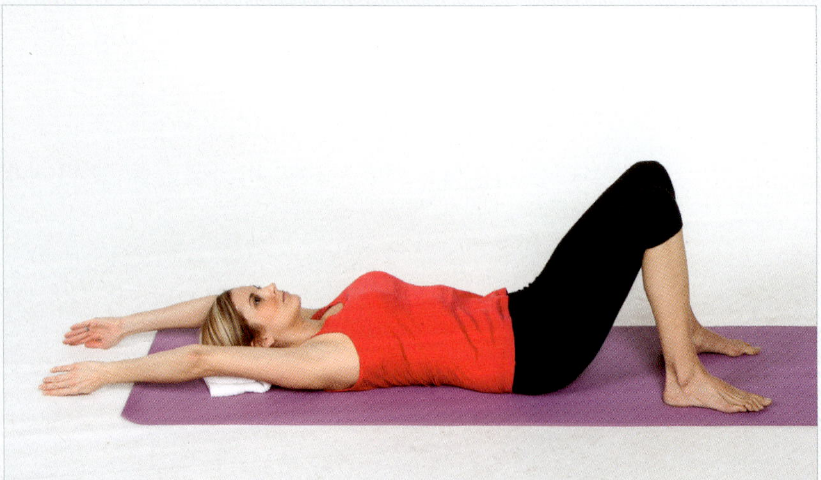
시간 및 반복 횟수	처음에는 팔을 들어 올린 자세를 10~15 초 동안 유지하면서 이 운동을 등척성으로 수행하고 2~3회 반복한다. 주 2~3회, 2~3 세트 동안 10~15 회 팔을 올리고 내리고를 반복 실시한다.
운동 팁	많은 사람들이 팔을 머리 위로 들어 올릴 때 등을 과도하게 구부릴 수 있다. 골반이 후방으로 기울어 진 상태를 유지하고, 등뼈폄근을 사용하여 척추를 확장할 수 있도록 지도한다.
주의 사항	운동을 하는 사람이 이 운동을 수행할 때 주의해야 할 두 가지 보상작용은 어깨를 으쓱하고 팔을 구부리는 것이다. 올바른 자세를 확실하게 하기 위해 필요한 경우 이 운동을 재고해야 한다.

추가 운동	이 운동을 할 때 서서 실시하거나 Back Step With Arm Raise를 실시한다.

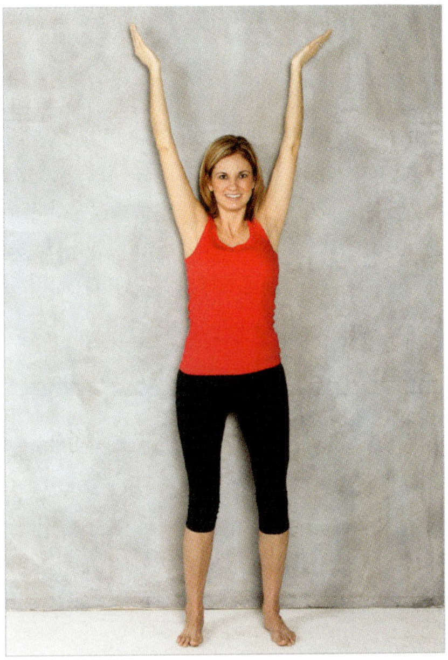

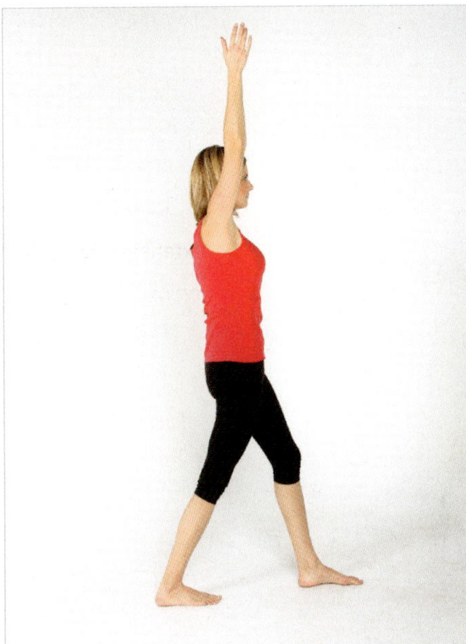

대체 운동	머리 위의 폼 롤러를 사용하여 필요한 움직임을 줄이거나 Front of Shoulder Massage를 실시한다.

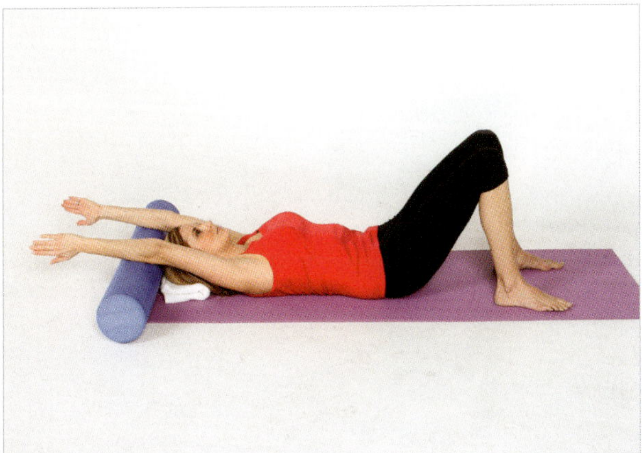

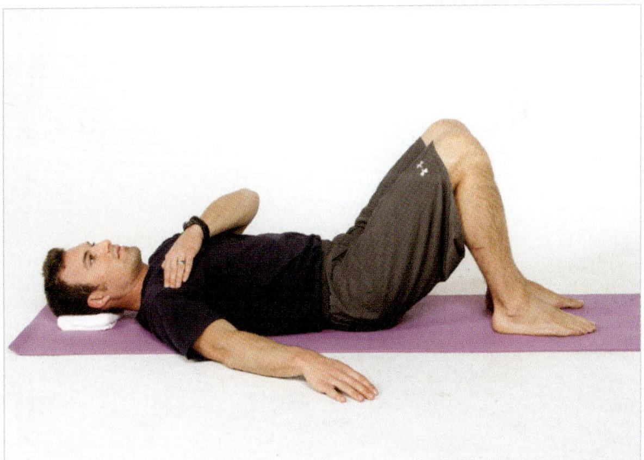

목 숙이기(Neck Flexion)

신체 부위 of body	목과 머리
불균형	지나친 목척추앞굽음(경추전만, cervial lordosis), 거북목 증후군(forward head)
교정 부위	목을 구부리고 머리를 수축시키는 근육
운동 효과	이 운동은 머리를 뒤당김 시키는데 도움이 되는 근육을 강화함과 동시에 눈을 수평선과 평행하게 유지하여 지나친 목척추앞굽음과 거북목 증후군으로 발생하는 불필요한 스트레스를 줄이는데 도움이 된다.
수행 방법	1. 벽에 기대거나 몸통을 똑바로 세운 상태로 의자에 앉는다(허리를 구부리지 마시오). 2. 턱을 안으로 당기고 머리를 뒤로 당겨 목 뒤쪽을 늘린다. 3. 운동을 하는 동안 어깨를 앞뒤로 유지하고 골반을 집어넣는다. 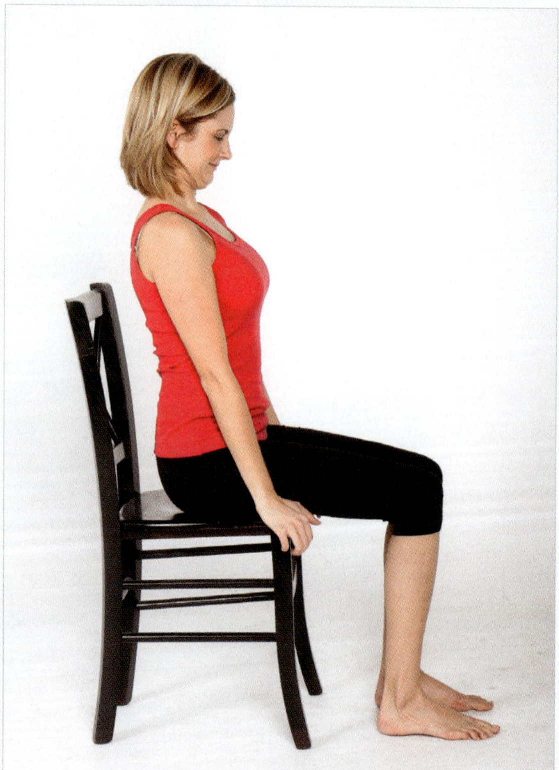
시간 및 반복 횟수	처음에는 이 운동을 등척성으로 수행하고, 자세를 10~15초 유지하며 2~3회 반복한다. 적어도 하루에 한 번 6~10회 반복 실시한다.
운동 팁	이 운동은 사무실에서, 운전 중 또는 언제든지, 목 근육을 강화하고 유연하게 움직일 수 있도록 유지하기 위해 실시할 수 있다.

추가 운동	누워있는 동안 이 운동을 실시한다.

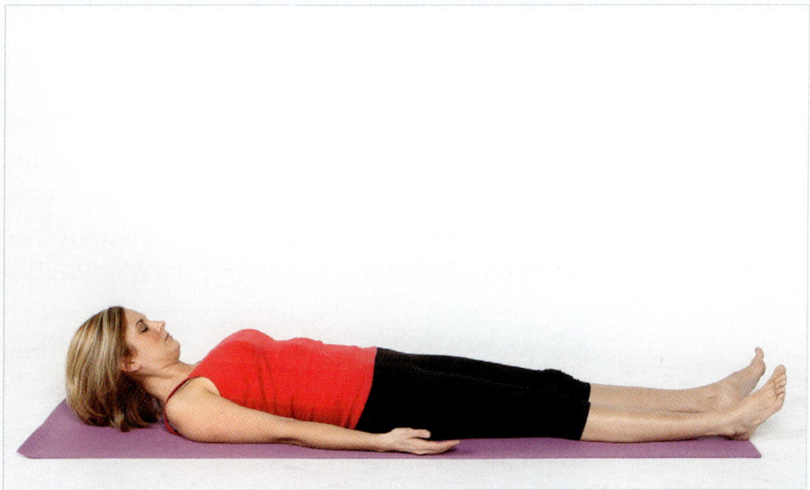

대체 운동	열을 사용하거나 Theracane on Back of Neck를 실시한다.

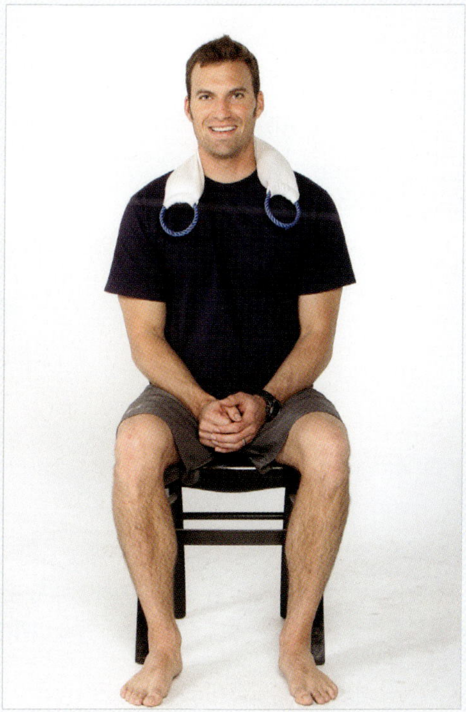

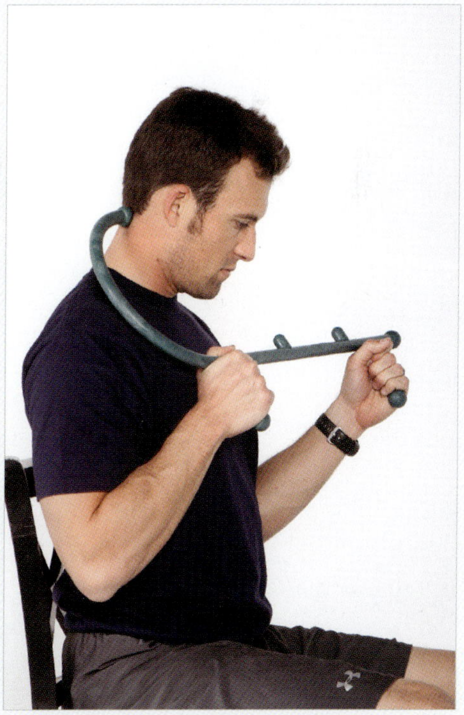

익스텐션 크런치(Extension Crunch)

신체 부위	등뼈(흉추, thoracic vertebrae), 팔이음뼈(견갑대, shoulder girdle)
불균형	지나친 목척추앞굽음(경추전만, cervial lordosis), 지나친 등척추뒤굽음(흉추후만, thoracic kyphosis) 지나친 허리척추앞굽음(요추전만, lumbar lordosis)
교정 부위	배곧은근(복직근, rectus abdominis), 목을 굽히는 근육, 머리를 수축시키는 근육, 등뼈펌근 근육
운동 효과	이 운동은 배곧은근을 강화하여 골반을 후방으로 회전시키고 허리뼈를 구부리도록 돕는다. 또한 목을 굽힘하게 하는 근육을 강화하고(머리를 뒤로 유지하면서), 등뼈가 올바르게 폄이 되도록 하기 위해 배곧은근이 신장성(eccentrically) 수축을 할 수 있도록 한다.
수행 방법	1. 발을 벽에 위치시키거나 테이블에 뒤꿈치를 위치시키고 안정된 공 위에 눕는다. 2. 목을 지탱하기 위해 머리 뒤로 손을 놓는다. 3. 어깨는 아래로 내리고 머리는 뒤로 젖히고 턱은 안으로 들어간 상태에서 골반을 후방으로 기울인다. 4. 골반이 후방으로 기울어진 상태에서 등뼈를 폄 시키면서 공위에 부드럽게 눕는다. 5. 이 자세에 익숙해지면 상체를 약간 들어 올린 다음 등 윗부분과 머리를 최대한 뒤로 내린다(허리, 목을 구부리지 않고). 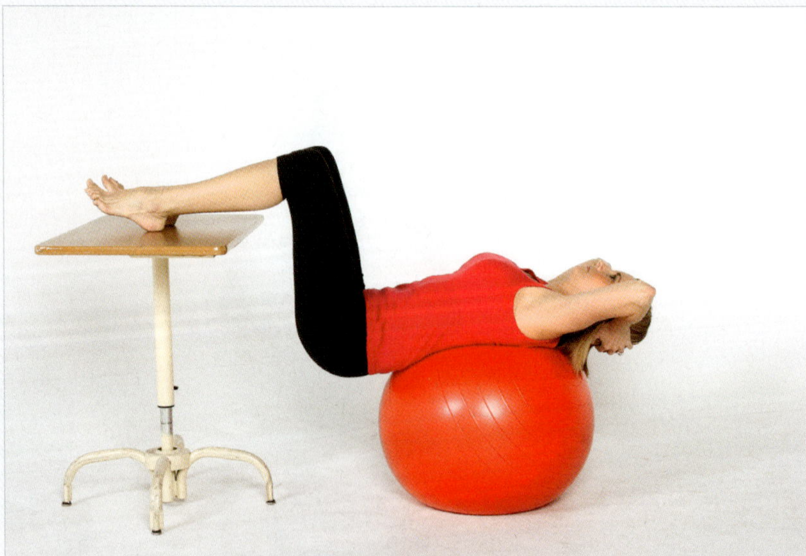
시간 및 반복 횟수	처음에는 이 운동을 등척성으로 수행하고 골반을 위로 유지하면서 등뼈를 공 위로 15~20초 동안 편다. 주 3~4회, 2~3세트 동안 몸통을 약간 들어 올리고 내리는 것을 8~10회 반복 실시한다.
운동 팁	운동을 하는 사람이 너무 불안정하다고 느끼지 않도록 공을 잡는다.
주의 사항	운동 중 허리가 뻣뻣해지거나 통증이 있다면, 이는 운동을 하는 사람이 허리뼈(요추, lumbar vertebra)를 사용하여 공위로 뻗으려고 하고, 등뼈를 올바르게 폄(신전, extension) 시키지 않는 것이다. 이 경우 운동을 하는 사람에게 올바른 자세로 하도록 지도한다. 통증이 지속되면 이 운동을 중단한다.

추가 운동	난이도를 높이기 위해서 공과 벽 사이의 거리를 늘리거나 반복해서 실시한다.

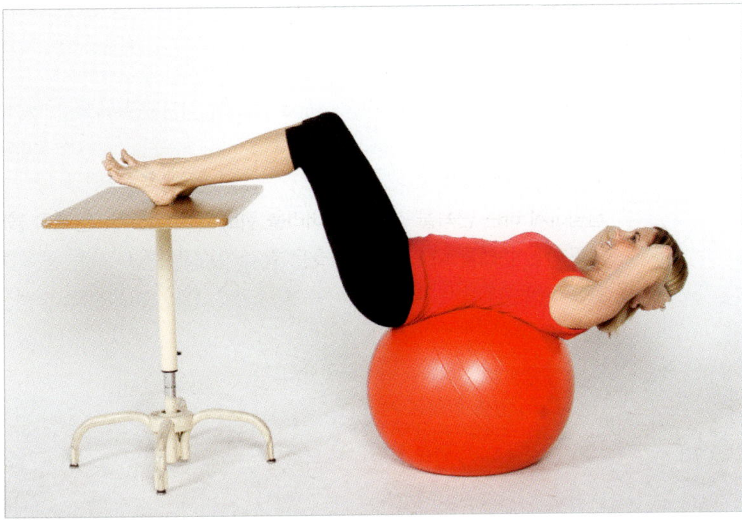

대체 운동	Abdominal Massage를 실시한다.

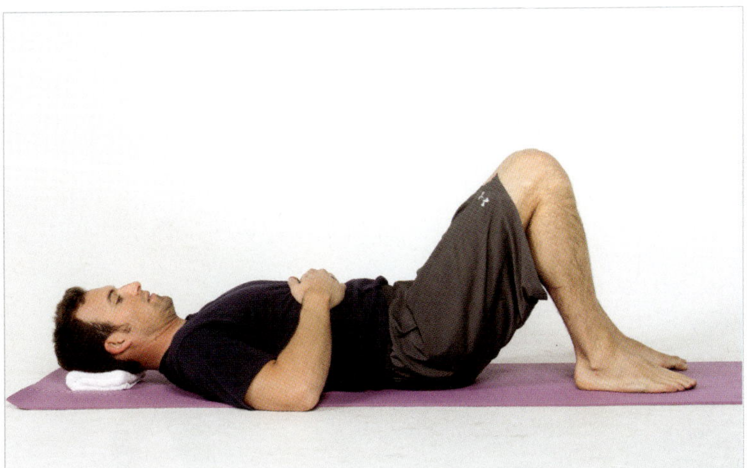

팔 들며 뒤로 걷기(Back Step With Arm Raise)

신체 부위	전신 운동(Entire kinetic chain)
불균형 문제	발등굽힘(배측굴곡, dorsiflexion) 제한, 골반 앞기울임(골반전방경사, anterior pelvic tilt), 지나친 등척추뒤굽음(흉추후만, thoracic kyphosis), 지나친 허리척추앞굽음(요추전만, lumbar lordosis)
교정 부위	엉덩관절 굽힘근(고관절굴곡근, Hip flexors), 장딴지근(비복근, gastrocnemius), 넙다리곧은근(대퇴직근, rectus femoris), 배곧은근(복직근, rectus abdominis), 척주세움근(척주기립근, erector spinae) 어깨근육 복합체(shoulder complex)
운동 효과	이 운동은 등뼈를 펴고 어깨뼈를 안정화시키는 데 도움이 되는 근육을 강화하며, 복부, 엉덩관절 굽힘근 및 종아리 근육을 스트레칭 하여 다리, 힙 및 척추의 과신전 없이 신장된 상태로 이동 할 수 있도록 도와준다.
수행 방법	1. 두 발이 앞을 향하여 서고 골반을 아래로 향하게 한다. 2. 오른팔을 머리 위로 올리면서 오른 다리를 뒤로 걷는다. 3. 올리는 팔의 어깨를 지나치게 으쓱하지 않는다. 4. 팔을 아래로 내리면서 오른 다리로 앞으로 나아가면서 오른쪽 운동을 완료한다. 그 다음 왼쪽 다리로 뒤로 걸으면서 왼쪽 팔을 들어 왼쪽으로 이동한다. 5. 양쪽으로 반복한다. 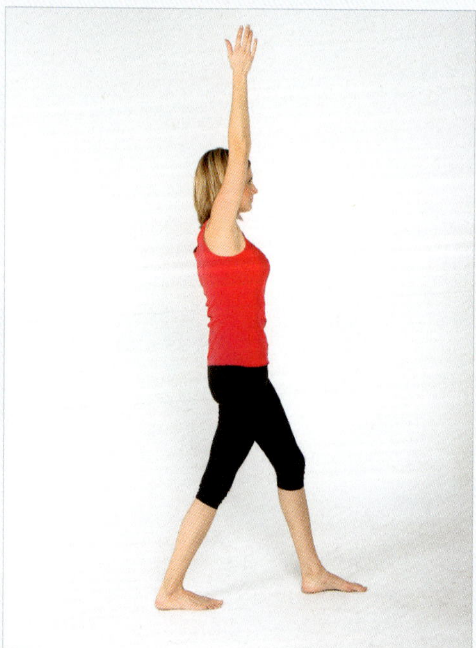
운동 시간 및 반복 횟수	처음에는 10~15 초 동안 팔을 위로 올리고 다리를 뒤로 걸으며 등척성으로 운동을 수행한다. 주당 2~3회, 양쪽을 10~12회 반복하며, 다양한 움직임으로 진행한다.
운동 팁	이 동작을 올바르게 수행하는 데 어려움이 있는 경우 장딴지근, 복부 및 엉덩관절 굽힘근의 유연성을 확인하고 근막 이완 또는 스트레칭운동으로 문제를 해결한다.

주의 사항	운동을 수행할 때 허리 통증이 나타나는 경우, 약간만 뒤로 걷도록 지시하고 운동 중에 골반을 올바르게 기울이도록 한다.
추가 운동	팔을 올리면서 런지를 수행한다.

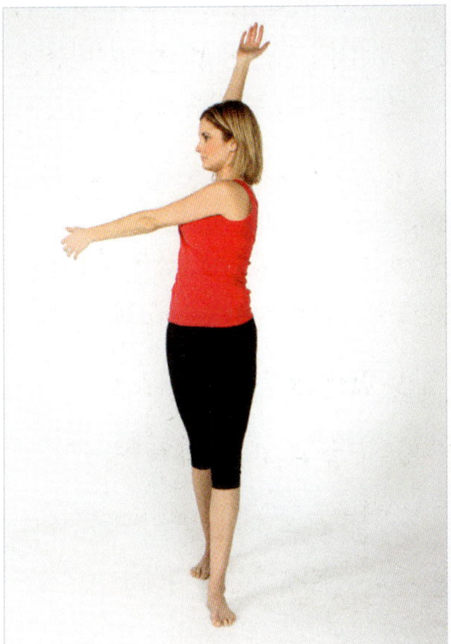

대체 운동	선 상태로 팔을 펴서 들거나 복부 마사지를 한다.

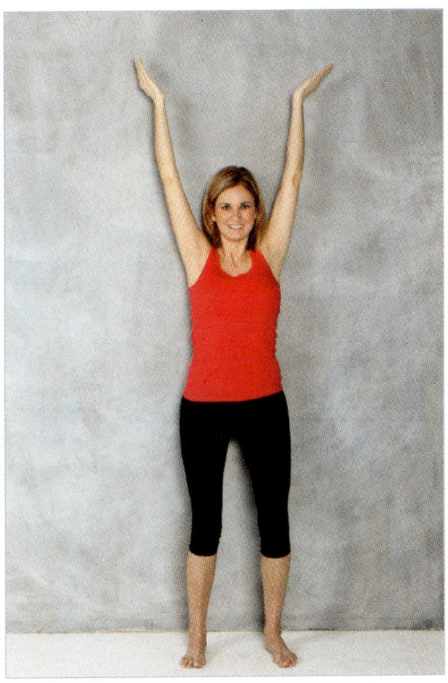

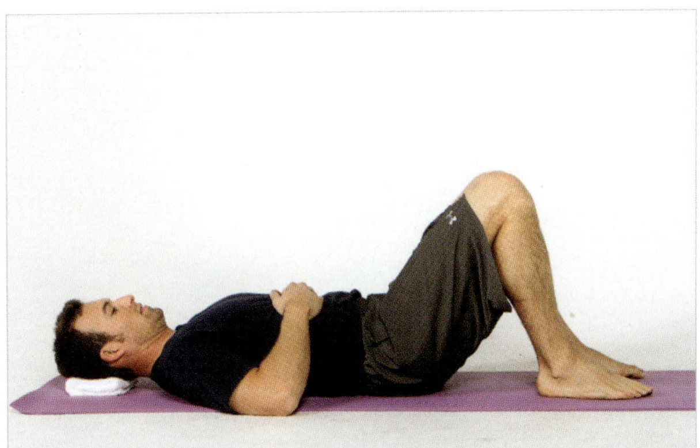

무릎 당기며 런지(Lunge With Knee Pull)

신체 부위	전신운동(entire kinetic chain)
불균형 문제	발목 과다엎침(과회내, overpronating), 발등굽힘(배측굴곡, dorsiflexion) 제한, 밖굽이 무릎(무릎 외반, valgus knee), 무릎 소리나며 걸림(tracking) 문제, 지나친 등척추뒤굽음(흉추후만, thoracic kyphosis) 및 골반 앞기울임(골반전방경사, anterior pelvic tilt)
교정 부위	전신운동이지만 엉덩근(둔근, gluteal), 넙다리네갈래근(대퇴사두근, quadriceps group), 모음근(내전근, adductors), 척주세움근(척주기립근, erector spinae), 아랫다리(하지, lower leg)와 발의 근육에 중점을 두고 실시한다.
운동 효과	이 운동은 엉덩근, 넙다리네갈래근, 종아리와 발의 근육을 이완성 수축으로 강화하는 데 중점을 둔다. 이런 방식으로 이들 근육을 강화하면 무릎을 앞쪽과 중심선을 향해 움직일 때 무릎을 천천히 내릴 수 있다. 엉덩근을 강화하면 골반과 허리를 안정시키는 데 도움이 된다. 회전 운동을 하면 등뼈를 움직이고 등 근육을 강화하는 데 도움이 된다.
수행 방법	1. 양발이 앞을 향하고 있는지 확인하면서 앞쪽으로 일반적인 런지를 실시한다. 2. 엉덩이를 구부리고 반대쪽 손으로 앞 무릎을 잡는다. 3. 앞다리의 골반을 뒤쪽 발쪽으로 당기면서 앞쪽 무릎을 몸의 중심선 쪽으로 당긴다. 4. 발의 엎침(회내, pronate)은 허용하되, 앞발을 안정시키고 과다엎침(과내전, Overpronation)을 방지하기 위해 긴엄지굽힘근(flexor hallucis longus) (즉, 엄지 발가락에 힘주기)를 실시한다. 5. 척추를 똑바로 유지하고, 엉덩이를 앞으로 숙이고 척추를 구부리지 않는다. 엉덩근이 활성화되는 것을 느낄 때까지 앞으로 다리는 내민다. 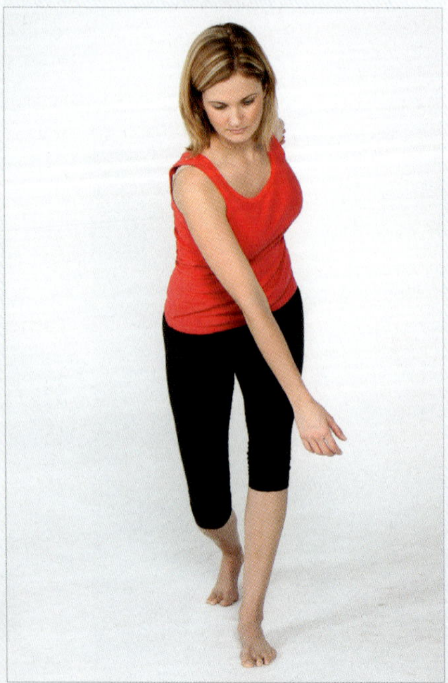
운동 시간 및 반복 횟수	처음에는 런지 위치를 5~10 초 동안 유지하면서 이 운동을 등척성으로 수행하고 2~3 회 반복한다. 주당 2~3 회 양쪽에서 8~12 회 반복되는 다양한 움직임으로 진행한다.

운동 팁	몸을 뒤로 돌리고 앞다리에서 멀어지게 하면 둔근을 활성화하는 데 도움된다.
주의 사항	허리 또는 무릎에 통증을 경험하는 경우 근막 이완 또는 스트레칭운동을 실시한다.
추가 운동	몸통을 앞 다리에서 더 멀리 회전시키고 팔을 뒤로하여 앞다리와 같은 쪽으로 늘려준다.

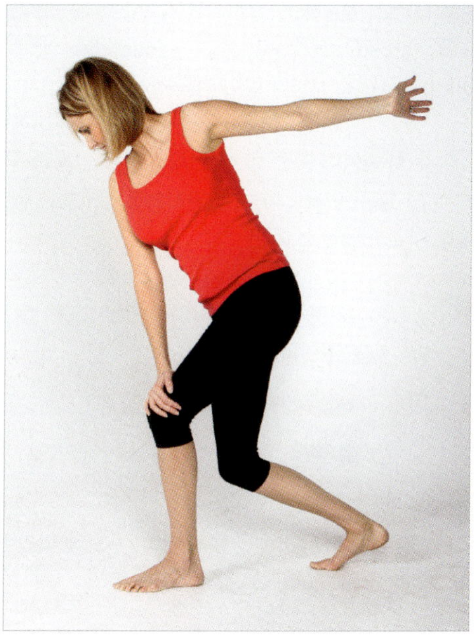

대체 운동	둔근 스트레칭 또는 누운자세로 회전 스트레칭을 실시한다.

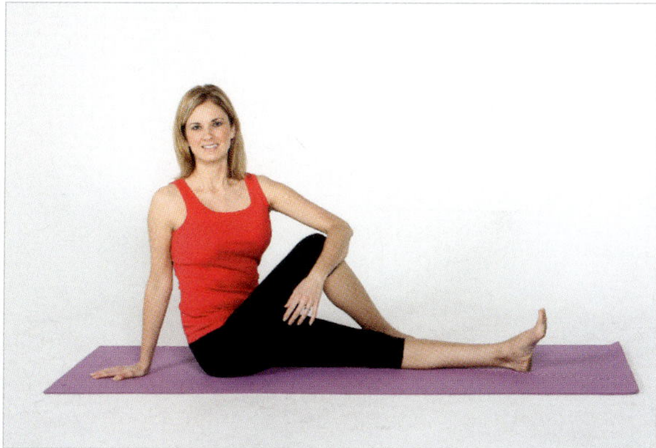

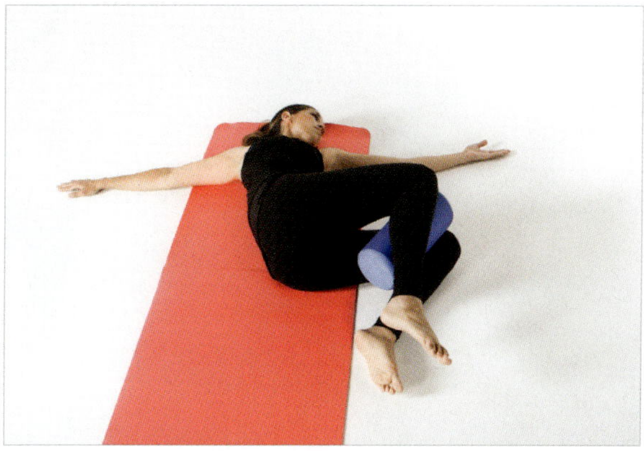

팔 들며 런지(Lunge With Arm Raise)

신체 부위	전신운동(Entire kinetic chain)
불균형	발목 과다엎침(과회내, overpronating), 발등굽힘(배측굴곡, dorsiflexion) 제한, 밖굽이 무릎(무릎 외반, valgus knee), 무릎 소리나며 걸림(tracking) 문제, 골반 앞기울임(골반전방경사, anterior pelvic tilt), 지나친 등척추뒤굽음(흉추후만, thoracic kyphosis), 지나친 등척추뒤굽음(흉추후만, thoracic kyphosis)
교정 부위	전신운동이지만 엉덩근(둔근, gluteal), 엉덩관절 굽힘근(고관절굴곡근, hip flexor), 넙다리네갈래근(대퇴사두근, quadriceps group), 모음근(내전근, adductors), 배근(복근, abdominals), 빗근(복사근, obliques), 아랫다리(하지, lower leg)와 발의 근육에 중점을 두고 실시한다.
운동 효과	이 운동은 엉덩이, 척추 및 몸통이 회전 할 때 신체의 주요 근육과 구조가 굽힘에서 폄으로 올바르게 전환되도록 재 훈련하는 데 도움이 된다. 이러한 움직임을 올바르게 협응하는 방법을 배우면 가장 흔한 근골격계 불균형을 거의 모두 해결할 수 있다.
수행 방법	1. 일반적 런지 하듯 앞으로 나가며 약간 회전하여 앞으로 기울이며 앞쪽 무릎에 반대쪽 팔을 도달하게 하고 다른 쪽 팔은 뒤쪽으로 움직이다. 2. 런지동작으로 돌아오며 몸통을 똑바로 원위치로 돌립니다. 몸통을 똑바로 원위치로 돌립니다. 3. 어깨를 으쓱하지 않고 앞으로 뻗은 팔을 머리위로 들어 올리면서 반대쪽 팔을 몸통을 가로 질러 회전시킨다. 4. 이 운동을 하는 동안 발이 앞을 향하도록 유지 한다. 필요에 따라 앞으로 향하도록 위치를 변경한다. 5. 움직임을 반복하여 위아래 앞뒤로 회전 한다. 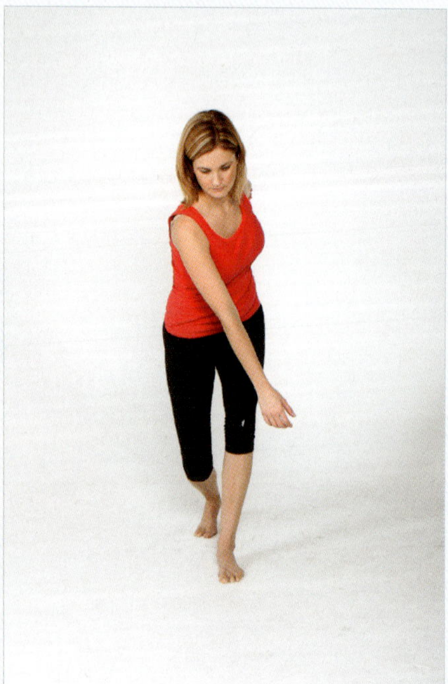 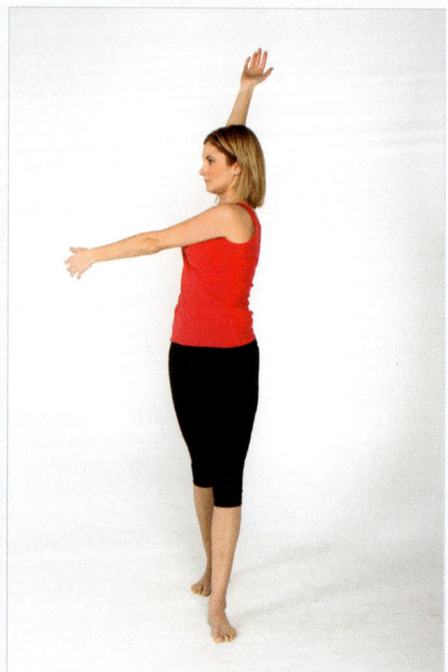

운동시간 및 반복 횟수	하루에 한 번 양쪽으로 10~15 회 반복한다. (움직임 능력이 향상되면 8~12 회 반복을 2~3 세트로 늘릴 수도 있으며 잘 수행하지 못한다면 세션 사이에 적절한 휴식과 회복을 수행하며 운동 수행 빈도를 줄일 수도 있다.)
운동 팁	이 동작은 이전에 배운 많은 동작의 종합 동작이다. 만약 고객이 어떤 동작에 어려움이 있다면, 이 동작을 부분으로 나누고 각각 수행한다. 예를 들어 무릎 당기며 런지를 (Lunge With Knee Pull) 수행하는것은 앞으로 런지하는 동작에 도움이 되고, 팔을 들며 뒤로 걷기(Step Back With Arm Raise)를 수행하는 것은 두 번째 동작에 도움을 줄 수 있다.
추가 운동	가벼운 덤벨을 들고 운동을 한다.

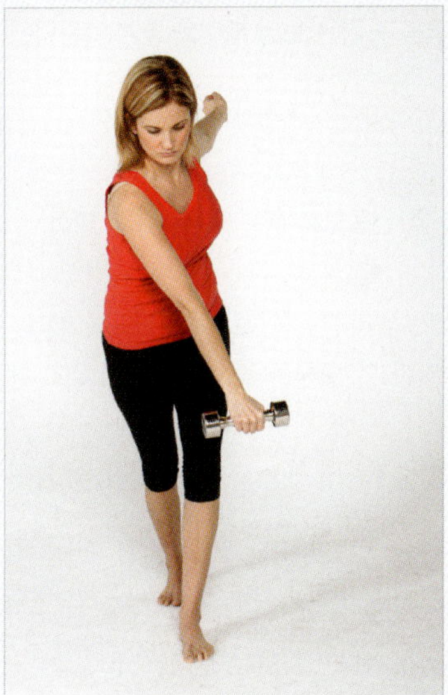

대체 운동	팔 펴고 올리기 또는 폼 롤러로 엉덩관절 굽힘근을 스트레칭 한다.

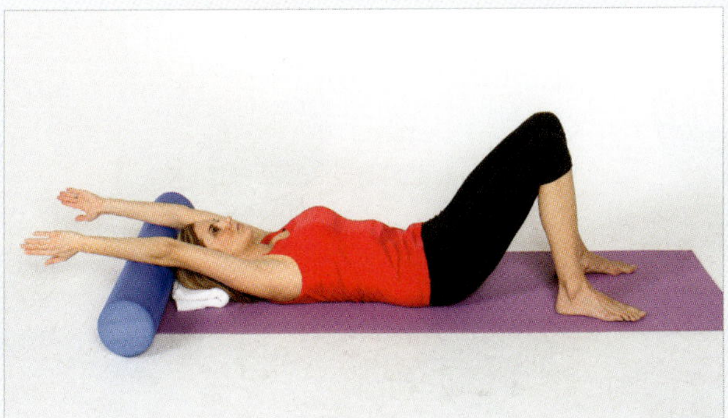

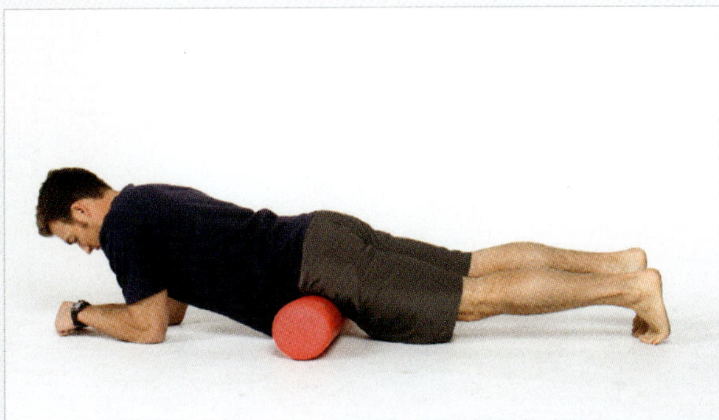

옆으로 팔 뻗으며 런지(Lunge With Side Reach)

신체 부위	전신운동(entire kinetic chain)
불균형	발목 과다엎침(과회내, overpronating), 밖굽이 무릎(무릎 외반, valgus knee), 무릎 소리나며 걸림(tracking) 문제, 골반 앞기울임(골반전방경사, anterior pelvic tilt), 지나친 허리척추앞굽음(요추전만, lumbar lordosis)
교정 부위	전신운동이지만 바깥쪽으로 움직일 때 아랫다리(lower leg), 골반 및 척추가 천천히 내려가며 움직일 수 있도록 근육에 집중한다.
운동 효과	이 운동은 골반, 다리 및 척추가 좌우로 움직일 때 천천히 내려가도록 편심성(eccentrically) 근력을 강화하는 도움을 준다. 또한 골반과 척추의 움직임을 제어하는 근육의 움직임을 좋게하고 강화하여 골반 앞기울임 및 지나친 허리척추앞굽음과 같은 보상 패턴을 좋게 해준다.
수행 방법	1. 양발을 앞으로 향한 상태에서 오른팔을 오른쪽으로 뻗으면서 왼발은 자연스럽게 전방 런지를 실시한다. 2. 런지 동작 중에 왼쪽 엉덩이를 왼쪽으로 (즉, 오른손에서 멀어지게) 밀어 몸이 가운데에서 균형을 잡도록 유지 한다. 3. 동작을 하는 동안 왼쪽 다리가 몸의 중심쪽으로 움직이도록 한다. 4. 일어서면서 시작 위치로 돌아가고, 오른쪽 팔을 왼쪽머리 위로 뻗고 엉덩이를 몸의 오른쪽으로 밀어준다. 5. 사이드 런지에서 머리위로 팔을 들어올리며 움직임을 반복한다. 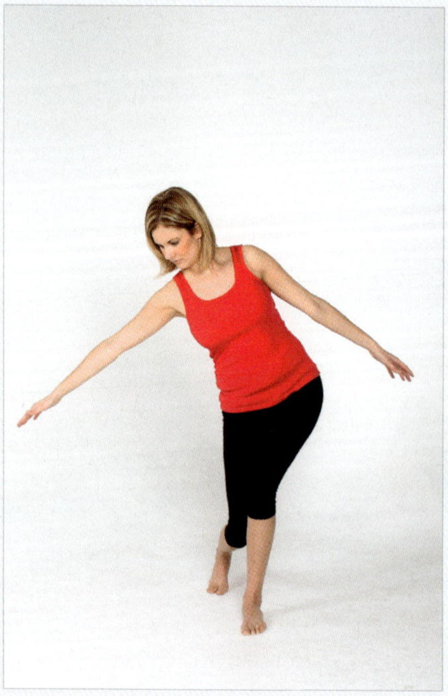 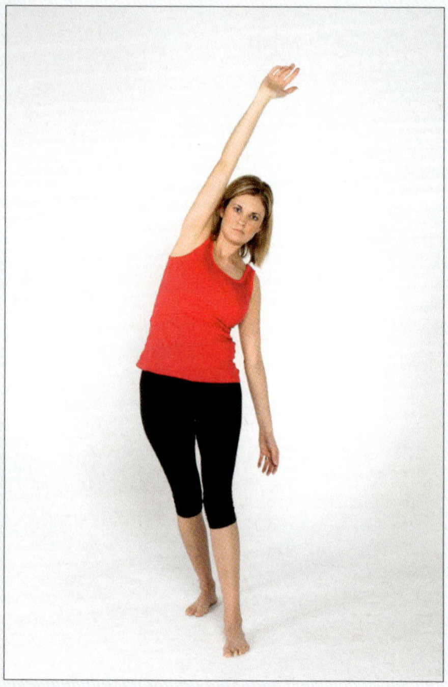
운동시간 및 반복 횟수	하루에 한 번 양쪽을 10~15 회 반복한다. (운동 능력이 좋아지면 8~12회 반복을 2~3세트로 늘릴 수 있으며 잘 수행하지 못한다면 세션 사이에 적절한 휴식과 회복을 위해 운동 수행 빈도를 줄인다.)

운동 팁	운동을 시작할 때 왼손을 둔부(오른손을 오른쪽으로 뻗는 경우)에 두고 실시하면 외전 근이 올바르게 활성화되는지 느낄 수 있다. 만약 운동 수행에 문제가 있다면 기본 운동으로 돌아가 외전 근육(예: 옆으로 누워 다리 들어 올리기)을 활성화해야 한다.
추가 운동	가벼운 덤벨을 들고 운동을 실시한다.

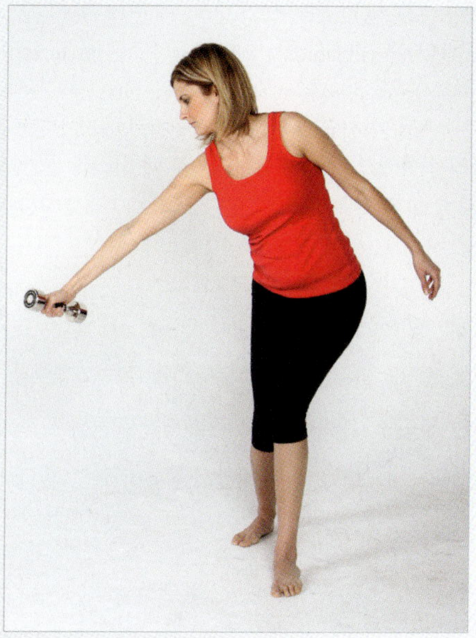

대체 운동	균형감각 보조 도구를 사용하거나 옆으로 누워 다리 들어 올린다.

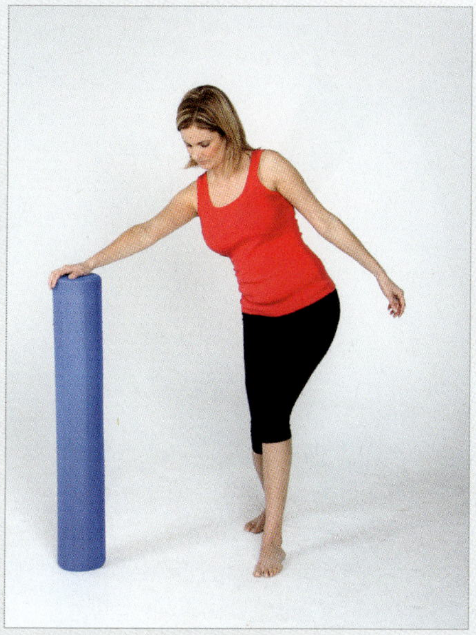

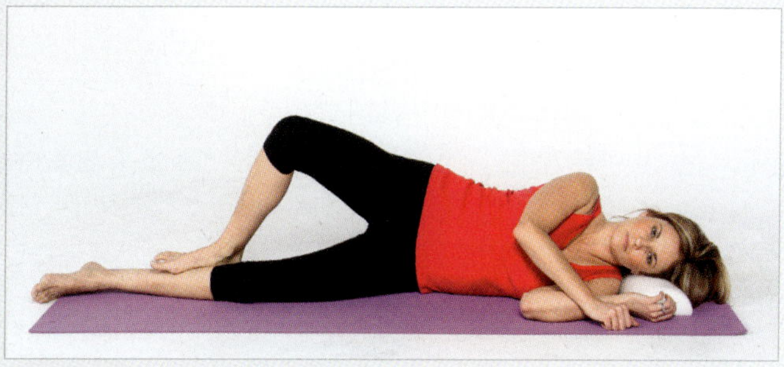

회전하며 옆으로 런지(Side Lunge With Rotation)

신체 부위	전신운동(entire kinetic chain)
불균형 문제	발목 과다엎침(과회내, overpronating), 밖굽이 무릎(무릎 외반, valgus knee), 무릎 소리나며 걸림(tracking) 문제, 골반 앞기울임(골반전방경사, anterior pelvic tilt), 지나친 허리척추앞굽음(요추전만, lumbar lordosis), 지나친 등척추뒤굽음(흉추후만, thoracic kyphosis)
교정 부위	전신운동이지만 엉덩근(둔근, gluteal), 넙다리네갈래근(대퇴사두근, quadriceps group), 모음근(내전근, adductors), 빗근(복사근, obliques), 아랫다리(하지, lower leg)와 발의 근육에 중점을 두고 실시한다.
운동 효과	이 운동은 체중이 몸의 한쪽에서 다른쪽으로 이동할 때 다리와 골반을 안정시키는 데 도움을 주는 근육을 강화하고 재훈련하는 데 중점을 둡니다. 또한 척추의 근력을 강화하여 움직이는데 도움을 주어 올바르게 회전 할 수 있다.
수행 방법	1. 발을 앞을 향하고 60~90cm 간격으로 섭니다. 2. 체중을 한쪽 다리로 옮기고 발목, 무릎 및 엉덩이를 구부려 옆으로 스쿼트를 수행한다. 3. 스쿼트를 하는 동안 체중을 지탱하는 다리 위로 팔과 몸통을 회전 시킨다. 4. 서 있는 자세로 돌아가 반대쪽으로 반복하면서 몸통이 회전 할 때 무게를 좌우로 옮기는 방법을 배웁니다. 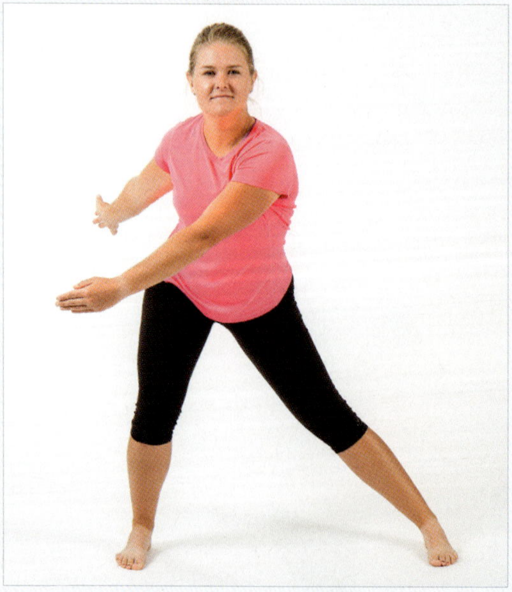
운동 시간 및 반복 횟수	하루에 한 번 이상 10~15 회 반복 (운동 능력이 좋아지면 8~12 회 반복을 2~3 세트로 늘릴 수 있으며 잘 수행하지 못한다면 세션 사이에 적절한 휴식과 회복을 위해 운동 수행 빈도를 줄인다.)
운동 팁	원하는 움직임을 시각화하거나 느낄 수 있도록 무게를 좌우로 이동하면서 아이스 스케이팅을 한다고 상상하도록 지도한다.

주의 사항	운동을 수행할 때 허리나 무릎 통증을 호소하는 경우 앞쪽에 균형을 잡을 수 있도록 보조 장치를 앞에 놓고 진행하며 몸통 회전을 병행하도록 지도한다.
추가 운동	반대쪽 다리에 짐볼을 사용하여 한 번에 한 방향만 운동을 수행한다.

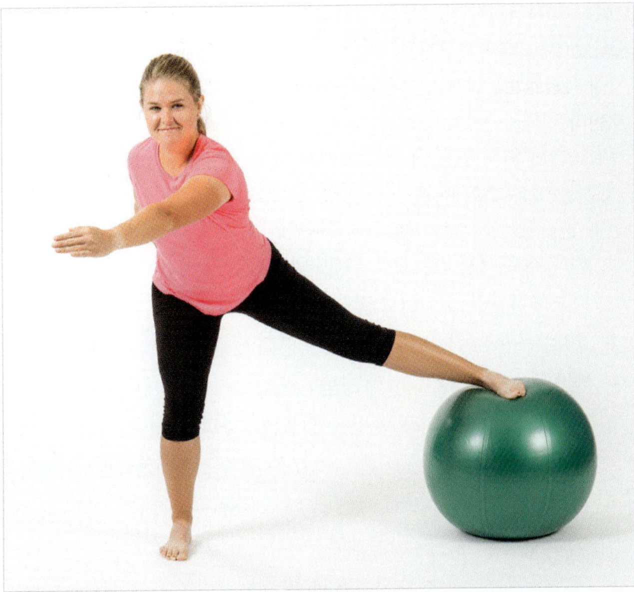

대체 운동	누운 자세에서 몸통 회전 스트레칭을 하거나 누워서 다리 들기를 수행한다.

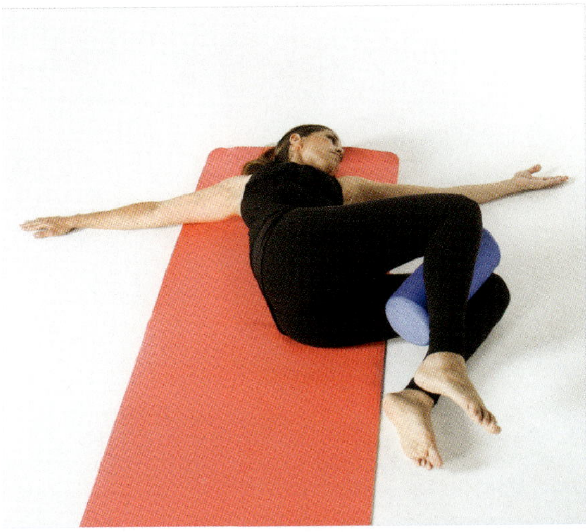

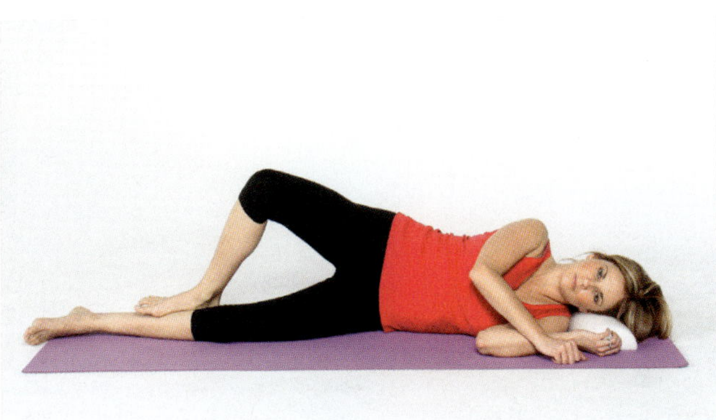

회전운동(The Pivot)

신체 부위	발과 발목, 무릎, 허리-골반 다리이음뼈(요추-골반 고관절대, lumbo-pelvic hip girdle)
불균형 문제	발목 과다엎침(과회내, overpronating), 밖굽이 무릎(무릎 외반, valgus knee), 골반 앞기울임(골반전방경사, anterior pelvic tilt), 지나친 허리척추앞굽음(요추전만, lumbar lordosis)
교정 부위	하지 전체 운동 사슬에서 작용하지만 엉덩근(둔근, gluteal), 엉덩관절 굽힘근(고관절굴곡근, hip flexor), 넙다리네갈래근(대퇴사두근, quadriceps group), 모음근(내전근, adductors) 및 아랫다리(하지, lower leg)와 발의 근육에 중점을 두고 실시한다.
운동 효과	이 운동은 발의 엎침, 다리의 안쪽돌림 및 엉덩이의 굽힘을 천천히 하는 하지의 모든 근육의 근력을 강화하는 데 도움이 된다.
수행 방법	1. 왼쪽 발로 서서 앞쪽으로 정렬되었는지 확인한다. 2. 몸통을 똑바로 유지하고 옆으로 기대지 않는다. 3. 왼쪽 둔근을 활성화 하기 위해 오른쪽 무릎을 골반의 오른쪽으로 들어 올린다. (왼쪽 발, 다리 및 엉덩이를 더 잘 정렬하는 데 도움이 된다). 4. 들어올린 다리를 아래 및 뒤로 돌리면서 왼쪽 엉덩이, 무릎 및 발목을 구부리고 왼쪽 무릎이 몸의 정중선으로 이동하여 오른쪽 다리가 몸 뒤쪽으로 회전하게 내려놓는다. 5. 하지와 발목이 안쪽으로 회전 될 때와 왼쪽 무릎이 굽혀질 때의 속도를 줄이기 위해 발의 근육과 넙다리네갈래근, 둔근을 사용한다. 6. 오른쪽 무릎을 위로 들고 앞으로 한 상태에서 왼쪽 다리에 균형을 잡고 서있는 자세로 돌아간다. 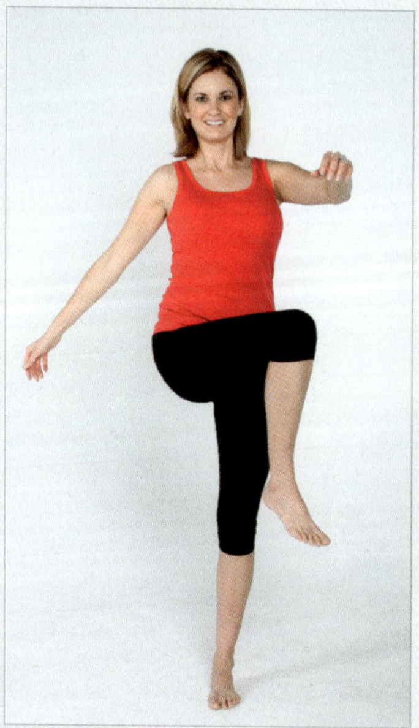 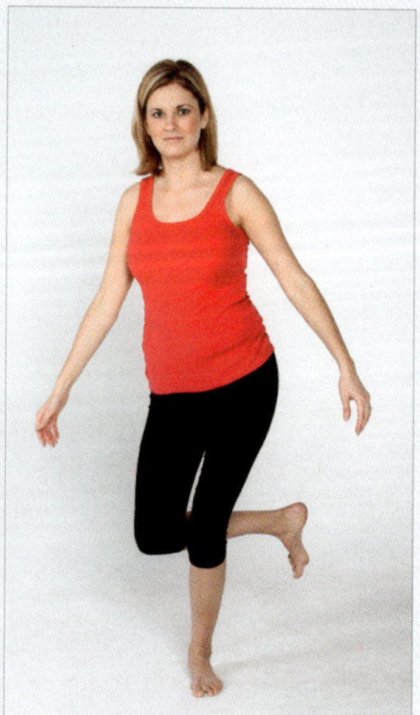
운동 시간 및 반복 횟수	처음에는 엉덩이 근육을 활성화하기 위해 오른 무릎을 위쪽과 앞쪽으로 하여 왼쪽다리의 균형 잡힌 시작 자세를 유지하면서 운동을 등척성으로 수행한다. 일주일에 2~3회, 2~3 세트, 양쪽 8~12회 반복으로 전체 동작을 수행한다.
운동 팁	회전 운동은 엉덩이, 다리 및 발의 근육에 의해 조절되어야 하고 발목과 무릎에 과도한 스트레스가 가해지지 않게 한다.

주의 사항	무릎에 통증이나 불편함이 느껴지면 즉시 중단하고 더 쉬운 운동으로 돌아간다.
추가 운동	런지를 앞으로 나가며 수행한다.

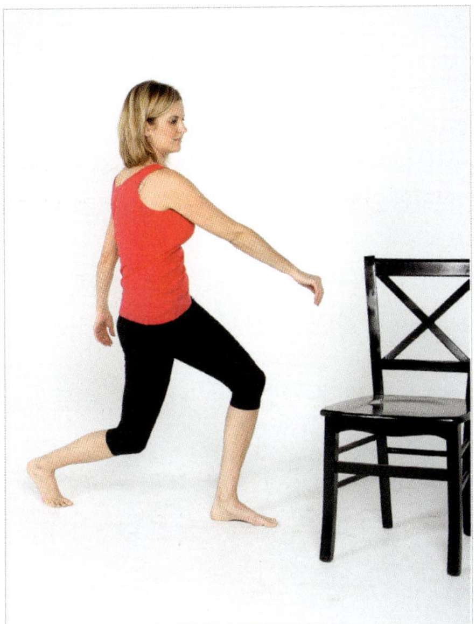

대체 운동	균형을 유지하기 위해 다른 발로 땅을 집거나 균형 보조 운동기구를 사용한다.

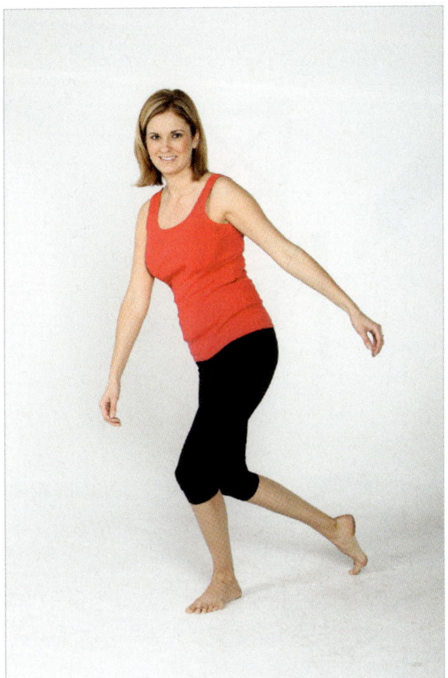

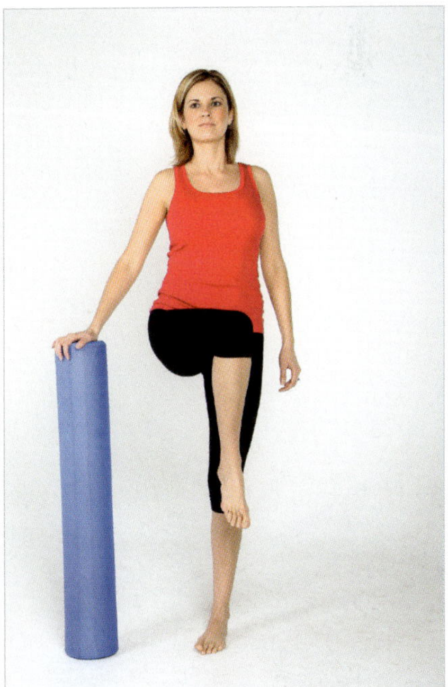

스텝업을 위한 런지(Lunge to Step Up)

신체 부위	전신운동
불균형 문제	발목 과다엎침(과회내, overpronating), 발등굽힘(배측굴곡, dorsiflexion) 제한, 밖굽이 무릎(무릎 외반, valgus knee), 무릎 소리나며 걸림(tracking) 문제, 골반 앞기울임(골반전방경사, anterior pelvic tilt), 지나친 등척추뒤굽음(흉추후만, thoracic kyphosis), 지나친 허리척추앞굽음(요추전만, lumbar lordosis)
교정 부위	엉덩근(둔근, gluteal), 엉덩관절 굽힘근(고관절굴곡근, hip flexor), 넙다리네갈래근(대퇴사두근, quadriceps group), 모음근(내전근, adductors), 척주세움근(척주기립근, erector spinae), 빗근(복사근, obliques), 아랫다리(하지, lower leg)와 발의 근육을 포함한 전체 운동 사슬이 작용한다
운동 효과	이 운동은 발, 다리, 골반을 유지하고 척추를 안정적이고 올바르게 작용하는 동안 엉덩이 굽힘과 신전을 천천히 움직이게 하는 모든 근육을 강화하는 데 도움이 되어 보행과 비슷하다.
수행 방법	1. 양발이 앞을 향한 상태에서 뒤쪽으로 런지를 수행하고, 뒤쪽 다리의 골반을 기울이고 척추를 똑바로 세워 허리가 너무 많이 구부러지지 않도록 한다. 2. 런지에서 일어나서 뒷다리를 들어 올리고 발을 무릎 높이의 앞쪽 발판에 올려 놓는다. 3. 발판에서 발을 떼고 반복하기 위해 뒤쪽으로 런지를 한다. 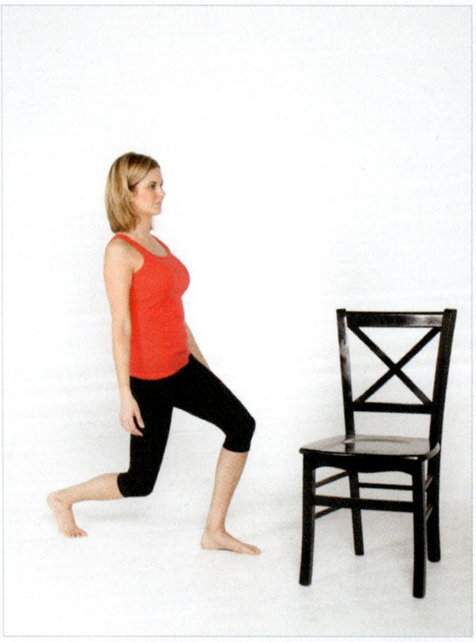 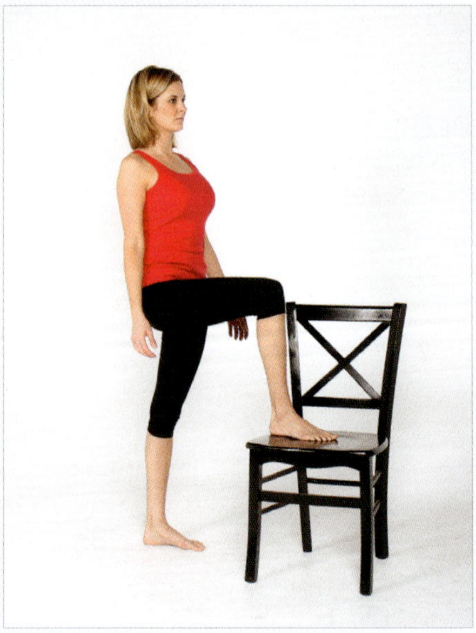
운동기간 및 반복 횟수	하루에 한 번 양발을 10~15회 반복한다. (능력이 향상됨에 따라 8~12회 반복, 2~3 세트로 늘리 되, 세션 사이에 적절한 휴식과 회복을 위해 수행하는 빈도를 줄인다.)
운동 팁	런지를 할 때 뒷 다리의 엉덩이 굽힘근과 앞다리의 근육과 엉덩근의 자극이 편심(eccentrically)적으로 되어야 한다. 다리, 엉덩이 및 골반이 올바르게 정렬되도록 발이 앞으로 향하도록 지도한다.

추가 운동	엉덩이가 굽힘되고 펴될 때 앞다리 위로 몸통을 회전시킨다 (예: 팔을 좌우로 흔든다).

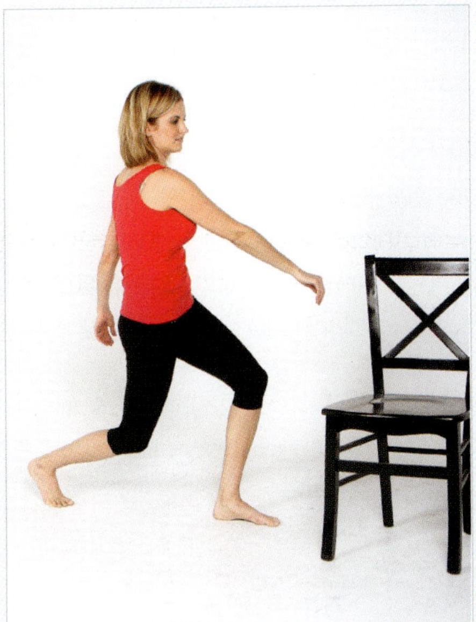
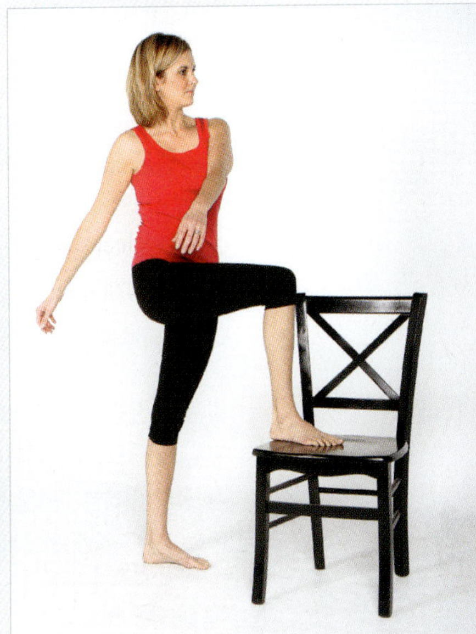

대체 운동	무릎 당기고 런지 또는 벽잡고 회전하기 스트레칭을 수행한다.

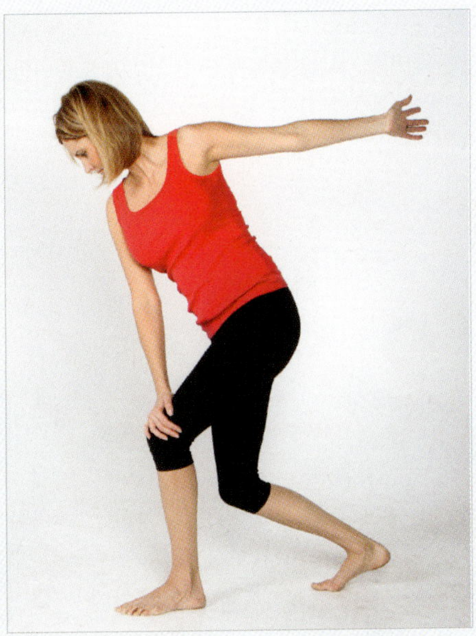
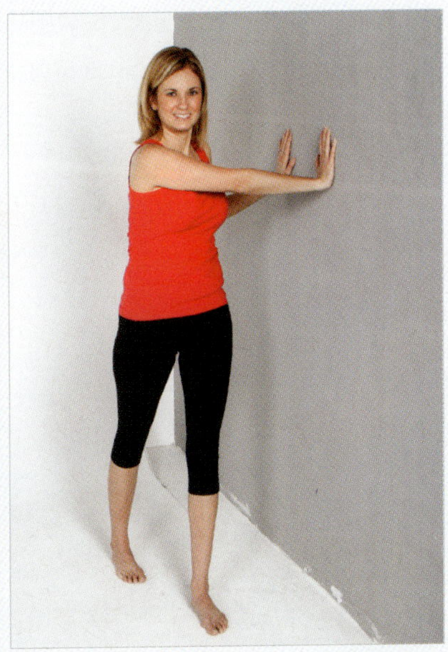

회전하며 스모 스쿼트 (Sumo Squat With Rotation)

신체 부위	전신운동
불균형 문제	발목 과다엎침(과회내, overpronating), 발등굽힘(배측굴곡, dorsiflexion) 제한, 밖굽이 무릎(무릎 외반, valgus knee), 무릎 소리나며 걸림(tracking) 문제, 골반 앞기울임(골반전방경사, anterior pelvic tilt), 지나친 등척추뒤굽음(흉추후만, thoracic kyphosis), 지나친 허리척추앞굽음(요추전만, lumbar lordosis)
교정 부위	전체 운동 사슬에 작용하지만 엉덩근(둔근, gluteal), 엉덩관절 굽힘근(고관절굴곡근, hip flexor), 넙다리네갈래근(대퇴사두근, quadriceps group), 돌림근띠(회전근개, rotator cuff), 등세모근(승모근, trapezius), 마름근(능형근, rhomboid), 빗근(복사근, obliques), 척주세움근(척주기립근, erector spinae), 모음근(내전근, adductors), 엉덩근(둔근, gluteal), 넙다리네갈래근(대퇴사두근, quadriceps group), 엉덩관절 굽힘근(고관절굴곡근, hip flexor), 아랫다리(lower leg)와 발의 근육에 중점을 둔다.
운동 효과	이 운동은 척추가 굽힘되고 폄되고, 엉덩이가 안쪽돌림, 가쪽돌림 될 때 체중이 좌우로 전달 될 수 있도록 허리-골반 다리이음뼈(요추-골반 고관절대, lumbo-pelvic hip girdle) 주변의 근육을 강화하도록 디자인 되었습니다. 이러한 움직임을 올바르게 협응하기 위해 신체를 재훈련하면 발, 다리, 엉덩이, 골반 및 척추의 일반적인 근골격계 불균형을 해결하는 데 도움이 된다.
수행 방법	1. 오른쪽 무릎을 올리며 왼쪽 다리로 서고 왼쪽 팔을 든다. 2. 골반 오른쪽을 살짝 들어 왼쪽 다리 정확히 골반을 놓고 왼쪽 둔근을 활성화 시킨다. 3. 왼발, 다리 및 둔근의 근육을 사용하여 골반과 몸통을 오른쪽으로 회전시켜 몸통이 회전하면서 왼쪽 다리를 천천히 내려놓는다. 4. 오른발을 몸 뒤쪽으로 놓고 스쿼트를 실시하여 왼팔이 다리 사이에서 오른쪽 뒤꿈치를 향할 때 척추를 둥글게 되도록 한다. 5. 왼쪽 다리로 균형을 잡고 서있는 자세로 돌아가 다리 사이에 도달하면 회전 스쿼트를 수행하면서 움직임을 반복한다. 6. 반대쪽에서도 반복한다. 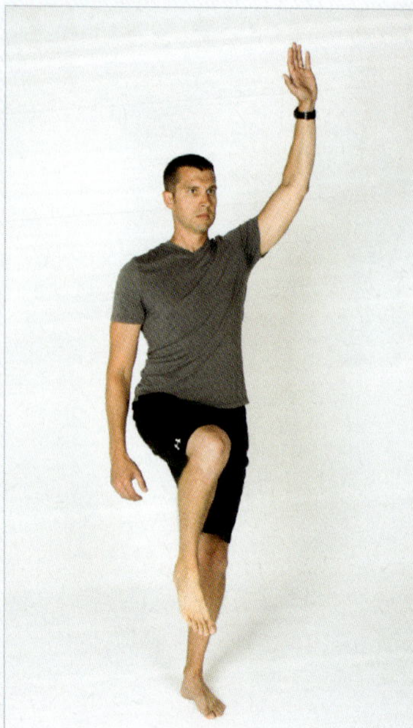 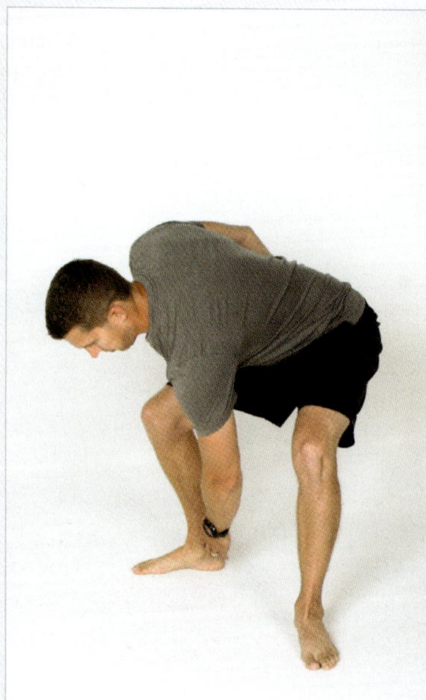

운동기간 및 반복 횟수	하루에 한 번 양쪽 10~12 회 반복. (능력이 향상됨에 따라 6~10 회 반복하는 2~3 세트로 늘리며, 세션 사이에 적절한 휴식과 회복을 위해 빈도를 줄인다.)
운동 팁	이 운동은 이전에 배운 많은 운동을 종합한다. 만약 어떤 부분에 어려움을 겪는다면, 이 운동을 부분으로 나누고 개별동작으로 수행한다. 예를 들어, 회전은(Pivot)은 한발서기를 돕고 회전하며 사이드 런지(Side Lunge With Rotation)는 좌우 체중 이동을 하는 근육을 강화 하는데 도움이 된다.
추가 운동	메디신볼을 들고 운동을 수행한다.

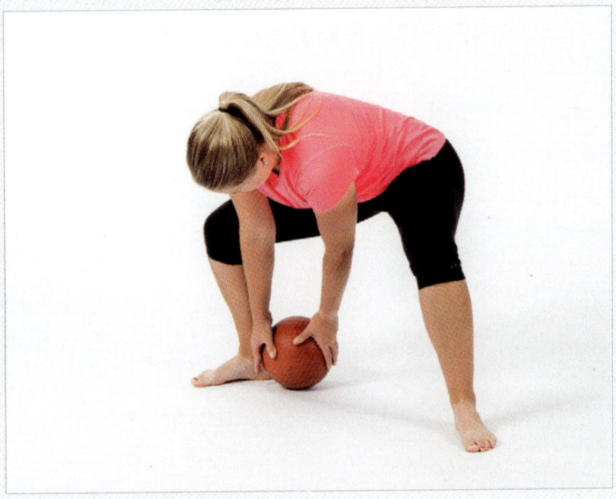

대체 운동	허리 스트레칭 또는 회전운동

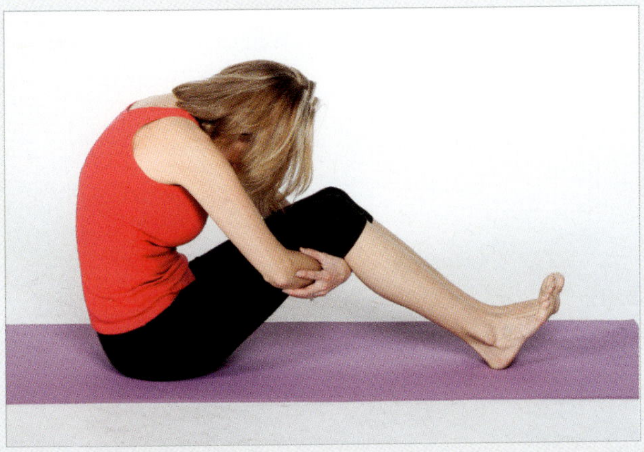

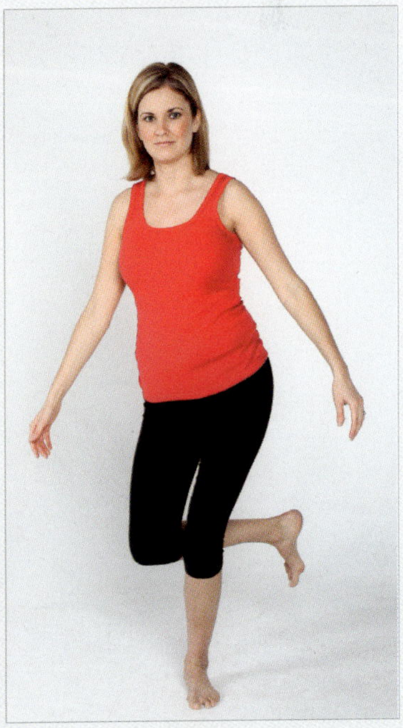

교정 운동 라이브러리에서 마지막 장을 마쳤기에 이제 고객의 요구와 능력을 충족하기 위해 고객의 프로그램을 언제 어떻게 진행해야하는지 아는 것이 중요하다는 것을 인식 할 수 있다.

요점 정리

근력운동은 교정 운동 프로그램의 궁극적인 목표이며 고객의 근골격 불균형의 근본 원인을 효과적으로 해결하는 것은 매우 중요하다. 근력운동은 자가근막이완 기술과 스트레칭운동을 규칙적으로 실시한 후, 고객의 요구, 능력 및 목표에 따라 점진적으로 진행되어야한다.

- 운동프로그램에 적절한 근력운동을 추가하면 안정성이 향상되고 가동성이 증가하며 협응성이 회복된다.
- 근골격계 불균형이 있는 사람들은 복잡한 근력운동을 잘못 수행할 경우 상태를 악화시킬 수 있다. 이러한 운동을 수행하는 동안 면밀히 관찰하고 적절한 경우에 운동을 수행해야 한다.
- 통증이나 불편함을 호소하는 경우에는 언제든 근력 강화 운동으로 돌아가야 한다.
- 균형 보조기구를 없이 실시하거나 추가하고 다른 신체 부위를 협응하거나 제외하는 것은 근력운동을 강화하거나 난이도를 낮추는 효과적인 방법이다.
- 시각적, 언어적, 운동 감각적 큐잉을 사용하여 가르치는 것은 다양한 고객의 학습 스타일을 수용하는 데 도움이 될 수 있다.
- 최근 급성 손상이나 수술을 한 조직 주변, 횡단 골절, 또는 지속적인 외상이 있는 부분은 근력운동을 실시하지 않는다.
- 만성 질환이나 골격근 불균형, 근신경 질환, 류마티스 관절염 또는 중등도 골관절염의 병력이 있는 고객의 경우 강화 운동을 추가하기 전에 의료 전문가의 진료를 받고 실시한다.

자가점검

근력운동의 적절한 강도 및 난이도를 낮추는것은 안전하고 불균형을 악화시키지 않으며 목표를 향해 발전시키는데 중요하다. 다음 차트의 첫 번째 열에는 근력운동 목록이 포함되어 있다. 두 번째 및 세 번째 열에서 첫 번째 열의 각 운동에 대한 적절한 진행 및 이전 단계로 돌아가는것을 확인한다.

근력운동	추가운동	대체운동
Sumo Squat With Rotation 회전하며 스모 스쿼트	메디신볼과 같은 무게를 유지하는 운동 수행	허리 스트레칭
Lunge With Knee Pull 무릎 당기며 런지		
Butt Lift		
Gluteal Activation Over Ball		
Side Lunge With Rotation		
Wave Goodbye (performed lying down)		
Straight Arm Raise 팔들어 올리기		
Side Lunge With Reach 회전하며 옆으로 런지		

Strengthening Exercises 21 근력운동

05

CORRECTIVE EXERCISE PROGRAM DESIGN

교정 운동 프로그램 설계

5장에서는 교정 운동 프로그램 설계와 고객과의 관계를 발전시키는 방법에 대해 기술한다. 교정 운동에 대해 3장과 4장에서 얻은 자세한 지식은 실제 고객 관계와 교정 운동 프로그램을 개발함에 있어 매우 중요하다.

5장에서는 잠재 고객의 행동 방식과 고객이 서비스를 고려하도록 동기를 부여하는 방법을 이해하고 배울 수 있다. 처음 대면할 때 고객을 상대하는 방법을 배우고 5장 교정 운동 프로그램을 독려하는 상담을 구조화하는 기술을 배운다. 또한 개별 고객의 요구 사항을 충족하기 위해 교정 운동 세션 중에 교육 스타일을 조정하는 방법을 습득하게 된다. 효과적인 상담 및 운동 세션을 수행하는 방법을 가르치는 것 뿐만아니라 5장에서는 성공적인 프로그램을 수행하기 위해 기술적 재능과 의사 소통 기술을 모두 사용하는 방법을 알려준다. 실제 고객과 운동수행 할때 평가 및 프로그램 설계 프로세스를 원활하게 구현할 수 있는 방법을 이해하는 데 도움이 되는 포괄적인 사례 연구를 포함하였다.

05

CHAPTER 22
Building Successful Client Relationships
고객과 성공적 관계 구축하기

효과적인 교정 운동 프로그램을 구성하려면 기술적 스킬을 적용해야 한다. 그러나 프로그램 구성과 비슷하게 중요한 것은 고객과의 생산적인 관계를 형성하는 것이다. 이를 위해서는 도움이 필요한 고객의 동기를 평가하고 각각 개인을 위한 커뮤니케이션, 교육 및 코칭 전략을 실행해야 한다. 고객의 요구를 이해하는 것은 교정 운동 프로그램의 성공적으로 수행하는데 중요하다 (Price and Bratcher 2010).

기본 동기 및 행동 이해

근골격계 불균형의 영향으로 고통 받는 고객이 건강 및 운동 전문가의 도움을 찾는 데에는 두 가지 주요 이유가 있다.

1. 문제를 스스로 해결하는 데 필요한 지식 (또는 지식을 얻는 데 필요한 시간)이 부족하다. 고객은 문제의 원인이 무엇인지 또는 문제 해결에 도움이 될 수 있는 기술을 인식하지 못할 수 있다.
2. 자신의 능력에 대한 자신감이 부족하다. 일반적으로 지식 부족과 관련이 있는 이러한 자신감 부족은 과거에 운동이나 다른 운동 전문가와의 성공적인 관계구축에서 실패한 경우가 많다. 이것은 규칙적인 운동 프로그램에 참여하는 것에 대한 그들의 불안과 실패에 대한 두려움을 불러일으킨다.(Caissy 1998).

이러한 심리적 요인은 고객과의 관계를 형성 할 때 적절하게 해결하지 않으면 문제가 될 수 있다.

지식이나 자신감이 부족한 고객과 효과적인 관계를 발전시키려면 인간 상호 작용 및 행동에 대한 몇 가지 기본 원칙을 이해해야 한다. 특히 한 사람이 다른 사람에게 도움이나 조언을 구할 때는 두 사람 간에 관계가 형성될 때 마다 몇 가지 근본적인 것들이 존재한다. 이러한 관계는 지원을 제공하는 사람인지 또는 도움을 받는 사람인지에 따라 전문가 또는 종속자의 역할을 수행한다 (Bandura 1986).

이 장에서는 효과적인 고객 관계를 형성하기 위해 관리하는 방법을 배울 수 있도록 전문가-종속자의 주요 구성 요소를 간략하게 제시한다. 또한 이러한 복잡한 관계를 이해하고 적절한 코칭, 커뮤니케이션 및 교육 기술을 사용하여 프로그램에 대한 긍정적인 결과를 만드는 방법을 이해하는데 도움이 되도록 이후 장에서 강조될 것이다.

역할이 행동에 미치는 영향

고객이 근골격계 불균형을 해결하기 위해 찾아 왔을 때 당연히 당신을 이 분야의 전문가로 생각 할 것이다.

고객은 문제를 해결하는 데 필요한 지침과 방향을 제공하기 위해 당신에게 의존하는 종속자의 역할을 하게 된다 (Altman, Valenzi 및 Hodgetts 1985).

이 역할의 가정(각 당사자로부터 기대되는 행동)은 근본적인 문제가 있다. 본인이 근골격 평가 및 교정 운동 분야의 전문가인 동시에 문제 해결에 대한 책임이 본인과 본인 고객에게 재인식된다. 이것은 고객이 프로그램의 모든 것을 조절하기 위해 당신에게 의존하고 있기 때문에 고객이 배우고 자신감을 얻도록 도움을 주는 본인의 능력을 방해 할 것이다. 고객들은 말하지 않고, 무관심해지며, 운동이 예상대로 되지 않을 때 당신을 비난하고, 궁극적으로 프로그램에서 이탈하는 등 매우 독특한 방식으로 행동 할 수 있다. 간단히 말해, 고객이 당신을 모든 해결해 줄 전문가로 본다면, 그들이 참여하도록 격려하고, 배우고, 자신감을 쌓게하는 프로그램을 수행하는 당신의 능력이 크게 감소 될 수도 있다 (Tyler, Kramer, and Oliver 1999; Williams 1993).

비슷한 이야기로, 직원처럼 고객들은 전문가가 지시하는 대로 무엇이든 질문 없이 수행한다. 다른 개인 트레이너나 고객을 지도하는 피트니스 전문가를 관찰 할 때 이러한 일을 보았을 것이다. 트레이너의 고객이 너무 무거운 웨이트를 들거나 트레이너의 지도에 의해 안전하지 않거나 능력을 넘어서는 운동을 수행하는 것을 보았을 것이다.

고객은 전문가라고 믿기 때문에 질문을 하지 않고 이러한 운동들을 수행한다. 고객이 질문 없이 지도를 따르기를 원할 수 있지만 이러한 관계에서 문제가 발생하면 고객은 당신을 비난 할 것임을 의미한다. 고객은 당신이 더 잘 알았어야한다고 생각할 것이다(Tyler, Kramer 및 Oliver 1999).

고객이 전문가의 역할을 어떻게 인지하는 것 외에도 그들의 기대치를 정확하게 받아들이는데 고려되는 몇 가지 다른 요소들이 있다. 그들이 참여한 활동, 과거에 겪었던 손상, 수술 또는 질병, 과제 수행에 대한 집착, 근골격계 건강에 대한 마음가짐과 그들을 도울 수 있는 능력은 운동을 진행하는데 있어 모두 제한하거나 목표 달성에 방해가 될 수 있다. 그러므로 통증이 없고 기능적으로 다시 회복한다는 목표를 달성하기 위해 고객이 프로그램 결과에 대한 책임을 지고 자신의 행동에 대한 책임을 지며 프로그램 성공에 기여하는 모든 것에 완전한 참여가 이루어지도록 고객과의 관계를 발전시켜야한다.

고객의 참여 장려

다음 두 가지 방법으로 고객의 프로그램의 결과에 힘을 실어줄 수 있다.

1. 고객을 교육한다.
2. 고객에게 개인적인 책임을 지게 한다.

교육

대부분의 고객은 근골격계 불균형을 극복하는 방법을 모르기 때문에 자신의 신체에 대해 가르치는 것이 참여를 장려하는 효과적인 방법이다.

- 신체의 각 부분이 개별적으로 그리고 다른 부분들과 어떻게 작용하는지 설명하고,
- 그들이 겪고 있는 근골격계 불균형이 무엇인지 보여주고,
- 이러한 불균형이 근육과 다른 연부조직에 어떻게 영향을 미치는지 논의하고,
- 이러한 한계를 극복하기 위해 할 수 있는 운동에 대해 이야기하고
- 프로그램 진행에 영향을 미칠 수 있는 활동들에 대해 조사를 한다.

고객이 통증이나 움직임 제한을 경험하는 이유와 문제의 원인이 무엇인지 (예: 책상에 8 시간 동안 앉아 있거나 굽이 높은 신발을 신는 것) 이해하기 시작하면, 고객은 자신이하는 운동을 더 잘 인식하게 된다 (또는 경우에 따라 수행하지 않을 경우) 문제가 될 수 있다. 이러한 조사들은 다르게 운동을 수행하기를 원하는 고객을 좋게 만들 것이다 (Reeve 2015).

책임

프로그램에 대해 논의 할 때 질문하고, 아이디어를 제공하고, 정보를 제공하도록 장려함으로써 고객이 프로그램의 성공에 대한 책임을 지게 할 수 있다. 이러한 일들은 고객이 진행과정에 중요하다고 느끼는 데 도움이 되고, 자신감과 자존감을 강화할 것이다. 고객의 자립이 좋아질수록 운동 프로그램을 계획하는데 기여하고 순응도도 높아진다(American College of Sports Medicine 2014).

지속적으로 사용하다보면 이러한 커뮤니케이션과 프로그램 설계는 고객의 행동에 영향을 미치고 궁극적으로 자신의 목표를 달성 한 것에 대해 성공적인 고객 관계를 구축하는 교정 운동을 위한 생체 역학적 방법을 개인적으로 알 수 있을것이다. 격려는 프로그램 참여하는 사람의 사고 방식, 신체적, 정신적 노력, 성취도에 직접적인 영향을 미칠 것이다.

진행자로서의 역할

고객의 기대치를 형성하고 고객의 참여를 장려하려면 프로그램 구성에서 수행하는 역할을 재정의 해야 한다. 처음에는 고객관계에서 권위 있는 역할을 맡을 수 있다. 그러나 여러분도 접근 방식을 조절해야한다. 이를 수행하기 위해 가장 효과적인 방법은 역할을 전문가가 아닌 촉진자의 역할로 하는 것이다. 이런 미묘하지만 중요한 변화는 처음부터 팀 워크를 촉진하는 데 도움된다.

고객의 말과 반응에 주의를 기울이며 개방된 질문 등은 상담 및 평가 동안 촉진자로서의 역할을 좋게 할 수 있다. 적극적인 경청 (즉, 고객의 몸으로 말하는것에 주의를 기울이는것, 상황에 공감하는것, 말을 마치기 전에 원하는 것이 무엇인지 알아차리는것)은 고객 자신의 상태를 개선하기 위한 스스로의 전략이나 변화를 인지 할 수 있도록 도울 수 있다(Brock bank and McGill 2006; Bryant, Green 및 Newton-Merrill 2013; Price 2012). 초기 상담 및 운동 세션을 위한 특별한 의사 소통 전략은 23장과 24장에서 자세히 설명한다.

전문가로서 고객에게 무엇이 도움이 될지 알고 있기 때문에 고객을 특정 행동 과정으로 안내하는 것이 더 쉽고 시간이 적게 소요될 수 있지만, 그들의 동기와 궁극적인 성공은 고객이 자신의 결정을 내리는 데 달려있다. 자신의 프로그램을 설계하는 분을 참여시키는 것은 그들의 기대와 행동을 형성하는 데 중요하며 두 사람이 함께 협력하여 달성 할 수 있는 것을 이해하는 데 도움이 된다. 당신은 전문 지식과 지도의 원천이지만 고객의 모든 문제를 해결하는 것은 당신의 일이 아니다. 고객이 자신의 이야기와 불만을 공유 할 때 개입하여 문제를 해결해야하는 경향을 인식해야한다. 이러한 유형의 응답은 귀하를 촉진자가 아닌 전문가로만 인지한다. 내담자가 우려를 공유하는 것을 듣고 후속 질문을 할 때 근골격 건강에 영향을 미치는 것으로 확인 된 사항에 대해 고객의 불안을 줄이고 책임을 지도록 격려 할 수 있다 (Schwarz 2017).

고객과 대화하거나 일할 때 우울증, 불안 장애 또는 기타 심리적 상태와 같이 진행에 영향을 미칠 수있는 문제가 드러날 수 있다. 심리적 또는 의학적 상태를 진단하거나 치료하는 것은 진료 범위에 속하지 않지만 적절한 경우 고객을 도울 수 있는 자격을 갖춘 의사 및 정신 건강 전문가에게 의뢰 시스템을 마련해야한다 (이 주제에 대한 자세한 내용은 28장에 나와 있다. 업무 범위, 네트워크 및 추천.)

요점 정리

성공적인 교정 운동 프로그램을 설계하려면 평가, 해부학 및 운동에 대한 기술뿐만 아니라 기본적인 인간 행동과 동기를 이해해야한다.

- 근골격계 불균형이 있는 사람들이 피트니스 전문가에게 도움을 요청하는 주된 이유는 두 가지이다.
  1. 문제를 스스로 해결하는 데 필요한 지식이 부족하다.
  2. 자신의 상태를 완화 할 수 있는 자신의 능력에 대한 자신감이 부족하다.
- 기본적인 인간 다양성과 행동을 이해하면 고객을 교육하고 자신감을 쌓는 것은 도움을 구하기로 한 결정을 검증하는 데 도움이 될 수 있다.
- 고객이 피트니스 전문가에게 도움을 요청할 때 일반적으로 피트니스 전문가의 전문 지식을 가지고 일하는 사람을 찾는다. 직원 및 전문가 역할은 다른것에서 상대방의 행동과 책임을 보는 관점에 영향을 준다.
- 직원과 전문가 관계의 잠재적인 함정을 피하려면 자신의 역할을 권위자 대신 촉진자로 간주한다. 고객이 교정 운동 프로그램 설계하는데 기본 원칙을 이해하도록 도와준다.
- 촉진자로써 접근 방식을 채택함으로써 고객의 프로그램에 대한 팀워크 접근 방식을 발전시킬 수 있다.
- 고객에게 아이디어와 제안을 하도록 요구하거나 격려하면 자신감을 쌓는 데 도움이 된다. 자신감이 커질수록 고객은 프로세스에 더 많이 참여하고 프로그램 결과에 대한 책임감을 느낄 것이다.

자가점검

고객 관계에서 촉진자로서의 능력을 향상시킬 수 있는 방법은 많이 있다.

다음은 속성과 기술을 고려하여 더 나은 고객 관계를 만들기 위해 개발하거나 노력하는 데 중요하다고 생각되는 항목 옆에 체크 표시를 한다.

기술 및 지식	중요	중요하지 않음
고객의 장기적인 목표와 결과에 집중할 수 있는 능력		
미리 패키지화된 교정 운동 프로그램 및 솔루션을 만드는 기술		
상담 또는 세션 중에 고객이 화를 낼 경우 자신의 권장 사항을 방어할 수 있는 능력		
평균 이상의 경청 능력		
개방적이고 직접적인 언어적 의사소통 기술		
고객이 원하는 모든 것을 기꺼이 양보하는 자세		
운동 프로그램과 관련하여 고객에게 (합리적인 범위 내에서) 접근 가능해야 한다.		
고객에게 일관된 정보, 서비스 및 피드백을 제공할 수 있어야 한다.		

기술 및 지식	중요	중요하지 않음
교정 운동에 대한 자신의 생각과 견해에 대한 확고한 헌신		
미리 계획하고 장애물을 예측할 수 있는 능력		
고객의 불안이 때때로 분노, 반항 또는 눈물로 표현될 수 있음을 이해하는 능력		
트레이너와 고객 관계에서 일반적인 역할을 가정하는 것이 프로그램 결과에 어떤 영향을 미칠 수 있는지 이해하는 능력		

CHAPTER 23

Conducting Consultations

상담 실시

22장에서 당신과 당신의 고객이 근골격계 문제를 해결하기 위해 만나는 행동에 영향을 미칠 수 있는 동기와 심리적 특성에 대해 배웠다. 고객이 경험을 당신과 매우 다르게 볼 수 있다는 점을 이해하면 상담 과정의 모든 단계에서 가능한 한 명확하게 의사소통을 할 수 있다. 고객의 관점을 이해하려고 노력하면 신뢰를 쌓고 실수를 피할 수 있으며 잠재 고객이 서비스를 이용하기 위해 등록 할 가능성을 높일 수 있다.

첫 만남

두 당사자가 관련된 모든 상황과 마찬가지로 서로의 첫 만남에서 보고, 느끼고, 의사소통하고, 해석하는 방법은 항상 다르다. 아래 내용에서는 이 상호 작용의 요소를 일반적인 고객의 관점에서 살펴본 다음 당신의 관점에서 살펴본다. 또한 고객이 약속을 정하고 완전한 대면 평가를 수행할 수 있는 기회를 제공 할 수 있도록 이 처음 만남 동안 성공을 위한 실질적인 고려 사항과 정보를 다룬다.

고객 관점

잠재 고객이 처음 당신의 서비스에 대해 문의 할 때 다른 건강 및 피트니스 전문가의 도움을 받아 자신의 상태를 개선하려고 시도했지만 실패했을 가능성이 높다 (Boyes 2015). 따라서 고객은 기대를 하는 동시에 당신이 도울 수 있는지에 의문을 가지고 있다. 만약 통증이나 기능 장애로 인해 즐기는 활동에 참여할 수 없으면 다시는 할 수 없을 까봐 두려워 할 수 있다. 그들의 불안은 온라인에서 얻은 잘못된 정보로 인해 가중되었을지도 모른다 (Simpson, Neria, Lewis-Fernández, and Schneier 2010).

대부분의 잠재 고객은 자신의 상황을 논의하기 위해 당신과 만나는 것에 대해 걱정할 것이다. 당신은 이메일이나 문자 메시지보다는 전화통화를 통해 초기 질문에 응답함으로써 두려움을 완화 할 수 있다. 컴퓨터와 같은 전자기기로 의사소통을 하는 것보다 사람과 직접 대화하는 것은 잠재적인 고객이 당신을 만나는 것에 대해 좀 더 편안하게 느끼는데 도움을 준다.

트레이너 관점

잠재적인 고객이 도움을 받기 위해 연락하는 것을 걱정할 수 있지만, 당신의 반응은 아마도 다른 고객을 유치하는 것에 대한 흥분일 수도 있다. 당신은 새로운 사람을 만나고 당신의 서비스에 가입하도록 설득하는 것에 대해 긴장할 수도 있다. 이러한 흥분과 긴장의 조합은 때때로 고객과 이야기 할 때 보통 때는 하지 않는 일을 하게 만들 수 있다. 예를 들어, 자신의 가치를 확립하기 위해 너무 많이 이야기를 하거나 전문 용어를 사용하고 고객을 만나기도 전에 고객의 상태에 대해 추정하는 것과 같은 것이다 (Donaldson 2007).

잠재적인 고객과 처음 만날 때 자신의 불안을 해소하려면 대화를 단순하게 유지하고 자신에 대해 너무 많이 이야기하지 않는다. 일단 고객의 문제를 요약할 때 당신이 고객을 평가하고 고객을 도울 수 있는지에 대해 정확한 정보를 바탕으로 결정을 할 수 있도록 상담 예약을 잡도록 제안하는 것이 좋다.

초기 만남을 위한 실제 고려사항

고객과의 초기 만남이 긍정적인 경험이 될 수 있도록 명심해야 할 사항이 많이 있다.

필수 정보 수집

대면 상담에서 초기 대화 동안에 당신은 확실한 기본 정보를 교환해야 한다.

- 잠재 고객의 성명, 연락처 세부사항 및 당신을 만나고자 하는 일반적인 이유를 묻고 기록한다.
- 고객이 상담 및 평가 과정에서 무엇을 기대할 수 있는지, 무엇을 입어야 하는지에 대해 논의한다.
- 당신의 전화번호와 시설 이용 방법에 대해 명확한 지침을 제공한다.
- 대화를 끝내기 전에 약속 시간과 날짜를 확인한다.
- 약속 세부사항과 상담 방향이 포함된 후속 이메일을 보낸다(Price and Bratcher 2010).

상담 비용 청구

초기 대화 동안에 당신은 상담 및 평가 세션이 무료인지 유료 서비스인지 잠재 고객에게 알려야한다. 만약 누군가 근골격계 문제에 대해 도움을 받기 위해 특별히 당신을 만나러 오는 사람이 있다면, 초기 상담과 평가를 무료로 제공하는 것이 가장 좋다. 그렇지 않으면 다른 건강 및 피트니스 전문가와의 실패한 경험을 가지고 있는 잠재 고객이 당신도 단지 자신의 돈을 가져가려 한다고 생각할 수 있다. 그러나 만약 당신이 시간을 내어 전화로 고객과 이야기 한 다음에 완전하게 무료로 구두 평가, 시각 평가 및 실제 평가를 하는 경우에 고객은 당신과 당신의 기술을 더욱 신뢰할 것이다. 교정 운동 분야에서 당신의 명성과 평판이 높아질수록 더 많은 추천을 받게 될 것이다. 이 시점에서 당신을 추천하는 대부분은 친구, 가족, 동료 또는 직장 동료와 같이 잠재 고객이 신뢰하는 경우에서부터 생길 것이고 설득을 위한 필요성이 줄어들 것이기 때문에 당신은 상담 비용을 받는 것을 결정할 수 있다(Bly 1991).

구두 평가 과정

아래 내용에서는 일반적인 고객의 관점에서 그리고 당신의 관점에서 직접 상담 및 평가 과정의 구두 부분 요소를 살펴본다. 또한 구두 평가 동안에 성공을 위한 실질적인 고려 사항과 정보에 대해 다룬다.

고객 관점

잠재 고객이 당신과의 약속을 위해 도착하면 접수 담당자가 맞이한다. 이러한 조직의 형태는 전문적인 분위기를 제공할 수 있고 당신은 편리할 수 있지만 도착하자마자 낯선 사람과 소통해야 할 수 밖에 없기 때문에 고객의 불안감을 높일 수 있다. 따라서 가능하면 잠재 고객이 도착하면 직접 맞이한다. 이것은 당신 자신을 소개할 수 있게 해주고, 고객이 더 편안하게 느끼게 해준다. 왜냐하면 고객은 이전 전화 통화를 통해 당신을 알아볼 것이기 때문이다. 만약 다른 고객과 함께 하느라 바쁘더라도 새로운 사람이 도착했을 때 고객의 존재를 알아봐주고 곧 함께 할 것임을 알려야한다(Price and Bratcher 2010). 도착하자마자 잠재 고객을 개인적으로 알아봐주는 것도 상담에 대한 보다 긍정적인 태도를 키우는 데 도움이 된다.

잠재 고객은 몇 가지 서류 작업을 완료하고 앉아서 기다리라는 요청을 받을 것으로 생각할 수 있다. 이것은 특히 근골격계 통증으로 인해 장기간 앉아있는 것이 불편한 사람에게 불만족스러울 수 있다. 상담을 시작하기 전

첫 만남: 성공을 위한 비결

- 잠재 고객이 전화로 하거나 완전한 구조 평가를 수행하기 전에 특정 근골격계 문제에 대한 추측을 요청하는 것은 드문 일이 아니다. 절대로 그렇게 하지 않는다. 만약 당신의 추측이 잘못된 경우라면 현명하지 않고 비전문적이며 잠재적으로 실패할 가능성이 있다.
- 가능하면 초기 상담이 끝날 때까지 비용에 대한 논의를 피해야 당신의 기술과 프로그램의 가치를 설명할 수 있다. 당연히 비용 일정을 직접 묻는다면 비용을 명시하는 것이 적절하다.
- 첫 번째 전화 통화를 짧고 전문적으로 유지하도록 한다. 이는 시간을 존중하는 가치를 가진 전문가임을 전달하기 때문이다.
- 만약 현재 고객이 잠재 고객을 추천했다면 해당 고객을 알고 있음을 알릴 수 있다.

에 약간의 서류 작업이 필요할 수 있지만 고객의 기본 정보를 간단한 접수 양식으로 제한하는 것이 좋다. 구두 상담을 하는 동안, 그들의 상태와 병력에 대한 더 자세한 정보를 얻을 수 있고 당신의 서비스에 가입하기로 동의할 때 다시 할 수 있기 때문이다. 처음 서류 작성을 제한하여 배려를 표시하는 것은 공감을 전달하고, 이러한 긍정적인 느낌은 평가 과정으로 이어질 것이다(Price 2012).

구두 상담이 시작되면 잠재 고객은 많은 감정을 경험하게 되며 이러한 감정은 다양한 방법으로 표현될 수 있다. 일반적으로 불안한 고객은

- 본인의 신체와 생활 방식이 자세히 조사되는 것에 불안해하거나 남의 시선을 의식한다.
- 말하거나 관련 정보를 공유하는 것을 꺼린다.
- 쉬지 않고 말하거나 매우 빠르게 말하여 중요한 내용을 수집하기 어렵게 한다.
- 팔이나 다리를 꼬거나, 안절부절 못하며, 눈길을 돌리거나, 몸을 돌리는 것과 같은 비언어적인 불안 징후를 보인다(Griffin 2006).

이러한 단서를 알고 있으면 잠재 고객이 불안감을 느끼는 것을 발견하는데 도움이 될 수 있고 잠재 고객에게 더 긍정적인 경험과 스트레스를 줄일 수 있도록 본인의 행동과 태도를 즉각적으로 바꾸어야 한다.

트레이너 관점

잠재 고객이 대면 상담 중에 긴장감을 느낄 것으로 생각될 수 있지만 당신은 만나는 것에 대해 불안감을 느낄 수도 있다. 만약 잠재 고객이 상담을 위해 매우 일찍 도착하고 당신이 다른 고객과 함께 있는 경우에 예를 들어 당신은 새로운 사람이 일하는 것을 지켜보는 것에 대해 불안해 할 수 있다. 결과적으로 당신은 현재 돕고 있는 고객과 다르게 상호 작용할 수 있다. 당신은 긴장할 때 자신의 성향을 인식하고 당면한 일에 다시 집중해야 한다. 이것은 모두에게 더 나은 경험을 제공 할 것이다.

반면에 잠재 고객이 약속에 늦을 경우 다음 예약 고객이 도착하기 전에 평가 및 상담을 마칠 수 없을까봐 걱정할 수 있다. 이 경우 잠재 고객이 도착했을 때 곧바로 다음 예약이 있다고 말할 수 있다. 이를 통해 상담 전략을 조정하고 상담이 종료 될 시기를 고객에게 알릴 수 있다(Price and Bratcher 2010)

때로는 새로운 고객을 직접 만나면 자신의 경험과 편견이 드러날 수 있다. 이것은 당신이 고객과 상호 작용하는 방식에 영향을 미칠 수 있다(Sternberg, Roediger, and Halpern 2007). 예를 들어, 극도로 과체중인 사람들에 대한 공감이 거의 없다면, 비만인 사람이 근골격계 불편함에 대해 이야기 할 때 공감하지 않을 수 있다. 그 대신, 고객이 비용을 지불할 수 있는지 여부에 대해 옷이나 외모에 따라 가정을 할 수도 있다. 모든 잠재 고객은 당신의 완전한 존경과 관심을 받을 자격이 있다. 잠재 고객과 의사소통하는 방식에 영향을 미치지 않도록 자신의 선입견을 인식하는 것은 당신의 책임이다.

구두 평가를 위한 실제 고려사항

매끄럽고 생산적인 경험을 보장하기 위해 고려해야 할 구두 평가의 여러 측면이 있다.

상담 영역

구두 평가를 하는 동안 다양한 주제에 대해 논의하게 되며 그중 일부는 개인적일 수 있다. 고객이 당신의 질문에 편안하게 답변 할 수 있도록 상담의 이 부분을 수행하기 위해 조용한 장소를 사용하는 것이 중요하다. 가능하면 당신과 고객이 동등함을 나타내는 방식으로 상담 공간을 마련한다 ; 책상 뒤에서 의자를 움직이거나 함께 앉을 수 있는 소파나 벤치를 선택한다(Griffin 2006).

교감 구축

잠재 고객과 신속하게 관계를 구축하면 구두 평가가 잘 진행될 가능성이 높아진다. 눈을 직접 마주보고 몸짓, 어조와 말투가 조화를 이루는지 확인한다.

- 눈을 직접 마주치고, 당신의 몸짓, 어조, 그리고 말하는 단어들이 조화를 이루도록 한다. 당신의 말이 긍정적이지만 당신의 몸짓이 닫혀 있거나 말할 때 눈을 마주치지 않는다면 잠재 고객은 당신의 신뢰도를 떨어뜨릴 수 있는 엇갈린 메시지를 받게 될 것이다(Griffin 2006).
- "무엇을 도와드릴까요?"와 같은 개방형 질문으로 상담을 시작한다. 개방형 질문은 고객이 자신에게 편한 방식으로 답변 할 수 있도록 하여 시작 주제를 조절할 수 있도록 한다.
- 고객이 상담하는 동안 자신감을 갖게 되면 더 구체적인 정보를 얻기 위해 "발에 통증이 있습니까?"와 같은 폐쇄형 질문을 시작한다(Friesen 2010).

대화 유도

평가를 시작하면서 개방형 질문을 할 때 고객은 허리와 같은 신체의 특정 부분에 있는 불편함에 대해 귀하에게 말할 수 있다. 이 문제에 대해 이야기 한 후에는 고객 평가표(Client Assessment Diagram)를 사용하여 평가를 완료하는데 필요한 주제로 대화를 유도한다(Price and Bratcher 2010). 예를 들어 "무릎과 같은 신체에 다른 통증을 경험 한 적이 있습니까?"와 같은 질문하여 대화를 유도 할 수 있다. 잠재 고객이 이전 또는 현재 통증을 언급하지 않더라도 신체의 모든 부분에 대한 통증과 기능에 대해 물어 볼 필요가 있다. 그러면 프로그램의 성공에 영향을 미칠 수 있는 골절이나 수술 또는 사고와 같은 지난 일들을 다시한번 말해줄 수 있다(Petty and Moore 2002).

평가가 계속됨에 따라 잠재 고객은 엉덩관절 치환술을 받은 친구처럼 과감한 조치가 필요한 유사한 문제를 가지고 있었다는 것을 밝힐 수도 있다. 구두 평가 후에 고객의 전신에 대한 철저한 신체 평가를 수행할 것이고 교정 운동 해결책을 제공할 것임을 상기시켜줌으로써 이러한 불안감을 해결해야 한다. 이러한 방식으로 고객의 우려를 인정하는 것은 구두 평가를 계속하는 동시에 고객의 두려움을 미래에 대한 희망으로 바꿀 수 있다(Price and Bratcher 2010).

해결 방안 모색과 전념 정도 확인

구두 평가를 하는 동안 당신은 고객이 현재 자신의 한계나 통증을 조절하기 위해 사용하고 있는 활동이나 운동에 대해 물어볼 것이다. 이러한 정보는 고객이 이미 문제 해결을 위해 어떤 형태의 규율적인 접근 방식과 시간을 투자했는지 판단하는 데 도움이 된다. 또한 다른 건강 및 피트니스 전문가들과의 고객의 이전 경험을 평가하고 교정 운동 프로그램에 참여할 준비가 되었는지 여부를 평가할 수 있는 기회를 제공한다(Price and Bratcher 2010).

스트레스와 근육 긴장

정신적 압박은 종종 근육 긴장으로 나타나기 때문에 스트레스는 구두 평가 대화에서 고려해야 할 또다른 문제이다. 고객 스트레스의 특정 원인에 대해 질문하는 것이 필요하지(또는 적절하지) 않지만 스트레스가 근골격계 건강에 미치는 영향에 대해 고객들에게 교육하는 것은 당신의 임무이다. 당신의 업무 범위 내에서 진정시키려면 잠재 고객에게 그들의 업무, 관계 또는 가정생활의 측면에서 스트레스를 받을 수 있는지 물어보기만 하면 된다. 만약 대답이 '예'인 경우에는 스트레스의 신체적 영향을 없애기 위해 자가 마사지 기술과 같은 운동 전략에 대해 이야기

구두 평가: 성공을 위한 비결

- 고객이 평가가 시작되기 전에 기다려야 하는 경우 물을 제공하고 화장실 가는 길을 안내하거나 시설을 변경하여 중간에 편안함을 느끼도록 한다.
- 기술적인 전문 용어를 사용하거나 너무 많이 말하면 고객이 당황할 수 있다. 평가를 수행할 때 이를 염두에 둔다(Donaldson 2007).
- 구두 평가 중 질문할 때 너무 개인적인 질문은 자제한다. 고객의 사생활을 파헤치지 않고 고객의 근골격계 및 건강 문제에 대한 관련 정보를 수집한다(Price and Bratcher 2010).
- 전문가의 서비스를 받은 고객의 과거 노력을 인정하지 않는 방법이거나 불필요한 수술이라고 과소평가하면 고객은 당신을 어리석게 느낄 것이다(Price and Bratcher 2010). 해결책을 찾기 위한 고객의 노력에 항상 박수를 보내야 한다.
- 잠재 고객이 자신의 신체에서 통증이 있고 구두 상담 중에 검사를 원하는 신체 특정 부위를 강조한다면 구두 평가 과정을 계속 진행하지만 그 기회를 활용하여 시각적이고 실제 평가를 수행한다.
- 구두 평가는 평가 과정의 일부분일 뿐이다. 고객의 근골격계 문제에 대한 결정을 내리기 전에 필요한 모든 단서를 수집하여 전체 평가 과정(시각 및 실제 수행 부분 포함)을 완료한다.

할 수 있다(Price 2015).

시각 및 실제 평가 과정

구두 평가를 완료하면 시각 및 실제 평가 과정을 시작한다. 구두 평가와 같이 이 경험에 대한 두 가지 관점, 즉 고객과 당신의 관점을 알아볼 것이다.

고객 관점

구두 평가가 완료되면 대부분의 잠재 고객은 평가 과정에서 정신적인 관여가 끝났다고 믿는다. 이 인상은 초기 건강 질문에 답변한 후 전문가가 검사하고 문제를 진단하고 권장 치료를 제공할 때까지 긴장을 풀고 기다렸던 과거의 상담 경험에서 비롯될 수 있다. 일반적이지만 평가에 대한 이러한 접근 방식은 고객의 참여가 중요하지 않다고 생각하게 하여 고객의 자신감을 더욱 부족하게 한다. 아시다시피 고객이 성공하기 위해서는 고객이 원하는 결과를 위해 책임을 지는 것이 필요하다(Reeve 2015). 따라서 시각 및 실제 평가 과정은 구두 평가보다 고객 참여가 많지 않더라도 참여가 필요하다.

고객은 시각 및 실제 평가를 적극적으로 수행할 것을 인식하게 되면 자아의식을 느끼게 될 것이다. 다음을 통해 그들의 불안을 최소화할 수 있다.

- 과정에 집중하도록 유지하고
- 외모나 복장에 대한 언급을 피하고
- 관찰한 신체적 이상에 대한 제한적 발언

고객은 신체적 편차가 있는 경우 평가할 때 그 신체 부위를 닦으려 시도할 수 있다는 점을 명심하는 것도 중요하다. 이것은 건막류 또는 굳은살과 같은 신체적 특징과 관련하여 특히 일반적이다. 예를 들어, 발에 대해 시각 및 실제 평가 중에 고객의 건막류를 기록하고 질문을 시작하면 많은 고객은 건막류가 오랫동안 있었고 전혀 아프지 않았다고 무심코 말할 것이다. 사실 고객은 몹시 괴롭거나 매우 부끄러울 수 있다. 고객이 특이한 신체적 특성에 대해 진정으로 어떻게 느끼는지 판단하는 유일한 방법은 평가 중에 말하는 것 외에도 몸짓에 주의를 기울이는 것이다(Griffin 2006).

트레이너 관점

시각 및 실제 평가 과정을 통해 고객의 통증이나 기능 장애의 원인을 파악할 수 있으며 그것은 당신의 능력을 보일 수 있는 기회를 제공한다. 그러나 평가 과정의 부분은 당신이 얼마나 알고 있는지 고객에게 보여주려고 할 때 당신의 불안감으로 이어질 수 있다. 관련 없는 정보는 평가의 효율성을 떨어뜨린다는 것을 기억해야 한다. 고객이 이해할 수 있는 실제적인 방법으로 평가하고 결과를 전달하는 데 중점을 둔다.

실제적인 고려사항

이 상담 단계에서 원활하고 생산적인 경험을 보장하려면 다음 사항에 유의한다.

연결하기

시각 및 실제 평가를 시작하기 전에 잠재 고객에게 무엇을 할 것인지 설명한다. 무엇을 하는지 예상되면 고객은 더 편안하게 느낄 것이다(Shah and Gardner 2008). 수행해야 하는 시각 및 실제 평가와 그에 따른 순서에 대해 완전히 익숙해질 때까지 지도를 위해 고객 평가표를 참고한다.

수행하는 각 평가마다 고객에게 이야기하고 신체의 다음 부분 평가를 연결한다. 예를 들어, 고객의 발과 발목을 평가해서 과다엎침(과내전, overpronation)을 발견했다면 과다엎침이 무릎의 기능에 어떤 영향을 미치는지 설명한다. 이런 종류의 정보가 당신에게는 간단해 보일 수 있지만 고객이 발과 무릎 사이의 기능적 관계를 인식한 것은 처음일 수 있다. 고객이 이러한 연결성을 이해하도록 도와주면 신체가 고장 난 것이 아니고 다른 곳의 불균형에 의해 간단히 반응하는 것으로 안심시킬 수 있다(Price and Bratcher 2010).

바른 언어 사용

고객이 평가 과정에 의미 있게 참여하려면 고객이 이해할 수 있도록 중요한 전문적인 정보를 전달해야 한다(Donaldson 2007). 다음은 고객에게 친숙한 방법으로 전문적인 평가 정보를 표현하는 방법에 대한 제안이다.

전문 용어	고객-친숙한 용어
과다엎침(과내전, 과회내, Overpronation)	발이 편평함(평발)
지나친 허리뼈 앞굽음증 (요추전만, lumbar lordosis)	허리의 아치가 심함
지나친 등뼈 뒤굽음증 (흉추후만, thoracic kyphosis)	둥근 어깨
지나친 목뼈 앞굽음증 (경추 전만, cervical lordosis)	목의 아치가 심함
밖굽이 무릎(외반슬, Valgus knee)	중앙쪽으로 이동
앞 돌림(전방 회전, Anterior rotation)	골반의 앞쪽이 아래로 기울어짐
정강뼈와 종아리뼈 (정강뼈와 비골, Tibia and fibula)	무릎과 발목 사이의 아랫다리
넓다리뼈(대퇴골, Femur)	다리 위쪽 또는 넙다리
절구(관골구, Acetabulum)	엉덩이관절구
허리뼈(요추, Lumbar spine)	허리
등뼈(흉추, Thoracic spine)	중간에서 위쪽 등
목뼈(경추, Cervical spine)	목
오목위팔관절 (관절와상완관절, Glenohumeral joint)	어깨 관절 (Shoulder joint)
어깨뼈(견갑골, Scapula)	어깨뼈(Shoulder blade)

학습 스타일 수용

사용하는 언어 외에도 평가 과정에 누군가를 참여시키는 또다른 부분은 학습 스타일을 절차에 통합하는 것이다. 시각 및 실제 평가가 진행되면 잠재 고객이 시청 (시각적 학습 스타일), 듣기 (언어적 학습 스타일) 또는 수행(운동 감각적 학습 스타일)을 통해 가장 효과적으로 학습하는지 여부를 조정한다(Winnick and Porretta 2017). 어떤 사람들은 3가지 스타일을 모두 조합하여 배울 수 있다. 일반적으로 사람은 자신의 학습 스타일에 맞는 서술적인 언어를 사용한다.

- 언어적 학습자는 "당신이 말하는 것을 들었습니다" 또는 "그건 좋게 들리지 않습니다!"와 같은 말로 대답할 수 있다. 언어 학습자는 사용하는 단어와 수행하는 작업에 집중할 수 있도록 하는 상세하고 명

확한 지침을 통해 이점을 얻을 수 있다(Winnick and Porretta 2017).

- 시각적 학습자는 "무슨 말을 하는지 알겠습니다" 또는 "좋아 보이지 않습니다!"와 같은 말로 지시에 대답할 수 있다. 이러한 유형의 학습자는 관찰을 통한 평가로부터 가장 많은 이점을 얻을 수 있다. (예: 그들이 스스로 결과를 볼 수 있도록 거울로 당신이 수행하는 것을 보게 한다.) (Winnick and Porretta 2017).
- 운동 감각적 학습자는 "나는 발이 압력 등에 의해 무너질 때를 정말 그런 느낌이 듭니다." 또는 "나는 발이 편평해질 때 무릎에 어떤 일이 일어나는지 감지할 수 있습니다."와 같은 말로 당신이 말한 것에 대답할 수 있다. 운동 감각적 학습자는 특정 불균형이 어떤 느낌인지 신체적으로 경험이 필요하다. 당신이 각 평가를 수행할 때 신체 부위에 자신의 손을 놓도록 지도하여 이를 성취하도록 도울 수 있다.

평가 영향 극대화

잠재 고객에게 사용하는 구조적인 평가의 수행하는 방법을 가르치는 것은 과정에 참여를 극대화하는 좋은 방법이다(Price and Bratcher 2010). 또한 평가를 수행하는 방법을 스스로 안다면 프로그램이 시작된 후 자신의 진행 상황을 모니터링 할 수 있다. 또한, 잠재 고객이 상담 중에 일부 평가의 수행하는 방법을 배우면 친구나 가족에게 시도해 볼 수 있다. 이것은 다른 사람들에게 교정 운동 서비스에 대한 관심을 불러일으키고 추천으로 이어질 수 있다(Price and Bratcher 2010).

평가를 수행할 때 하나 또는 두 개의 운동 해결책을 언급할 수 있지만 평가 과정 중에 너무 많은 운동 정보를 제공하지 않는다. 좋은 경험의 원칙은 잠재 고객이 프로그램에 등록하려는 표현이 있으면 (그리고 그가 배울 운동에 흥미를 느낀다면) 더이상 예시 운동에 대해 상의하지 않는 것이다. 평가 과정이 끝날 때 프로그램에 등록하도록 유도하므로 고객이 더 많은 것을 하고 싶어 하게 된다.

평가 과정 완료

상담을 마무리할 준비가 되면 조용한 장소로 가서 구조적인 평가에서 찾은 결과를 요약한다. 전용 공간에서 상담을 종료하면 결과를 설명하는 동안 고객의 주의를 끌 수 있다. 그것은 또한 비용의 문제를 의논하기 위해 훨씬 더 적절한 장소를 제공한다(Griffin 2006). 다음은 평가 과정을 요약하는 방법의 예시이다:

스톤 씨, 평가 결과에 따르면 두 발이 모두 편평하게 펴지는 것을 발견했습니다. 이것은 아마도 어깨가 앞쪽으로 둥글게 되어 있어 몸이 무게 중심에서 앞으로 떨어지고 발에 더 많은 스트레스를 주기 때문일 것이다. 어깨가 앞으로 둥글게 된 것도 눈의 수평을 맞추기 위해 목 뒤쪽의 아치를 과도하게 만들게 합니다. 이런 등 윗부분의 근골격계 불균형이 목과 발을 모두 아프게 하고 있습니다.

등록 종료

상담 과정의 마지막 부분은 당신의 서비스에 등록하는 사람으로 이어지는 프로그램 정보를 제공하는 것이다(Crane 2013). 이 부분에서는 프로그램 등록과 관련된 각 상대방의 관점을 논의하고, 이 마지막 단계에서 성공을 위한 실제적인 고려사항 및 정보에 대해 다룬다.

고객 관점

평가 과정이 끝나면 잠재 고객은 일반적으로 알고 싶어 할 것이다:

- 교정 운동 서비스는 비용이 얼마나 입니까?
- 내 목표에 도달하려면 몇 번의 세션이 필요할까요?
- 얼마나 자주 당신을 만나야 하나요?

사람들은 또한 그들에게 우려되는 특별한 상황을 가질 수 있다. 예를 들어, 자주 여행하는 잠재 고객은 집을

비울 때 교정 운동 프로그램을 진행할 수 있는지 알고 싶어 한다. 다른 사람들은 당신을 만나기 위해 장거리 이동을 해야 할 수도 있고 따라서 정기적으로 세션에 참석하기가 어려울 수도 있다. 이와 같은 특별한 상황에서 대체 프로그램 제안을 제공을 위해 준비하고 이러한 사람들이 수정된 프로그램에서 무엇을 기대할 것인가에 대한 현실적인 목표를 설정하도록 도울 준비를 한다(Price and Bratcher 2010).

상담을 마무리하는 동안 묻는 질문 중 일부는 적절하지만 종종 마지막 순간 불안감을 나타내는 경우가 많다. 이것은 새로운 과정에 상당한 시간과 돈을 쓰기로 결정한 모든 사람들에게 나타나는 자연스러운 행동이다. 그러나 잠재 고객의 우려를 들어보고 각 질문을 논리적이고 공감하는 방식으로 해결하면 고객의 두려움이 줄어들 것이며 고객은 서비스를 이용하기로 결정하는데 더욱 신뢰를 갖게 될 것이다(Bandura 1986).

트레이너 관점

지금쯤이면 당신은 당신의 구조적인 평가와 교정 운동 기술에 관해서 좀 더 자신감을 가져야 한다. 그러나 당신의 결과물과 서비스를 판매하는 행위로 인해 자신감이 떨어지거나 위협을 받을 수도 있다. 이것은 많은 개인 서비스 제공 기관의 공통적인 과제이지만 영업 능력을 강화하기 위해 노력해야 한다. 만약 프로그램 변수, 기간 또는 비용에 대해 논의할 때 긴장한 것처럼 보이면 잠재 고객이 이를 부정직한 것으로 오해하여 당신과 당신의 프로그램에 대한 신뢰를 약화시킬 수 있다. 따라서 상담 과정의 마지막 부분에 자신 있게 처리하는 것이 중요하다(Bly 1991). 잠재 고객에게 프로그램을 영업하는 것은 상담 과정의 다른 부분과 다르지 않다는 점을 기억해야한다. 모든 중요한 영업과 거래 세부 사항을 다룰 수 있도록 체계적이고 잘 실행된 과정을 따르면 된다.

상담을 종료하기 위한 실제적인 고려사항

다음은 상담을 성공적으로 마무리하는데 필요한 몇 가지 핵심 요소이다.

제안된 프로그램 개요

평가 결과와 조치 계획을 요약한 후, 생체역학 방법 교정 운동 프로그램은 신체가 함께 수행할 근골격계 변화에 적응할 수 있도록 설계된 3단계로 구성된다고 설명한다: 자가근막이완(또는 자가 마사지), 스트레칭, 근력 운동. 이러한 단계가 순서대로 소개될 것이라고 설명하고 고객이 근거를 이해할 수 있도록 각 단계를 간략하게 설명한다(Price and Bratcher 2010).

자가근막이완과 자가 마사지는 다음과 같이 설명할 수 있다:

자가 마사지는 풍선을 만들기 전에 껌을 씹는 것과 비슷하다. 껌을 부드럽고 유연하게 만들려면 껌을 먼저

시각 및 실제 평가: 성공을 위한 비결

- 긴장한 고객은 다른 주제에 대해 이야기하거나 과거에 했던 운동을 보여줌으로써 평가 과정에서 당신의 주의를 돌리려고 할 수 있다. 고객의 불안에 주목하고 걱정에 귀를 기울이더라도 평가 과정의 단계별 특성을 고수한다(Price and Bratcher 2010).
- 일부 고객은 평가 과정에서 당신을 권위 있는 인물로 분류해 비위를 맞추는 말을 할 것이다. 항상 평가의 말투를 권위적이지 않고 조력자로서 한다(Schwarz 2017).
- 평가 과정은 고객에게 심리적으로 부담이 있다. 평가 계획을 고수하고 평가 프로토콜에 따라 1시간 이내로 상담을 진행한다.
- 의학적 상태를 진단하거나 의학적 문제에 대한 의견을 제시하지 않는다. 이것은 대부분의 건강 및 피트니스 전문가의 실무 범위를 완전히 벗어난 것이다(Bryant and Green 2010).

씹어야 하는데 그렇지 않으면 껌으로 풍선을 만들려고 할 때 찢어진다. 근육을 같은 방식으로 생각해본다. 당신의 불균형은 근육과 연부조직에 약간 경직된 부분을 만들어 낸다. 만약 우리가 먼저 조직을 풀지 않고 신체를 더 넓은 범위로 움직이려고 하는 운동을 시작한다면 우리는 무언가를 다칠지도 모른다. 그래서 스트레칭과 같은 더 넓은 범위의 움직임을 수행하도록 하기 전에 자가 마사지를 가르쳐서 신체가 풀리도록 해야 할 것이다.

그런 다음 스트레칭 구성 요소를 다음과 같이 요약할 수 있다:

일단 자가 마사지 운동으로 근육과 부드러운 조직을 풀어주면 우리는 제대로 작동하지 않은 근육과 관절을 움직이는데 집중할 수 있다. 이것은 다양한 종류의 스트레칭을 통해 이루어진다.

마지막으로 근력 강화 프로그램을 설명한다:

근육과 관절이 더 효과적으로 움직일 수 있을 때 우리는 당신의 불균형을 없애고 더 나은 정렬을 유지해서 신체가 더 강해지도록 도와주는 운동을 추가해서 시작할 것이다. 근력 강화 운동으로 진행하면 더욱 통합적으로 진행되어 당신의 전신이 실제 생활에서 일어나는 것처럼 함께 활동하게 된다는 것을 의미한다. 예를 들어, 통증 없이 걷거나 테니스나 골프를 더 잘 할 수 있게 도와주는 운동을 가르칠 것이다(고객이 즐긴다고 하는 스포츠가 두 가지인 경우).

제안된 프로그램에 대한 간결한 개요를 제공하는 것은 교정 운동이 시간과 인내를 요구하는 과정이라고 고객이 이해하는데 도움이 된다(Simpson 2011).

구체적인 사례 제시

프로그램 개요 후, 교정 운동의 구체적인 하나의 예시를 제시하고 필요한 경우 이 특정 전략이 고객의 현재 근골격계 문제를 어떻게 해결하는지 설명한다. 예를 들어, 폼 롤러가 무엇인지 설명하고 고객에게 이를 사용하여 등 상부의 근육을 마사지하여 둥근 어깨 자세를 해결하고 어깨와 목의 통증을 완화하도록 가르치는 방법을 설명할 수 있다. 적절하다면 교정 운동 프로그램의 일부로 포함될 신발 유형 변경이나 수면 자세 조정과 같은 비운동 관련 방법도 한두 가지 공유한다. 운동과 관련이 없는 사소한 변경 사항을 강조하면 교정 운동 과정을 쉽게 구현할 수 있으며 고객의 신뢰를 쌓을 수 있다(Price 2012).

일반적인 세션 설명

잠재 고객이 프로그램의 일반적인 구성 요소에 대해 알게 되면 일반적인 세션 중에 어떤 일이 일어날 수 있는지 설명한다.

- 각 세션이 얼마나 오래 지속될 것인지, 그리고 스포츠 특이성 훈련과 같은 다른 운동 프로그램에 교정 전략을 통합하는 경우에 세션 당 얼마나 많은 시간을 할애하여 교정 운동을 학습하고, 진행하고, 회귀시키는지 설명한다.
- 고객에게 함께 만나는 시간 외에 숙제 운동을 해야 한다고 조언한다. 권장하는 각 운동의 사진을 찍고 수행 방법에 대한 서면으로 지침을 제공한다는 것을 추가로 설명한다(Simpson 2011). 고객의 숙제를 전문적인 형식으로 제시하는 방법에 대한 자세한 내용은 25장에 나와 있다.
- 각 세션은 고객이 진행 중인 운동에 대한 검토로 시작하여 그다음 진행 상황에 따라 조정된다는 것을 설명한다.

프로그램 기간 및 빈도 추정

대부분의 사람들은 교정 운동을 수행하는데 필요한 시간과 교정 운동 프로그램이 얼마나 오래 지속되는지 알고 싶어한다. 이 질문들에 대한 답은 고객이 얼마나 많은 시간과 노력을 기울이고 있는지에 따라 크게 달라진다. 고객에게 시간을 얼마나 할애해야 하는지 알려 주는 것보다 고객이 이용 가능한 시간을 알려 주는 게 중요하다는 점이 과소평가될 수 없다. 고객들이 교정 운동 목표에 도달하는데 얼마나 시간이 걸릴지 결정하는 것을 돕기 위해 그들이 숙제 운동에 얼마나 많은 시간을 할애할 준비가 되어있는지 물어본다. 만약 고객이 당신에게 하루에 20분을 할애할 수 있다고 말하면 당신이 디자인하는 숙제 프로그램은 20분을 넘지 않아야 한다. 고객이 원하는 숙제 세션 시간을 확인하도록 하면 그 과정에 열중하게 되고 매일 운동을 수행할 시간을 찾기 위해 책임을 지게 된다. 만약 당신이 얼마나 많은 시간을 할애해야 하는지를 대신 말한다면 고객이 필요한 시간을 할애할 수 없는 경우에는 당신을 탓할 것이다(Price and Bratcher 2010).

고객이 얼마나 많은 교정 운동 세션이 필요할 것으로 생각하는지에 대한 문제는 숙제 운동에 얼마나 많은 시간을 할애할 수 있는지에 대한 논의와 함께 다루어져야 한다. 만약 고객이 하루에 5~10분밖에 시간을 낼 수 없다고 말한다면 고객이 목표를 달성하는데 평균보다 더 오래 걸릴 수 있다고 설명해야 한다. 만약 고객이 숙제 운동에 매일 더 많은 시간을 할애할 수 있다면 고객은 더 빨리 목표에 도달할 것이다.

프로그램 비용 논의

평가 및 상담 과정은 잠재 고객이 당신의 전문 기술을 인식하도록 주의하여 설계된다. 결과적으로 대부분의 사람들은 당신의 프로그램 비용이 당신이 제공하는 전문가 서비스를 반영한다고 기대할 것이다(Bly 1991). 단일 세션, 세션 패키지 또는 세션 및 패키지의 조합에 관해 무엇이든 각각의 비용을 자신 있게 전달하고 고객에게 지불 선택권을 알려준다. 그것은 현금, 수표, 계좌 입금, 신용카드 등 여러 가지 결제 방법을 제공하는 것이 좋다. 이를 통해 고객은 프로그램에 보다 유연하게 투자할 수 있으며 고객은 목표를 실현할 수 있도록 기회를 얻을 수 있다(Price and Bratcher 2010).

등록 종료: 성공을 위한 비결

- 당신이 제공하는 다른 결과물 또는 서비스에 대한 불필요한 이야기 또는 추가 정보는 교정 운동 프로그램을 영업하는데 방해가 될 수 있다. 거래를 성사시키기 위해 평가 및 상담에 대한 긍정적인 감정을 유지하는 것을 목표로 한다(Swain and Brawner 2014).
- 잠재 고객의 열정은 전염될 수 있지만 상담 종료 시 프로그램 세부 사항을 너무 많이 다루는 것은 피한다. 프로그램에 수반되는 몇 가지 예시를 제공하고 그러한 예시는 간략하게 유지한다.
- 고객이 목표를 달성하기 위해 필요한 작업을 수행할 준비가 되어 있지 않다면 프로그램이나 서비스에 대한 현실적인 기대를 발달시킬 수 있도록 도와야 한다.
- 상담을 종료할 때 프로그램 비용이나 기간과 관련하여 약간의 유연성을 허용하는 것이 때로는 도움이 될 수 있지만 잠재 고객이 당신의 수수료나 전문 지식의 부분을 조정하도록 해서는 안 된다(Price 2012).
- 당신의 수입을 늘리기 위해 열성적인 고객을 가능한 한 많은 세션에 등록하도록 하는 것은 유혹적일 수 있다. 하지만 모든 고객을 최대한 효율적인 방식으로 성공을 위해 돕는 것이 당신의 책무이다.

요점 정리

평가 및 상담 과정은 교정 운동 서비스를 영업하고 잠재 고객과 올바른 관계를 설정하는데 사용된다. 잘 수행되면 고객의 불안을 완화하고 잠재적인 순응도를 높이며 프로그램에 대한 기대치를 정확하게 형성할 수 있다.

- 가능하면 잠재 고객과 직접 만나기 전에 (문자나 이메일로 의사소통하지 말고) 전화로 대화한다.
- 고객과 직접 상담을 시작할 때 대화의 초기 단계를 돕기 위해 개방형 질문을 한다. 상담이 진행됨에 따라 고객의 건강 이력과 근골격계 상태에 대한 구체적인 정보를 수집하기 위해 고객 평가표(Client Assessment Diagram)에 자세히 설명된 질문과 같은 폐쇄적인 질문을 한다.
- 시각 및 실제 평가를 수행할 때 전문 용어가 없는 언어를 사용하고 언어적, 시각 및 운동학 교육 방법론을 사용하여 잠재 고객이 따라하고 참여할 수 있도록 한다.
- 평가 과정이 끝날 때 결과를 요약하고 잠재 고객이 근골격계 건강에 대해 가질 수 있는 모든 질문에 답하고 생체역학 방법 교정 운동 프로그램의 일반적인 구성 요소에 대해 간략하게 논의한다.
- 항상 잠재 고객에게 당신이 얼마나 요구하는지를 말하기보다 매일 얼마나 많은 시간을 숙제에 할애할 준비가 되어있는지 물어본다.
- 돈에 대해 논의하고 예상 프로그램 비용 및 지불 방법에 대한 정보를 제공할 때 직접적이고 자신감을 가진다.

자가 점검 1

초기 상담의 시각 및 실제 평가 부분을 자주 연습하는 것이 중요하다. 친구 또는 가족에게 시각 및 실제 평가 과정을 수행할 수 있도록 요청하고 부록에 제공된 고객 평가표의 복사본에 결과를 기록한다. 완료되면 다음 질문을 사용하여 그 사람의 상담 경험에 대한 피드백을 유도한다.

1. 시각 및 실제 평가를 시작하기 전에 더 편안하게 느끼도록 돕기 위해 무엇을 알고 싶나요?
2. 우리가 그것들을 살펴볼 때 각각의 평가와 당신의 불균형이 어떻게 고통과 통증을 유발할 수 있는지에 대한 설명을 이해했나요?
3. 교육적인 관점에서 평가 과정 중에 무엇을 더 잘 할 수 있었나요?
4. 평가 과정에 기여하고 있다고 느꼈나요? 만약 그렇다면, 어떻게?
5. 그렇지 않다면, 전체 과정을 말하는 건가요, 아니면 특정 부분을 말하는 건가요?
6. 평가 과정에서 더 편안하게 느끼도록 제가 다르게 할 수 있었던 일이 있나요?

자가 점검 2

상담 마무리 및 영업 기술을 연습하기 위해 자가 점거 1의 피험자에게 당신이 제안한 교정 운동 프로그램을 팔기 위해 10분의 시간을 달라고 요청한다. 이 과정을 안내하기 위해 다음 차트를 사용한다. 왼쪽 열에 있는 항목을 완료한 후 어떻게 수행 했는지와 경험을 향상시키기 위해 다르게 수행한 것에 대한 구체적인 피드백을 요청한다. 오른쪽 열에 그의 응답을 기록한다.

다루어야 할 사항	고객 피드백
평가 결과를 요약한다.	
프로그램이 어떻게 구성되어있는지 설명한다.	
그가 그의 문제를 완화하도록 돕기 위해 그의 프로그램에 통합하려는 운동이나 기법의 한두 가지 예시를 제공한다.	
세션이 어떻게 구성되어있는지 설명한다.	
그 사람이 숙제를 할 준비가 되어있는지, 얼마나 자주 할 것인지 물어본다.	
권장 세션 수와 방문 빈도를 설명한다.	
프로그램 비용 및 지불 방법에 대해 논의한다.	

CHAPTER 24
Structuring Sessions and Programs
세션과 프로그램 구성

당신의 서비스에 고객이 등록한 후에는 근본적인 근골격계 불균형을 해결하기 위한 포괄적인 교정 운동 프로그램 설계 과정을 시작하게 된다. 당신과 고객이 상담 과정을 다르게 경험했을 것처럼 각자의 프로그램 설계 및 적용과 관련하여 서로 다른 심리적 요구와 실제적인 요구 사항이 있을 것이다. 이러한 요구 사항 (그리고 이를 충족하는 가장 좋은 방법)을 이해하면 개별 운동 세션과 전체 프로그램이 원활하고 성공적으로 진행될 수 있다.

프로그램 시작과 구축

운동 세션과 전체 프로그램을 만들고 제시하려면 일반적인 고객의 관점뿐만 아니라 자신의 관점에서 과정을 이해해야 한다. 이번 장에서는 이러한 다양한 관점을 살펴본다. 또한 성공적인 프로그램을 시작하고 설계하기 위한 실용적인 고려 사항과 정보를 다룬다.

고객 관점

당신의 신규 고객은 긍정적인 상담 경험의 결과로 당신과 함께 하는 것이 훨씬 더 편안해질 것이다. 그러나 고객은 프로그램이 효과적인지에 대해 첫 세션 때문에 도착했을 때에도 여전히 걱정할 것이다. 고객의 이러한 지속적인 두려움의 극복을 돕기 위해 첫 번째 세션을 다음과 같이 시작한다.

- 프로그램의 단계별 특성을 상기시켜주고
- 고객에게 숙제에 대한 규칙적인 준수의 중요성을 강조하고
- 상담 과정에서 함께 설정한 현실적인 기대치를 다시 설명한다(Shah and Gardner 2008).

계획대로 세션의 자가근막 운동 부분을 시작하여 계속하되 나중에 소개될 더 복잡한 운동에 대해서는 논의하지 않는다. 고객이 첫 번째 세션을 진행하고 결과를 느끼기 시작하면 더 도전적인 활동을 수행하는 능력에 대한 자신감이 커지기 때문이다(Caissy 1998). 이후 세션은 고객의 근골격계 건강이 향상됨에 따라 더 많은 동기부여가 될 것이고 그러면 당신은 고객의 프로그램을 발전시키기 위한 계획을 공유할 수 있다.

비록 그것이 직관에 어긋나는 것처럼 보일 수 있지만 가끔 과거에 근골격계 문제를 해결하지 못한 고객들은 무의식적으로 프로그램을 실패하도록 할 것이다. 이는 인간이 습관의 존재이기 때문이다. 우리는 목표에 도달하기 위해 필요한 (때로는 어려운) 변화를 주기보다는 동일한 행동을 반복하는 경향이 있다(Berdik 2012). 이러한 고객은 자신의 노력을 방해하고 있음을 인식하지 못할 수 있다. 예를 들어 물리 치료, 척추지압 치료 및 침술 요법과 같은 다른 통증 감소 프로그램을 시도해 본 심각한 엉덩관절 통증이 있는 신규 고객이라고 생각해본다. 다른 전문가들은 증상을 경감 할 치료를 제공했지만 고객은 계속해서 통증과 기능 장애를 경험했다. 다른 프로그램이 효과 없

는 이유를 물어보면 고객은 이유를 모른다고 말한다. 더 자세히 조사할 때 고객이 통증을 유발하는 활동(예: 하루 5 mile 달리기)을 조절하거나 중단하려 하지 않았다는 것을 알게 된다. 이 새로운 정보를 바탕으로 당신은 고객의 빈번한 달리기가 부분적으로 이전 치료의 실패에 대한 원인이며 당신의 프로그램에도 영향을 미칠 수 있다는 것을 이해해야 한다. 이 경우 적절한 교정 운동을 제공할 뿐만 아니라 고객은 자신의 프로그램이 성공할 수 있도록 필요한 행동 및 생활 방식의 변화를 확인할 수 있도록 돕는 것이 당신의 임무이다(Bandura 1986).

트레이너 관점

프로그램의 초기 단계에서 당신의 주요 목표는 고객의 문제를 가능한 한 빨리 해결하는 것이다. 당신은 고객이 당신의 서비스 및 프로그램에 대한 고객의 전념과 신뢰가 깊어지게 눈에 띄는 개선을 경험하기를 원한다. 그러나 이 중요한 만남에서 좋은 성과를 거둘 수 있을지 염려하여 부정적인 영향을 미칠 수 있다(Skovholt and Trotter Mathison 2016).

새로운 고객과의 첫 번째 교정 운동 세션에서 행동하는 방식은 계속해서 함께 할 분위기를 설정한다. 이 단계에서 두 분 모두 초기 상담이 잘되었음을 알고 만남을 낙관적으로 느끼고 떠난다. 이제 고객이 만족스러운 상태를 유지하고 결과를 빠르게 확인해야 한다는 엄청난 부담을 느낄 수 있다. 그래서 말을 많이 하거나 첫 세션에서 너무 많은 것을 하려고 할 수 있다. 이것은 고객에게 벅찰 수 있고 단일 세션이 어떻게 보여야 하는지에 대해 비현실적인 기대를 불러일으킬 수 있다. 따라서 첫 번째 세션과 이후의 모든 세션에서 그것은 필수적이다.

- 침착하며
- 기술적인 전문 용어를 피하는 것과 같이 고객의 불안을 줄여주는 소통 전략을 사용하고
- 생체 역학 방법의 구조화된 운동 선택 및 설계 과정을 따른다(Price and Bratcher 2010).

프로그램 시작과 구축을 위한 실제적인 고려사항

교정 운동 프로그램을 구축하고 세션을 구성할 때 일련의 생산적인 만남을 보장하고 고객과의 상호 유익한 관계를 촉진하기 위해 고려해야 할 사항이 많다.

초기 프로그램 변수 설정

초기 상담을 마무리하는 동안 잠재 고객에게 일반적인 교정 운동 프로그램의 개요를 제공한다. 당신은 그것이 자기 근막 이완 기술에서 스트레칭과 근력 강화로 진행된다는 것을 설명했을 것이다. 그러나 모든 세션에서 이러한 모든 기법을 사용해야 한다는 의미는 아니다. 예를 들어 누군가가 만성적이거나 장기적인 근막 제한이 있는 경우 스트레칭을 진행하기 전에 처음 2~5회 세션을 자기 근막 이완 운동만 시행한다(Price and Bratcher 2010).

고객과 운동을 시작하면 특정 동작을 수행하는 고객의 능력을 평가할 수 있다. 이 정보를 통해 가장 적합한 교정 운동과 다음 기법으로 진행하기 전에 각 기법에 얼마나 집중해야 하는지 결정할 수 있다.

고객의 능력을 평가하고 세션에 대한 실행 계획을 수립한 후 계획을 고객과 공유한다. 세션이 끝날 무렵 적절한 교정 운동 숙제를 부여하고 다음 세션에 대한 계획을 설명한다. 고객에게 프로그램의 각 단계에서 무엇을 기대해야 하는지 알려 주면 숙제 활동을 잘 수행하도록 동기를 부여하여 향상을 이룰 수 있다(Shah and Gardner 2008).

시간 엄수

세션 중 무엇을 하든 지정된 시간 내에 진행해야 한다. 미리 결정된 세션 시간의 틀은 두 가지 이유로 중요하다.

1. 고객은 세션이 얼마나 오래 지속되는지 알면 세션 자체와 다른 약속에 대한 시간을 더 잘 관리 할 수 있다.

2. 세션을 지정된 시간으로 유지하면 세션 내용을 관리하기 위한 명확한 변수가 제공된다.

미리 정해진 시간을 지키지 않으면 고객이 불만을 가질 수 있다(Salvo 2016). 고객과 함께 수업하고 있고 세션이 매우 잘 진행되고 있다고 상상해본다. 당신은 큰 진전을 이루고 있기 때문에 다음 세션 시간에 예약이 없는 경우 세션을 20분 연장하기로 결정한다. 당신은 고객에게 추가의 시간과 관심을 주어 고객에게 호의를 베푸는 것이라고 생각하게 된다. 실제로 당신은 고객의 다음 세션에 누군가 예약하지 않을 때마다 고객에게 추가의 시간을 할애할 것이라는 생각하고 있다. 그러면 나중에 고객에게 추가의 시간을 줄 수 없거나 그렇게 선택하지 않을 때 고객은 속았다고 느낄 것이다.

명확한 지침 제공

고객은 자신의 운동을 올바르게 수행하는 방법을 배워야 당신 앞에서나 숙제를 잘 할 수 있다. 다음은 운동 지침 제공에 관한 몇 가지 중요한 사항이다.

- 새로운 운동을 제시할 때 항상 고객의 학습 스타일을 다루고 각 운동의 이점을 고객이 당신을 만나게 된 이유와 연결한다(Winnick and Porretta 2017). 예를 들어 만약 고객이 몸을 굽혀서 허리를 다치지 않고 아이를 안아 올리길 원한다면 선택한 운동을 할 때의 이점을 해당 활동에 연결한다.
- 고객이 운동을 이해하고 올바르게 할 수 있게 되면 다시 수행하게 하고 고객이 어떤 동작을 하고 있는지 설명한다. 예를 들어 엉덩이 들어 올리기 운동을 수행하는 고객은 골반을 중립으로 유지하고 엉덩이 근육을 사용하여 들어 올릴 수 있다. 고객이 동작을 수행할 때 사용하는 단어를 기억하고 (또는 적어 두고) 숙제 설명에 사용한다. 고객의 고유한 표현을 사용하면 고객의 학습 스타일을 설명에 통합하고 필요한 내용을 이해하고 있는지 확인할 수 있다(Dempsey and Sales 1993).
- 고객이 운동을 수행하는 방법을 잊었거나 올바르게 설명하지 못한 경우 그 기술을 상기시켜주고 고객이 기억하도록 도와주기 위해 숙제에 이러한 지침을 추가하겠다고 말한다. 그렇게 하면 나중에 잊을 지 걱정하지 않고 지금 운동을 배우는 데 집중할 수 있다.
- 고객이 각 운동을 수행할 때 전화나 디지털 카메라를 사용하여 숙제 지침에 포함하기 위해 수행하는 사진 (또는 필요한 경우 영상)을 촬영한다.
- 고객이 스스로 올바르게 운동을 할 수 있다고 확신하면 수행 빈도와 기간에 대해 논의한다. 고객이 처음 상담에서 얼마나 많은 시간을 숙제 운동에 쓸 수 있다고 말했는지 생각해본다. 운동의 수, 세트 및 반복 횟수가 해당 시간에 맞는지 확인한다. 고객이 가능한 수준을 벗어난 숙제 프로그램은 지키지 못하는 결과만 초래할 뿐이다(Price 2016).
- 각 세션이 끝날 때쯤 참석한 고객과 함께 서로 합의한 숙제 운동 지침을 기록한다. 세션 시간을 이용하여 숙제 계획을 세우는 것은 고객이 목표를 달성하기 위해 해야 할 일을 이해할 수 있는 모든 기회를 제공한다(Gallahue and Donnelly 2003).
- 설명을 위해 세션 중에 찍은 사진을 인쇄하거나 같은 날 고객에게 문자나 이메일로 보낸다.
- 비록 고객에게 의견과 피드백을 위해서 질문하더라도 숙제 설명이 명확하고 정확한지 확인하는 것은 당신의 의무이다(Bosworth 2010). 각 교정 운동 방식을 올바르게 교육하는 방법에 대한 자세한 내용은 15, 16 및 17 장을 참조한다.
- 맞춤형 고객 프로그램 워크북을 사용하면 고객이 지침을 관리하고 프로그램 정보를 통합하는데 도움이 될 수 있다. 고객 프로그램 통합 문서 작성에 대한 자세한 내용은 25 장을 참조한다.

운동 회귀, 진행과 대안

때때로 당신과 고객이 스스로 운동을 수행할 준비가

되었는지에 대한 의견이 다를 수 있다. 만약 고객들이 그 운동을 할 수 있다고 확신한다면 그들이 스스로를 다치게 할 위험이 없는 한 그것을 하도록 격려한다. 그러나 문제가 있는 경우 되돌아가거나 대안적인 움직임을 제공한다. 이것은 자신감을 키우는데 도움이 된다(Price and Bratcher 2010). 마찬가지로 누군가가 숙제 운동을 빨리 익힐 것이라고 생각되면 다음 세션 전에 진행할 수 있는 진행 상황을 제공한다. 고객은 달성한 것을 검토하고 추가 진행상황을 논의할 때 엄청난 성공처럼 느낄 것이다.

운동을 선택하고 프로그램을 설계할 때 고객이 정기적으로 운동을 하지 못하게 막는 장애물을 고려한다. 예를 들어 일부 고객은 업무나 출장이 많이 필요하다. 그런 날에 고객은 숙제에 정상적인 시간을 할애 할 수 없게 된다. 이 사람들을 위해 바쁜 날을 위한 더 짧은 프로그램을 만든다(Price and Bratcher 2010).

진행과 회귀의 요령 및 다양한 유형의 교정 운동에 대한 대안을 찾는 방법의 자세한 내용은 15, 16 및 17장을 참조한다.

프로그램 관찰과 진행

숙제를 할당하는 것은 결과를 달성하고 교정 운동 프로그램을 계속 진행하는데 중요한 부분이다. 따라서 두 번째 세션부터는 고객이 지속적으로 숙제를 하고 있고 질문이 없다고 말하더라도 항상 고객에게 제공한 숙제를 검토해야 한다. 각 세션을 시작할 때 이 작업을 수행해야 하는 만큼 오래 걸리고 운동이 올바르게 수행되고 있는지 확인한다. 이것이 중요한 세 가지 이유가 있다.

1. 고객의 기술을 관찰하고 고객의 진행 상황에 대해 긍정적인 피드백을 제공할 수 있게 한다.
2. 당신에게 그들의 신뢰를 키울 수 있는 기회를 제공한다.
3. 고객이 원하는 행동과 의사 결정을 강조할 수 있다(Hale and Crisfield 2004).

예를 들어 검토 과정에서 고객이 숙제를 위해 폼 롤러로 넙다리근막긴장근(대퇴근막장근, tensor fascia lata) 운동을 수행하는 동안 대퇴 전면부에 또다른 단단한 지점을 발견했다고 말하면 그의 발견에 대해 칭찬 할 수 있다. 그런 다음 프로그램에 폼 롤러 넙다리네갈래근(대퇴사두근, quadriceps femoris)를 추가하여 해당 부위를 목표로 할 것을 제안할 수 있으며 이 추가 운동이 도움이 되는지 설명할 수 있다. 숙제를 검토하면 고객의 진행 상

프로그램 시작과 구축: 성공을 위한 비결

- 고객이 약속 시간에 맞춰 도착하는 경우 세션을 늦게 시작하지 않는다. 각 세션이 끝날 때마다 제대로 마무리할 수 있는 충분한 시간이 있지만 시간 관리에 문제가 있는 경우 다음 세션을 제시간에 시작할 수 있는 충분한 시간을 확보하도록 약속의 시차를 둔다 (Lynch 1992).
- 부득이한 사정으로 인해 몇 분 정도 늦게 시작할 경우 다음 고객에게 곧 세션을 시작할 것이라고 미리 말한다. 이렇게 하면 대기 중인 고객이 예상할 수 있는 내용을 알 수 있으며 세션이 긍정적인 방향으로 시작될 수 있다.
- 식수대 근처와 같이 사람이 주로 모이는 장소나 다른 활동들이 동시에 발생하는 장소에서는 교정 운동 세션의 일부분을 실시하지 않는다 (Griffin 2006). 교정 운동에는 많은 집중이 필요하며 고객은 집중할 수 있어야한다.
- 고객에게 자신감을 느낄 수 있는 운동을 제공하고 각 단계에서 성공을 보장하는 작은 단계를 진행한다(Price 2016).
- 숙제 운동이 올바르게 수행되었다고 가정하거나 고객의 말을 그대로 듣지 않는다. 고객이 잘못하고 있다면 득보다 실이 많을 수 있다 (Roberts 1992). 따라서 항상 숙제를 확인하는 것이 중요하다.
- 마지막 순간까지 세션을 진행하는 것은 고객의 숙제를 준비시킬 충분한 시간을 제공하지 못하므로 시간을 남겨 둔다. 세션이 끝나기 전에 숙제 계획이 끝나면 남은 시간을 고객이 해당 세션 동안 무엇을 했는지 또는 다음 세션에서 무엇을 요구하는지에 대해 검토하는데 사용한다 (Price and Bratcher 2010)
- 숙제를 작성할 때 모호하게 하지 않는다. 비록 고객이 모든 것을 기억할 수 있다고 말한다 할지라도 사람들은 종종 나중에 운동을 다시 하려고 할 때 세부 사항을 잊어버리는 경우가 많다. 잘못 완료된 숙제 운동은 프로그램 진행을 늦출 수 있다 (Gallahue and Donnelly 2003).

황에 따라 새로운 운동을 추가해야 하는지 여부를 결정하는데 도움이 된다.

매 세션이 끝날 때마다 다음 약속을 정하고 그 사이에 어떤 연습을 수행하기를 원하는지 고객에게 말한다. 예를 들어 일주일 안에 다음 약속을 예약하는 경우 고객이 그 전에 숙제를 최소 5~6회 하도록 제안 할 수 있다(고객이 거의 매일 숙제 할 의사가 있다고 의견을 전달했다고 가정한 경우). 현재 세션이 끝날 때 향후 약속을 예약하는 것도 프로그램 진행을 위해 고객의 전념하는 마음을 강화하는 데 도움이 된다.

요점 정리

당신은 교정 운동 프로그램을 진행하는 동안 각 고객과 함께 운동을 수행하는데 많은 시간을 할애 할 수 있을 것이므로 신뢰와 상호 존중을 발전시키는 관계를 만드는 것이 중요하다. 또한 고객의 정신적, 신체적 요구에 세심한 주의를 기울이고 그에 따라 프로그램을 원활하게 진행해야 한다.

- 생산적인 교정 연습 프로그램을 만들려면 각 고객에게 다르게 접근하고 개별 요구에 맞춰서 해야 한다. 또한 목표를 달성하기 위해 무엇을 해야 하는지 정확히 이해할 수 있도록 적절한 교육 전략이 필요하다.
- 당신은 프로그램을 천천히 진행하고 단순하게 유지하며 달성할 수 있는 프로그램 변수를 실시하여 고객의 초기 불안을 완화할 수 있다.
- 각 운동 세션에서 무엇을 기대해야 할지에 대한 명확한 그림을 제공하고 그에 따라 시간을 구성한다. 스트레칭을 위한 자가근막이완 기술과 그다음 근력운동에까지 생체역학 방법의 운동 진행 프로토콜에 따른다.
- 운동 권장 사항을 항상 고객의 목표에 연결한다. 예를 들어 고객의 최종 목표가 테니스를 다시 할 수 있는 것이라면 각 운동이 테니스 코트에서 필요한 움직임과 어떻게 관련되는지 설명한다.
- 고객이 준비되었다고 느낄 때 다음 프로그램을 진행한다. 적절한 진행은 고객이 앞으로 나아가도록 동기를 부여한다.
- 고객이 운동을 숙달하는데 어려움을 겪고 있다면 고객이 좌절하거나 마음에 상처를 입기 전에 이것을 알아차리는 것이 당신의 일이다. 필요할 때마다 자신과 프로그램에 대한 고객의 신뢰를 유지하기 위해 운동을 점검해야 한다.
- 고객의 숙제에 대한 모든 정보(운동 관련 여부에 관계없이)는 개인화된 일지에 기록해야 한다. 모든 숙제 운동에 대한 사진(및 해당되는 경우 비디오)를 촬영해야 하며 고객이 예상되는 내용을 정확히 알 수 있도록 명확한 지침을 제공해야 한다.

자가 점검

다음 표에는 4가지 예시 운동(19장, 20장 및 21장)이 포함되어 있다. 각 운동을 위해 고객이 주로 시각적, 언어적 또는 운동학적 학습자인지 여부에 대한 평가에 기초하여 운동을 가르치는데 사용할 수 있는 다양한 신호 전략을 구별한다. 그런 다음 진행하는 두 가지 방법, 회귀하는 두 가지 방법 및 각 운동에 대한 두 가지 대안을 구별한다.

운동 이름	시각 신호	구두 신호	운동감각 신호	추가 운동	회귀 운동 또는 휴식 운동	대체 운동
Lunge With Knee Pull 무릎 당기며 런지	중간선쪽으로 무릎을 어떻게 당기는지 본다.	핵심은 앞다리의 엉덩관절을 뒷발쪽으로 회전하는 것이다.	엉덩관절을 뒤로 회전할 때 엉덩이근육이 더 열심히 일한다는 것을 느끼나요?"	1. 무릎 당기며 런지(회전 포함) 2. 불안정한 지면에서 맨발로 수행	1. 볼기근 스트레칭 2. 볼기근 부위 폼롤러	1. 회전 운동 2. 옆으로 팔 뻗으며 런지
Foam Roller Thoracic Spine 등뼈 부위 폼롤러						
Door Frame Stretch 문틀 스트레칭						
Butt Lift 엉덩이 들어 올리기						
Hip Flexor Stretch (Sagittal) 엉덩관절 굽힘근 스트레칭(정중면)						

CHAPTER 25
Sample Sessions and Program
세션과 프로그램의 사례

이 챕터에서는 포괄적인 사례 연구에 프로그램 설계 기술을 적용하는 방법에 대해 알아본다. 만성 요통과 반복되는 어깨 통증을 극복해서 그녀가 즐기는 활동으로 돌아갈 수 있도록 돕는 '생체역학'에 의한 교정 운동 프로그램에 등록한 고객을 만나게 된다.

이 사례 연구에는 고객의 초기 상담 중에 수집된 정보, 완성된 고객 평가 다이어그램 및 처음 5개 세션 동안 주어진 개인운동과제(homework exercise)에 대한 요약이 포함되어 있다. 각 세션에 대한 설명이 끝나면 해당 테크닉이 왜 포함되었는지에 대한 상세한 설명이 나온다.

고객의 배경과 정보

Marion Hurst은 60세여성으로 지난 3년간 만성 요통을 호소하였다. 요통은 아침에 처음 침대에서 일어나서 반려견에게 먹이를 주기 위해 허리를 굽힐 때 가장 심했고, 출근 준비를 하면 허리가 풀렸다. Marion은 회사의 임원으로서 주로 앉아서 일한다. 장시간 동안 앉아 있다가 그녀가 자리에서 일어설 때면, 그녀의 허리는 다시 경직되어 있다. 이러한 문제는 하루일과 동안 그녀를 피로하게 만들고, 저녁에 집에 오면 항상 지쳐버린다. Marion은 업무의 일부로 오랜 시간 동안 서 있어야 하는 사교 모임에 참석해야 한다. 이렇게 오래 서 있는 것 또한 그녀의 허리를 자극한다. Marion은 통증 때문에 너무 힘든 나머지 사교모임에서 벗어나기 위한 변명꺼리를 찾기도 한다. Marion은 업무상 프로다운 모습을 유지하기 위해 과업 중에 혹은 사교 모임 참석 때 하이힐을 신어야 한다고 생각한다.

그녀는 자유시간에 주 2~3회 정도 골프를 치는 것을 좋아한다. 그녀의 요통은 항상 골프를 친 저녁에 더 심해지고, 다음날 아침에도 통증이 심하다. 그녀는 또한 남편과 주말에 긴 시간이 소요되는 산책을 좋아한다. 하지만, 보통 몇 마일을 걷고 난 후에 그녀의 허리가 너무 경직되어 걷는 것을 멈춰야만 한다. 부부가 몇 년 동안 함께 즐겼던 산책을 통증으로 인해 방해받고 있기 때문에 매우 좌절감을 느끼고 있다. 최근 몇 달 동안 그녀의 남편은 그녀가 집에서 TV를 보거나 책을 읽는 동안 혼자 나와서 걷고 있다. 신체활동량의 감소로 인해서 Marion은 체중이 10파운드 증가했고, 활력이 떨어지고 자신감 까지 낮아진 것을 느끼고 있다.

Marion은 2주 마다 한 번씩 방문하여 그녀의 집의 넓은 뒷마당에서 놀기 좋아하는 다섯 명의 손주들이 있다. 그녀는 항상 손주들과 노는 것을 즐겼지만, 지난 1년 동안 요통이 더욱 악화되어 더 이상 손주들과 즐겁게 놀아주며 시간을 보낼 수 없게 되었다. 최근에 그녀는 마당의 의자에 앉아서 손주들을 지켜봐야만 했다. Marion에게 있어 그녀의 손자들과 함께 이러한 신체활동에 참여하지 못하는 것은 매우 우울한 일이다.

Marion은 허리통증 외에도 골프를 친 뒤에 우측 어깨 통증과 경미한 우측 무릎통증을 경험하였다. 그녀가 이틀 연속으로 골프를 치면 며칠 동안 우측 어깨가 매우 불편하다는 것을 알아차렸다. 그래서 Marion은 자신이 좋아하는 스포츠를 즐길 수 있는 시간이 가장 많은 토요일과 일요일 모두 골프를 칠 수 없다.

고객의 목표

Marion은 그녀가 교정 운동 프로그램에 참여하여 성취하고자 하는 5가지 목표를 정했다.

1. 요통 없이 근무와 관련 업무를 보는 것.
2. 남편과 같이 다시 산책하는 것.
3. 골프를 치더라도 요통과 어깨의 통증 및 불편감이 발생하지 않는 것.
4. 손자들이 방문해오면 같이 활발하게 노는 것.
5. 아침에 자고 일어나면 기분이 좋아져서 그녀가 늙었다고 느끼지 않도록 하는 것.

Marion은 첫 상담에서 하루에 25~35분 가량 교정 운동과제를 하기 위해 할애할 수 있다고 밝혔다.

구조적 평가 결과

완성된 고객 평가도(그림 25.1)는 Marion의 초기 상담 및 평가로 수집된 근골격계 상태에 대한 추가정보를 포함하고 있다.

운동 프로그램과 권고사항들

이 섹션에는 Marion이 만성적 요통을 성공적으로 완화시킬 수 있도록 고안된 교정 운동 프로그램의 첫 5세션에 대한 개요가 포함되었다. 각 세션의 세부 내용과 각 운동이 프로그램에 선택된 근거가 제공된다. 이것은 당신이 생체역학적으로 접근한 교정 운동 프로그램 디자인의 전략적인 성격을 더 잘 이해하도록 도울 것이며, 실제 고객들과 운동시 기술들을 적용하는데 도움이 된다. Marion의 프로그램에 포함된 모든 운동은 19장, 20장, 21장에 포함되어 있다.

세션 1

운동시간: 1시간

운동 선택에 대한 정보

Marion의 첫 번째 세션과 후속 운동과제를 위해 선택된 운동들은 그녀의 근골격계 문제를 다루기 위해 고안되었지만, 그것은 또한 그녀의 증상을 가능한 빨리 감소시키는 것을 돕기 위한 것이다. 이것은 그녀에게 프로그램의 가치를 보여주고 다음 세션을 준비하는 동안 과제를 완료하도록 동기부여할 것이다.

일일 운동과제와 지침

Marion의 첫 번째 세션은 평가 결과와 명시된 목표에 기반해서 선택된 운동들로 구성되었다. 이번 세션과 그 이후의 세션에서 모든 지침에 대한 문구는 Marion과 그녀의 교정 운동 전문가가 그녀의 의욕과 동기를 증가시키기 위한 노력으로 각 세션을 마칠 때에 같이 만들어졌다. Marion이 각기 운동을 수행한 사진 또한 개인운동과제 지침서와 함께 작성되었고, 이것은 그녀의 프로그램 워크북에 추가되었다.

1. 폼롤러 엉덩이(gluteal complex): 발목을 반대쪽 무릎에 놓음. 무릎을 가슴 쪽으로 당기는 동안 팔꿈치로 기대거나 손으로 균형 잡기. 엉덩이의 아픈 부분을 각각 1~2분씩 굴려주기.
2. 폼롤러 엉덩정강근막띠(장경인대, IT band): 엉덩이 양쪽에서 무릎까지 아픈 부분을 모두 굴려주기. 가장 아쁜 부위에서 10~20초 동안 멈춰서 누르기. 양쪽 다리를 각각 1~2분씩 굴리기.
3. 상부등에 두 개의 테니스 공: 브래지어 높이에서 등 가운데에 공을 올려놓고 시작. 공이 위로 굴러가도록 몸을 아래로 내림. 압력을 증가시키기 위해 골반을 기울임. 베개를 사용해서 시야를 바닥에 수직을 유지. 압력을 줄이기 위해 베개 높이를 높임. 아픈 곳을 찾는데 2분~3분 정도 사용.
4. 종아리 마사지(야구공으로): 딱딱한 책 위에 놓인 야구공으로 종아리 근육 마사지. 가능한 한 아픈 곳을 많이 찾고, 양측에 각각 1~2분을 사용.
5. 종아리 스트레치: 뒷발의 무릎을 편 상태로 정강이를 앞으로 기울이는 각도를 증가시킨 채로 20~30초간 양쪽을 실시.
6. 엉덩이 스트레치: 엉덩이 뼈를 바닥에 닿도록 유지하도록 엉덩이를 아래로 떨어뜨리면서 무릎을 가슴쪽으로 당겨줌. 필요한 경우 몸통을 부드럽게 돌려서 더 늘려줌. 양쪽을 20~30초간 실시

Marion은 세션을 시작할 때, 집에서 사용할 폼롤러를 구입할 준비가 되었는지 질문을 받은 후, 그녀의 프로그램(그리고 숙제)으로 이러한 운동으로 시작하기로 합의되었다.

운동선택의 근거

Marion의 첫 번째 교정 운동 세션 그리고 가정운동 과제의 배정과 각 운동 선택의 이유는 아래와 같다.

세션 1: 운동 1

운동명: 엉덩이 폼롤러
선택의 근거: 이 운동은 몇 가지 이유로 첫 번째로 선택되었다.

Marion의 신체구조 평가 결과는 그녀가 골반 앞기울임(anterior pelvic tilt)와 지나친 허리척추앞굽음(lumbar lordosis)을 가지고 있음을 밝혀냈다. 그 결과, 골반의 측면과 아래, 엉치뼈(천골, sacrum)천골에서 시작된 근육과 허리의 근막은 제한되고 경직되었다. 이 운동은 그녀의 허리 통증을 줄이기 위해 허리의 긴장을 이완시키는데 도움이 된다. 이 운동도 나중에 선보일 스트레칭과 강화운동에 대비하여 이 부위의 근육과 조직의 활기를 되찾게 하기 위해 선택되었다. 이러한 진행은 Marion이 걷거나 골프를 칠 때에 움직임 기능에 도움이 될 수 있도록 디자인되었다. 마지막으로, 이 운동은 쉽게 할수 있고, 정확하고 적절한 위치에 있을 때 느낄 수 있는 직접적인 운동학적 피드백이 있기 때문에 오프닝 운동으로 선택되었다. 간단하지만 효과적인 운동 사용은 Marion이 집에서 운동을 따라할 수 있다는 자신감을 가질 수 있도록 해준다.

세션 1: 운동 2

운동명: 엉덩정강근막띠(IT band) 폼롤러
선택의 근거: 이 운동은 엉덩이 폼롤러와 비슷한 이유로 선택되었다. 엉덩정강근막띠는 무릎 바로 아래에서 큰볼기근과의 연결을 돕는 결합조직이다. 따라서, 엉덩정강근막띠는 허리와 무릎의 기능에 직접적인 영향을 미친다. 평가 과정에서 Marion은 종종 무릎 통증도 발생한다고 했기 때문에 엉덩정강근막띠 폼롤링을 하는 것이 허리 뿐만 아니라 무릎 통증에도 도움이 된다.

세션 1: 운동 3

운동명: 상부 등에 두 개의 테니스 공
선택의 근거: 이 운동은 Marion의 신체정렬 평가 결과 지나친 등척추뒤굽음(흉추후만, thoracic kyphosis)을 가지고 있고 하루의 대부분을 둥그렇게 말린 어깨와 구부정한 자세로 책상 위에서 오랜시간을 보내는 것으로 나타났기 때문에 선택되었다. 이 운동은 프로그램 후반부에 추가될 근력강화 운동에 대비하여 이 부위의 근육을 재생하고 활력을 되찾아 상부 부위의 근육이 활기를 되찾고 확장(즉, 더 똑바로 세우는 것)하는 데 도움이 될 것이다. 등펴근(thoracic extensors)이 올바르게 펴지도록 훈련하면 척추를 똑바로 세우기 위해 허리를 많이 굽힐 필요가 없기 때문에 허리에 가해지는 스트레스를 줄이는 데에도 도움이 된다. 마지막으로 이 운동은 Marion의 요통(CAD에서 확인된 과도한 흉추후만)의 근본적인 원인을 목표로 하기 때문에 초기 프로그램에 포함하였다.

세션 1: 운동 4

운동명: 종아리 마사지(야구공으로)
선택의 근거: 이 운동은 Marion이 주로 신고있는 신발인 하이힐 때문에 선택되었다. Marion의 평가 결과는 그녀가 과다엎침(overpronat)이며, 이러한 불균형(그녀의 신발 선택)은 경직(tight)되고 제한(restricted)된 그녀의 종아리 근육 때문임을 나타내었다. 그 결과, 종아리근육은 항상 자극을 받고 그녀의 발목이 올바르게 발등굽힘(dorsiflexion)을 구사하는데 방해받게 되었다. 발등굽힘 가동범위 부족은 그녀의 골반과 허리가 걷거나 서 있을 때 중립위치 내에서 움직이는데 방해 받도록 만든다. 책 위에 야구공을 올려놓고 하는 종아리 마사지 방법들은 Marion이 종아리 근육 마사지를 하면서 어깨를 앞으로 둥그렇게 만들지 않도록 선택되었다. 대신에 그녀는 똑바로 앉아 있는 동안 종아리 근육을 풀어줄 수 있다.

세션 1: 운동 5

운동명: 종아리 스트레치
선택의 근거: 이 운동은 종아리 마사지(야구공으로)를 점

회원 평가 도표

NAME ████████
DATE 9/22/17

빠른 확인을 위해 'X' 표시

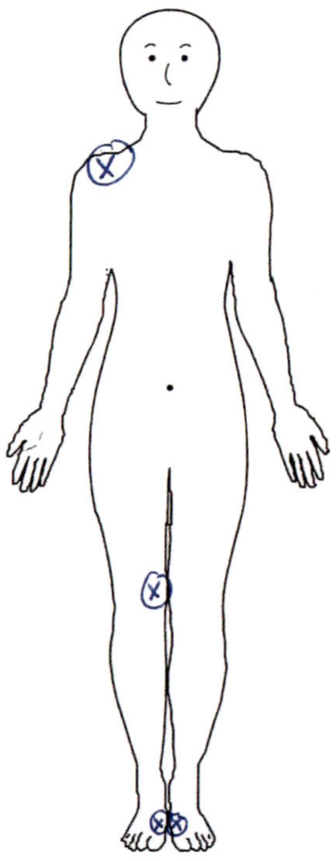

ANTERIOR VIEW

CHECKLIST	√	DETAILS
발과 발목:		
통증 부위 및 시기	√	걷고 난 뒤 양측
관절염 및 다른 건강상태	√	없음
기능상 문제	√	걸을 때
무엇이 편한가?/불편한가?	√	하이힐/골프화
연관부위	√	발통증=허리
외관상 이상	√	우측의 부종
엎침(회내, pronation)	√	양측 모두 좋지않음.
벌림/모음	√	양측 모두 좋지않음.
발가락의 상태	√	양측에 건막류
발바닥널힘줄의 상태	√	양측 모두 있음. 우측이 더 심함
종아리 근육의 상태	√	양측 경직
고객은 정상을 알고 있는가?	√	Yes
무릎:		
통증 부위 및 시기	√	골프 치고 난 뒤 우측
관절염 및 다른 건강상태	√	없음
기능상 문제	√	없음
무엇이 편한가?/불편한가?	√	골프
연관부위	√	발/ 무릎/ 허리
외관상 이상	√	없음
한 다리 스쿼트	√	우측 무릎 내측으로 이동
무릎뼈 활주	√	우측 나쁨, '펑' 소리
고객은 정상을 알고 있는가?	√	Yes
허리-골반 다리:		
통증 부위 및 시기	√	허리
관절염 및 다른 건강상태	√	없음
기능상 문제	√	항상 안좋고, 통증

빠른 확인을 위해 'X' 표시

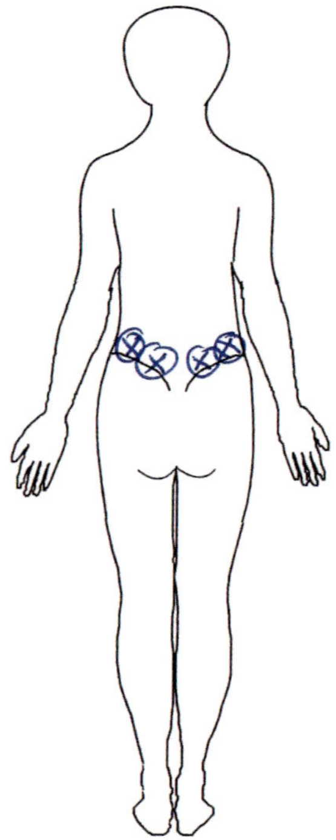

POSTERIOR VIEW

CHECKLIST	√	DETAILS
무엇이 편한가?/불편한가?	√	신발, 앉을 때, 서있을 때
연관부위	√	발과 무릎
외관상 이상	√	허리의 아치
지나친 앞굽음	√	Yes
전방회전	√	Yes
고객은 정상을 알고 있는가?	√	Yes
등뼈와 어깨:		
통증 부위 및 시기	√	전방 우측 어깨
관절염 및 다른 건강상태	√	없음
기능상 문제	√	팔을 들어올릴 때
무엇이 편한가?/불편한가?	√	골프, 타이핑
연관부위	√	우측 무릎
지나친 뒤굽음	√	Yes 엄청
어깨뼈의 내밈 / 올림	√	Yes 우측이 더 나쁨
팔의 내회전	√	Yes 우측이 더 나쁨
근육 긴장도	√	Yes 우측이 더 나쁨
고객은 정상을 알고 있는가?	√	Yes
머리와 목:		
통증 부위 및 시기	√	우측 약간
관절염 및 다른 건강상태	√	없음
기능상 문제	√	없음
무엇이 편한가?/불편한가?	√	일할 때, 골프
연관부위	√	우측 어깨
외관상 이상	√	없음
거북목	√	2.5인치
목의 지나친 굽음	√	Yes
고객은 정상을 알고 있는가?	√	Yes

추가 참고사항	
직장생활/일상생활	하루 8~10h 앉아서 생활, 좋지않은 신발 신음. 골프와 산책을 좋아함.
병력/수술 유무	없음
신발관련 고려사항	신발 연관된 접근이 필요- 과다엎침 때문에 발생하는 허리에서의 스트레스. 골반의 전방, 회전 ⇨ 엉치뼈, 요추, 앞굽음
주요 문제점	오랜 좌식습관 때문에 만들어진 아주 좋지 않은 등뼈의 뒤굽음, 몸통의 가동성을 유지한 채 등뼈 세움근과 둔부의 근력 부족

그림 25.1 완성된 고객 평가도

진적으로 진행하는 자연스러운 과정에 해당되는 운동이기 때문에 선택되었다. Marion의 종아리 근육 유연성 향상은 그녀의 요통과 연관이 있는 골반 앞기울임(anterior pelvic tilt)가 감소될 수 있도록 도울 것이다.

세션 1: 운동 6

운동명: 엉덩이 스트레치
선택의 근거: 본 세션의 초반에 엉덩이 폼롤러 운동을 실시한 것은 이 스트레칭운동을 위한 준비였다. 이러한 선택은 자가근막이완(self-myofascial release)을 실시하고 스트레칭까지 순서대로 진행되는 권고를 따르기 때문이다. 이 운동은 또한 허리의 긴장 이완을 돕고, 프로그램 후반에 그녀가 엉덩이 강화운동을 할 수 있는 점진적 진행에 준비될 수 있도록 돕는다. 또한, Marion의 과회내(overpronation)된 발은 그녀의 무릎을 신체 중심선을 향하여 움직이게 하고 다리는 내회전하도록 만든다. 큰볼기근(gluteus maximus)은 허리와 골반의 후면에서 기시하여 하퇴에 부착되어 있으며, 움직임의 기능부전에 의해 부정적인 영향을 받는다. 매시간 과다엎침된 그녀의 발에 의해 큰볼기근의 정지점이 허리에 위치한 기시점에서 멀어지는 방향으로 당겨진다. 만약 그녀가 이 스트레치를 수행함으로 인해 큰볼기근의 유연성을 얻을 수 있다면, 그녀의 과회내 문제는 유연성을 얻은 만큼의 허리의 체형과 통증에 영향을 주지 않을 것이다.

세션 2

운동시간: 1시간

운동 선택에 대한 정보

Marion의 두 번째 세션의 시작에서, 그녀가 과제로 수행해왔던 운동들을 복습했다. 그녀가 규칙적으로 올바르게 해왔다는 것이 확인되었다. 따라서 엉덩이 폼롤러와 같은 운동은 진행할 준비가 되었고, 엉덩관절 굽힘근(hip flexor stretch)의 폼롤러와 스트레치(시상면; sagittal)와 같은 운동이 추가되었다. 처음 실시한 운동들은 여전히 그녀에게 좋은 효과를 제공하고 있기 때문에 그대로 진행하였다. 진전되거나, 퇴보되거나 혹은 새롭게 교정 운동 프로그램에 추가된 운동들은 수행법이나 사진이 필요했다. 이전 운동에 대한 지침이나 그림을 참고해야 하는 고객은 프로그램 안내 책자에 있는 정보를 쉽게 접근할 수 있도록 한다.

일일 운동과제와 지침

아래의 운동들은 그녀의 Marion의 과제 복습, 운동의 진전, 명시된 목표들에 기초하여 두 번째 세션 위해 선택되었다.

1. 엉덩이 복합체에 야구공*: 엉덩이의 3~4 군데 아픈 부위에 야구공을 놓고 각각의 위치를 20~30초 동안 압박 유지. 발목은 반대쪽 다리의 무릎쪽에 위치. 양쪽 모두 실시.
2. 엉덩정강근막띠(IT band) 폼롤러
3. 상부 등에 두 개의 테니스공
4. 종아리 마사지
5. 엉덩관절 굽힘근 폼롤러*: 폼롤러를 다리에 수직방향으로 놓고 굴리거나 엉덩이뼈 아래 다리의 상단의 아픈 부위에 올려놓기. 양쪽을 1분 정도 굴리기.
6. 엉덩관절 굽힘근 스트레치(시상면)*: 무릎을 꿇고 있는 쪽의 엉덩관절을 밀어넣기. 엉덩이근육을 수축시켜 엉덩관절을 앞으로 밀어냄. 엉덩이 근육 수축이 풀리지 않도록 천천히 팔을 들어 올림. 양쪽 약 15초간 반복.
7. 엉덩이 스트레치
8. 종아리 스트레치

참고: *은 이전 세션 또는 새로 추가된 운동에서 진전 또는 퇴행을 나타냄.

운동 선택의 근거와 프로그램 변화들

세션 2: 운동 1

운동명: 엉덩이 복합체에 야구공
선택의 근거: 엉덩이 복합체 폼롤러 운동을 복습하는 동안 Marion은 엉덩이에 아직도 아픈 부위가 여러 곳 있다고 하였다. 그녀는 또한 엉덩이 긴장을 이완하는 것이 그녀의 허리를 더 낫게 하는데 도움이 된다는 것을 느꼈다고 말했다. 하지만 그녀가 오른쪽의 엉덩이 복합체 폼롤

러 운동을 너무 오래하면 그 후에 균형을 잡는 그녀의 오른쪽 어깨가 아프기 시작한다고 하였다. 이러한 피드백의 결과로, 그녀의 엉덩이 자가 마사지를 지속하되, 폼롤러 대신 야구공을 사용하기로 결정했다. 야구공의 작은 표면적은 긴장을 지속적으로 이완시키기 위해 특별히 근육을 겨냥하도록 했지만, 폼롤러 대신 야구공을 사용하게 되면 운동하는 동안 어깨가 아프지 않도록 그녀가 눕는 것을 허용해야 했다.

세션 2: 운동 5

운동명: 엉덩관절 굽힘근 폼롤러

선택의 근거: 이 운동은 Marion의 근골격계 문제와 요통의 주요 환경적 원인들 중 하나인 엉덩관절을 굽힌 채로 많은 시간 동안 앉아 있다는 사실에 접근하는 프로그램에 포함되었다. Marion의 엉덩관절 굽힘근은 사무직 생활의 결과로 만성적 단축되었다. 이것은 엉덩관절 굽힘근이 엉덩허리근(장요근, psoas major)이 허리뼈에서 시작하여 넙다리뼈 상단에 정지하기 때문에 문제가 된다. 따라서 단축된 엉덩관절 굽힘근이 허리뼈를 다리 쪽을 향해 전방으로 당긴다. 이러한 당기는 움직임은 Marion의 허리척추앞굽음(요추전만, lumbar lordosis) 및 요통을 증가시킨다. 엉덩관절 굽힘근의 폼롤러 운동은 긴장을 이완시켜주며, 엉덩관절 굽힘근의 유연성 회복을 도와 허리뼈의 불필요한 스트레스를 감소시킬 것이다.

세션 2: 운동 6

운동명: 엉덩관절 굽힘근 스트레치(시상면)

선택의 근거: 이 운동은 엉덩관절 굽힘근 폼롤러 운동의 진전으로 선택되었다. 다음 세션을 위해서 Marion의 엉덩관절 굽힘근 가동성(mobility)을 개선시키는게 중요한데, 엉덩이 근력을 강화하기 위한 운동을 통합하는 것이 계획이기 때문이다. 엉덩관절 굽힘근은 큰볼기근의 길항근이다. 만약 엉덩관절 굽힘근이 뻣뻣하다면(tight), 엉덩이를 앞으로 밀어내기 위한 엉덩관절 폄과 엉덩이를 단축성 수축하는 능력이 제한될 것이다. 따라서 Marion의 엉덩관절 굽힘을 위한 자가근막이완 운동과 스트레칭운동이 이 세션에서 지도되어 다음 세션을 위한 추가적인 운동과제로 수행될 수 있었다. 만약 Marion이 이러한 운동을 규칙적이고 올바르게 한다면, 그녀의 엉덩관절 굽힘근은 이완될 것이고, 세션 3에 배정된 엉덩이 근력운동의 배정과 함께 그녀의 프로그램이 효과적으로 진행될 수 있도록 해줄 것이다.

세션 3

운동시간: 1시간

운동 선택에 대한 정보

Marion은 그녀의 운동과제들을 실제로 전념하여 수행함을 보여주었으며 매일 그것들을 완료했다. 그녀는 허리 통증 증상이 감소하고 있으며 통증 없이 오래 앉아있거나 서 있기가 편해지고 있다고 하였다. 이전 세션과 마찬가지로 Marion의 운동과제가 검토되었는데, 그녀는 자신에게 주어진 모든 운동들을 올바르게 수행할 수 있다는 자신감을 느끼고 있었다. 그녀의 피드백과 헌신을 기반으로 그녀의 프로그램에 약간의 새로운 스트레치와 근력운동을 포함하여 조정이 이루어졌다. Marion의 근육과 연부조직 구조가 그녀의 지속적 자가근막이완운동 수행으로 인해 이완되고 유연해지고 있기 때문에, 그녀는 그 운동에 더 적은 시간을 할애할 수 있고 여전히 같은 효과를 유지할 수 있다. 이것은 그녀가 과제에 전념한 25분에서 35분 정도의 시간을 넘기지 않고 새로운 운동을 추가할 수 있는 더 많은 시간을 준다.

일일 운동과제와 지침

아래의 운동은 Marion의 과제 검토, 피드백, 진전된 상황에 기초하여 3번째 세션으로 선택되었다.

1. 모든 롤러 및 볼 운동: 이전 세션에서와 같이
2. 넙다리네갈래근 폼롤러*: 엉덩이 아래부터 무릎까지 허벅지의 앞쪽을 굴려 아픈 부위에 멈춤. 허벅지 상단의 측면/전면에 각별히 주의. 각각 1~2분 동안 굴리기.
3. 엉덩관절 굽힘근 스트레치(시상면)

4. 엉덩이 스트레치
5. 종아리 스트레치
6. 넙다리네갈래근 스트레치(서서)*: 발을 소파 팔걸이에 올림. 골반을 후방경사를 만드는 것 처럼 엉덩관절을 왼쪽에서 오른쪽으로 정렬시키기. 허리의 아치 없이 몸통을 똑바로 세우기. 필요하면 의자 등받이와 같은 균형 보조 기구를 사용. 양쪽으로 스트레칭을 20초~30초 동안 유지.
7. 문지방 스트레치*: 문지방 사이에 서서 팔을 위로 뻗고 머리 위쪽 문지방의 한쪽을 잡음. 다른 손은 엉덩이 높이의 문지방에 놓음. 손에서 가장 멀리 떨어진 발을 다른 발 뒤에 놓음. 문지방에서 엉덩이를 바깥쪽으로 밀면서 두 발을 바닥에 고정. 약 15초 동안 양쪽을 스트레칭하고 반복.
8. 엉덩이 들어올리기(공): 바닥에 발을 대고 공에 누워서 중-상부 등의 균형 잡기(발을 공에 올리고 바닥에 누워서 하기도함). 엉덩이를 들었다 내렸다 하면서 엉덩관절은 후방경사(hip tucked)를 유지. 골반 중립 자세 정도까지 허용하고 최대한 들어올리기. 균형을 잡는데 도움이 필요하면 손을 땅에 대어 중심잡기. 6~10회를 반복, 동작이 불안정해지면 그 이하 반복.

참고: *은 이전 세션 또는 새로 추가된 운동에서 진전 또는 퇴행을 나타냄.

운동선택의 근거와 프로그램의 변화들

Marion의 세 번째 교정 운동 세션과 새로운 과제에 대한 각각의 운동 선택 이유가 언급될 것이다.

세션 3: 운동 2

운동명: 넙다리네갈래근 폼롤러

선택의 근거: Marion의 체중심(center of gravity)은 약간 앞에 위치하기 때문에(지나친 등척추뒤굽음과 골반 앞기울임 때문) 넙다리네갈래근 근육이 경직되어 있고 몸이 앞으로 넘어지려는 위험을 막기 위해 과사용된다. 대퇴직근(rectus femoris)은 골반의 앞쪽에서 시작하여 무릎뼈(kneecap)에 부착된다. 넙다리네갈래근이 제한되거나 과한 자극을 받을 때, 골반 앞쪽을 무릎 앞쪽으로 끌어내릴 수 있고, 그로 인해 그녀의 골반 앞기울임이 만들어져 요통이 심화되는 결과를 만든다. 폼롤러 운동은 Marion의 넙다리네갈래근의 활기를 되찾고 재생되도록 하며 이어지는 운동을 준비시켜 줄 것이다.

세션 3: 운동 6

운동명: 넙다리네갈래근 스트레치(서서)

선택의 근거: 이 운동은 넙다리네갈래근 운동을 점진적으로 진행하는 자연스러운 과정이다. 앞서 언급했듯이, 넙다리네갈래근의 긴장을 이완시키는 것은 골반 앞기울임(지나친 허리척추앞굽음을 수반하는)를 감소시키는데 도움을 주어, 허리 통증을 완화시켜줄 것이다. 넙다리네갈래근(특히 넙다리곧은근)을 스트레치하면 Marion의 엉덩관절이 더 쉽게 펴질 수 있게 하여, 체중심을 지지 기반인 골반 위로 이동시킬 수 있다. 이러한 요소들의 조합은 Marion이 서서 걸을 때 그녀의 발, 무릎, 허리, 목에 훨씬 더 적은 스트레스를 경험한다는 것을 뜻한다.

세션 3: 운동 7

운동명: 문지방 스트레치

선택의 근거: Marion은 프로그램을 시작한 이래로 지속적으로 상부 등에 두 개의 테니스공 운동을 해왔다. 그녀의 등뼈폄근은 이제 유연해졌고, 등뼈와 갈비뼈의 구조는 통합적인 움직임을 적용할 준비가 되어있다. 문지방 스트레치는 Marion의 프로그램에서 전두면에서 그녀의 등뼈를 움직였다가 풀었다 하는 목적으로 추가되었다(즉, 좌우로 몸통 굽히기). 전체적인 그녀의 프로그램 목표는 Marion 등뼈의 움직임 범위를 3개의 움직임 면에서 증가시켜서 그녀의 허리에서 몸통 움직임 전반에서 과한 움직임이 발생되지 않도록 하는 것이다. 이 스트레치는 그녀의 등뼈의 좌우 굽힘 운동을 촉진시키기 위해 추가 되었다. 이후의 운동은 횡단면과 시상면에서의 가동성, 즉 회전과 전후방으로의 움직임을 증가시키기 위해 추가될 것이다.

세션 3: 운동 8

운동명: 엉덩이 들어올리기(공)

선택의 근거: 그녀의 프로그램 내내, Marion은 엉덩이를 위한 적절한 자가근막이완과 스트레치를 통해 진전시켜왔

다. 그녀는 이제 엉덩이가 완전히 신전(폄; extension)될 수 있도록 큰볼기근의 근력운동을 시작하여 허리와 무릎의 구조적 스트레스를 주지 않도록 할 준비가 되었다. Marion은 때때로 오른쪽 어깨 통증이 있기 때문에, 이 운동은 어깨에 과도한 스트레스를 주지 않도록 하기 위해 스테빌리티볼에 그녀의 몸을 지지하도록 하는 방식으로 적응되었다. Marion은 이미 집에 스테빌리티볼이 있어서 엉덩이 들어올리기 운동의 대체 버전은 쉬운 해결책이었다.

세션 4

운동시간: 1 시간

운동 선택에 대한 정보

Marion은 그녀의 모든 운동과제를 규칙적으로 올바르게 지속하고 있다. 그녀는 이 세션 초반에 며칠 전 업무차 행사에 참석했고, 3시간 동안 통증없이 서 있을 수 있었다고 전하며 기뻐하였다. 그녀는 또한 주말에 남편과 산책에 갔으며, 그것은 그들이 몇 년 동안 즐겼던 가장 긴 산책이었다고 하였다. 아직 골프 후에 허리 통증이 있지만, 그녀는 다른 개선된 부분에 만족한다. 그녀의 피드백을 기반으로, Marion의 몸통과 상부 등을 대상으로 하는 운동을 포함하여 그녀의 프로그램이 조정되었다.

일일 운동과제와 지침

다음의 운동은 Marion의 과제 복습, 피드백, 그리고 지속된 진전에 기초하여 Marion의 네 번째 세션으로 선택되었다.

1. 모든 롤러와 볼: 이전에 보여준 것과 같음
2. 허리네모근(Quadratus Lumborum)*: 골반 윗부분과 늑골 아랫부분 사이를 굴리기. 늑골에 직접 압력을 가하지 말기. 무릎을 구부린 채로 각 면을 30초~1분 정도 굴리기.
3. 어깨뼈(shoulder blade) 주변에 테니스 볼: 어깨뼈와 척추 사이의 아픈 부위에 공을 넣기. 어깨뼈가 척추에서 멀어지도록 반대쪽 어깨를 껴안기. 필요하면 무릎을 굽히고 머리를 지탱하기 위해 베개를 사용.
4. 엉덩관절 굽힘근 스트레치(시상면)
5. 엉덩이 스트레치
6. 종아리 스트레치
7. 넙다리네갈래근 스트레치(서서)
8. 문지방 스트레치
9. 엉덩이 들어올리기(볼)
10. 누워서 손인사: 양쪽 팔꿈치와 머리를 작은 베개나 말아올린 수건으로 받침. 손등을 머리 옆에 위치한 더 큰 베개 위로 돌려서 올림. 허리가 구부러지지 않도록 어깨를 뒤로 젖히고 골반을 아래로 집어넣는다. 각각의 수축을 20초간 유지하고 2~3회 반복.

참고: *은 이전 세션 또는 새로 추가된 운동에서 진전 또는 퇴보를 나타냄.

운동 선택 근거와 프로그램 변화들

Marion의 네 번째 교정 운동 세션과 새로운 과제에 대한 각각의 운동 선택의 대한 이유가 언급될 것이다.

세션 4: 운동 2

운동명: 허리네모근(Quadratus Lumborum) 폼롤러
선택의 근거: 이전 세션에서 Marion의 과제를 검토하는 동안, 그녀는 문지방 스트레치를 할 때 허리의 측면이 많이 늘어난다는 것을 느꼈다고 하였다. 허리네모근 자가근막이완 운동은 그녀의 프로그램에 추가되어 문지방 스트레치부터 추가적 이익을 얻기 위해서 그녀의 허리의 측면과 몸통을 이완시키도록 돕는다. 그녀의 허리네모근을 풀어주는 것은 그녀의 연부조직 유연성을 향상시키는데 도움을 줄 것이다. 이것은 그녀의 척주, 골반, 늑골이 더욱 자유롭게 움직일 수 있게 해주고 Marion의 몸통 가동성을 향상시킬 것이다. 특히 그녀의 골프 스윙향상과 더불어 걷거나 골프를 치고난 후에 그녀의 허리통증을 감소시키는데 도움이 된다.

세션 4: 운동 3

운동명: 어깨뼈 주변에 테니스 공
선택의 근거: Marion은 현재 허리의 통증을 줄이고 허

리-골반 다리 복합체 근력 뿐 아니라 등뼈의 가동성을 향상시키는 여러운동을 하고 있다. 따라서, 이제 어깨 통증을 완화하기 위해서 어깨주변 불균형을 해결하는데 참고할 수 있다. 어깨뼈 주변 테니스공 운동은 나중에 어깨뼈, 등뼈, 어깨의 정렬을 개선시키는 근력운동에 필요한 그녀의 마름모근(rhomboids)과 등세모근(trapezius)을 준비시키기 위해서 풀어 줄 것이다. 이 운동은 Marion이 바닥에서 진행하는 다른 운동을 수행하는 프로그램에 쉽게 추가할 수 있었기 때문에 선택되었다.

세션4: 운동10

운동명: 누워서 손인사 운동

선택의 근거: 손인사 운동은 어깨뼈 주변에 테니스공 운동으로부터 진전된 운동이다. 손인사 운동은 Marion의 어깨뼈 내림근육(depressors), 당김근육(retractor), 어깨 가쪽돌림근을 강화시켜줄 것이다. 이 근육들을 강화시키는 것은 그녀의 등뼈와 어깨의 불균형을 올바르게 잡는데 도움을 줄 것이다. 이러한 불균형을 바로잡는 것은 그녀의 어깨 통증을 완화하고 그녀의 상부 등이 펴지도록 하며, 그러므로 인해서 그녀의 허리통증을 줄여줄 것이다.

세션 5

운동시간: 1시간

운동선택에 대한 정보

Marion은 교정 운동 프로그램에 성실하게 임했고, 고통스러운 증상에서의 감소에서 많은 개선을 보고 있다. 그녀는 서 있을 때 사실상 통증이 없고, 남편과 함께 점점 더 오래 걸을 수 있게 되었다. 잠에서 깨어났을 때 허리가 경직됨을 경험하는 일이 거의 없다. 이점이 그녀의 눈에 띄는 차이를 만들어 냈다. 그녀는 손주들의 방문을 기대하고 있으며, 손주들이 계획한 많은 활동에 참여할 수 있을 것이라 생각한다. 비록 등뼈의 가동성은 좋아졌지만 그녀의 지나친 등척추뒤굽음은 증상을 완전히 없애는데 가장 큰 걸림돌로 남아있다. 그녀의 피드백을 기반으로 Marion의 프로그램에 몸통과 상부 등에 계속 집중할 수 있도록 조정이 이루어졌고, 통합적 신장성 강화 운동(integrated eccentric strengthening exercise, 런지무릎 당기며)이 추가되었다.

일일 운동과제와 지침

다음의 운동들은 그녀의 과제를 검토, 피드백, 그리고 그녀의 과도한 흉추후만증을 더 직접적으로 다루기 위한 프로그램을 진행해야 할 필요성에 기반한 Marion의 다섯 번째 세션으로 선택되었다.

1. 모든 롤러 및 볼: 이전에 보여준 것과 같음
2. 어깨뼈 주변에 테니스 공
3. 엉덩관절 굽힘근 스트레치(시상면)
4. 엉덩이 스트레치
5. 종아리 스트레치
6. 넙다리네갈래근 스트레치(서서)
7. 문지방 스트레치
8. 벽 회전 스트레치*: 발을 곧게 펴고 엉덩관절을 수평으로 유지. 엉덩관절을 회전하지 않고 복장뼈(sternum)을 벽 쪽으로 회전. 머리는 앞을 향하고 척주는 곧게 세워서 유지. 엉덩이가 좌우로 빠지거나 척주가 옆으로 구부려지지 않도록한다. 양쪽을 약 20초 동안 스트레치를 유지.
9. 팔 펴서 들어 올리기(천장보고 누워서)*: 무릎을 구부리고, 골반을 기울인 상태를 유지. 머리 위에 있는 큰 베개나 폼롤러를 향해 똑바로 팔을 후하방으로 내리도록 어깨뼈를 뒤로 당긴다. 필요하다면 머리를 지탱하기 위해서 추가로 더 작은 베개를 사용. 각각의 수축을 약 20초간 잡고 2-3회 반복.
10. 서서 손 인사*: 무릎을 약간 구부리고 골반을 아래로 접어서 허리가 벽면에 납작하게 닿도록 유지. 손 등을 벽에 대고 돌리면서 팔꿈치를 앞으로, 어깨를 후하방으로 위치시켜 유지. 수축을 약 20초간 유지. 2~3회 정도 반복
11. 무릎을 당기며 런지(회전도 함께)*: 런지 자세에서, 앞쪽 무릎이 뒷발에서 멀어지도록 무릎을 신체의 정중선으로 당기고 엉덩관절을 후방으로 돌림. 어깨를 둥글게 하지 말고 머리는 전하방 주시. 반대쪽 팔을 사용하여 몸통을 후방으로 회전 시키는 것을 도움. 각각의 반복을 몇 초씩 유지. 동작이 불안정해지면 총 3~4회 정도 반복.

참고: *은 이전 세션 또는 새롭게 추가된 운동에서 진전 또는 퇴보를 나타냄.

운동 선택 근거와 프로그램 변화들

Marion의 다섯 번째 교정 운동 세션과 새로운 과제에 대한 각각의 운동 선택의 대한 이유가 언급될 것이다.

세션 5: 운동 8

운동명: 벽 회전 스트레치
선택의 근거: Marion의 등뼈는 문지방 스트레치의 수행으로 인하여 전두면(좌우 측면)에서의 가동성이 생기기 시작하였다. 벽 회전 스트레치는 가로면(횡단면, transverse)에서 가동성을 향상시키는데 도움을 주기 위해서 추가되었다. 등뼈를 회전 시키는 능력이 향상되면 걷거나 골프를 칠 때 허리에 가해지는 스트레스를 감소시키는데 도움이 된다. 걷기와 골프 스윙은 몸통을 돌리고 팔을 흔드는 동작이 요구된다. 만약 몸통을 회전할 수 없다면, 허리와 엉덩관절은 일반적으로 과도하게 회전하는 형태의 보상작용이 발생한다.

세션 5: 운동 9

운동명: 팔 펴서 들어올리기(천장보고 누워서)
선택의 근거: 몇몇 운동은 이미 등뼈 가동성을 향상시키기 위한 Marion의 프로그램에 포함되었다. 상부 등에 두 개의 테니스 공 운동은 그녀의 흉추 신전에 도움을 주었고, 문지방 스트레치는 그녀의 측면 움직임에 도움을 주었으며, 벽 회전 스트레치는 등뼈 돌림의 가동성을 증가시키는데 도움을 줄 것이다. 팔 펴서 들어올리기 운동의 추가는 등뼈 폄을 목표로 하는 이 부위의 재훈련으로 그녀가 앉아서 과업하는 일상생활 동안 더 나은 자세를 유지할 수 있다. 이 운동의 변형은 Marion이 바닥에서 이 운동을 수행할 수 있기 때문에 선택되었다. 그녀는 허리의 과도한 아치를 만드는 대신에 골반의 경사를 통해 허리모양을 조절할 수 있고, 어깨가 으쓱하지 않도록 조절할 수 있다. 이러한 움직임들의 조절은 그녀가 과활성되거나 과사용된 부위의 스트레스 없이 근육의 올바른 강화가 가능하도록 한다.

세션 5: 운동 10

운동명: 서서 손인사
선택의 근거: Marion은 이전에 과제로 엎드려서 손 인사 운동을 처방받았고, 그녀는 이를 능숙하게 할 수 있었다. Marion은 이 운동의 효과를 증가시키기 위해서 일어선 상태로 진전시킬 준비가 되어있는 것으로 보인다. 선 자세로 진전시키면, 어깨 가쪽돌림근, 어깨뼈의 내림 및 당김 근육, 등뼈 폄근의 강화를 지속시킬 수 있다. 자세를 변화시킨 진전을 통해 Marion이 몸통의 위치를 계속해서 개선하도록 할 수 있다. 이것은 그녀의 무릎, 허리, 어깨의 스트레스를 완화시킬 것이다. Marion은 더욱 쉽게 골반 경사를 조절할 수 있고 허리의 아치를 만드는 경향을 피할 수 있으므로, 벽으로부터 살짝 떨어진 상태로 수행할 것이다.

세션 5: 운동 11

운동명: 무릎 당기면서 런지(회전과 함께)
선택의 근거: 이 운동은 엉덩이 들어올리기를 대체하고, 그녀가 중력에 대항하여 상당히 복잡한 움직임을 조정하려고 시도하는 Marion의 프로그램 중 첫 번째이다. 신중하게 고민한 끝에 무릎을 당기면서 런지(회전과 함께)를 추가하기로 결정한 것은 그녀의 증상이 확실히 감소하였고, 정확한 동작 구사에 전념해주었고, 그녀의 운동과제의 규칙적 수행을 기반으로 이루어졌다. Marion이 복잡한 운동을 할 준비가 되었다는 사실은 프로그램 설계 관점에서 매우 흥미롭다. 그녀는 이제 자신이 즐기는 많은 활동과 비슷한 움직임을 조율하기 위해서 하체와 상체를 동시에 조절하는 법을 배울 것이다. 무릎 당기면서 런지(회전과 함께)는 엉덩이 굽힘과 다리의 안쪽돌림을 늦추면서 엉덩이 근육을 신장성수축으로 강화하기 위해 고안되었다. 이를 위해, 몸통은 무릎 바로 아래에 정지된 큰볼기근의 기시점을 당기기 위해 앞다리에서 멀어지는 방향으로 정확하게 회전해야 한다. 이것은 Marion이 걷기와 골프 동작을 모방하고, 그것은 통증 없이 이러한 활동을 참여하려는 그녀의 목표에 가깝게 해줄 것이다.

사례연구 결론

이 세션은 Marion의 다섯 번째 교정 운동 세션과 과제의 완료를 의미했을 뿐, 교정 운동 프로그램이 다 끝난 것은 아니다. Marion은 계속해서 그 프로그램에 완전히 참여했고 그녀의 운동과제를 완료하는데 전념하였다. 10회 후, Marion은 일상 활동 동안 통증이 없어졌고, 통증 없이 골프를 치고, 걷고, 그녀의 손자들과 정기적으로 통증 없이 놀 수 있었다. 그녀의 운동 프로그램 진전을 바탕으로 규칙적인 운동 프로그램으로 돌아갈 수 있었다. 그녀는 근골격계 건강을 유지하고 개선하기 위해 계속해서 교정 운동 기술을 그녀의 운동에 통합하였다. 상담 기술, 평가 기술, 해부학 지식 및 교정 운동 프로그램 설계 능력을 지속적으로 연습하고 다듬고 적용하면서 이 사례 연구를 정기적으로 방문하시라.

고객의 과제를 문서화 하기

Marion의 노력과 헌신 이외에도, 그녀의 성공의 중요한 부분은 고객 프로그램 워크북 내에서 그녀의 운동과제를 정리하고 추적하는 것이었다. 고객의 과제를 문서화 하는 것은 프로그램을 추적하고 진전이 가능하도록 하는데 필수적이다. 고객 프로그램 워크북은 고객이 운동과제를 유지 관리, 정리 및 쉽게 참고할 수 있게 하는데 이상적이지만, 운동과제 지침서(사진 혹은 비디오)를 이메일로 보내거나 파일을 USB 또는 접근 가능한 온라인 스토리지에 복사하는 것도 고객의 운동과제를 관리하는데 효과적으로 사용할 수 있다. 다음은 고객의 과제 설명 및 시각 보조 자료를 만들기 위한 가이드라인이다.

- 평가정보와 운동과제 정보를 기록할 때, 고객이 당신이 작성한 것을 쉽게 읽을 수 있도록(크고 명확하게 작성해서 인쇄) 작성해야 한다.
- 고객이 원하는 경우, 고객이 직접 설명서를 작성하도록 할 수 있다. 일부 고객은 다른 고객보다 더 많은 자세한 설명과 요점이 필요할 수 있으므로 필요한 만큼 페이지를 제공한다.
- 고객의 사진이나 동영상을 찍을 때는 옷의 색깔이 화질에 영향을 미칠 수 있으므로 고객의 복장에 주의한다. 옷과 배경이 혼합되면 흐릿한 이미지가 나올 수 있다. 사진을 찍기 전 클라이언트와 배경을 대조시킬 수 있는 방법을 찾아야 한다.
- 일부 고객은 각 운동에서 자신이 무엇을 하고 있는지 볼 수 있도록 사진을 더 크게 인쇄해야 할 수도 있다. 사진을 이메일로 보내거나 휴대용 저장장치에서 저장하면 사진을 필요한 만큼 크게 만들 수 있다.
- 더 복잡하거나 다양한 조정된 움직임을 요구하는 운동들은 두 개 이상의 사진이 필요할 수도 있다. 다른 각도에서 여러 장의 운동 사진을 찍거나, 비디오를 이용하라.
- 참조하기 쉽도록 각 사진 또는 비디오에 번호나 이름을 정하고, 운동지침서의 번호 또는 이름을 일치시켜야 한다.
- 각 과제 지침서에 날짜를 기입한다. 이것은 참조하기 쉽도록 하기 위함이며, 이전 세션으로 부터의 정보를 검토하는데 도움이 된다.
- 과제 지침의 일부로 다음 예약 날짜와 시간을 기입한다. 이 정보를 포함하는 것은 고객에게 가시적인 알림으로 작용하며, 고객이 예정된 약속 시간을 놓칠 경우 발생할 수 있는 문제들을 예방할 수 있다.

자가 점검

알다시피, Marion은 그녀의 모든 요구와 프로그램 목표가 충족되도록 하기 위해서 추가적인 세션이 필요했다. 그녀의 프로그램 목표와 현재 진행 상황에 대한 본 사례 연구를 바탕으로, 다음 두 세션에서 Marion에게 어떤 운동이 도움이 될지 생각해 보자.

다음 표에 당신이 지정한 운동과 선택한 이유를 작성하시오.

참고: 표는 모든 3가지 유형의 운동양식(자가근막이완, 스트레치, 강화)과 각각 최대 세가지 운동을 포함하지만, 마리온의 프로그램에 추가하기에는 너무 많은 운동이 될 것이기 때문에 각 표에 칸을 모두 채울 필요는 없다. Marion의 다음 두 세션에 적합하다고 생각되는 운동만 선택하자.

세션 6	운동	운동	운동
자가근막이완			
스트레치			
강화			
운동선택의 이유			

세션 7	운동	운동	운동
자가근막이완			
스트레치			
강화			
운동선택의 이유			

06

BUSINESS OF CORRECTIVE EXERCISE

교정 운동 사업

06

CHAPTER 26

Enhancing Your Professional Image

전문적 이미지의 개선

이 교재 각 장의 결론 부분에는 실제 현장에서 교정 운동 기술을 사용하는 데 있어 좀 더 자신감을 갖도록 스스로를 체크할 수 있는 여러 운동 디자인들이 소개되어있다. 자신의 기술을 연마하는 것은 근골격계의 불균형을 가진 사람들을 도울 수 있는 능력을 향상시킬 뿐만 아니라 자신의 전문적인 이미지를 강화할 수 있다.

교정 운동과 관련된 실무지식들이 향상함에 따라 당신의 능력을 반영하는 전문적인 이미지를 발전시키는데 집중을 해야 한다. 스스로가 풍부한 지식을 겸비한 교정 전문가가 되길 원해야하며 사람들이 당신의 서비스에 매료되도록 해야 한다. 그러기 위해서는 당신의 비즈니스가 고객에게 구조적 평가와 교정 운동을 통합하여 제공해야 할 것이다(Price and Bratcher 2010).

당신이 현재 운영하는 피트니스 사업에 교정 운동 서비스를 추가한다거나, 교정 운동에 집중된 새로운 서비스를 시작하는 것은 근골격에 제한을 가진 사람들이나 근육과 관절 통증을 가진 사람들을 도울 수 있는 매우 좋은 방법이다. 그리고 급성장하고 있는 이 분야의 서비스를 통해서 수익을 창출할 수 있는 기회를 얻은 것이다. 그러기 위해서는 반드시

1. 스스로를 지식을 갖춘 그리고 교정 운동에 능숙한 성공한 전문가로서의 이미지를 만들어야 한다.
2. 의뢰인을 대할 때는 명확하고 체계적이며 효과적인 교정 운동 절차를 일관되게 이용해야 한다.

일관되게 평가를 하거나 교정 운동 기술을 사용할 때 당신의 신뢰할 수 있는 전문가로서의 이미지가 더욱 부각된다. 당신의 전문적인 이미지를 더 빛나게 하려는 노력은 신규 고객들을 유치하거나 현재 함께하고 있는 고객들에게 교정 운동 서비스를 소개를 하는데 있어 훨씬 더 쉬울 것이다.

프로토콜과 절차의 완성

이 책의 프로토콜, 평가, 운동을 통합해서 당신의 서비스에 처음으로 추가하려고 할 때, 무엇이 사업에 가장 적합할지 실험하는 것은 자연스런 것이다. 그러나 고객으로 하여금 절차를 뒤죽박죽으로 적용하는 것처럼 보이는 것은 피해야 한다. 그것은 작업의 효율성을 떨어뜨릴 뿐만 아니라 당신의 이미지에도 좋을 것이 없다. 대신에, 필요할 때면 언제든 이 책을 펴고 평가와 운동 프로토콜을 다시 천천히 읽고 참고하면 된다. 고객과 대화를 나누거나 운동법 등을 알려주는 기술들 역시 이 책에 나와 있는 것처럼 규칙적으로 연습이 필요하며 그것들을 실행하기 위해 절차를 만들어내야 한다. 이 방법들을 루틴을 만들어 적용한다면 기술을 개선시키거나 경험 많은 전문가로서 확고하게 자리 잡도록 도움을 줄 것이다(Gerber 2001).

다음은 고객들에게 교정 운동을 소개할 때 중요한 부분들을 정리한 것이다.

- 잠재적 고객들이 첫 상담을 할 때 무엇을 기대해야 하는지 복잡하지 않고 간결하게 설명한다. 정확한 설명을 제공하는 것은 당신과의 첫 만남으로 인한 불안감을 해소하는 데 도움을 줄 것이다(Price and Bratcher 2010).
- 모든 신규 또는 잠재 고객을 맞이할 수 있는 프로토콜을 마련하여 사람들이 당신과의 상담에 대해 편안하고 자신감을 갖도록 한다(Norman 1999).
- 언어, 시각, 실기 평가를 위해 이 책에서 소개된 유사한 방식의 형식을 사용하여 각 초기 상담을 수행한다(Price and Bratcher 2010).
- 평가를 완료하면 전문용어 없이 결과를 요약하고 고객이 결과에 대해 가질 수 있는 질문들에 답한다.
- 근골격 문제를 해결하는 데 도움이 되도록 가르치려는 교정 운동 전략을 설명한다. 평가 결과를 기반으로 권장사항을 만들고 그 전략과 고객의 상태를 개선 할 수 있는 방법을 직접적으로 연결한다.
- 고객을 위한 업무일지, 고객이 요구할 수 있는 세션 수, 그리고 요금에 대한 설명으로 초기 상담을 마친다.
- 새로운 교정 운동 고객과 작업하든 현재 고객 프로그램에 교정 운동을 통합하든 절차는 정확히 동일하다. 모든 세션에는 다음이 포함되어야 한다:

  1. 각 세션의 시작은 과제로 내준 모든 운동들을 검토한다.
  2. 검토 과정에서 찾은 결과와 고객의 주요 목표를 기반으로 권장 사항을 실행한다.
  3. 운동 세션 동안 평가를 지속적으로 사용하여 당신과 고객 모두에게 피드백을 제공한다. 고객이 몇 주 동안 교정 운동 프로그램을 성공적으로 준수한 후 평가를 수행하면 노력을 강화하는데 도움이 된다; 또한 프로그램 조정에 필요한 정보를 생성한다(O'Donohue and Levensky 2006).

신규 고객들의 마음을 끌기 위한 이미지 개선

평가 및 운동 절차를 완성하는 것은 지속적인 과정이다. 직업적 정체성 중 이러한 측면으로 일을 하다보면 상호 작용하는 사람들의 수와 다양성을 확장해야한다는 것을 알게 될 것이다. 기존 피트니스 사업 소유자든 새로운 기업을 시작하든 새로운 고객을 유치해야만 할 것이다.

"첫인상을 만들 기회는 단 한번뿐이다"라는 말은 전문적 이미지를 개발하는 데 특히 중요한 말이다. 잠재 고객은 당신과의 첫 만남을 기반으로 당신의 신뢰성과 기술에 대한 판단과 가정을 할 것이다(Galai, Hillel, and Wiener 2016; Sobel and Sheth 2000). 당신이 무엇을 하고 있는지 정확히 알고 있다는 것을 잠재 고객에게 전달하는 것이 중요하다. 서비스에 대한 자신감을 심어주는 방법은 많다. 다음은 몇 가지 제안하는 그 방법들이다.

사업장 명과 로고

당신의 사업장 명(그리고 만약 있다면 로고)은 사람들이 당신의 서비스를 이용하고자 할 때 처음으로 보게 되는 것이다. 따라서, 사업장 명과 로고는 교정 운동이 필요한 사람들을 돕겠다는 당신의 약속을 반영해야만 한다. 존의 몸짱 만들기 또는 LeAnn과 몸을 조각하기와 같은 고객들에게 동기 부여가 될 것이라고 생각되는 사업장 명을 선택한다. 그러나 이런 이름들은 보통 신체적 능력과 외모에 대해 자신감을 느끼지 못하는 예비 교정 운동 고객들에게는 다소 위화감을 조성할 수 있다. 향상된 기능 및 움직임에 대한 부분을 언급하는 것이 훨씬 적절한 이름이다. 예를 들어, 움직임의 중요성 또는 기능성 피트니스 같은 이름이다. 마찬가지로, 로고는 쉽게 잘못된 메시지를 보낼 수 있다(Price 2003). 비즈니스 이름이나 로고를 생각할 때는 당신이 제공하고자 하는 서비스나 비즈니스의 이미지를 잘 표현하는 이름으로 몇 번의 걸쳐 수정할 것을 대비하는 것이 좋다.

외모

자신을 전문적으로 묘사하는 또 다른 중요한 측면은 외모이다. 여기에는 옷, 몸단장 및 품행이 포함된다. 피트니스 산업 쪽에서는 캐주얼한 복장에 대해 조금 더 관대한 편이지만, 반바지, 탱크탑 등 노출이 있는 의상은 피한다. 비슷한 생각을 가진 전문가와 목표 달성에 진지한 사람들에게 서비스를 제공하는 전문가라는 인상을 주는 옷을 선택한다. 의류를 맞추거나 전문성과 서비스 제공을 반영하는 스타일 변신에 투자하는 것도 고려할 수 있다. 이 부분을 길게 보면 당신이 외모에 맞는 기술과 전문 지식을 가지고 있다고 사람들을 설득하는 데 큰 도움이 된다(Price 2003). 전문적인 이미지를 묘사하면 고객을 대할 때 자신감도 높아진다. 이는 잠재 고객에게 전달되고 더 많은 초기 상담을 판매로 전환하는 데 도움이 된다. 또한 지식이 풍부하고 성공적인 전문가라는 인상을 주면 당신을 찾는 고객은 당신의 서비스에 대한 프리미엄을 지불해야 한다고 생각하게 될 것이다.

위치, 시설, 장비

사업장의 모습은 당신의 전문성 역시 반영해야 한다. 사람들이 사업장을 둘러보면서 당신의 비즈니스에 교정 운동 기술을 정기적으로 포함시켜 진행하고 있다는 것을 알아야한다. 시설을 소유하고 있다면 이런 분위기를 만드는 것이 더 쉽지만, 소품 사용에 능숙하다면 장소를 소유할 필요가 없다. 다음 항목 중 일부 또는 전부를 포함하면 자격을 갖춘 전문가의 인상을 남기는 데 도움이 된다.

1. **교재**. 근골격계 건강, 교정 운동, 혹은 역학과 관련된 여러 교재들을 잠재적인 고객의 눈에 띄게 진열해야한다. 만약 책들을 진열할 사업장이 없다면 시각적 보조교재로서 고객과의 미팅에 몇 권을 가져가라.
2. **해부학 소품**. 가능하다면 사무실이나 상담 공간에 작은 해부학 골격을 배치한다. 고객들에게 좋은 인상을 심어줄 수 있는 매우 편리한 소품이다. 이것은 구조적 평가를 진행하는 동안에 사용해서 결과 설명에 도움을 줄 수도 있다.
3. **장비**. 폼 롤러나 스스로 근막이완을 도울 수 있는 도구들은 잠재 고객의 관심을 끌어 대화를 시작할 수 있는 훌륭한 도구이다. 이런 도구들은 항상 눈에 띄는 곳에 배치해서 당신의 사업장이 교정 운동을 진행하는 곳이란 것을 인식되도록 한다.

웹사이트

인터넷과 소셜 미디어는 사람들이 상품과 서비스를 찾는 방식을 영원히 바꿔 놓았다. 요즘 소비자들 중 80프로의 사람들은 구매결정을 내리기 전에 그 회사의 온라인 페이지를 찾아본다고 한다(Lamb, Hair, and McDaniel 2017). 신중하고 전문적으로 구성된 웹 사이트의 생성(또는 재설계) 및 홍보는 잠재 고객이 귀하의 서비스에 대해 더 많이 알 수 있도록 돕는 데 절대적으로 필요하다. 웹사이트, 특히 소셜 미디어 플랫폼에 대한 링크가 있는 웹사이트는 기존 고객이나 당신의 서비스를 지지하는 다른 전문가의 추천을 촉진 할 수도 있다.

27장에서는, 어떻게 하면 웹사이트를 더 발전시킬 수 있는지, 교정 운동의 제공을 확장하는지, 혹은 당신의 웹사이트로 사람들을 유도하는지 등을 배울 것이다. 그러나 초기 비즈니스 개발 단계(값 비싼 웹 사이트에 상당한 시간과 돈을 투자하기 전)에는 전문적인 이미지를 향상시키고 교정 운동을 전문적으로 제공하려는 당신의 노력을 반영하는 데 도움이 되는 여러 가지 저렴한 전략이 있다.

가능한 서비스에 대한 자세한 설명

조사에 따르면 잠재 고객의 47% 이상이 웹 사이트의 다른 섹션을 확인하기 전에 회사의 제품과 서비스를 살펴본다(Huff, Edmond, and Gillette 2015). 근골격계 통증 및 기능 장애가 있는 고객이 당신의 서비스 중 적어도 일부가 자신들과 관련이 있는지 쉽게 판단 할 수 있도록 한다. 예를 들면, 메뉴 표시 줄 또는 목록에 근육 및 관절통 또는 부상 예방이라는 섹션을 포함시켜서 잠재 고객이 사용 가능한 서비스를 찾을 때 확인하도록 할 수 있다.

블러그나 기사로 연결되는 링크

웹사이트에 교정 운동, 다양한 상해의 원인과 치료, 혹은 생체역학과 관련된 기사나 블러그로 연결되는 링크를 포함시켜라. 이것은 당신이 권위 있는 정보를 가진 사람으로서 명성을 확고히 할 수 있는 다른 방법이다. 만약 글쓰기에 자신이 있다면 잠재적인 고객들이 당신의 특별한 지식에 대해 인지할 수 있도록 직접 기사나 블러그 등을 웹사이트에 올리는 것도 고려해라. 그러나 기사나 블러그 등을 꼭 써야만 하는 것은 아니다. 당신의 신뢰도를 높이기보다는 오히려 해를 끼칠 수 있는 것들을 스스로 올리는 것보다 차라리 잘 작성되고 전문적으로 제작 된 작품을 연결만 해주는 것이 낫다.

자격 강조

교정 운동 전문 자격증을 따고 유지하는 것은 전문성을 나타내기 위해 필수적인 요소이다. 웹 사이트에서 이러한 자격을 강조하거나 회사 소개 페이지에서 언급하면 잠재 고객에게 당신의 기술과 지식을 안심시키는 데 도움이 된다.

소셜 미디어와 연결

페이스북, 트위터와 같은 소셜 미디어들은 전 세계적으로 30억의 사용자가 있다(Lamb, Hair, and McDaniel 2017). 이것은 거의 지구상의 절반에 가까운 인구수이다! 이러한 플랫폼을 효과적으로 사용하여 당신의 교정 운동 재능을 홍보하고 웹 사이트에 다시 돌아오게 할 수 있다. 소셜 미디어 플랫폼의 콘텐츠가 부족한 경우 근골격계 문제에 대한 해결책이나 교정 운동 전략을 제공하는 다른 게시물로 연결하면 된다.

소식지의 제공

교정 운동에 집중된 주간, 월간 또는 분기별 소식지를 추가해서 고객이 등록할 수 있게 하면 향후 마케팅 목적으로 연락처 정보를 수집하면서 당신의 이미지를 강화하는 또 다른 방법이다. 현명한 주제에는 특정 통증과 통증을 완화하는 방법을 보여주는 샘플 운동이 포함될 수 있다. 기존 고객들은 이 정보를 통해 도움을 받을 수 있고 무엇보다 그들이 자신의 친구나 가족들이게 이 소식지를 돌려볼 수도 있다. 이것을 통해 당신은 더욱 노출되고 명성을 강화할 수 있다.

성공사례의 강조

잠재 고객들은 자신과 같은 사람들이 여기에서 도움을 받았다는 실적을 확인하고 싶어 한다. 현재 돕고 있거나 과거에 도움을 준 사람들의 성공 사례와 성공 사례를 강조하는 웹 사이트의 영역을 포함시켜라.

고객과 교정 운동 프로토콜 통합

만약 당신이 이미 성공적인 피트니스 사업을 운영하고 있다면 이미 확보된 고객들이 있기 때문에 아무래도 신규 고객을 유치하려는 데에는 다소 집중을 덜 하고 있을 수 있다. 이것은 소득 관점에서 유리하지만 기존 관행과 서비스를 변경하기 어렵게 만들 수 있다. 만약 당신이 기존의 프로그램에 뭔가 다른 기능을 포함하려고 하면 특정 운동루틴에 익숙해져 있는 고객들은 불편함을 느낄 수 있다. 그러나 전체 피트니스 고객의 90퍼센트에 달하는 사람들은 적어도 한 번은 근골격계 제한을 경험한다. 따라서 지속적인 성공은 근골격 평가 및 교정 운동 전략을 통합하는 방법을 찾는 데 달려 있다(Schroeder and Donlin 2013). 다음과 같은 전략은 그것을 도울 수 있다.

새로운 기술에 대한 인식 창출

고객의 호기심을 불러일으키면 현재 프로그램에 교정 운동을 통합하는 것이 훨씬 더 쉽다(Conrad 1998). 당신이 요즘 읽고 있는 책이 뭔지, 그 주제와 관련해 듣고 있는 수업이 뭔지, 참석하는 모든 컨퍼런스에서 고객들의 현 상황과 관련이 있을 것 같다고 느꼈던 내용들을 고객들과 공유해라. 이런 것들이 이 분야에 대한 당신의 관심을 고객들도 인지하게 될 것이다. 게다가, 당신이 교정 운동과 생체역학에 대해 고객들과 이야기를 시작하면 많은 이들이 자신의 통증이나 움직임 문제들을 이야기하기 시작할 것이다. 또한 그들이 알고 있는 그들과 비슷한 문제를 가진 지인들의 이야기도 할 것이고 교정 운동이 그 문제 해결에 도움이 되는지 물어올 것이다. 이때 교정 운동에 대한 대화를 시작하면 기존 고객의 프로그램에 이를 도입하는 데 완벽한 단계가 된다.

프로그램 변화의 시작

교정 운동과 그 장점에 대해 대화를 시작했다면 모든 기회를 동원해 그것이 어떻게 고객들의 현재 진행하고 있는 프로그램에 녹아들 수 있는지에 대해 보여줘라. 다음은 기존 고객에게 당신의 새로운 재능을 익숙하게 하면서 그 과정에서 전문적인 이미지까지 향상시키는 몇 가지 방법이다.

무료체험 제공

무료 세션이나 무료체험은 기존 고객들에게 교정 운동을 경험하게 하고 신뢰를 얻을 수 있는 굉장히 좋은 방법이다(Kumar and Meenakshi 2011). 간단하게 그들의 수업시간 시작 시간보다 10분전에 오도록 제안해서 새로운 평가나 운동을 보여줄 수 있다. 이렇게 하면 고객들의 수업시간을 방해하지 않으면서 그들의 관심을 끌 수 있는 기회를 제공 한다. 그들의 수업에 앞서서 준비운동처럼 신체의 한 부분을 평가하는 방법을 보여주거나 스스로 가능한 한두 개 정도의 근막 이완을 소개할 수 있다. 만약 그들이 교정 운동에 더 흥미를 보인다면 몇 가지 스트레칭이나 교정 강화테크닉을 보여 줄 수 있다.

운동 중 불균형의 평가

고객들의 수업 진행 중 기존 프로그램에 근골격계의 평가를 넣어서 교정 운동을 통합해라. 예를 들면, 스쿼트 중에 발목 앞쪽에 통증에 대해 불평을 하는 고객이 있다면 운동을 멈추고 발과 발목을 체크해서 과다엎침이 발생하지는 않는지 체크해라(챕터 2를 볼 것). 평가절차를 하면서 당신의 근골격계에 대한 지식을 보여줄 수 있을 것이고 고객이 발목 통증을 일으키는 원인을 이해하는데 도움을 주거나 몇 가지 해결방안을 제안해 줄 수도 있다.

세션 종류 후 후속조치

고객에게 교정 운동을 알려줬다면 추후에 그들의 테크닉에 대해 한 번 더 체크해 보라. 이 시간을 통해 고객은 질문할 기회를 얻게 된다. 당신 역시 교정 운동 테크닉을 통해 고객이 얻을 수 있는 긍정적인 부분을 짚어줄 수 있는 기회를 얻게 된다. 이는 고객들이 자신들의 기존 운동 프로그램에 교정 운동을 받아들이게 될 가능성을 높여주게 된다(Price and Bratcher 2010).

교정 운동 능력을 상기시켜줄 기회 제공

고객에게 교정 운동 기술을 상기시키기 위한 기회가 발생하면 잡아라. 이것들은 시간이 좀 걸릴 수도 있지만 여러 가지 전략이 있다.

- 기존 고객들에게 새로운 교정 운동을 가르칠 때마다 고객의 모습을 사진으로 찍어둬라. 이것은 고객으로 하여금 과정에 관여하고 있음을 느끼게 만들고 그의 특정 상태를 다루는 운동을 선택하고 있음을 전달한다. 세션을 마치고나면 찍어뒀던 사진을 이메일이나 문자로 혹은 프린트를 해서 고객에게 줘서 고객이 사진을 가져갈 수 있도록 해라.
- 고객과 협력해 운동에 대한 지침을 작성한다. 사진에는 가능하면 운동지침도 함께 써서 줘라. 이 사진들과 써준 운동지침들은 당신이 제공한 교정 운동 서비스에 대한 긍정적인 부분을 고객들이 몸으로 기억할 수 있는 훌륭한 방법일 뿐 만 아니라 자신들의 프로그램에 귀중한 정보가 제공됐다고 느끼는 데 도움이 된다.
- 신규 고객에게 하듯이 기존 고객들에게도 개별적인 프로그램 운동일지를 만들어서 고객들의 발전을 기록할 수 있도록 해라. 그들의 노력과 성취에 대한 이러한 가시적인 증거는 교정 운동 전문가로서의 당신에 대한 인식을 향상시킬 귀중한 긍정적인 피드백을 제공한다.

오픈하우스 개방

고객에게 교정 운동 기술을 개별적으로 소개하는 것은 전문적인 능력에 대한 존경심을 높이는 매우 효과적인 방법이다. 하지만 오픈하우스를 통해 기존고객과 잠재 고객까지 더 많은 청중에게 다가갈 수 있다. 오픈하우스는 당신의 교정 운동 서비스를 보여줄 수 있는 이벤트이다. 오픈하우스를 열 장소가 없다면 당신의 체육관이나 클럽 혹은 현재 일하는 업장에서 열수 있다. 다음은 성공적인 오픈하우스를 위한 몇 가지 팁들이다.

- 당신이 편하게 느끼는 교정 운동과 관련된 주제를 정해라.
- 발 모양을 잡아라, 허리통증 완화를 위한 훌륭한 운동과 같이 주제와 관련된 것으로 오픈하우스 이름을 정해서 이벤트에 참석한 고객들이 무엇을 위한 오픈하우스인지 알게 하라.
- 오픈하우스 날짜를 정하고 연락처에 있는 모든 지인들과 기존고객들에게 초대장을 보내 광고를 하고 소셜미디어에도 개재하고 오픈하우스가 열릴 장소 근처에 안내문을 개재하라.
- 지역 신문 및 기타 지역 사회 단체에 보도 자료를 발송하여 행사에 대해 알려라(Price and Bracher 2012).
- 오픈하우스 당일에는 참석한 사람들에게 주제에 대해 10~15분 정도 이야기하고, 새 뼈대, 교재, 차트 등을 이용해서 당신의 지식을 보여주고 논의되는 주제와 관련된 근골격 문제를 완화하는 데 도움이 되는 몇 가지 운동을 수행하는 방법에 대한 시연도 포함시켜라.
- 후속 강연에 관심이 있는 사람들을 초대하거나 평가를 위해 약속을 잡는 것으로 발표를 마무리한다.

오픈 하우스에서 자신의 프레젠테이션 외에도 같은 생각을 가진 다른 의료 전문가를 초대하여 자신의 비즈니스에 대한 짧은 이야기나 시연을 할 수 있다. 예를 들어, 마사지 치료사가 이야기를 하고 참석한 고객들 중 몇몇을 간단하게 10분정도 마사지를 보여주는 것이다. 이것을ㄹ 통해서 이벤트가 끝나고 돌아가서 참석했던 고객들은 육체적으로 좋아진 경험을 할 수 있을 뿐만 아니라 전문가 추천 네트워크도 시작할 수 있게 해준다(Price and Bratcher 2012). (네크워크나 전문가 추천에 관련한 추가 정보는 챕터 28을 볼 것.)

성공을 위한 키포인트

전문적인 이미지 향상에는 두 가지 상호 연결된 개념이 포함된다. (1)일관되고 성공적으로 기술을 적용하라, (2)지식이 풍부하고 유능한 실무자의 역할을 찾아라. 그러나 자신의 서비스를 홍보하거나 확장하기 시작할 때 주의해야 한다. 오랫동안 지속되고 재발하는 근골격계 문제를 가진 고객은 이전에 부정적인 경험을 했을 수 있기 때문에 건강 및 피트니스 전문가가 근골격 상태를 개선 할 수 있는지 의심 할 수 있다. 따라서 전문적인 이미지를 제작할 때 모호하지 않고 현실에 근거하며 결과로 뒷받침되는 설명과 예를 사용해야 한다. 당신은 그들이 당신의 서비스를 찾는 사람들에게도 희망, 자신감, 낙관주의를 심어주도록 해야 한다.

요점 정리

- 모든 업계의 전문가는 프로세스 또는 서비스의 일부를 간과하지 않도록 하는 방법을 가지고 있다. 생체 역학적 방법론의 절차 및 기술들을 지속적으로 적용하여 교정 운동을 사업에 통합 할 수 있다.

- 기술에 대한 역량과 자신감을 얻으면 새로운 고객을 유치하고 기존 고객에게 서비스를 확장 할 수 있도록 전문적인 이미지를 향상시키는 것이 중요하다.
- 첫인상은 중요하다. 교정 운동 분야에 충분한 지식을 가진 전문가의 이미지를 준다면 잠재고객을 안심시킬 수 있을 것이다.
- 적절한 업체명과 웹 사이트를 만들고 전문 복장을 착용하고 사업장에서 해당 이미지를 전달하도록 하여 전문적인 이미지를 향상시킬 수 있다.
- 기술 연마의 일부는 평가 및 교정 운동 절차를 기존 고객에 대한 서비스에 통합하는 것이다. 그렇게 함으로써 그들의 눈에는 당신이 전문가로서의 지위가 높아지고 현재의 피트니스 프로그램을 통해 성공할 가능성도 높아질 것이다.

자가 점검

사업의 특정 측면에 시간과 관심을 기울이면 잠재 고객과 기존 고객에게 모두 올바른 메시지를 전달할 수 있다. 아래 차트의 비즈니스 주제를 고려하고 각 영역에서 수행할 수 있는 한두 가지 개선 사항을 식별해라.

사업 주제	개선되야 할 분야
업체명	
로고	
외모	
웹사이트	
현재 자격증	
고객추천/성공사례	
업장위치	
첫상담	
고객의 세션수행	

CHAPTER 27

Marketing Your Corrective Exercise Services

교정 운동 서비스의 마케팅

교정 운동 기술과 전문적 명성이 발달함에 따라 사업을 효과적으로 홍보하기 위한 마케팅 전략에 대해 고려를 해야만 한다. 사업 마케팅이란 것은 단순히 웹사이트를 개설하고 광고용 책자나 명함을 나눠주는 것에만 그치는 것이 아니다. 이는 판매해야 하는 제품을 잠재 고객이 구매하도록 장려하고 기존 고객이 당신의 비즈니스를 후원하는 것에 대해 기분을 좋게 만들고 잠재적인 추천을 늘리는 방식으로 잠재 고객을 교육하도록 설계된 사려 깊은 과정이다(Hayes 2012; Silk 2006).

마케팅 원리의 이해

성공적인 마케팅은 시간과 노력이 필요하며 돈도 많이 든다. 따라서 마케팅을 위한 노력은 조심스러워야 하고 충분히 준비가 되어야 하며 고객을 특정해서 진행해야 한다. 효과적인 마케팅 전략을 개발하려면 비즈니스를 독특하게 만드는 요소에 대한 깊이 있는 이해가 필요하다. 여기에는 사업의 전반적인 과정, 기존 고객 기반, 경쟁 업체, 현재 서비스 및 제품, 추가할 계획인 모든 서비스, 잠재 고객의 요구가 포함된다. 이러한 사업 요소의 세부 사항은 마케팅 방식에 직접적인 영향을 미친다.

이번 장에서는 효과적인 마케팅 전략을 개발할 수 있도록 사업에 대한 정보를 수집하기 위해 다음과 같은 수행해야하는 몇 가지 간단한 평가 및 활동을 제공한다.

- SWOT(강점, 약점, 기회, 위협) 분석 수행
- 경쟁에 우위인 부분 파악
- 서비스의 기능 및 이점 정의
- 기존고객들을 대상으로 설문조사
- 가치제안 성명서 개발

이 소중한 정보를 수집하면 현재 사업 위치를 이해하고 마케팅 노력으로 강조해야하는 사업 측면을 식별하는데 도움이 된다. 또한 개선이 필요한 운영의 약점과 활용할 수 있는 기회를 식별하는데 도움이 된다(Hall 2003).

SWOT 분석 수행

SWOT 분석은 단순하지만 마케팅 계획을 개발하는데 일반적으로 사용되는 효과적인 도구이다. 이것은 사업의 *강점(**Strength**)*, *약점(**Weakness**)*을 파악하고 교정 운동으로 고객을 끌어들이려고 노력할 때 발생할 수 있는 *기회(**Opportunity**)*와 *위협(**Threat**)*을 결정하는데 사용된다. 이런 유형의 사업평가를 수행하면 가장 큰 수익을 올려줄 분야의 마케팅 활동에 집중할 수 있게 도와줄 수 있다. 이런 종류의 분석은 내 사업의 어떤 부분이 발전에 도움을 주고 있는지 어떤 부분이 발전을 더디게 하는지 파악하는데도 효과적인 방법이다. 또한 잠재적인 문제를 예측하는데 도움이 될 수 있어 사업을 방해하기 전에 문제를 해결할 수 있다(Hall 2003).

SWOT 분석을 완료하는데 가장 좋은 방법은 다음 질문에 답변을 하고 그것들을 기록하는 것이다. 사업평가를 위해 신중하게 하면 할수록 마케팅 계획을 수립하는데 더욱 도움을 줄 것이다.

사업 강점의 확인

- 커뮤니티 또는 이 업계의 동료들에 비해 어떤 장점이 있는가?
- 무엇을 잘하는가?
- 타인이 볼 때 당신의 강점은 무엇인가?
- 사업과 관련된 어떤 자원에 접근할 수 있는가?

이런 질문들은 당신과 당신의 경쟁자들에게 모두 적용되는 것들이니 고려해야 한다. 예를 들어 경쟁자들 전부가 교정 운동을 진행하고 있다면 당신의 사업에 포함시키는 것이 장점이 될 순 없다. 그것이 시장의 기대치인 것이다. 하지만 만약 당신이 교정 운동 경험이나 자격증을 가진 유일한 혹은 몇 명 안되는 전문가들 중에 한명이라면 장점으로 생각해도 좋다.

사업 약점의 확인

- 사업기술, 대화테크닉, 네트워킹 능력 등을 향상시키기 위해 무엇을 할 것인가?
- 당신의 자격이나 자격증은 얼마나 가치가 있는가?
- 무엇을 잘못했나?
- 무엇을 피하는가(혹은 피해야하는가)?
- 당신의 사업을 취약하게 만드는 것은 무엇인가?

신중하게 그리고 모든 면에서 당신의 반응을 고려하라. 예를 들어 경쟁자가 당신보다 무엇을 잘 하는가? 고객이 개선해야 할 사항으로 무엇을 말하는가? 약점에 대한 솔직한 평가는 성장하고 개발해야 할 분야에 도움이 된다.

사업기회의 확인

- 현재 교정 운동 업계의 동향은 무엇인가?
- 어떤 네트워킹 기회를 알고 있거나 만들 수 있는가?
- 테크놀러지 사용이 비즈니스에 영향을 미치는가?
- 당신의 지역에 어떤 종류의 지역이벤트가 열리는가?
- 재원이나 자산이 되어줄 수 있는 인맥이 누가 있는가(그리고 그들이 당신에게 신세를 졌는가)?

확인된 당신의 장점이 사업에 있어 추가적인 기회를 창출해줄지 신중하게 생각해야 한다. 예를 들어, 호텔 및 접대 업계에 연락처가 있는 경우 이러한 사람들과 함께 객실 내 스파와 같은 번들을 만들어서 손님들에게 교정 운동 셀프 마사지 치료를 제공 할 수 있는 가능성을 논의할 수 있다. 또한 이전에 확인 된 약점을 제거하여 기회가 나타날 수 있는지 자문해봐야 한다. 소셜미디어의 뉘앙스에 익숙하지 않은 경우, 주제에 대해 교육하거나 소셜미디어 플랫폼을 설정하고 관리하는 데 도움을 줄 사람을 시간제 알바로 고용하여 새로운 마케팅 기회를 열 수 있는가?

사업의 위협 확인

- 경쟁자들은 무엇을 하고 있는가?
- 당신의 현금 유동상황은 어떠한가?
- 어떤 사업의 장애물에 직면해 있는가?
- 당신의 약점 중에 사업 성공을 위협하는 것이 있는가?

비즈니스에 부정적인 영향을 미칠 수 있는 요소를 식별하면 역경을 피할 수 있다. 예를 들어 모든 경쟁사들이 무료상담을 진행할 때 당신은 하지 않았다면 그렇게 하지 않기로 한 결정이 잠재 고객에게 긍정적인지 부정적으로 인식되는지 조사해야한다. 만약 목표로 하는 고객층이 무료 상담을 기대하고 있다면 안 해주기로 한 당신의 결정은 위협이 될 가능성이 높을 것이다.

경쟁에 우위인 부분 파악

경쟁에 우위인 부분이란 것은 다시 말해 경쟁자들 사이에서 당신의 사업을 특별하게 해주는 특징을 말하는 것이다(Hall 2003). 경쟁 우위를 정확히 파악하는 것은 귀중한 활동이다. 다른 기업은 하지 않는 당신의 사업에서

만 찾을 수 있는 경쟁적으로 우위인 것이 무엇인지 결정하면 마케팅 자료에서 이를 강조하여 잠재 고객을 끌어들이고 그들을 경쟁사로부터 멀어지게 할 수도 있다.

경쟁에 우위인 부분을 결정하기 위해서는 당신과 당신의 사업이 경쟁사들과 비교해 이 업계에서 어떻게 다른지 고려해라. 반박할 수 없는 예로 당신이 지역사회에 교정 운동 서비스를 제공하는 유일한 사람 일 수 있다는 것이다. 이것은 확실히 장점이지만 마케팅 관점에서 이 점을 더 자세히 설명하는 것이 도움이 된다. 예를 들어 유일한 교정 운동 서비스 제공하는 업체일 뿐만 아니라, 고객이 허리 통증을 극복하여 규칙적으로 운동으로 돌아갈 수 있도록 돕는 성공을 문서화 할 수도 있다. 또는 교정 운동 전문 지식을 보유한 비즈니스 분야의 유일한 전문가가 아니라면, 공인된 자격증을 보유한 유일한 사람이거나 프로 운동선수를 돕는 유일한 사람 일 수 있다.

경쟁에 있어서 우위인 부분을 알고 있는 것은 마케팅 결정을 하는데 있어 확실히 도움이 된다. 또한 경쟁에서 항상 앞서 나가는데 필요한 기술을 더 개발하기 위해 시간과 자원을 어디에 사용해야하는지 결정하는 중요한 방법이다(Hall 2003).

SWOT Example

다음 SWOT 분석은 현재 규칙적으로 퍼스널 트레이닝 고객을 만나고 매주 몇 개의 부트 캠프를 운영하는 개인 트레이너 자영업자들을 위한 것이다. 그녀는 그녀가 제공하는 서비스들 중에 하나로 교정 운동 전담 서비스를 추가할 계획이다.

장점(Strengths)

- 개인 사업자(그리고 내 상사)로서 고객의 요구를 충족하기 위해 필요에 따라 서비스를 조정할 수 있다.
- 현재 업무량은 고객에게 시간을 할애하고 탁월한 고객 서비스 제공을 가능하게 한다.
- 내가 독립적으로 계약되어있는 체육관에서 좋은 평판을 얻고 있다.
- 나는 이동이 가능하므로 필요하다면 고객의 집으로 출장도 가능하다.
- 간접비가 낮기 때문에 고객에게 가치를 제공하고 양질의 마케팅 자료에 투자 할 수 있는 돈을 가질 수 있다.
- 나는 교정 운동에 대한 체계적인 접근 방식을 가진 내 지역사회에서 유일한 개인 트레이너 중 한 명이다.

단점(Weaknesses)

- 현재 고객을 제외하고는 이 지역의 시장이 매우 작다.
- 내가 아프거나 타 지역에 가면 돈을 받지 못한다(고객 역시 불편을 겪는다).
- 고객수의 변동으로 인해 나의 현금 흐름은 불안정하다.
- 내가 일하는 체육관은 시끄럽고 교정 운동이 필요한 고객들을 도와주기에 좋지 않다.
- 내 자신을 특별한 기술을 가진 트레이너로 광고하지 않는다.

기회(Opportunities)

- 교정 운동 시장은 크게 확장하고 있고 성공을 위한 많은 기회가 있다.
- 경쟁자들은 이렇게 시장이 확대되고 있는 기회를 늦게 인지하고 있다.
- 사람들이 근골격계 통증이나 기능부전을 돕기 위해 전통적인 방식으로 접근하는 것을 말린다.
- 부트 캠프 수업들은 인기가 있지만 사람들은 다치고 싶어하지 않는다.

위협(Threats)

- 사람들은 자신들의 근골격계 문제를 위한 운동을 온라인을 통해 찾고 있다.
- 사람들은 교정 운동보다는 보험 적용이 되기 때문에 물리치료를 받는 경향이 있다.
- 일상처럼 진통제를 처방하는 것은 교정 운동에 대한 수요를 줄일 수 있다.

이 트레이너의 SWOT 분석 결과는 그녀의 강점이 무엇인지 이해시켜주고 기회를 극대화할 수 있도록 해준다. 이것은 그녀가 고객을 만나는 체육관에서 교정 운동 서비스와 "부상 없는" 부트 캠프 수업을 홍보함으로서 그녀의 지역 사회에서 시장 입지를 세우도록 유도할 수 있다. 그녀가 현재 작업 공간에서 추가 고객을 만나거나 전문 수업을 진행하는 것이 불가능한 경우, 그녀의 독립성, 일정 유연성 및 차량 접근을 통해 모바일 교정 운동 서비스 및 수업을 제공할 수 있다. 교정 운동 고객수가 늘어남에 따라 최적의 교육 및 훈련 환경을 만들기 위해 자신의 시설을 여는 것을 고려할 수 있다. 그녀의 약점과 위협을 검토해보면, 인터넷 기반의 비슷비슷한 프로그램과 같은 접근 방식과 달리 자신의 서비스를 개인에 특화된 것으로 광고하는 이점을 인식할 수 있다. 또한 물리 치료사를 사업의 위협으로 보는 것보다 고객이 물리 치료에서 퇴원하면 그들과 네트워크를 통해 의뢰할 수 있는 매체로서의 역할을 할 수 있다는 사실을 깨닫게 될 수도 있다(네트워크와 관련된 정보가 더 필요하면 챕터 28을 볼 것).

서비스의 기능 및 이점 확인

현재 제공하는(또는 향후 제공 할 계획인) 모든 서비스에는 기능과 이점이 있다. 교정 운동 서비스의 기능은 당신의 서비스가 제공하는 걸 설명하는 특징이다(예를 들면, 자가근막이완 운동). 서비스의 이점은 기능이 고객에게 제공하는 긍정적인 가치이다(예를 들면, 자가근막이완 운동의 혜택은 운동 범위 증가 및 통증 감소가 포함된다). 기능과 이점의 차이를 이해하고 마케팅 메시지에서 강조할 내용을 파악하면 홍보물을 만들 때 도움이 된다 (Kuzmeski 2010).

서비스 제공에 대한 기능 및 이점 목록을 작성하는 것은 두 가지 이유로 유용하다.

1. 당신이 제공하는 서비스 유형을 쌓아두도록 한다.
2. 이 평가의 정보를 사용하여 설득력 있는 마케팅 및 광고 메시지를 개발할 수 있다.

교정 운동 서비스의 이점을 식별하는 가장 좋은 방법은 고유한 기능을 생각하고 나열하는 것이다. 기능이 무엇인지 확인한 후에는 해당 기능의 가능한 모든 이점을 추출하여 고객에게 어필할 수 있는 방법을 설명 할 수 있다. 그림 27.1은 교정 운동 서비스에서 일반적으로 쓰이는 몇 가지 기능과 이점을 예로 보여준다.

효과적인 마케팅은 고객이 진짜 원하는 것은 서비스를 통해 얻는 이점이기 때문에 일반적으로 기능보다는 서비스의 이점을 강조한다(Kuzmeski 2010). 예를 들어, 전통적인 요가수업과 함께 핵심 운동 스트레칭 수업을 제공할 계획인 요가강사를 생각해보자. 특별수업의 특징은 기능적 해부학의 개념을 기반으로 한 정적 및 동적 스트레칭운동이다. 그러나 잠재 고객은 아마도 스트레칭운동 자체 또는 과학적 타당성에는 관심이 없을 것이며 스트레칭이 가져올 수 있는 이점(통증 완화 및 가동성 증가)에 더 관심이 있다. 따라서 이 강사는 광고 자료에서 스트레칭 수업의 특징을 언급 할 수 있지만 주로 고객이 수업에 참석하여 얻을 수 있는 혜택에 초점을 맞춰야한다.

현재 고객의 기반 검토

만약 이미 강력한 고객 기반을 보유하고 있다면 왜 마케팅 전략을 개발하기 위해 사업을 검토해야 하는지 궁금할 수 있다. 서비스를 확장하거나 수익을 늘리는데 전혀 관심이 없거나 고객 기반이 줄어들지 않을 것이라는 확신이 없다면 이는 유효한 포인트가 될 수 있다. 그러나 요금을 높이고 비즈니스를 성장 시키며 교정 운동 서비스 제공 업체로서의 명성을 높이고 싶다면, 목표 시장에 대

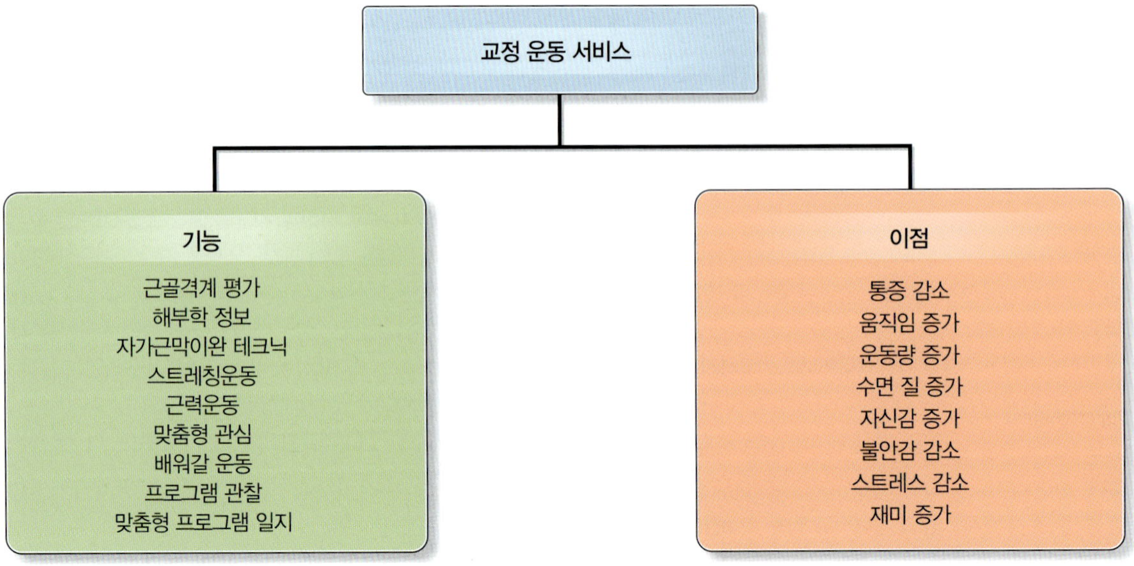

그림 27.1 교정 운동의 기능과 이점 예시

한 이해를 지속적으로 향상시켜야한다. 대면으로 혹은 설문지를 통해 그들이 무엇을 원하는지, 사용하고 싶은 것들이 무엇인지, 왜 운동을 위해 당신을 선택했는지 고객에게 직접적으로 답변을 요청하면 기존 고객뿐 아니라 미래의 고객들까지 만족시킬 수 있는 답변을 얻을 수 있을 것이다.

다음은 기존 고객들을 기반에서 정보를 얻는데 도움을 줄 수 있는 질문들이다.

- 당신은 운동을 하거나 일과 활동을 즐기는데 있어 근골격계 혹은 움직임에 제한이 있는가? 만약 그렇다면, 어떤 종류의 문제를 경험했는지 그리고 현재 그 문제를 위해 무엇을 하는가?
- 이 문제를 위해 전문가를 찾는가? 만약 그렇다면 누구를 보는가?
- 그 전문가에게 서비스를 받고 있다면 만족하는가? 만약 그렇다면 그 서비스의 어떤 점이 좋은가?
- 받고있는 서비스가 맘에 들지 않는다면 그 전문가가 무엇을 바꾸면 만족하겠는가?
- 근골격계 불균형을 해결하고 통증과 통증을 제거하는 것이 얼마나 중요한가?
- 이러한 문제를 돕기 위해 내가 무엇을 할 수 있는가?
- 일반적으로 당신을 돕기 위해 내가 무엇을 다르게 할 수 있는가?
- 근골격계 문제를 완화하기 위해 무엇을 할 준비가 되어있는가?

현재 고객의 기반을 평가하는 것은 현재(그리고 잠재적) 고객이 교정 운동 제공 업체로부터 원하는 것과 필요로 하는 것이 무엇인지 파악하는 데 도움이 된다. 또한 교정 운동 서비스 측면에서 현재 비즈니스에서 누락될 수 있는 항목에 대한 정보를 제공하므로 이에 따라 향후 제공할 것들과 마케팅 전략에 맞춰 조정할 수 있다(Humbatov 2015).

가치 제안서 작성

마케팅 전략에 집중하는데 도움이 되는 마지막으로 평가할 것은 고객에게 제공하는 특별한 가치측면에서 사업의 목적과 목표한 바를 설명하는 것이다(상해예방, 상해회복, 통증완화, 경기력향상, 관리). 이것을 가치제안서라고 부른다. 가치제안 성명서를 작성하면 대상이 되는 시장그룹, 제공하는 이점 및 경쟁사와 관련하여 서비스의 상대적 가격을 평가하고 정의하여 마케팅 전략의 방향을 잡는데 도움이 된다(Schultz and Doerr 2011).

다음은 비즈니스 이름이 Advantage Fitness인 개인 트레이너가 교정 운동 서비스를 추가하기 위해 가치 제안 진술을 표현할 수 있는 방법의 예이다.

Advantage Fitness는 바쁜 임원들에게 근육통과 관절통을 완화하고 건강을 개선하는데 도움이 되는 편리한 모바일 운동서비스를 프리미엄 가격으로 제공한다.

이 예에서는 목표 시장이 명확하게 정의되어 있습니다(시간이 부족한 임원들). 서비스의 이점(찾아가지 않아도 되므로 고객의 시간을 절약하는 모바일 서비스, 체력을 향상시키고 근육통과 관절통을 완화하는 운동 프로그램)도 확인되었으며 서비스 비용이 다른 공급자에 비해 높을 것(프리미엄 가격)이란 것도 암시되어 있다.

가치제안 성명서를 사용하여 마케팅 전략을 개발하고 시행할 때 마케팅 메시지가 사업에 명시된 요소를 정확하게 반영하는 것이 중요하다. 목표시장, 이점, 가격등 가치제안서의 모든 부분은 광고, 판촉, 포지셔닝, 홍보, 고객 서비스 정책, 네트워킹 및 일상적인 운영을 통해 전달되어야 한다(Schultz and Doerr 2011). 예를 들어 Advantage Fitness의 가치제안 성명서는 높은 가격대와 매우 높은 수준의 고객 서비스를 보장한다는 걸 고품질의 전문적으로 제작된 광고 및 판촉 자료를 통해 보여줄 수 있다. 또한 유명 브랜드 장비를 사용하고, 교정 운동에서 인정되고 존중받는 자격증을 소지하고, 멋진 차량을 운행하고(모바일 사업이기 때문에), 시간 엄수와 시간 유지 기술이 뛰어나고, 신용카드로도 결제가 가능하다든지 여러 가지 가치 제안서에 약속된 사항들을 반영하는 고려사항들이 필요하다.

가치제안 성명서를 만드는 것은 어려울 수 있지만 당

신 사업의 목표에 대한 정확한 이해가 필요하기 때문에 평가 활동 중 가장 중요한 부분 중에 하나이다. 사업목표를 식별하고 제공할 내용(누구에게, 어떤 가격으로)에 대해 명시하는 것은 마케팅 결정을 내리는데 있어 훌륭한 방법이다.

마케팅 메시지의 생성

비즈니스의 모든 고유한 특성에 대한 평가를 완료하고 소비자에게 보여주고 싶은 이미지를 알고 나면 콘텐츠를 만들고 마케팅 메시지를 배포하는 방법을 선택할 때이다. 여기에는 웹사이트, 브로셔 또는 입소문 광고와 같은 타겟 시장을 알리고 유치하기 위해 사용할 콘텐츠 자체와 수단이 포함된다(Price and Bratcher 2010).

마케팅 메시지는 언어적, 비언어적, 그리고 서면으로 잠재적 고객들을 끌어들이고 기존 고객의 만족을 유지한다(Kuzmeski 2010). 모든 사람의 메시지는 고유한 반면 마케팅 콘텐츠가 생성되는 과정은 모두와 비슷하다. SWOT 분석을 통해 얻은 기능과 이점 차트, 경쟁력 있는 장점의 요약, 현재 고객의 분석, 그리고 가치제안 성명서와 같은 정보를 사용해 마케팅 자료의 중심이 되는 콘텐츠를 만든다. 다음과 같은 측면에 중점을 둔다.

1. 사업의 긍정적인 부분을 강조하라.
2. 서비스가 기존 및 잠재 고객 모두에게 제공할 수 있는 특정 수익을 확인한다.
3. 경쟁자들과 차별화 되는 부분을 잘 보이게 하라.
4. 모든 메시지에서 콘텐츠의 연속성을 유지하라.

전달방법 평가

마케팅 메시지를 생성했으면 이 정보들을 고객들에게 어떻게 전달할지 결정해야만 한다. 소셜미디어와 같은 저렴한 옵션부터 TV에서 자신의 정보 광고를 실행하는 것과 같은 매우 값비싼 옵션에 이르기까지 사용할 수 있는 배포 채널이 많이 있다. 대부분의 전달 방법은 비용의 범위에 따라 다양하다. 웹사이트, 이메일 마케팅 캠페인, 브로셔, 신문 및 잡지 광고, 전단지 및 보도 자료는 모두 가격이 다른 전달 방법이다. 메시지를 개발하고 전달하기 위해 에너지와 돈을 투자하기 전에 당신의 사업과 잠재적 시장을 위해 진행했던 조사를 다시 검토하여 옵션 범위를 좁혀라. 어떠한 전달 방법을 사용할지 고를 때 다음과 같은 질문들을 고려하라.

- 목표 시장은 어떻게 시간을 소비하는가? 잠재 고객이 시간을 보내는 방식에 대해 생각하면 마케팅 메시지를 고객에게 알리는 가장 현명한 방법을 찾는데 도움이 된다. 예를 들어, 목표 시장이 대부분이 집에 머무르는 은퇴한 전문가들로 구성되어 있다면, 그들이 하루를 어떻게 보낼지 고려해라. 만일 그들이 잡지를 읽고, 우편물을 확인하고, 가끔 건강과 관련된 모임에 가면 다이렉트 메일 엽서나 신문, 안내문 또는 전단을 사용하거나 관련 잡지나 지역신문의 광고를 사용하는 것이 비즈니스에 좋은 배포 옵션이 될 수 있다. 목표 시장에 서비스를 제공하거나 사무실에서 브로셔를 제공하는 다른 의료 전문가와의 네트워킹을 고려할 수도 있다(Cynthia 2012; Urquhart-Brown 2008).
- 어떤 배포 옵션이 당신의 기술과 서비스를 강조해 줄까? 고객이 당신의 서비스를 이용하도록 설득할 방법을 고려할 때는 당신의 사업과 기술을 가장 잘 드러낼 수 있는 배포방법을 선택하라. 사람들의 근골격 건강과 관련된 개인적인 문제에 대해 도움을 줄 때 사람들과 따뜻한 관계를 발전시키는 요령이 있다면 마케팅 자료에서 강조하고 싶을 것이다. 편안하고 만족스러운 고객과 함께 일하는 것을 보여주는 사진이나 비디오는 비슷한 문제를 가진 잠재 고객이 당신에게 다가가는 것을 편안하게 느끼는 데 도움이 된다(Cynthia 2012).
- 잠재고객에게 어떤 메시지를 보내고 싶은가? 목표 시장의 의견과 태도는 마케팅 조각에 대한 인식에 큰 영향을 미치므로 사용할 배포 방법을 결정할 때 이를 고려해라. 예를 들어, 매우 성공적인 사업전문

가(임의 수입이 많은)에게 개인 교정 운동 세션을 마케팅 할 계획이라면, 선택한 마케팅 및 유통채널은 당신의 서비스가 예외적이며 당신이 받으려고 의도한 요금만큼 가치가 있다는 인상을 주어야한다. 자동차 앞 유리에 테이프로 붙인 전단지 또는 안내원에게 전달되는 브로셔는 해당 메시지를 전달하지 못한다. 실제로 이러한 배포 선택은 역효과의 영향을 미칠 수 있으므로 이러한 선택이 마케팅 메시지와 일치하는지 평가해야한다(Cynthia 2012).

- 얼마만큼의 돈을 사용해야 하는가? 마케팅 메시지에 사용할 배포 방법을 결정하는 가장 중요한 측면은 합리적으로 지출할 수 있는 금액이다. 배포 방법이 얼마나 매력적으로 보일 수 있는지 또는 얼마나 많은 잠재 고객이 노출될 수 있는지는 중요하지 않다. 만약 감당할 수 없는 만큼의 금액을 지출한다면 당신의 사업은 마케팅 노력이 가져올 결과를 확인하기도 전에 파산할 지도 모른다(Price and Bratcher 2012).

마케팅 전략의 시행

마케팅 전략을 위한 콘텐츠를 만들고 마케팅 메시지에 가장 적합한 전달방법을 선택하는 것은 광범위하지만 매우 중요한 절차이다. 당신과 당신의 사업에 가장 적합한 배포 기술과 그것을 가장 효과적인 방법으로 사용하기 위해 평가하는데 도움이 되는 가장 널리 사용되는 몇 가지 방법이 다음에 설명되어 있다.

웹사이트

26장에서는 오늘날 시장에서의 온라인 존재와 잠재 고객과 기존 고객 모두에게 새로운 기술에 대해 알리기 위한 몇 가지 기본적인 웹 사이트 전술을 배웠다. 마케팅 메시지를 더욱 확장하고 배포함에 따라 웹 사이트를 다시 방문하여 콘텐츠를 업데이트하고, 구조를 재설계하고(필요하다면), 웹 사이트의 검색 엔진 노출을 극대화하기 위한 전략을 채택해야한다(Rieva 2001).

웹사이트를 개선하거나 구축하는 과정을 시작할 때 먼저 사이트의 주요 목적이 무엇인지 결정해라. 웹사이트를 다음과 같은 용도로 사용할 것인지 결정해야 한다.

- 관심 있는 잠재고객이 연락을 취하기 위한 첫 번째 창구
- 교정 운동 도구와 서비스를 판매
- 고객들과의 소통(포럼이나 고객들만 볼 수 있는 페이지)
- 시각자료를 보여주기 위한 메인 서버

사이트의 주요 마케팅 기능을 이해하면 콘텐츠를 보다 쉽게 개발하거나 조정할 수 있다(Rieva 2001). 어떤 유형의 사이트를 구축할지(혹은 재구축) 결정한 후 평판 좋은 웹 디자인 회사를 찾아 도움을 요청해라. 웹 사이트가 완료된 후 웹 사이트를 직접 변경하고 업데이트 할 수 있기를 원한다면, 사이트와 함께 콘텐츠 관리 시스템 또는 관리 포털을 포함하도록 설계자에게 요청해라(Rieva 2001).

당신의 사이트 콘텐츠에 해당하는 관련 키워드를 사용하면 잘 설계된 웹 사이트가 다른 웹 사이트보다 검색 엔진 결과에서 더 높게 나타날 수 있다. 검색엔진 결과에서 더 높게 노출된다는 것은 잠재적 고객이 보고 방문할 가능성이 더 높다는 것이므로 매우 중요하다(Shepherd and Augenti 2012). Google 또는 Yahoo와 같은 검색 엔진에 유료로 사이트를 올리기로 결정한 경우 검색 엔진 로봇이 사이트를 찾고 순위를 지정할 수 있도록 사업을 설명하는 관련 키워드 또는 구문 목록을 생성해야한다. 키워드 목록을 만들 때는 단순히 이름, 전문 레이블, 자격 증명 또는 고객을 돕기 위해 사용하는 프로세스가 포함된 단어나 구문만을 사용하지 마라. 잠재 고객은 이력서보다 자신의 근골격 문제에 더 관심이 있으며 문제와 관련된 키워드를 사용하여 서비스를 검색한다는 것을 기억해라. 예를 들어 최적의 키워드 검색 엔진인 semrush.com 사이트는 2017년 3월 31일에 인터넷에서 "요통"이라는 용어가 "교정 운동 전문가"보다 330배 더 자주 검색되었다고 보고했다. (Keyword Magic Tool, Semrush, accessed March 31, 2017, https://www.semrush.com.features/keyword-magic-tool/) 잠재 고객의 문제에 초점을 맞춘 단어를 식별하여 웹 사이트에 유용한 키워드 또는 구문 목록을 생성 할 수 있다. 이 목록을 모두 사용했다면 고객들의 문제 해결을 묘사하는 단어들이 무엇인지 생각해라(서비스의 장점들). 당신의 잠재적인 고객들이 관심을 갖고 있는 단어와 구문들을 찾아주는 여러 가지 온라인 도구들이 있다. 이 서비스들을 이용해서 당신이 사용한 단어나 구문들 중에 어떤 것이 가장 사람들이 인터넷 검색을 할 때 사용되는 것인지 검사할 수 있다(Neuman 2007).

웹사이트의 키워드나 목록을 최적화시키는 것에 이외에도 가장 유명한 소셜미디어 플랫폼(페이스북, 트위터, 인스타그램)과 당신의 사이트를 연결하는 것은 검색엔진의 노출을 높여줄 것이다(Shepherd and Augenti 2012). 잠재고객들은 서비스를 검색할 때 소셜미디어를 자주 이용하고 당신은 이것을 장점으로 이용할 수 있다. 또한 소셜미디어 플랫폼에 연결하면 고객관련 사업 개발을 쉽게 업데이트하고 유용한 정보를 제공하거나 일반적으로 고객과 사업을 최우선으로 유지할 수 있다. 기존 고객들에게 당신의 소셜미디어 창을 친구, 가족, 직장동료들과 공유하도록 권유하는 것 또한 추천을 늘릴 수 있는 굉장히 좋은 방법이다(Price and Bratcher 2012). 양질의 소셜미디어 플랫폼을 설정하거나 만드는 방법을 잘 모르는 경우 웹 사이트 디자이너에게 이를 웹 사이트 개발 서비스의 일부로 포함하도록 요청하라.

보도 자료

당신의 새로운 혹은 교정 운동으로의 확장을 사람들에게 알리는 또 다른 멋진 방법은 지역 방송국, 지역사회 잡지, 신문에 보도 자료를 보내는 것이다(Hiam 2014). 언론 매체에 보도 자료를 제출하는 것은 당신과 당신의 사업에 대한 잠재적이고 대대적인 광고를 구축하는 데 사용할 수 있는 무료 배포 방법이다. 돈을 받고 보도 자료를 내주는 서비스를 하는 온라인 회사들도 있다. 유료서비스든 무료서비스든 언론매체들은 일반적으로 풍부한 보도 자료를 받기 때문에 내보낼 자료들이 마케팅 관점에서 신선하고 독특하며 뉴스에 관심을 끌 수 있어야 한다는 것을 명심해야 한다. 보도 자료들은 다음 요소들을 갖춰야 한다.

- 자료를 내보낼 날짜와 "바로 내보낼 자료"라는 문구
- 자료 내용을 모두 요약한 눈에 띄는 제목
- 특정 매체의 관점에서 뉴스 가치가 있는 당신과 당신사업에 대한 정보(예를 들면, 진행하는 사업이 국가에서 주는 교정 운동 상을 수상했다고 지역 TV 및 신문에 알림)
- 누가 무엇을 어디서 언제 그리고 왜 하는지 요약한 부분을 첫 문단에 넣고 다음 문단에는 세부사항에 대한 부분을 간략하게 정리해 올림
- 문법 및 구두점 오류 없이 간결하고 읽기 쉬운 콘텐츠
- 추가 정보를 위해 연락 할 사람에 대한 정보 및 세부사항
- 회사 배경정보 및 연락처 정보를 요약하는 자료의 별도 섹션

대량 마케팅 캠페인

교정 운동 서비스와 관련하여 체중감량과 같은 일반화된 서비스를 제공할 계획이고 비슷한 관심을 가진 광범위한 고객 시장에 호소하려는 경우 대량 마케팅 회사의 구현을 고려할 수 있다(Frazer-Robinson 2003). 대량 마케팅 프로모션은 텔레비전, 라디오, 전단지, 다이렉트 메일, 인쇄 광고, 이메일 캠페인과 같은 배포채널과 페이스북이나 유투브와 같은 사이트를 통한 인터넷 기반 광고 프로모션을 사용하여 최대한 많은 잠재 고객에게 이름을 알리기 위해 고안되었다. 잠재적으로 마케팅 메시지를 배포하는 효과적인 방법이 될 수 있지만 이러한 채널에 대한 지출은 비용이 많이들 수 있다. 많은 사람들이 대량 마케팅 캠페인 메시지를 받을 수 있다고 해서 이런 캠페인에서 생성된 우위가 유료고객으로 변환된다는 것을 의미하지는 않는다는 것을 기억하는 것이 중요하다(Frazer-Robinson 2003). 대량 마케팅 캠페인을 배포하기로 선택한 경우, 그 캠페인에 노출될 사람들의 수가 방대하기 때

문에 해당 캠페인의 모든 요소가 당신이 전달하려는 이미지와 일치하는지 확인하는 것이 중요하다.

입소문 광고

마케팅 메시지를 위해 가장 가치 있는 배포방법은 입소문 광고이다. 이것은 사업 추천을 받고 유지하는 가장 효과적인 방법이며 사실상 무료이다. 입소문 마케팅을 이용하는 가장 좋은 방법은 고객과 상호작용할 때마다 프로그램을 성공시키고, 탁월한 고객 서비스 및 긍정적인 경험을 고객에게 제공하는 것이다(Friedmann 2009). 그런 다음 고객들(또는 당신이 근골격 문제에 도움을 준 가족 또는 친구)의 긍정적 인 경험을 바탕으로 새로운 사업을 구축 할 수 있다. 많은 고객들, 친구들, 가족 및 동료가 당신과의 관계에 대해 이야기하는 것을 좋아하고 그렇게 할 구실을 줘라. 다음은 몇 가지 방법이다.

- 고객들에게 친구, 가족, 배우자 또는 직장 동료를 세션에 초대하도록 장려해서 이런 잠재고객이 당신의 전문 지식을 직접 목격 할 수 있도록 한다.
- 고객 중 한 사람이 고객일지를 사용할 때 잠재 고객이 볼 수 있게 해서 사업을 위한 입소문 마케팅을 고무시켜라. 고객일지의 각 페이지를 사업장 이름과 로고로 브랜딩하거나 생체 역학적 방법론의 절차에 대한 정보 페이지를 포함하는 것을 고려해야 하는 이유는 서비스에 가치를 추가하고 사업을 홍보하는 훌륭한 방법이기 때문이다.
- 친구를 추천하는 고객에게 무료 티셔츠, 무료 세션 또는 할인 요금과 같은 추천에 대한 인센티브를 제공한다. 비슷한 것으로 의료공동체와 전문적인 네트워킹 관계를 구축하는 것은 입소문 추천을 육성하는 좋은 방법이다(챕터 28을 볼 것).

많은 중소기업이 마케팅의 중요성에 대해 립 서비스를 제공하지만, 비즈니스에 적합한 유형의 노출을 창출하는 데 필요한 시간을 소비하거나 자본을 투자하지 않는다. 그러나 교정 운동 평가, 해부학 및 프로그램 설계 기술을 연습해야하는 것처럼 마케팅 지식을 지속적으로 개선하여 지속적인 고객 흐름을 확보해야한다. 지속적으로 마케팅 기술과 홍보 활동을 향상시키기 위해 서비스 제공을 자주 재검토하고, 고객의 요구 사항을 이해하기 위해 고객과 소통하고, 미래의 요구 사항을 예측하고, 경쟁 업체가 하는 일에 주의를 기울이고, 업계의 변화하는 추세에 적응함으로서 마케팅 메시지와 이를 전달하는 방식을 조정할 수 있다.

풀타임 교정 운동 전문가로의 전환

당신의 전문성과 마케팅을 효과적으로 적용해서 성공을 지속적으로 경험하면 당신의 서비스를 원하는 수요는 점점 증가할 것이다. 결과적으로 당신의 사업을 어떤 방향으로 잡을 것인지를 정해야 할 시간이 올 것이다. 만일 교정 운동 전문가로서 만족한다면 교정 운동 서비스를 제공자가 되는데 큰 장점일 것이다. 당신의 사업을 줄여 교정 운동에만 집중하면 많은 장점들이 있다.

- 만성 근골격계 문제가 있는 사람들에게 특별히 마케팅을 집중해 마케팅 비용을 줄이고 노력에 대한 더 나은 수익을 얻을 수 있다.
- 특별 서비스에 상응하는 높은 비용을 청구할 수 있다.
- 기술향상을 위해 교정 운동과 운동역학 관련교육에만 전념할 수 있고 평생교육 요건이 간소화되고 이 두 가지는 모두 고객의 성공을 높여주고 당신 사업의 수익을 높여줄 것이다.
- 당신은 업계 전문가로 인정받을 수 있는 플랫폼을 갖게 될 것이며, 교정 운동에 대해 발표하고, 쓰고, 사람들을 교육함으로서 2차 수익원을 개발할 수 있을 것이다.
- 상승된 지위로 인해 임금은 올라갈 것이고 그에 따라 일하는 시간은 줄고 레저 활동이나 관심분야를 즐길 시간은 늘어날 수 있다.

풀타임 전문 교정 운동 사업서비스로의 전환은 매우 수익성이 있다. 그러나 교정 실습 전문가로서의 잠재력을 최대한 실현하려면 해당 분야의 전문가로서의 이미지를 개발하고 업계의 리더로서 사업을 위치시키는 계산된 접근 방식을 지속적으로 취해야한다.

필요한 자격증 취득

다른 모든 전문가들과 마찬가지로 고객은 자신을 봐주는 사람들이 자기가 하는 일을 할 수 있는 자격이 있는지 알기를 원한다. 당신이 풀타임 교정 운동 제공자가 되려는 계획이라면, 피트니스 업계에서 평판이 좋은 교육 제공자로부터 교정 운동 전문자격증을 취득하는 것(그리고 최신 인증을 유지하는 것)은 절대적으로 필수이다. 또한 정기적으로 자격을 업데이트해야한다.

사업 목표에 집중

소비자가 당신을 성공적인 교정 운동 제공자로 즉시 인식할 수 있도록 사업의 모든 구성요소는 교정 운동에 대한 당신의 약속을 반영해야한다. 여기에는 마케팅 자료, 웹 사이트, 뉴스레터, 소셜미디어 노력, 평생교육 과정, 연설 참여 및 미디어 기회가 포함된다. 사업의 초점을 전문분야로 제한하면 운영에 집중하는 데 도움이 될 뿐만 아니라 교정 운동 전문가로서 인식되는 가치를 높일 수 있다.

고객 프로필 재구성

꽤 오랫동안 성공적인 건강 및 피트니스 사업을 운영했다면, 확실히 확보된 그렇지만 교정 운동 서비스를 받지 않는 고객들이 예약 명부에 있을 것이다. 풀타임 교정 운동 전문가가 되려면 "전통적인" 고객이 교정 운동 서비스가 아닌 다른 서비스를 위해 당신을 만나러 오는 세션 수를 전환하거나 줄이는 과정을 시작해야한다. 또한 이러한 고객들의 프로그램을 재구성하여 주로 교정 운동 요구 사항을 지원하고 현재 비용을 충족하기 위해 요금을 점진적으로 인상하는 것도 중요하다. 이것은 어렵고 불편한 도전이 될 수 있지만, 이러한 사업의 구조 조정은 교정 운동 전문가로서의 명성을 굳건히 하고 양질의 추천을 받고 그에 따라 등급을 높일 수 있다. 서비스를 교정 운동으로 제한할 때 비 교정 운동 고객들을 다른 전문가(예를 들어 개인 트레이너, 영양사 또는 체중 감량 전문가)에게 추천 할 수 있다. 이 동료들은 근골격계 제한이 있는 고객을 전문 교정 운동 서비스를 위해 당신에게 다시 추천할 것임을 알게 될 것이다.

당신 소유의 사업장 오픈

충분한 수익과 탄탄한 고객 명단이 있으면 당신 소유의 교정 운동 시설을 여는 것을 고려할 수 있다. 이를 통해 교정 운동 고객을 완전히 수용하고 당신이 제공하는 전문 서비스를 반영하도록 사업을 브랜드화 할 수 있는 작업공간을 설계할 기회를 얻을 수 있다. 자신의 시설을 운영하는 것은 다른 작업장 배치보다 비용이 더 많이들 수 있지만 전문가로서의 확실한 전문 이미지를 만들고 추가 수익원을 위한 많은 가능성을 여는데도 도움이 될 수 있다(Rieva 2001).

요점 정리

교정 운동 서비스를 효과적으로 마케팅하려면 당신의 사업, 현재 제공되는 서비스, 경쟁자들 및 고객 기반의 요구사항을 심층적으로 살펴 봐야한다. 사업에 대한 이 평가를 완료하면 고객을 유치하고 사업 성장을 지원할 수 있도록 해당 정보를 사용하여 관심을 끌고 설득력 있는 마케팅 메시지를 개발하여 고객에게 사용해라.

- SWOT 분석을 완료하면 장단점 및 시장에서 가질 수 있는 위협이나 기회를 평가하는 데 도움이 된다.
- 가치 제안 성명서를 작성하면 서비스를 위해 투영하려는 이미지와 제공 대상에 대해 명확하게 알 수 있을 것이

다.

- 경쟁자를 평가하면 경쟁 우위를 점하기 위해 필요한 것을 정확하게 파악할 수 있고 교정 운동 비즈니스에 대한 특별한 이미지를 배양할 수 있다.
- 모든 서비스에는 기능과 이점이 있다. 잠재고객은 일반적으로 기능보다 혜택에 더 관심이 많으므로 마케팅 메시지에서 이를 강조하라.
- 기존고객 및 잠재고객을 조사하면 사업이 고객의 요구를 충족시킬 수 있는 방법을 정확하게 평가할 수 있으며 당신의 서비스가 시장에서 어떤 특정 틈새시장을 채우는 지 결정하는 데 도움이 된다.
- 마케팅 메시지에 대해 선택하는 배포 옵션은 대상 시장과 마케팅 캠페인의 목표에 따라 달라질 것이다. 사업 이미지를 정확하게 반영하고 예산에 맞는 옵션을 선택한다.
- 모든 마케팅 채널 중에서 가장 생산적인 것은 입소문이다. 고객 및 잠재 고객과 상호 작용할 때마다 탁월한 고객 서비스, 구체적인 결과 및 긍정적인 경험을 제공함으로써 이러한 유형의 마케팅을 생성 할 수 있다.

자가 점검

교정 운동 서비스를 효과적으로 마케팅하려면 자신의 사업뿐 아니라 잠재 고객의 요구 사항과 원하는 것을 이해하여 확고하고 설득력 있는 마케팅 메시지를 만들 수 있어야한다. 마케팅 메시지 기술을 갈고 닦는데 도움이 되도록 아래 공간을 사용하여 제공하는 교정 운동 중 한 가지에 관련해 100개의 단어로 홍보 메시지(예를 들어 당신이 사용할 단어)를 작성하시오. 다음은 제공된 예문이다.

생체 역학적 방법을 통한 교정 운동 전문가 코스(TBMM-CES) 건강과 피트니스 산업에서도 가장 높이 평가되는 60개국 이상의 나라에서 자격을 갖춘 전문가들과 함께하는 교정 운동 교육 프로그램이다. TBMM-CES 자격증을 얻기 위해서는 학생들은 기술을 향상시키기 위해 근골격계 평가, 해부학, 교정 운동 선택, 프로그램 디자인과 같은 포괄적인 강좌들을 이수해야만 한다. 생체 역학적 방법을 통한 교정 운동 전문가 자격증을 취득한 사람들은 근육과 관절통의 근본적인 근골격 원인을 해결하는 데 도움이 되는 독특한 능력으로 인해 전 세계에서 사람들이 정기적인 운동과 활동적인 라이프 스타일 프로그램을 회복하거나 계속할 수 있도록 돕고 있다.

CHAPTER 28

Scope of Practice, Networks, and Referrals
진료 범위, 네트워크 및 추천

교정 운동 기술을 운동 프로그램과 통합하면 피트니스 전문가로서 제공하는 서비스가 실습 범위 내로 유지되는 것이 매우 중요하다(Bryant and Green 2010). 명확하게 정의된 역할 내에서 일하면 전문 기술을 연습하고 홍보할 수 있으므로 당신과 당신의 고객에게 유익하다. 또한 다른 비즈니스와 강력한 네트워킹 관계를 구축하고 고객의 추천을 생성하는 능력을 높일 수 있다.

업무 범위 유지

법률은 주와 국가마다 다르지만 일반적으로 전문가는 경험, 교육, 훈련 및 입증된 역량의 범위 밖에서 일해서는 안 된다(Howley and Thompson 2016). 당신의 전문성은 피트니스 전문가로서 근골격계를 이해하고 그것이 자세와 움직임에 의해 어떻게 영향을 받는지에 있다. 이 전문화된 지식은 고객의 신체적 한계를 인지하는 데 도움이 되며, 고객의 건강, 운동 및 피트니스 목표를 달성하는 데 도움이 되는 운동 프로그램을 설계할 수 있다. 교정 운동을 피트니스 프로그래밍 및 개인 훈련에 통합하는 것은 당신과 당신의 고객 성공의 열쇠다(Price and Bratcher 2010).

그러나 일하면서 자신의 역할과 공인된 의료 전문가의 역할을 혼동하지 않는 것이 중요하다. 당신이 직접 특정 의학적 질환을 진단, 처방 또는 치료하는 것은 적절하지 않다(Bryant and Green 2010). 이처럼 진단된 질환 또는 의료 서비스에 대한 권위자가 인물이 되는 것은 당신의 업무가 아니지만, 고객과 협력하여 근골격계 건강을 개선하는 것은 당신의 업무 범위 내에 있다(Price and Bratcher 2010).

직업적 경계를 유지하는 것은 신뢰할 수 있는 전문가로서의 명성을 높여 비즈니스에 도움이 될 수도 있다(Price and Bratcher 2012). 의료전문가는 종종 운동 지도가 필요한 환자를 의뢰할 수 있는 자격을 갖춘 피트니스 전문가를 필요로 한다(DiNubile and Patrick 2005). 하지만, 의료전문가는 환자의 문제가 피트니스 전문가나 개인 트레이너에 의해 더 악화될 수 있다는 우려로 근골격계 질환의 환자를 의뢰하는 것을 꺼릴 수 있다. 당신이 근골격계 평가 및 교정 운동에 대한 전문 자격이 있고 진료 범위 내에서 일할 때 의료 전문가는 당신에게 환자를 의뢰하는 것을 신뢰할 것이다(DiNubile and Patrick 2005). 교정 운동을 실행하기 전에 미리 생체역학적 방법에의한 교정 운동 전문가(TBMM-CES; The BioMechanics Method Corrective Exercise Specialist) 자격을 취득하는 것이 좋다. 이것은 당신의 임상 기술이 강화될 뿐만 아니라 의료 전문가로부터 더 많은 의뢰를 받을 수 있다. 국제적으로 공인된 이 CES 자격은 당신의 네트워킹 노력에 신뢰를 가지게 한다. 네트워크가 성장할수록 고객의 상태가 진료 역량 범위를 벗어난 경우 고객을 당신이 아닌 다른 전문가에게 의뢰하는 것이 더 쉬워진다.

전문 네트워크 및 추천 개발

네트워킹은 면허가 있는 의료 전문가 및 기타 건강 관리 전문가들과 전략적 비즈니스 관계를 구축하는 것이다. 성공적으로 수행된다면 고객과 환자의 상호 유익한 의뢰 시스템을 만들 수 있다(Levinson and Mann 2007). 네트워킹은 비즈니스를 마케팅하며 고객 기반을 구축하는 가장 저렴하고 효과적인 방법 중 하나다. 그러나 성공적인 네트워킹은 명함을 나눠 주거나 다른 사람이 대신 나눠주도록 하는 것 이상의 의미가있다. 당신이 신뢰하는 전문가들과, 그리고 당신의 비즈니스에 대해 신뢰가 있는 전문가과의 관계를 구축하는 데는 시간이 필요하다. 성공적인 네트워킹에는 시간과 에너지가 필요하지만 네트워크를 통해 형성된 고객은 단골 고객이 될 가능성이 높다(Price and Bratcher 2012).

네트워킹을 시작하기 전에 비즈니스 관계에서 얻고 싶은 것이 무엇인지 스스로 생각해 보라. 다른 전문가들과 연결해서 고객이 당신에게 의뢰하도록 하는 것이 당신의 주된 목표인가? 아니면 다른 전문 서비스를 위해 자신의 고객을 추천할 수 있는 전문가 네트워크를 구축하는 것인가? 아마도 둘 다 일 것이다. 목표를 정한 후에는 적절한 기회와 파트너가 필요하다(Price and Bratcher 2012).

좋은 네트워킹 기회 식별

네트워크를 형성할 수 있는 사람을 만나는 방법에는 여러 가지가 있다. 고객과의 대화나 식사, 다른 전문가와의 점심 모임, 커뮤니티 모임, 소셜 미디어 사이트, 직장 동료와의 대화 등이다. 이러한 기회 중 일부는 지속적이고 생산적인 네트워킹 관계를 구축하기 위해 다른 사람들과 대면 할 수 있는 기회를 제공한다. 체계적이지 못한 미팅은 산발적인 고객 의뢰로 이어질 가능성이 높다. 따라서 목표를 달성하는 데 가장 도움이 될 수 있는 네트워킹 유형을 결정해야 한다. 또한 네트워킹 관계를 구축하는 열쇠는 참석하는 이벤트의 양이 아니라 질에 있다는 것을 이해해야 한다(Price and Bratcher 2012).

잠재적인 네트워킹 파트너에게 접근

잠재적인 추천 소스 또는 네트워킹 파트너를 확인했으면 전문적으로 접근한다(Ciletti 2011). 당신의 비즈니스와 당신이 제공하는 서비스의 유형, 고객의 고객 또는 고객이 공유하도록 하기 위해 협력하는 방법을 소개하는 편지를 보내야 한다. 다른 모든 비즈니스에서와 마찬가지로, 소개서와 함께 제공되는 자료도 고품질의 전문가 이미지를 나타내야 한다. 편지를 보낸 후에는 즉시 잠재적 네트워킹 파트너에게 전화나 이메일을 통해 연락하여 해당 연락에 답변할 수 있도록 한다. 단순히 이메일만 보내는 실수를 하지 마라. 많은 사업주들이 이런 식으로 권유받는 것에 익숙해져 있고, 그들은 종종 이런 유형의 소개를 무시하곤 한다.

만약 당신이 파트너와 미팅을 잡을 수 있다면, 당신과 당신의 비즈니스에 대한 간단한 요약을 준비하여 기회를 최대한 활용할 수 있도록 준비한다. 이것은 누군가의 관심을 끄는 데 매우 중요하며, 그것은 성공적인 네트워킹 관계를 발전시키는 첫 번째 단계이다(Knoote-Parke 2009; Price and Bratcher 2012).

잠재 고객을 위한 영업 계획 구성

비즈니스 요약을 더 많이 준비하고 연습할수록 당신의 비즈니스가 네트워킹 잠재 고객에게 더 자신감 있고 흥미롭게 보일 것이다. 프레젠테이션의 세부 사항은 청중에 따라 다르지만 핵심 내용은 동일하다.

- **비즈니스 기본 사항:** 비즈니스의 주요 목적을 한두 문장으로 명확하게 설명한다. 만약 고객이 관심이 있고 더 많은 것을 알고 싶다면, 제안을 할 것이고, 당신은 거기서부터 비즈니스를 확장 시킬 수 있다(Knoote-Parke 2009). 다음은 아마추어 운동 선수를 위한 교정 운동을 전문으로 하는 개인 트레이닝 스튜디오를 소유한 사람을 위한 비즈니스 기본 사항의 예다. "저는 사람들이 근골격계 문제와 움직임의 한계를 극복하여 그들이 좋아하는 스포츠 활동에 뛰어날 수 있도록 돕는 일을 전문으로 합니다."

이와 같이 간결하지만 설명이 포함된 진술은 이해 당사자가 "자신의 시설이 있습니까?" 또는 "어떤 유형의 운동 선수를 도와주나요?" 와 같은 더 많은 질문을 하도록 유도한다. 그들이 질문을 시작하면 그들이 듣고 싶은 서비스 유형을 말할 수 있고, 나머지 대화를 그들의 관심사에 맞게 조정할 수 있다(Price and Bratcher 2012).

- **비즈니스가 제공하는 이점**: 현명한 발표자는 사람들이 일반적으로 발표자의 말보다 자신에게 더 관심이 있다는 것을 알고 있다. 그리고 잠재 고객과 이야기를 나누기 전에 네트워킹에 잠재 고객에 대해 좀 더 자세히 알아볼 수 있다면 이를 프레젠테이션에 연결할 수 있다(Thomas 2014; Bryant, Green, and Newton-Mer-rill 2013).
- **신뢰성 추가**: 사업에 대한 신뢰성을 높이기 위해 항상 긍정적인 방식으로 비즈니스를 구성하되 허위 주장은 하지 않도록 주의한다. 성공을 과장하면 청취자가 대화를 끝내도록 유도할 수 있다. 또한, "우리는 단지…" 또는 "이제 막 시작했는데…"와 같은 문구와 함께 자신을 과소평가하는 것은 동일한 부정적인 영향을 미칠 수 있다(Price and Bratcher 2012).
- **관련 수수료**: 귀사에 도움이 되거나 특정 담당자와 함께 전략을 짜는 것이 아니라면, 처음에 잠재적인 네트워킹 파트너를 만날 때 귀사의 서비스에 대한 가격이나 비용에 대해 논의하는 것을 피한다.

이 영업 계획의 목적은 고객이 서비스에 충분히 관심을 가지도록 하기 위한 것이다. 이 가격은 귀하를 참조하는 결정에 결정적인 요소가 되지 않는다.

네트워킹 파트너로서의 차별성

네트워킹 영업 계획을 달성했으면 진행 상황을 활용한다. 다음은 대상 전문가가 고객에게 귀사를 추천할 가능성을 높일 수 있는 몇 가지 전략이다.

- **기술 시연**: 잠재 네트워킹 또는 추천 소스를 만날 때 그들이 당신의 고유한 기술을 기억하는 데 도움이 되는 전략을 세워라. 적절한 경우 생체역학 방법의 시각적 또는 실습 절차를 시연하면 당신의 재능을 보여줄 수 있다. 그 당시에 당신의 기술을 입증하는 것이 부적절하면 향후에 사용할 수 있도록 무료 세션에 대한 인증서를 제공하라.
- **세션 교환**: 척추 지압사, 침술사 또는 마사지 치료사와 같은 근골격 질환 완화 서비스를 제공하는 전문가와 네트워킹하는 경우, 세션을 교환할 수 있다. 잠재적인 파트너와 세션을 교환하면 서로의 행동을 볼 수 있으며 추천 네트워크에 참여하는 것에 대한 신뢰도를 높일 수 있다(Phillips 2014).
- **할인 혜택**: 잠재적인 네트워킹 파트너의 고객이나 환자에게 소액 할인을 확대하면 전문가들이 당신을 기억하고 참조하도록 유도할 수 있다. 당신이 고객에게 서비스에 대한 할인을 주선할 수 있는 능력은 추천 전문가들이 고객의 호의를 받고 있는 것처럼 보이게 하며, 잠재 고객이 귀사와 약속을 예약하도록 동기를 부여하는 데도 도움이 된다(Price and Bratcher 2012).
- **수수료**: 네트워크 파트너의 고객에게 할인을 제공하는 것을 권장하지만, 추천 전문가에게 수수료를 제공하는 것은 아니다. 수수료 유형의 합의는 상호 존중이 아닌 금전적 이익을 기반으로 관계를 형성하며 네트워킹 합의의 장기적인 성공에 영향을 미칠 수 있다(Price and Bratcher 2012).
- **웹 참조 페이지 및 링크**: 네트워킹 파트너 관계를 구축한 후에는 추천하는 관련 건강관리, 의료 및 긴장 전문가 전용 추천 웹 사이트에 참조 페이지를 설정하는 것을 고려해라. 평판이 좋은 네트워킹 파트너를 광고하면 자신의 신뢰도를 높일 수 있다.
- **유지 관리**: 네트워크 소스를 개발한 후 정기적으로 그 사람에게 연락하여 커뮤니케이션 라인을 유지하고 향후 추천을 받을 수 있다(Thomas 2014). 누군가가 더 이상 당신과 함께 일하는 데 관심이 없는 것 같다면, 그들의 귀중한 시간에 감사하고 미래에

당신의 도움이 필요할 때 항상 당신이 가능하다는 것을 전해라.

위치에 있게되면 실제로 자신의 비즈니스 평판에 부정적 영향을 미칠 수 있다.

소셜 미디어 및 네트워킹 그룹

대면 네트워킹은 추천 스트림과 비즈니스 파트너십을 구축하는 가장 강력한 방법이지만, LinkedIn, Viadeo, PartnerUp, Xing과 같은 비즈니스 관련 소셜 네트워킹 사이트는 온라인에서 전문 네트워크를 구축하기 위해 설계되었다. 이러한 사이트를 통해 사용자는 다른 전문가를 초대하고 추천할 수 있다(Phillips 2014). 그러나 이러한 사이트에는 성공적인 전문 네트워크를 개발할 때 필수적인 개별적인 접촉이 없다. 페이스북 및 트위터와 같은 소셜 미디어 사이트는 비즈니스 광고 및 마케팅에 유용하지만 신뢰할 수 있는 추천 네트워크를 개발하는 데는 권장되지 않는다.

온라인 네트워킹과 마찬가지로, 제 3자 또는 네트워킹 조직에서 설정한 전문 네트워킹 그룹에 가입할 수 있는 기회가 있다. 이 유형의 네트워킹 제휴는 그룹 구성원이 상호 이익을 얻을 수 있도록 서로 추천하는 데 동의하는 여러 분야의 전문가로 구성된다(Thomas 2014). 이러한 유형의 사전 예약 조회 시스템은 일부 사람들에게는 잘 작동할 수 있다. 그러나, 이러한 유형의 네트워킹그룹은 거의 모든 사람에게 열려있으며 전문가 수준은 다를 수 있다. 드문경우, 특정 구성원이 커뮤니티에서 열악한

고객과의 네트워크

외부에서 양질의 추천을 받으려면 전문적인 네트워킹 관계가 필요하다. 회사가 설립되고 고객 기반이 탄탄한 경우 추천을 늘리는 가장 좋은 방법 중 하나는 만족한 고객으로부터 추천을 받는 것이다(Blakemore 2011). 다음은 기존 고객과의 네트워킹을 위한 몇 가지 전략이다.

- **상품권 사용**: 당신의 고객들은 고통을 겪고 있는 누군가를 알고 있을 것이며, 만약 당신이 그 사람들 앞에 설 수 있다면 당신의 기술에 대한 수요는 증가할 것이다. 현재 고객에게 무료 평가 또는 세션을 위한 상품권을 제공하여 고객이 추천하도록 유도하라(Fisher 2001). 고객에게 상품권을 잠재적인 고객에게 전달해달라고 요청하는 것은 그들이 당신에게 사업을 의뢰하도록 하는 쉬운 방법이지만, 이것은 서비스의 가치를 떨어뜨릴 수 있기 때문에 너무 많은 상품권을 제공하지 않도록 주의한다.
- **고객의 친구, 가족 또는 동료를 위한 과제**: 고객에게 교정 운동에 대한 지식을 활용하여 친구, 가족 또는 동료에게 도움을 줄 수 있는 기회를 제공하는 것도 추천을 위한 좋은 방법이다(Burg 2006). 예를 들

프로페셔널 네트워크 및 조회 생성: 성공의 열쇠

- 어떤 사람들은 최고의 영업사원이 최고의 말솜씨라고 생각한다. 하지만 최고의 영업사원들은 최고의 청취자들이다. 잠재적인 네트워킹 파트너의 의견을 많이 들을 수록 해당 파트너에 대해 더 많이 알게 되고, 이들의 관심사에 맞춰 네트워킹 게임을 조정할 수 있다.
- 네트워킹 기회는 다양하다. 사람들은 서로 다른 접근 방식에 대해 민감하게 반응하므로, 당신의 네트워킹 피치에서 유연하게 대처할 수 있도록 준비해라.
- 탄탄한 전문 네트워킹 및 추천 플랫폼을 구축하려면 많은 시간과 노력이 필요하다. 많은 시간이 필요할 수 있으며, 추천 측면에서 발전을 보이기 시작하는데 몇달이 걸릴 수도 있다. 인내심을 갖고 건설적인 네트워킹 관계를 조성하기 위해 지속적으로 노력하라.
- 네트워킹 추천에 대한 비즈니스 세계의 공통된 원칙이 있다. 사람들은 그들이 알고 신뢰하는 사람들에게 의뢰하게 된다. 네트워킹 파트너와의 커뮤니케이션 라인을 열어두는 것이 확실한 추천을 생성하고 신뢰할 수 있는 비즈니스 관계를 구축하는 가장 기본적인 방법이다.

어, 고객에게 달리기 후 통증을 완화하는 데 도움이 되도록 종아리 근육에 할 수 있는 스트레칭을 가르치고 있다고 상상해봐라. 당신이 운동을 가르칠 때 그녀의 남편도 골프를 친후에 같은 같은 통증을 느낀다고 말한다. 세션이 끝나기 전에 그녀의 교정 운동 과제를 검토할 때 남편의 종아리 통증을 제거하는 데 도움이 되는 몇 가지 운동을 할 관심이 있는지 물어본다. 그녀가 기분이 좋으면 종아리 마사지와 스트레칭과 같은 몇 가지 일반적인 운동을 남편이 골프를 치기 전후에 해줄 수 있다. 남편에 대한 정보를 편지지(또는 이 목적을 위해 개발한 기타 전문적인 자료)에 적고 고객에게 남편이 연습에 대해 질문이 있는 경우 전화를 해줄 수 있다고 말한다.

- **관찰을위한 초대**: 친구, 가족, 의료 전문가 및 기타 동료를 초대하여 세션을 관찰함으로써 현재 고객을 통해 새로운 추천을 생성하여 세션을 관찰할 수도 있다(Aluise 1980). 종종, 이들은 당신이 고객에게 잘하고 있는 지를 보고 싶어 할 것이다.
- **고객의 의료 서비스 제공업체와 네트워크**: 고객과의 거래에 고객의 의료서비스 공급자를 포함시켜 전문 네트워크를 확장하고 강화할 수 있다. 예를 들어, 고객이 질병이나 부상으로 인해 결근 후 복귀한 경우, 담당 의사가 누구인지 물어보고, 고객에게 더 나은 서비스를 제공하는 데 도움이 되는 추가 정보가 있는지를 확인하기 위해 의사에게 연락 가능한지를 물어본다. 고객은 당신의 추가적인 노력에 고마워할 것이며, 여러분은 의사와의 대화를 통해 얻은 지식으로부터 정보를 얻을 수 있다(잠재적인 추천 자료 개발 포함). 고객이 사용하는 모든 유형의 건강 전문가에게 이 전략을 사용할 수 있다. 고객을 공유하여 참조한다면 다른 보건 및 의료 전문가와의 네트워크 구축이 훨씬 용이하다(Price and Bratcher 2012).

요점 정리

고객의 지속적인 흐름을 보장하기 위해서는 전문적인 네트워크와 고객이 생성한 리드(lead)를 통해 조회를 작성하는 것이 필요하다. 실무 영역 내에서 전략적 네트워킹 관계를 발전시키는 것은 업계에서 당신의 전문성을 높이고 근골격계 질환을 가진 사람들을 돕는 것으로 당신의 명성을 높일 수 있다.

- 네트워킹을 시작하거나 추천 소스를 구축하기 전에 비즈니스를 강조하는 간결한 프레젠테이션을 만들어라. 기본 프레젠테이션을 만든 후에는 필요에 따라 특정 청중에 맞게 조정해라.
- 서비스 교환, 고객을 위한 할인 또는 상품권 제공과 같이 초기 회의를 설정하거나 잠재적인 네트워킹 소스가 비즈니스를 제안하도록 도와주는 여러가지 전략이 있다.
- 현재 고객의 친구, 가족 또는 동료에게 상품권을 제공하고, 고객을 세션에 초대하도록 권장하며, 지인들에게 사람들에게 교정 연습 숙제를 제안하면 새로운 고객의 의뢰를 유도할 수 있다.
- 관련 의료 전문가와 연락을 유지하고 네트워킹 또는 추천 기회에 대한 후속 조치를 취하면 성공적인 전문가 네트워크를 개발하는 데 도움이 될 수 있다.
- 생산적인 네트워킹에는 시간과 노력이 필요하다. 네트워킹을 지속적인 비즈니스 요구 사항으로 간주하고 정기적으로 시간을 할애해라.

자가 점검

잠재적인 네트워킹 파트너에게 전문적인 방식으로 자신을 소개하는 것이 중요하다. 아래의 프롬프트를 사용하여 유익한 추천 네트워크 설정을 목표로 다른 실무자에게 보낼 수 있는 편지를 작성하여 당신과 당신의 서비스에 대해 알려보자.

사업장 이름 /로고
사업장 주소

받는 사람의 이름과 주소

친애하는 ______________________님께,

이 첫 번째 단락은 독자의 관심을 불러일으켜 그들이 편지를 계속 읽을 수 있도록 해야한다.
예를 들어:

반복되는 근육통과 관절통을 호소하는 환자가 얼마나 되는가? 이러한 문제가 일상생활에 영향을 미치고 규칙적으로 운동하는 능력을 방해하거나 건강 및 피트니스 목표 달성을 방해하는가? 이러한 문제가 있는 환자를 돕기 위해 누구에게 도움을 요청하는가?

두 번째 단락을 사용하여 자신을 소개하고 귀하의 서비스가 귀하가 식별한 요구 사항을 어떻게 충족하는지 설명하라.

세 번째 단락은 이러한 요구 사항을 충족하기 위해 구체적으로 수행하는 작업을 보다 자세히 간략하게 설명해야 한다*(예: 운동 및 근육 기능 장애를 유발하거나 기여하는 근골격계 불균형을 식별하기 위한 체계적인 접근 방식 사용, 개별화된 교정 운동 프로그램의 전략적 적용, 추가 지원이 필요할 수 있는 상황에 직면했을 때 같은 생각을 가진 전문가에게 클라이언트를 적절하게 추천).*

마지막 단락은 수신자에게 시간을 내어 준 것에 대해 감사를 표하고 필요 사항에 대해 더 논의하고 잠재적인 네트워킹 기회를 모색하기 위해 곧 연락할 것임을 알려야 한다.

CHAPTER App

Blank Client Assessment Diagram

고객평가 자료

회원 평가 도표

NAME [redacted]
DATE 9/22/17

빠른 확인을 위해 'X' 표시

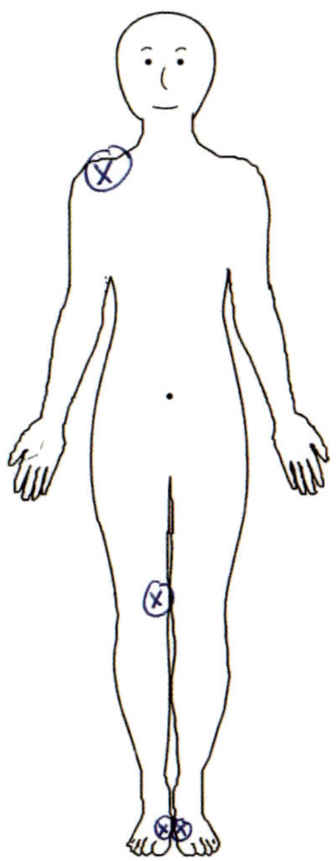

ANTERIOR VIEW

CHECKLIST	√	DETAILS
발과 발목:		
통증 부위 및 시기		
관절염 및 다른 건강상태		
기능상 문제		
무엇이 편한가?/불편한가?		
연관부위		
외관상 이상		
엎침(회내, pronation)		
벌림/모음		
발가락의 상태		
발바닥널힘줄의 상태		
종아리 근육의 상태		
고객은 정상을 알고 있는가?		
무릎:		
통증 부위 및 시기		
관절염 및 다른 건강상태		
기능상 문제		
무엇이 편한가?/불편한가?		
연관부위		
외관상 이상		
한 다리 스쿼트		
무릎뼈 활주		
고객은 정상을 알고 있는가?		
허리-골반 다리:		
통증 부위 및 시기		
관절염 및 다른 건강상태		
기능상 문제		

빠른 확인을 위해 'X' 표시

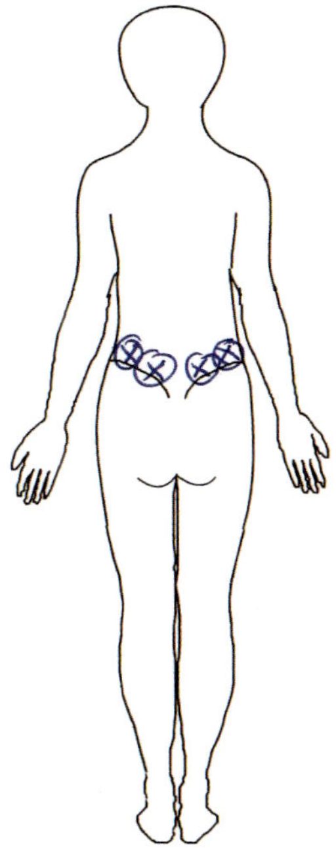

POSTERIOR VIEW

CHECKLIST	√	DETAILS
무엇이 편한가?/불편한가?		
연관부위		
외관상 이상		
지나친 앞굽음		
전방회전		
고객은 정상을 알고 있는가?		
등뼈와 어깨:		
통증 부위 및 시기		
관절염 및 다른 건강상태		
기능상 문제		
무엇이 편한가?/불편한가?		
연관부위		
지나친 뒤굽음		
어깨뼈의 내밈 / 올림		
팔의 내회전		
근육 긴장도		
고객은 정상을 알고 있는가?		
머리와 목:		
통증 부위 및 시기		
관절염 및 다른 건강상태		
기능상 문제		
무엇이 편한가?/불편한가?		
연관부위		
외관상 이상		
거북목		
목의 지나친 굽음		
고객은 정상을 알고 있는가?		

추가 참고사항	
직장생활/일상생활	
병력/수술 유무	
신발관련 고려사항	
주요 문제점	

References

Preface

IHRSA. 2017. *IHRSA health club consumer report.* Boston: International Health, Racquet and Sportsclub Association.

Schroeder, J., and A. Donlin, eds. 2013. *IDEA fitness programs and equipment trends report.* San Diego, CA: IDEA Health & Fitness Association.

Chapter 1

Bryant, C.X., and D.J. Green, eds. 2010. *ACE personal trainer manual: The ultimate resource for fitness professionals*, 4th ed. San Diego, CA: American Council on Exercise.

Bryant, C.X., D.J. Green, and S. Newton-Merrill, eds. 2013. *ACE health coach manual: The ultimate guide to wellness, fitness, and lifestyle change*. San Diego, CA: American Council on Exercise.

Kendall, F.P., E.K. McCreary, and P.G. Provance. 2005. *Muscle testing and function with posture and pain,* 5th ed. Baltimore, MD: Lippincott Williams and Wilkins.

Price, J. 2012. *How to turn prospective clients into paying clients: The art of initial consultations*. PTon- theNet.com. Accessed August 30, 2016. www.ptonthenet. com/ articles/art-of-initial-pt-client-consultations-3580

Price, J. 2016. *How to increase client adherence*. PTontheNet.com. Accessed October 12, 2017. www. ptonthenet.com/articles/ how-to-increase- client-adherence-4119

Price, J., and M. Bratcher. 2010. *The fundamentals of structural assessment. Module 1: The BioMechanics Method corrective exercise specialist certifcation program*. San Diego, CA: The BioMechanics Press.

Whitworth, L., H. Kimsey-House, K. Kimsey-House, and P. Sandahl. 2007. *Co-active coaching: New skills for coaching people toward success in work and life,* 2nd ed. Palo Alto, CA: Davies-Black Publishing.

Chapter 2

Arnot, B. 2003. *Wear and tear: Stop and put the spring back in your body.* New York: Simon & Schuster.

Barnes, J.F. 1999. Myofascial release. In *Functional soft tissue examination and treatment by manual meth- ods*. 2nd ed., edited by W.I. Hammer. Gaithersburg, MD: Aspen Publishers.

Cook, G. 2010. *Movement: Functional movement sys- tems. Screening, assessment, corrective exercise strategies*. Santa Cruz, CA: On Target Publications.

Davis, M., P. Davis, and D. Ross. 2005. *Expert guide to sports medicine.* Philadelphia: American College of Physicians.

Frowen, P., et al. 2010. *Neale's disorders of the foot,* 8th ed. St. Louis: Elsevier.

Gray, H. 1995. *Gray's anatomy*. New York: Barnes & Noble Books.

Hertel, J. 2002. Functional anatomy, pathomechanics, and pathophysiology of lateral ankle instability. *Journal of Athletic Training* 37(4): 364-375.

Hobrough, P. 2016. *Running free of injuries: From pain to personal best.* New York: Bloomsbury.

Hyde, T., and M. Gegenbach. 2007. *Conservative man- agement of sports injuries.* Sudbury, MA: Jones & Bartlett.

Johnson, D., and R. Pedowitz. 2007. *Practical orthopedic sports medicine and arthroscopy.* Philadelphia: Lip- pincott Williams & Wilkins.

Kelikian, A. 2011. *Sarrafan's anatomy of the foot and ankle: Descriptive, topographic, functional*. Philadel- phia: Lippincott Williams & Wilkins.

Kendall, F., E. McCreary, and P. Provance. 2005. *Muscles: Testing and function with posture and pain.* 5th ed. Philadelphia: Lippincott Williams & Wilkins.

Lowe, W. 2009. *Orthopedic massage: Theory and tech- nique*. 2nd ed. St. Louis: Mosby Elsevier.

Magee, D., and D. Sueki. 2011. *Orthopedic physical assessment atlas and video: Selected special tests and movements.* St. Louis: Elevier Sanders.

Miller, P. 1995. *Fitness programming and physical dis- ability*. Champaign, IL: Human Kinetics.

Muscolino, J. 2009. *The muscle and bone palpation manual with trigger points, referral patterns and stretching*. St. Louis: Mosby Elsevier.

Petty, N., and A.P. Moore. 2002. *Neuromusculoskeletal examination and assessment: A handbook for thera- pists.* Edinburgh: Churchill Livingstone.

Price, J., and M. Bratcher. 2010. *The fundamentals of structural assessment. Module 1: The BioMechanics Method corrective exercise specialist certifcation program.* San Diego, CA: The BioMechanics Press.

Schamberger, W. 2002. *The malalignment syndrome: Implications for medicine and sport.* Edinburgh: Churchill Livingstone.

Snell, R. 2008. *Clinical anatomy by regions*. Philadel- phia: Lippincott Williams & Wilkins.

Chapter 3

Clippinger, K. 2016. *Dance anatomy and kinesiology.* Champaign, IL: Human Kinetics.

Dimon, T., and M. Day. 2008. *Anatomy of the moving body: A basic course in bones, muscles, and joints*. 2nd ed. Berkeley, CA: North Atlantic Books.

Fernandez des-la-Penas, C., J. Cleland, and J. Dommer- holt, eds. 2016. *Manual therapy for musculoskeletal pain syndromes: An evidence and clinical-informed approach.* St. Louis: Elsevier.

Frisch, H. 1994. *Systematic musculoskeletal examina- tion: Including manual medicine diagnostic tech- niques.* Berlin: Springer Verlag.

Hamel, J., and K.M. Knutzen. 2003. *Biomechanical basis of human movement.* 2nd ed. Philadelphia: Lippincott Williams & Wilkins.

Hyde, T., and M. Gengenbach. 2007. *Conservative man- agement of sports injuries.* Sudbury, MA: Jones & Bartlett.

Kendall, F., E. McCreary, and P. Provance. 2005. *Muscles: Testing and function with posture and pain.* 5th ed. Philadelphia: Lippincott Williams & Wilkins.

McLester, J., and P. St. Pierre. 2008. *Applied biomechan- ics: Concepts and connections.* Belmont, CA: Thomson Wadsworth.

Magee, D., J. Zachazewski, and W. Quillen. 2009. *Pathol- ogy and intervention in musculoskeletal rehabilita- tion.* St. Louis: Saunders Elsevier.

Petty, N., and A.P. Moore. 2002. *Neuromusculoskeletal examination and assessment: A handbook for thera- pists.* Edinburgh: Churchill Livingstone.

Price, J., and M. Bratcher. 2010. *The BioMechanics Method corrective exercise specialist certifcation program.* San Diego, CA: The BioMechanics Press.

Chapter 4

Boos, N., and M. Aebi, eds. 2008. *Spinal disorders: Fundamentals of diagnosis and treatment.* New York: Springer.

Cramer, G., and S. Darby. 2014. *Clinical anatomy of the spine, spinal cord, and ANS.* 3rd ed. St. Louis: Mosby.

Dimon, T., and M. Day. 2008. *Anatomy of the moving body: A basic course in bones, muscles, and joints.* 2nd ed. Berkeley, CA: North Atlantic Books.

Gajdosik, R., R. Simpson, R. Smith, and R.L. DonTigny. 1985. Pelvic tilt intratester reliability of measuring the standing position and range of motion. *Physical Therapy* 65(2): 169-174.

Heino, J.G., J.J. Godges, and C.L. Carter. 1990. Relation- ship between hip extension range of motion and postural alignment. *Journal of Orthopaedic and Sports Physi- cal Therapy* 12(6): 243-247.

Houglum, P. 2016. *Therapeutic exercise for muscu- loskeletal injuries.* 4th ed. Champaign, IL: Human Kinetics.

Kendall, F., E. McCreary, and P. Provance. 2005. *Muscles: Testing and function with posture and pain.* 5th ed. Philadelphia: Lippincott Williams & Wilkins.

McGill, S. 2016. *Low back disorders: Evidence-based prevention and rehabilitation.* 3rd ed. Champaign, IL: Human Kinetics.

Palmer, L., M. Epler, and F. Epler. 1998. *Fundamentals of musculoskeletal assessment techniques.* New York: Lippincott Williams & Wilkins.

Petty, N., and A.P. Moore. 2002. *Neuromusculoskeletal examination and assessment: A handbook for thera- pists.* Edinburgh: Churchill Livingstone.

Price, J., and M. Bratcher. 2010. *The BioMechanics Method corrective exercise specialist certifcation program.* San Diego, CA: The BioMechanics Press.

Schamberger, W. 2002. *The malalignment syndrome: Implications for medicine and sport.* Edinburgh: Churchill Livingstone.

Solberg, G. 2008. *Postural disorders and musculoskel- etal dysfunction: Diagnosis, prevention and treat- ment.* 2nd ed. Toronto: Elsevier.

Ward, K., ed. 2016. *Routledge handbook of sports therapy, injury assessment and rehabilitation.* New York: Routledge.

Whiting, W.C., and R.F. Zernicke. 2008. *Biomechanics of musculoskeletal injury.* 2nd ed. Champaign, IL: Human Kinetics.

Chapter 5

Betts, J.G., P. Desaix, E. Johnson, J.E. Johnson, O. Korol,

D. Kruse, B. Poe, J. Wise, M.D. Womble, and K.A. Young. 2013. *Anatomy & physiology.* Houston, TX: OpenStax College, Rice University.

Bontrager, K.L., and J. Lampignano. 2014. *Textbook of radiographic positioning and related anatomy.* 8th ed. New York: Elsevier.

Brumitt, J. 2010. *Core assessment and training.* Cham- paign, IL: Human Kinetics.

Bryant, C.X., and D.J. Green, eds. 2010. *ACE personal trainer manual: The ultimate resource for ftness professionals.* 4th ed. San Diego, CA: American Council on Exercise.

Cramer, G., and S. Darby. 2014. *Clinical anatomy of the spine, spinal cord, and ANS.* 3rd ed. St. Louis: Mosby.

Dimon, T., and M. Day. 2008. *Anatomy of the moving body: A basic course in bones, muscles, and joints.* 2nd ed. Berkeley, CA: North Atlantic Books.

Goldfnger, E. 1991. *Human anatomy for artists: The elements of form.* Oxford, England: Oxford University Press.

Hanna, T. 1988. *Somatics: Reawakening the mind's con- trol of movement, fexibility and health.* Cambridge, MA: Perseus Books.

Imhoff, A.B., K. Beitzel, K. Stamer, E. Klein, and G. Maz- zocca, eds. 2016. *Rehabilitation in orthopedic surgery.* 2nd ed. Berlin: Springer-Verlag.

Johnson, J. 2012. *Postural assessment: Hands-on guides for therapists.* Champaign, IL: Human Kinetics.

Johnson, J. 2016. *Postural correction: An illustrated guide to 30 pathologies.* Champaign, IL: Human Kinetics.

Kehr, P., and A. Weidner, eds. 1987. *Cervical spine I: Strasbourg 1985.* New York: Springer-Verlag Wien.

Kendall, F., E. McCreary, and P. Provance. 2005. *Muscles: Testing and function with posture and pain.* 5th ed. Philadelphia: Lippincott Williams & Wilkins.

McGill, S. 2016. *Low back disorders: Evidence-based prevention and rehabilitation.* 3rd ed. Champaign, IL: Human Kinetics.

McMinn, R.M.H., ed. 2005. *Last's anatomy: Regional and applied.* Hong Kong: Churchill Livingstone.

Middleditch, A., and J. Oliver. 2005. *Functional anatomy of the spine*. 2nd ed. New York: Elsevier.

Muscolino, J.E. 2011. *Kinesiology: The skeletal system and muscle function*. 2nd ed. St. Louis: Elsevier Mosby.

Palmer, L., M. Epler, and F. Epler. 1998. *Fundamentals of musculoskeletal assessment techniques*. New York: Lippincott Williams & Wilkins.

Petty, N., and A.P. Moore. 2002. *Neuromusculoskeletal examination and assessment: A handbook for thera- pists*. Edinburgh: Churchill Livingstone.

Price, J. 2015. Excessive thoracic kyphosis: More than just bad posture. *IDEA Mind-Body Wellness Review* 2(1): 19 paragraphs, www.ideaft.com/ftness-library/excessive-thoracic-kyphosis-much-more-than-just- bad-posture-0.

Price, J., and M. Bratcher. 2010. *The BioMechanics Method corrective exercise specialist certifcation program*. San Diego, CA: The BioMechanics Press.

Rolf, I.P. 1989. *Rolfng: Reestablishing the natural alignment and structural integration of the human body for vitality and well-being*. Rev. ed. Rochester, VT: Healing Arts Press.

Schenck, R.C., ed. 1999. *Athletic training and sports medicine*. 3rd ed. Rosemont, IL: American Academy of Orthopaedic Surgeons.

Solberg, G. 2008. *Postural disorders and musculo- skeletal dysfunction: Diagnosis, prevention and treatment.* New York: Churchill Livingstone Elsevier.

Chapter 6

Adds, P., and S. Shahsavari, eds. 2012. *The musculoskeletal system.* Boca Raton, FL: CRC Press.

Chek, P. 2001. Primal movement patterns. Presentation at the IDEA Health and Fitness Association Conference, San Francisco, CA.

Clippinger, K. 2007. *Dance anatomy and physiology: Principles and exercises for improving technique and avoiding common injuries*. Champaign, IL: Human Kinetics.

Eriksen, K. 2004. *Upper cervical subluxation complex: A review of the chiropractic and medical literature.* Philadelphia: Lippincott Williams & Wilkins.

Griffn, J.C. 2015. *Client-centered exercise prescription*. 3rd ed. Champaign, IL: Human Kinetics.

Grimsby, O., and J. Rivard, eds. 2008. *Science, theory and clinical application in orthopaedic manual physical therapy.* Vol. 2. Taylorsville, UT: The Academy of Graduate Physical Therapy.

Johnson, J. 2016. *Postural correction: An illustrated guide to 30 pathologies*. Champaign, IL: Human Kinetics.

Jones, K.J. 2011. *Neurological assessment: A clinician's guide*. Edinburgh: Elsevier.

Kendall, F.P., E.K. McCreary, and P.G. Provance. 2005. *Muscle testing and function with posture and pain*. 5th ed. Baltimore, MD: Lippincott Williams & Wilkins.

Louw, D.A. 2007. *Human development*. 3rd ed. Cape Town, South Africa: ABC Press.

Muscolino, J.E. 2011. *Kinesiology: The skeletal system and muscle function*. St Louis, MO: Elsevier.

Palmer, L., M. Epler, and F. Epler. 1998. *Fundamentals of musculoskeletal assessment techniques*. New York: Lippincott Williams & Wilkins.

Petty N., and P. Moore. 2002. *Neuromuscular exami- nation and assessment: A handbook for therapists.* Edinburgh: Churchill Livingstone.

Price, J., and M. Bratcher. 2010. *The BioMechanics Method corrective exercise specialist certifcation program*. San Diego, CA: The BioMechanics Press.

Shen, F.H., and C.I. Shaffrey, eds. 2010. *Arthritis and arthroplasty: The spine.* Philadelphia: Saunders Elsevier.

Chapter 7

Ayyappa, E. 1997. Normal human locomotion, part 2: Motion, ground reaction force and muscle activity. *Journal of Prosthetics and Orthotics* 9(2): 42-57.

Dimon, T., and M. Day. 2008. *Anatomy of the moving body: A basic course in bones, muscles, and joints*. 2nd ed. Berkeley, CA: North Atlantic Books.

Draves, D. 1986. *Anatomy of the lower extremity*. Baltimore, MD: Williams & Wilkins.

Golding, L.A., and S.M. Golding. 2003. *Fitness professionals' guide to musculoskeletal anatomy and human movement.* Monterey, CA: Healthy Learning.

Gray, H. 1995. *Gray's anatomy*. New York: Barnes and Noble Books.

Kendall, F., E. McCreary, and P. Provance. 2005. *Muscle testing and function with posture and pain*. 5th ed. Baltimore, MD: Lippincott Williams & Wilkins.

Marshall C. 2010. *Mammal anatomy: An illustrated guide.* New York: Cavandish Square Publishing.

Martini, F.H., J. Timmons, and R.B. Tallitsch. 2014. *Human anatomy*. 8th ed. San Francisco: Pearson Education.

Myers, T.W. 2008. *Anatomy trains: Myofascial meridians for manual and movement therapists*. 2nd ed. New York: Churchill Livingstone.

Price, J. 2010. Understanding muscles and movement: From theory to practice. *IDEA Fitness Journal* (7)9: 54-60.

Price, J. 2014. Build strong glutes and a pain-free lower back. *American Council on Exercise ProSource*. October. Accessed August 31, 2016: www.aceftness. org/ prosourcearticle/5013/build-strong-glutes-and-a- pain-free-lower

Price, J. 2016. Swing time: Helping golfers improve scores, prevent injuries. *IDEA Fitness Journal* 13(8): 25-28.

Price, J., and M. Bratcher. 2010. *The BioMechanics Method corrective exercise specialist certifcation program. Module 2: Understanding muscles and movement*. San Diego, CA: The BioMechanics Press.

Rolf, I.P. 1989. *Rolfing: Reestablishing the natural alignment and structural integration of the human body for vitality and well-being*. Rev. ed. Rochester, VT: Healing Arts Press.

Siegfried, T. 2016. Einstein's gravity: One big idea forever changed how we understand the universe. In *Science news*, edited by Elizabeth Quill. New York: Diversion Books.

Chapter 8

Chinn, L., and J. Hertel. 2010. Rehabilitation of ankle and foot injuries in athletes. *Clinical Sports Medicine* 29(1): 157-167.

Clemente, C. 2011. *Clemente's anatomy dissector*. 3rd ed. Philadelphia: Lippincott Williams & Wilkins.

Clippinger, K. 2007. *Dance anatomy and physiology: Principles and exercises for improving technique and avoiding common injuries*. Champaign, IL: Human Kinetics.

Davis, M., P. Davis, and D. Ross. 2005. *Expert guide to sports medicine*. Philadelphia: American College of Physicians.

Dimon, T., and M. Day. 2008. *Anatomy of the moving body: A basic course in bones, muscles, and joints*. 2nd ed. Berkeley, CA: North Atlantic Books.

Donatelli, R., and M. Wooden. 2010. *Orthopedic physical therapy*. 4th ed. St. Louis: Elsevier.

Frowen, P., M. O'Donnell, D. Lorimer, and G. Burrow. 2010.
Neale's disorders of the foot. 8th ed. St. Louis: Elsevier.

Golding, L.A., and S.M. Golding. 2003. *Fitness professionals' guide to musculoskeletal anatomy and human movement*. Monterey, CA: Healthy Learning.

Gray, H. 1995. *Gray's anatomy*. New York: Barnes & Noble Books.

Hyde, T., and M. Gegenbach. 2007. *Conservative management of sports injuries*. Sudbury, MA: Jones & Bartlett.

Kelikian, A. 2011. *Sarrafan's anatomy of the foot and ankle: Descriptive, topographic, functional*. Balti- more: Lippincott Williams & Wilkins.

Muscolino, J. 2010. *The muscular system manual: The skeletal muscles of the human body*. 4th ed. St. Louis: Elsevier.

Page, P., C. Frank, and R. Lardner. 2010. *Assessment and treatment of muscle imbalance: The Janda approach*. Champaign, IL: Human Kinetics.

Price, J., and M. Bratcher. 2010. *The BioMechanics Method corrective exercise specialist education pro- gram*. San Diego, CA: The BioMechanics Press.

Snell, R. 2008. *Clinical anatomy by regions*. Baltimore: Lippincott Williams & Wilkins.

Chapter 9

Agur, A., and A. Dalley. 2013. *Grant's atlas of anatomy*. 13th ed. Baltimore: Lippincott Williams & Wilkins.

Antevil, J., L. Blackbourne, and C. Moore. 2006. *Anatomy recall*. 2nded. Baltimore: Lippincott Williams & Wilkins.

Clippinger, K. 2007. *Dance anatomy and physiology: Principles and exercises for improving technique and avoiding common injuries*. Champaign, IL: Human Kinetics.

Dimon, T., and M. Day. 2008. *Anatomy of the moving body: A basic course in bones, muscles, and joints*. 2nd ed. Berkeley, CA: North Atlantic Books.

Gray, H. 1995. *Gray's Anatomy*. New York: Barnes & Noble Books.

Hyde, T., and M. Gengenbach. 2007. *Conservative management of sports injuries*. Sudbury, MA: Jones & Bartlett.

Kulkarni, N. 2012. *Clinical anatomy: A problem-solving approach*. London: JayPee Brothers Medical Publishers.

Price, J., and M. Bratcher. 2010. *The BioMechanics Method corrective exercise specialist certifcation program*. San Diego, CA: The BioMechanics Press.

Schlossberg, L., and G.D. Zuidema, eds. 1997. *The Johns Hopkins atlas of human functional anatomy*. 4th ed. Baltimore: Johns Hopkins University Press.

Chapter 10

Clark, M., and S. Lucett, eds. 2011. *NASM essentials of corrective exercise training*. Philadelphia: Lippincott Williams & Wilkins.

Clippinger, K. 2007. *Dance anatomy and physiology: Principles and exercises for improving technique and avoiding common injuries*. Champaign, IL: Human Kinetics.

Cramer, G.D., and S.A. Darby. 2014. *Clinical anatomy of the spine, spinal cord, and ANS*. 3rd ed. St. Louis: Elsevier Mosby.

DeLisa, J., B. Gans, and N. Walsh, eds. 2005. *Physical medicine and rehabilitation: Principles and prac- tice*. Vol. 1. Philadelphia: Lippincott Williams & Wilkins.

Gamble, P. 2013. *Strength and conditioning for team sports: Sport-specifc physical preparation for high performance*. 2nd ed. New York: Routledge.

Gray, H. 1995. *Gray's anatomy*. New York: Barnes & Noble Books.

Middleditch, A., and A.J. Oliver. 2005. *Functional anatomy of the spine*. 2nd ed. Edinburgh: Elsevier.

Muscolino, J.E. 2011. Kinesiology: *The skeletal system and muscle function*. 2nd ed. St. Louis: Elsevier Mosby.

Myers, T.W. 2008. *Anatomy trains: Myofascial merid- ians for manual and movement therapists*. 2nd ed. New York: Churchill Livingstone.

Price, J., and M. Bratcher. 2010. *The BioMechanics Method corrective exercise specialist certifcation program*. San Diego, CA: The BioMechanics Press.

Chapter 11

Clippinger, K. 2007. *Dance anatomy and physiology: Principles and exercises for improving technique and avoiding common injuries*. Champaign, IL: Human Kinetics.

Di Giacomo, G., N. Pouliart, A. Costantini, and A. De Vita, eds. 2008. *Atlas of functional shoulder anatomy*. Milan, Italy: Springer.

Gray, H. 1995. *Gray's anatomy*. New York: Barnes and Noble Books.

Hertling, D., and R.M. Kessler. 2006. *Management of common musculoskeletal disorders: Physical ther- apy principles and methods*. 4th ed. Philadelphia: Lippincott Williams & Wilkins.

Karageanes, S.J., ed. 2005. *Principles of manual sports medicine*. Philadelphia: Lippincott Williams & Wilkins.

McMinn, R.M.H., ed. 2005. *Last's anatomy: Regional and applied*. Hong Kong: Churchill Livingstone.

Maffulli, N., and J.P. Furia. 2012. *Rotator cuff disorders: Basic science and clinical medicine*. London: JP Medical.

Middleditch, A., and J. Oliver 2005. *Functional anatomy of the spine*. 2nd ed. New York: Elsevier.

Palmer, L., M. Epler, and F. Epler. 1998. *Fundamentals of musculoskeletal assessment techniques*. New York: Lippincott Williams & Wilkins.

Plotnik, R., and H. Kouyoumdjian. 2014. *Introduction to psychology*. 10th ed. Belmont, CA: Wadsworth Cengage Learning.

Price, J., and M. Bratcher. 2010. *The BioMechanics Method corrective exercise specialist certifcation program*. San Diego, CA: The BioMechanics Press.

Rhoades, R., and D.R. Bell, eds. 2009. *Medical physiology: Principles for clinical medicine*. 3rd ed. Philadelphia: Lippincott Williams & Wilkins.

Rockwood, C.A., and F.A. Matsen, eds. 2009. *The shoul- der*. 4th ed. Vol. 1. Philadelphia: Saunders Elsevier.

Sahrmann, S. 2002. *Diagnosis and treatment of move- ment impairment syndromes*. St. Louis: Mosby.

Siegel, I. 2002. *All about joints: A maintenance guide*. New York: Demos Medical Publishing.

Singh, I. 2005. *Essentials of Anatomy*. 5th ed. New Delhi: Jaypee Brothers Medical Publishers.

West, J.B. 2000. *Respiratory physiology: The essentials*. 6th ed. Philadelphia: Lippincott Williams & Wilkins.

Chapter 12

Adds, P., and S. Shahsavari, eds. 2012. *The musculoskel- etal system*. Boca Raton, FL: CRC Press.

Chaitow, L., and J. DeLany. 2008. *Clinical application of neuromuscular techniques: The upper body*. 2nd ed. Philadelphia: Churchill Livingstone Elsevier.

Clarkson, H.M. 2000. *Musculoskeletal assessment: Joint range of motion and manual muscle strength*. Phila- delphia: Lippincott Williams & Wilkins.

Ferrari, R. 2006. *The whiplash encyclopedia: The facts and myths of whiplash*. 2nd ed. London: Jones & Bartlett.

Gray, H. 1995. *Gray's anatomy*. New York: Barnes & Noble Books.

Halim, A. 2009. *Human anatomy volume 3: Head, neck and brain*. New Delhi, India: I.K. International Publishing House.

Lee, S.W. 2017. *Musculoskeletal injuries and condi- tions: Assessment and management*. New York: Demos Medical.

Lieberman, D.E. 2011. *The evolution of the human head*. Cambridge, MA: Harvard University Press.

McGowan, C. 1999. *A practical guide to vertebrate mechanics*. New York: Cambridge University Press.

Palastanga, N., D. Field, and R.W. Soames. 1994. *Anatomy and human movement: Structure and function*. 2nd ed. Oxford, England: Butterworth- Heinemann.

Peterson, B.W., and F.J. Richmond. 1988. *Control of head movement*. New York: Oxford University Press.

Price, J., and M. Bratcher. 2010. *The BioMechanics Method corrective exercise specialist certifcation program*. San Diego, CA: The BioMechanics Press.

Salvo, S.G. 2009. *Mosby's pathology for massage thera- pists*. 2nd ed. St. Louis: Mosby Elsevier.

Willard, V.P., L. Zhang, and K.A. Athanasiou. 2017. Tissue engineering of the temporomandibular joint. *Comprehensive Biomaterials II* 6: 142-158.

Chapter 13

DiGiovanna, E.L., S. Schiowitz, and D.J. Dowling, eds. 2005. *An osteopathic approach to diagnosis and treatment*. 3rd ed. Philadelphia: Lippincott Williams & Wilkins.

Giangarra, C.E., and R.C. Manske. 2011. *Clinical ortho- pedic rehabilitation: A team approach e-book*. 4th ed. Philadelphia: Elsevier.

Houglum, P. 2016. *Therapeutic exercise for muscu- loskeletal injuries*. 4th ed. Champaign, IL: Human Kinetics.

Hutson, M., and A. Ward, eds. 2016. *Oxford textbook of musculoskeletal medicine*. 2nd ed. Oxford, UK: Oxford University Press.

Hyde, T.E., and M.S. Gengenbach, eds. 2007. *Conser- vative management of sports injuries*. 2nd ed. Sudbury, MA: Jones & Bartlett.

Karageanes, S.J., ed. 2003. *Principles of manual sports medicine*. Philadelphia: Lippincott Williams & Wilkins.

Myers, T.W. 2008. *Anatomy trains: Myofascial merid- ians for manual and movement therapists*. 2nd ed. New York: Churchill Livingstone.

Myers, T.W., and J. Earls. 2017. *Fascial release for structural balance*. Rev. ed. Berkeley, CA: North Atlantic Books.

Price, J., and M. Bratcher. 2010. *The BioMechanics Method corrective exercise specialist certifcation program*. San Diego, CA: The BioMechanics Press.

Rolf, I.P. 1989. *Rolfing: Reestablishing the natural alignment and structural integration of the human body for vitality and well-being*. Rev. ed. Rochester, VT: Healing Arts Press.

Starlanyl, D.J., and J. Sharkey. 2013. *Healing through trigger point therapy: A guide to fbromyalgia, myo- fascial pain and dysfunction*. Berkeley, CA: North Atlantic Books.

Swinnen, S.P., J. Massion, H. Heuer, and P. Casaer, eds. 1994. *Interlimb coordination: Neural, dynamical, and cognitive constraints*. New York: Academic Press.

Chapter 14

Bandura, A. 1986. *Social foundations of thought and action: A social cognitive theory*. Englewood Cliffs, N.J.: Prentice Hall.

Bryant, C.X., and D.J. Green, eds. 2010. *ACE personal trainer manual: The ultimate resource for ftness professionals*. 4th ed. San Diego, CA: American Council on Exercise.

Feltz, D.A. 1992. Understanding motivation in sport: A self-effcacy perspective. In *Motivation in sport and exercise*, edited by G.C. Roberts. Champaign, IL: Human Kinetics.

Fuller, C. 2004. *Thinkers, watchers, and doers: Unlock- ing your child's unique learning style*. Colorado Springs, CO: Pinon Press.

Myers, T.W. 2008. *Anatomy trains: Myofascial merid- ians for manual and movement therapists*. 2nd ed. New York: Churchill Livingstone.

Price, J., and M. Bratcher. 2010. *The BioMechanics Method corrective exercise specialist certifcation program*. San Diego, CA: The BioMechanics Press.

Price, J., and F. Sharpe. 2009. *The complete idiot's guide to functional training*. New York: Penguin Publishing.

Rejeski, W.J. 1992. Motivation for exercise behavior: A critique of theoretical directions. In *Motivation in sport and exercise*, edited by G.C. Roberts. Champaign, IL: Human Kinetics.

Rolf, I.P. 1989. *Rolfing: Reestablishing the natural alignment and structural integration of the human body for vitality and well-being*. Rev. ed. Rochester, VT: Healing Arts Press.

Travell, J.G. and D.G. Simons. 1992. *Myofascial pain and dysfunction: The trigger point manual. Vol. 2. The lower extremities*. Media, PA: Lippincott Williams & Wilkins.

Walker, B. 2011. *The anatomy of stretching: Your illus- trated guide to fexibility and injury rehabilitation*. 2nd ed. Chichester, England: Lotus Publishing.

Whitworth, L., H. Kimsey-House, K. Kimsey-House, and P. Sandahl. 2007. *Co-active coaching: New skills for coaching people toward success in work and life*. 2nd ed. Palo Alto, CA: Davies-Black Publishing.

Chapter 15

Abelson, B., and K. Abelson 2003. *Release your pain*. Calgary: Rowan Tree Books.

Beck, M. 2010. *Theory and practice of therapeutic mas- sage*. 6th ed. Boston: Cengage Learning.

Brummitt, J. 2008. The role of massage in sports perfor- mance and rehabilitation: Current evidence and future direction. *North American Journal of Sports Physical Therapy* 3(1): 7–21.

Calvert, R.N. 2002. *The history of massage: An illus- trated survey from around the world*. Rochester, VT: Healing Arts Press.

Clark, M., and S. Lucett 2011. *NASM essentials of cor- rective exercise training*. Philadelphia: Lippincott Williams & Wilkins.

Feltz, D.A. 1992. Understanding motivation in sport: A self-effcacy perspective. In *Motivation in sport and exercise*, edited by G.C. Roberts. Champaign, IL: Human Kinetics.

Fritz, S. 2013. *Mosby's fundamentals of therapeutic massage*. 5th ed. St. Louis: Elsevier.

Hyde, C. 2002. *Fitness instructor training guide*. 4th ed. American Association for Active Lifestyles and Fit- ness. Dubuque, IA: Kendall/Hunt Publishing Company.

Inkster, K. 2015. *50 foam roller exercises for massage, injury prevention and core strength*. New York: Sky- horse Publishing.

Myers, T.W. 2008. *Anatomy trains: Myofascial merid- ians for manual and movement therapists*. 2nd ed. New York: Churchill Livingstone.

Price, J., and M. Bratcher. 2010. *The BioMechanics Method corrective exercise specialist certifcation program*. San Diego, CA: The BioMechanics Press.

Price, J. 2013. *The amazing tennis ball back pain cure*. San Diego, CA: The BioMechanics Press.

Price, J. 2016. *Increasing client adherence*. PTontheNet. com. Accessed Feb 2, 2018. http://www.ptonthenet.com/articles/how-to-increase-client-adherence-4119.

Pappaioannou, A., and D. Hackfort. 2014. *Routledge companion to sport and exercise psychology: Global perspectives and fundamental concepts*. New York: Routledge.

Rolf, I.P. 1989. *Rolfing: Reestablishing the natural alignment and structural integration of the human body for vitality and well-being*. Rev. ed. Rochester, VT: Healing Arts Press.

Scheumann, D. 2007. *The balanced body: A guide to deep tissue and neuromuscular therapy*. 3rd ed. Philadelphia: Lippincott Williams & Wilkins.

Simons, D.G., J.G. Travell, and L.S. Simons. 1998. *Myo- fascial pain and dysfunction: The trigger point manual, Vol. 1. Upper half of body*. 2nd ed. Media, PA: Lippincott Williams & Wilkins.

Sinah, A.G. 2001. *Principles and practices of therapeu- tic massage*. New Delhi: Jaypee Brothers.

Travell, J.G., and D.G. Simons 1992. *Myofascial pain and dysfunction: The trigger point manual, Vol. 2. The lower extremities*. Media, PA: Lippincott Williams & Wilkins.

Whitworth, L., H. Kimsey-House, K. Kimsey-House, and P. Sandahl. 2007. *Co-Active coaching: New skills for coaching people toward success in work and life*. 2nd ed. Palo Alto, CA: Davies-Black Publishing.

Chapter 16

Ackland,T., B. Elliott, and J. Bloomfeld. 2009. *Applied anatomy and biomechanics in sport*. 2nd ed. Cham- paign, IL: Human Kinetics.

Alter, M. 1998. *Sports stretch: 311 stretches for 41 sports*. 2nd ed. Champaign, IL: Human Kinetics.

Bandura, A. 1986. *Social foundations of thought and action: A social cognitive theory*. Englewood Cliffs, NJ: Prentice Hall.

Bandy, W.D., J.M. Irion, and M. Briggler. 1997. The effect of time and frequency of static stretching on fexibility of the hamstring muscles. *Physical Therapy* 77(10): 1090-1096.

Bryant, C.X., and D.J. Green, eds. 2010. *ACE personal trainer manual: The ultimate resource for ftness professionals*. 4th ed. San Diego, CA: American Council on Exercise.

Calvert, R.N. 2002. *The history of massage: An illus- trated survey from around the world*. Rochester, VT: Healing Arts Press.

Clark, M., and S. Lucett. 2011. *NASM essentials of cor- rective exercise training*. Philadelphia: Lippincott Williams & Wilkins.

Golding, L.A., and S.M. Golding. 2003. *Fitness profession- als' guide to musculoskeletal anatomy and human movement*. Monterey, CA: Healthy Learning.

Gray, H. 1995. *Gray's anatomy*. New York: Barnes & Noble Books.

Hoffman, J. 2014. *Physiological aspects of sports train- ing and performance*. 2nd ed. Champaign, IL: Human Kinetics.

Hyde, C. 2002. *Fitness instructor training guide*. 4th ed. American Association for Active Lifestyles and Fit- ness. Dubuque, IA: Kendall/Hunt Publishing Company.

Karageanes, S. 2005. *Principles of manual sports medicine*. Philadelphia: Lippincott Williams & Wilkins.

Kisner, C., and L.A. Colby. 2012. *Therapeutic exercise: Foundations and techniques*. Philadelphia: F.A. Davis Company.

Kovacs, M. 2015. *The stretch out strap workbook: Step- by-step techniques for maximizing your range of motion of fexibility*. Berkeley: Ulysses.

Kurz, T. 2003. *Stretching scientifcally: A guide to fex- ibility training*. Island Pond, VT: Stadion.

Mason, J. 2004. *Believe you can: The power of the posi- tive attitude*. Michigan: Revel.

McGill, S. 2002. *Low back disorders: Evidence based prevention and rehabilitation*. Champaign, IL: Human Kinetics.

Micheli, L. 2011. *Encyclopedia of sports medicine*. Thousand Oaks, CA: Sage Publications.

Muscolino, J. 2009. *The muscle and bone palpation manual with trigger points, referral patterns and stretching*. St. Louis: Mosby, Elsevier.

Myers, T.W. 2008. *Anatomy trains: Myofascial merid- ians for manual and movement therapists*. 2nd ed. New York: Churchill Livingstone.

Price, J., and M. Bratcher. 2010. *The BioMechanics Method corrective exercise specialist certifcation program*. San Diego, CA: The BioMechanics Press.

Rolf, I.P. 1989. *Rolfing: Reestablishing the natural alignment and structural integration of the human body for vitality and well-being*. Rev. ed. Rochester, VT: Healing Arts Press.

Taylor, D.C., J.D. Dalton, A.V. Seaber, and W.E. Garrett. 2011. Viscoelastic properties of muscle-tendon units. The biomechanical effects of stretching. *American Journal of Sports Medicine* 18(3): 300-309.

Walker, B. 2011. *The anatomy of stretching: Your illus- trated guide to fexibility and injury rehabilitation*. 2nd ed. Chichester, England: Lotus Publishing.

Chapter 17

Ackland, T., B. Elliott, and J. Bloomfeld. 2009. *Applied anatomy and biomechanics in sport*. 2nd ed. Cham- paign, IL: Human Kinetics.

Bryant, C.X., and D.J. Green, eds. 2010. *ACE personal trainer manual: The ultimate resource for ftness professionals*. 4th ed. San Diego, CA: American Council on Exercise.

Chaitow, L., and J. Delany. 2005. *Clinical application of neuromuscular techniques: Practical case study exercises*. New York: Elsevier Churchill Livingstone.

Clark, M., and S. Lucett. 2011. *NASM essentials of cor- rective exercise training*. Philadelphia: Lippincott Williams & Wilkins.

Coyle, D. 2009. *The talent code: Greatness isn't born. It's grown. Here's how*. New York: Random House.

Ellenbecker, T., and G. Davies. 2001. *Closed kinetic chain exercise: A comprehensive guide to multi-joint exer- cises*. Champaign, IL: Human Kinetics.

Fishman, S., J. Ballantyne, and J. Rathmell. 2009. *Bon- ica's management of pain*. Philadelphia: Lippincott Williams & Wilkins.

Fritz, S. 2013. *Mosby's fundamentals of therapeutic massage*. 5th ed. St. Louis: Elsevier.

Higgins, M. 2011. *Therapeutic exercise: From theory to practice*. Philadelphia: F.A. Davis Company.

Hoffman, J. 2014. *Physiological aspects of sports train- ing and performance*. 2nd ed. Champaign, IL: Human Kinetics.

Houglum, P. 2016. *Therapeutic exercise for muscu- loskeletal injuries*. 4th ed. Champaign, IL: Human Kinetics.

Kraemer, W., and K. Hakkinen, eds. 2002. *Strength train- ing for sport*. Malden, MA: Blackwell Science.

Magee, D.J., J.E. Zachazewski, and W.S. Quillen, eds. 2007. *Scientifc foundations and principles of practice in musculoskeletal rehabilitation*. St. Louis: Saunders Elsevier.

McGill, S. 2002. *Low back disorders: Evidence based prevention and rehabilitation*. Champaign, IL: Human Kinetics.

Miller, P. 1995. *Fitness programming and physical dis- ability*. Champaign, IL: Human Kinetics.

Price, J. 2008. Corrective exercise: Coming full circle. *IDEA Fitness Journal*. San Diego: IDEA Health and Fitness Association (January): 40-47.

Price, J., and M. Bratcher. 2010. *The BioMechanics Method corrective exercise specialist certifcation program*. San Diego, CA: The BioMechanics Press.

Price, J., and F. Sharpe. 2009. *The complete idiot's guide to functional training*. New York: Penguin Publishing.

Reider, B., M. Provencher, and R. Davies. 2015. *Orthope- dic rehabilitation of the athlete: Getting back in the game*. Philadelphia: Elsevier Saunders.

Shumway-Cook, A., and M. Woollocott. 2007. *Motor*

con- trol: Translating research into clinical practice. 3rd ed. Philadelphia: Lippincott Williams & Wilkins.

Starkey, C., and G. Johnson, eds. 2006. *Athletic training and sports medicine.* 4th ed. Sudbury, MA: Jones & Bartlett.

Stone, M., M. Stone, and W. Sands. 2007. *Principles and practice of resistance training.* Champaign, IL: Human Kinetics.

Wrisberg, C. 2007. *Sport skill instruction for coaches.* Champaign, IL: Human Kinetics.

Chapter 18

Atkins, E., J. Kerr, and E. Goodlad. 2015. *A practical approach to musculoskeletal medicine: Assessment, diagnosis and treatment.* St. Louis: Elsevier.

Chinn, L., and J. Hertel 2010. Rehabilitation of ankle and foot injuries in athletes. *Clinical Sports Medicine* 29 (January): 157-167.

DeLisa, J., B. Gans, and N. Walsh, eds. 2005. *Physical medicine and rehabilitation: Principles and prac- tice, Volume 1.* Philadelphia: Lippincott Williams & Wilkins.

Donatelli, R., and M. Wooden. 2010. *Orthopedic physical therapy.* 4th ed. St. Louis: Churchill Livingstone Elsevier.

Frontera, W., J. Silver, and T. Rizzo. 2015. *Essentials of physical medicine and rehabilitation: Musculo- skeletal disorders, pain and rehabilitation.* 3rd ed. Philadelphia: Elsevier Saunders.

Greene, D., and S. Roberts 2017. *Kinesiology: Movement in the context of activity.* 3rd ed. St. Louis: Elsevier.

Hertling, D., and R. Kessler. 2006. *Management of common musculoskeletal disorders: Physical ther- apy principles and methods.* 4th ed. Philadelphia: Lippincott Williams & Wilkins.

Higgins, M. 2011. *Therapeutic exercise: From theory to practice.* Philadelphia: F.A. Davis.

Karwowski, W. 2006. *International encyclopedia of ergonomics and human factors: Volume 3.* 2nd ed. Boca Raton, FL: Taylor and Francis.

Hillstrom, K., and L.C. Hillstrom, eds. 2007. *The industrial revolution in America: Communications, agriculture and meatpacking overview/compari- son.* Vols. 7-9. Santa Barbara, CA: ABC-CLIO.

McGill, S. 2016. *Low back disorders: Evidence-based prevention and rehabilitation.* 3rd ed. Champaign, IL: Human Kinetics.

Ombregt, L. 2013. *A system of orthopaedic medicine.* 3rd ed. New York: Churchill Livingstone Elsevier.

Plotnik, R., and H. Kouyoumdjian. 2014. *Introduction to psychology.* 10th ed. Belmont, CA: Wadsworth Cengage Learning.

Price, J. 2014. *How to choose the right training shoe.* Australian Fitness Network. www.ftnessnetwork.com.au.

Price, J., and M. Bratcher. 2010. *The BioMechanics Method corrective exercise specialist education program.* San Diego, CA: The BioMechanics Press.

Sahrmann, S. 2002. *Diagnosis and treatment of move- ment impairment syndromes.* St. Louis: Mosby.

Scheumann, D.W. 2007. *The balanced body: A guide to deep tissue and neuromuscular therapy.* 3rd ed. Philadelphia: Lippincott Williams & Wilkins.

Simons, D., J. Travell, and L. Simons. 1999. *Travell & Simons' myofascial pain and dysfunction: The trig- ger point manual. Volume 1: Upper half of body.* 2nd ed. Philadelphia: Lippincott Williams & Wilkins.

Weisberg, J., and H. Shink. 2015. *3 minutes to a pain-free life: The groundbreaking program for total body pain prevention and rapid relief.* New York: Atria Books.

Wilmink, J. 2010. *Lumbar spinal imaging in radicular pain and related conditions.* Netherlands: Springer.

Chapter 19

Barnes, J.F. 1999. Myofascial release. In *Functional soft tissue examination and treatment by manual meth- ods*, 2nd ed, edited by W.I. Hammer. Gaithersburg, MD: Aspen Publishers.

Myers, T.W. 2008. *Anatomy trains: Myofascial merid- ians for manual and movement therapists.* 2nd ed. New York: Churchill Livingstone.

Price, J. 2013. *The amazing tennis ball back pain cure.* San Diego, CA: The BioMechanics Press.

Price, J., and M. Bratcher. 2010. *The fundamentals of cor- rective exercise. Module 3: The BioMechanics Method corrective exercise specialist certifcation program.* San Diego, CA: The BioMechanics Press.

Rolf, I.P. 1989. *Rolfing: Reestablishing the natural alignment and structural integration of the human body for vitality and well-being.* Rev. ed. Rochester, VT: Healing Arts Press.

Travell, J.G., and D.G. Simons. 1992. *Myofascial pain and dysfunction: The trigger point manual. Vol. 2. The lower extremities.* Media, PA: Lippincott Williams & Wilkins.

Chapter 20

Clark, M., and S. Lucett. 2011. *NASM essentials of cor- rective exercise training.* Philadelphia: Lippincott Williams & Wilkins.

Kovacs, M. 2015. *The fexible stretching strap workbook: Step-by-step techniques for maximizing your range of motion and fexibility.* Berkeley: Ulysses.

Price, J. 2013. *The amazing tennis ball back pain cure.* San Diego, CA: The BioMechanics Press.

Price, J., and M. Bratcher. 2010. *The BioMechanics Method corrective exercise specialist certifcation program.* San Diego, CA: The BioMechanics Press.

Chapter 21

Bryant, C.X., and D.J. Green, eds. 2010. *ACE personal trainer manual: The ultimate resource for ftness professionals.* 4th ed. San Diego, CA: American Council on Exercise.

Clark, M., and S. Lucett. 2011. *NASM essentials of cor- rective exercise training.* Philadelphia: Lippincott

Williams & Wilkins.

Coyle, D. 2009. *The talent code: Greatness isn't born. It's grown. Here's how*. New York: Random House.

Hoffman, J. 2014. *Physiological aspects of sports training and performance*. 2nd ed. Champaign, IL: Human Kinetics.

Houglum, P. 2016. *Therapeutic exercise for musculoskel- etal injuries*. 4th ed. Champaign, IL: Human Kinetics.

Magee, D.J., J.E. Zachazewski, and W.S. Quillen, eds. 2007. *Scientifc foundations and principles of practice in musculoskeletal rehabilitation*. St. Louis: Saunders Elsevier.

McGill, S. 2016. *Low back disorders: Evidence-based prevention and rehabilitation*. 3rd ed. Champaign, IL: Human Kinetics.

Price, J. 2013. *The amazing tennis ball back pain cure*. San Diego, CA: The BioMechanics Press.

Price, J., and M. Bratcher. 2010. *The BioMechanics Method corrective exercise specialist certifcation program*. San Diego, CA: The BioMechanics Press.

Price, J., and F. Sharpe. 2009. *The complete idiot's guide to functional training*. New York: Penguin Publishing.

Wrisberg, C. 2007. *Sport skill instruction for coaches*. Champaign, IL: Human Kinetics.

Chapter 22

Altman, S., E. Valenzi, and R.M. Hodgetts. 1985. *Orga- nizational behavior: Theory and practice*. Orlando: Academic Press.

American College of Sports Medicine. 2014. *ACSM's resources for the personal trainer*. 4th ed. Philadel- phia: Lippincott Williams & Wilkins.

Bandura, A. 1986. *Social foundations of thought and action: A social cognitive theory*. Englewood Cliffs, NJ: Prentice Hall.

Brockbank, A., and I. McGill. 2006. *Facilitating refective learning through mentoring & coaching*. Philadel- phia: Kogan Page.

Bryant, C.X., D.J. Green, and S. Newton-Merrill, eds. 2013. *ACE health coach manual: The ultimate guide to wellness, fitness, and lifestyle change*. San Diego, CA: American Council on Exercise.

Caissy, G.A. 1998. *Unlock the fear: How to open yourself up to face and accept change*. Cambridge, MA: Perseus Publishing.

Price, J. 2012. How to turn prospective clients into paying clients: The art of initial consultations. *PTontheNet. com*. Accessed March 15, 2017. www.ptonthenet.com/ articles/art-of-initial-pt-client-consultations-3580

Price, J., and M. Bratcher. 2010. *The BioMechanics Method corrective exercise specialist certifcation program*. San Diego, CA: The BioMechanics Press.

Reeve, J. 2015. *Understanding motivation and behav- ior*. 6th ed. Hoboken, NJ: Wiley.

Schwarz, R.M. 2017. *The skilled facilitator: A comprehensive resource for consultants, facilitators, coaches and trainers*. 3rd ed. Hoboken, NJ: Jossey- Bass.

Tyler, T.R., R.M. Kramer, and P.J. Oliver, eds. 1999. *The psychology of the social self*. New York: Psychology Press.

Williams, J. 1993. *Applied sport psychology: Personal growth to peak performance*. 2nd ed. Mountain View, CA: Mayfeld Publishing.

Chapter 23

Bandura, A.1986. *Social foundations of thought and action: A social cognitive theory*. Englewood Cliffs, NJ: Prentice Hall.

Bly, R.B. 1991. *Selling your services: Proven strategies for getting clients to hire you (or your frm)*. New York: Owl Books.

Boyes, A. 2015. *The anxiety toolkit: Strategies for fne-tuning your mind and moving past your stuck points*. New York: Random House.

Bryant, C.X., and D.J. Green, eds. 2010. *ACE personal trainer manual: The ultimate resource for ftness professionals*. 4th ed. San Diego, CA: American Council on Exercise.

Crane, F.G. 2013. *Marketing for entrepreneurs*. 2nd ed. Los Angeles, CA: Sage Publications.

Donaldson, M. 2007. *Negotiating for dummies*. 2nd ed. Hoboken, NJ: Wiley.

Friesen, B.K. 2010. *Designing and conducting your frst interview project*. San Francisco: Wiley.

Griffn, J.C. 2006. *Client-centered exercise prescription*. 2nd ed. Champaign, IL: Human Kinetics.

Petty, N., and A.P. Moore. 2002. *Neuromusculoskeletal examination and assessment: A handbook for thera- pists*. Edinburgh: Churchill Livingstone.

Price, J. 2012. How to turn prospective clients into paying clients: The art of initial consultations. *PTontheNet.com*. Accessed May 22, 2017. www.ptonthenet.com/articles/ art-of-initial-pt-client-consultations-3580.

Price, J. 2015. Mental aspects of chronic pain. *IDEA Fitness Journal* 12 (January): 74-78.

Price, J., and M. Bratcher. 2010. *The BioMechanics Method corrective exercise specialist certifcation program*. San Diego, CA: The BioMechanics Press.

Reeve, J. 2015. *Understanding motivation and behavior*. 6th ed. Hoboken, NJ: Wiley.

Schwarz, R.M. 2017. *The skilled facilitator: A comprehensive resource for consultants, facilitators, coaches and trainers*. 3rd ed. Hoboken, NJ: Jossey-Bass.

Shah, J.Y., and W.L. Gardner, eds. 2008. *Handbook of motivation science*. New York: Guilford Press.

Simpson, H.B., Y. Neria, R. Lewis-Fernández, and F. Schneier, eds. 2010. *Anxiety disorders: Theory, research and clinical perspectives*. Cambridge, UK: Cambridge University Press.

Simpson, M. 2011. *29i - Mastering your sales psyche*. Naples, FL: Xmar Publishing.

Sternberg, R.J., H.L. Roediger, and D. Halpern, eds. 2007. *Critical thinking in psychology.* New York: Cambridge University Press.

Swain, D.P., and C.A. Brawner, eds. 2014. *ACSM's resource manual for guidelines for exercise testing and pre- scription.* Baltimore, MD: Lippincott Williams & Wilkins.

Winnick, J., and D. Porretta. 2017. *Adapted physical education and sport.* 6th ed. Champaign, IL: Human Kinetics.

Chapter 24

Bandura, A. 1986. *Social foundations of thought and action: A social cognitive theory.* Englewood Cliffs, NJ: Prentice Hall.

Berdik, C. 2012. *Mind over mind: The surprising power of expectations.* New York: Penguin.

Bosworth, H., ed. 2010. *Improving patient treatment adherence: A clinician's guide.* New York: Springer.

Caissy, G.A. 1998. *Unlock the fear: How to open yourself up to face and accept change.* Cambridge, MA: Perseus Publishing.

Dempsey, J.V., and G.C. Sales, eds. 1993. *Interactive instruction and feedback.* Englewood Cliffs, NJ: Educational Technology Publications.

Gallahue, D.L., and F.C. Donnelly. 2003. *Developmental physical education for all children.* 4th ed. Champaign, IL: Human Kinetics.

Griffn, J.C. 2006. *Client-centered exercise prescription.* 2nd ed. Champaign, IL: Human Kinetics.

Hale, B., and P. Crisfeld. 2004. *Imagery training: A guide for sports coaches and performers.* Leeds, UK: Coach- wise Business Solutions.

Lynch, J. 1992. *The psychology of customer care: A revolutionary approach.* London: Macmillan.

Price, J. 2016. How to increase client adherence. *PTontheNEt.com.* Accessed May 26, 2017. www.ptonthenet.com/articles/how-to-increase-client-adherence-4119

Price, J., and M. Bratcher. 2010. *The BioMechanics Method corrective exercise specialist certifcation program.* San Diego, CA: The BioMechanics Press.

Roberts, G. 1992. *Motivation in sport and exercise.* Champaign, IL: Human Kinetics.

Salvo, S.G. 2016. *Massage therapy: Principles and prac- tice.* 5th ed. St Louis, MO: Elsevier.

Shah, J.Y., and W.L. Gardner, eds. 2008. *Handbook of moti- vation science.* New York: Guilford Press.

Skovholt, T.M., and M. Trotter-Mathison. 2016. *The resilient practitioner: Burnout and compassion fatigue prevention and self-care strategies for the helping professions.* 2nd ed. New York: Routledge.

Winnick, J., and D. Porretta. 2017. *Adapted physical education and sport.* 6th ed. Champaign, IL: Human Kinetics.

Chapter 26

Conrad, L.J. 1998. *Guerrilla marketing: Secrets for making big profts from your small business.* Boston: Houghton Miffin Company.

Galai, D., L. Hillel, and D. Wiener. 2016. *How to create a successful business plan: For entrepreneurs, sci- entists, managers and students.* Singapore: World Scientifc.

Gerber, M.E. 2001. *The e-myth revisited: Why most small businesses don't work and what to do about it.* 2nd ed. New York: Harper Collins.

Huff, D., D. Edmond, and C. Gillette. 2015. 2015 B2B web usability report: What B2B buyers want from vendor websites. *Komarketing.com.* Accessed March 28, 2017. https://komarketing.com/fles/b2b-web-usability-report-2015.pdf

Kumar, A., and N. Meenakshi. 2011. *Marketing management.* 2nd ed. New Delhi: Vikas Publishing.

Lamb, C.W., J.F. Hair, and C. McDaniel. 2017. *MKTG11.* Boston, MA: Cengage Learning.

Norman, J. 1999. *What no one ever tells you about starting your own business: Real life start-up advice from 101 successful entrepreneurs.* Chicago: Dearborn.

O'Donohue, W.T., and E.R. Levensky, eds. 2006. *Promoting treatment adherence: A practical handbook for health care providers.* Thousand Oaks, CA: Sage Publications.

Price, J. 2003. Blueprint of a startup (part two). *IDEA Personal Trainer* (October): 13-16.

Price, J., and M. Bratcher. 2010. *The BioMechanics Method corrective exercise specialist certifcation program.* San Diego, CA: The BioMechanics Press.

Price, J., and M. Bratcher. 2012. *The BioMechanics Method corrective exercise business professional educational course.* San Diego, CA: The BioMechan- ics Press.

Schroeder, J., and A. Donlin. 2013. *IDEA ftness programming and equipment trends report.* San Diego: IDEA Health and Fitness Association.

Sobel, A., and J. Sheth. 2000. *Clients for life: How great professionals develop breakthrough relationships.* New York: Simon & Schuster.

Chapter 27

Cynthia, G.L. 2012. *Entrepreneurship: Ideas in action.* 5th ed. Mason, OH: South-Western Cengage Learning.

Frazer-Robinson, J. 2003. *It's all about customers! The perfect way to grow your business through market- ing, sales and service.* London: Kogan Page.

Friedmann, S. 2009. *The complete idiot's guide to target marketing.* New York: Alpha Books.

Hall, R. 2003. *Starting a small business: A step-by-step guide to help you plan and start a business.* West Conshohocken, PA: Infnity Publishing.

Hayes, J.W. 2012. *Becoming the expert: Enhancing your business reputation through thought leadership marketing.* London: Brightword Publishing.

Hiam, A. 2014. *Marketing for dummies.* 4th ed. Somerset, NJ: Wiley.

Humbatov, S. 2015. *Brand management and social media: In service industry.* Hamburg: Anchor Aca- demic Publishing.

Kuzmeski, M. 2010. *And the clients went wild! (Revised and updated): How savvy professionals win all the business they want.* Somerset, NJ: Wiley.

Neuman, J. 2007. *The complete Internet marketer. A practical guide to everything you need to know about marketing online.* USA: With-A-Clue Press.

Price, J., and M. Bratcher. 2010. *The BioMechanics Method corrective exercise specialist certifcation program.* San Diego, CA: The BioMechanics Press.

Price, J., and M. Bratcher. 2012. *Corrective exercise business professional educational course.* San Diego, CA: The BioMechanics Press.

Rieva, L. 2001. *Start your own business: The only start-up book you'll ever need.* 2nd ed. Irvine, CA: Entrepreneur Press.

Silk, A.J. 2006. *What is marketing?* Boston: Harvard Business School Press.

Schultz, M., and J.E. Doerr. 2011. *Rainmaking conversations: Infuence, persuade, and sell in any situation.* Somerset, NJ: Wiley.

Shepherd, J., and N.L. Augenti. 2012. *How to start a home-based online retail business.* 2nd ed. Guilford, CT: Globe Pequot Press.

Urquhart-Brown, S. 2008. *The accidental entrepreneur: The 50 things I wish someone had told me about starting a business.* New York: American Management Association.

Chapter 28

Aluise, J.J. 1980. *The physician as manager.* 2nd ed. New York: Springer Verlag.

Blakemore, P. 2011. *Networking for lawyers.* Reading, UK: PEP Partnership LLP.

Brocato, J.B. 2010. *A service provider's guide to start- ing a unique business networking group.* Chicago, IL: Intense Publishing.

Bryant, C.X., and D.J. Green, eds. 2010. *ACE personal trainer manual: The ultimate resource for ftness professionals.* 4th ed. San Diego, CA: American Council on Exercise.

Bryant, C.X., D.J. Green, and S. Newton-Merrill, eds. 2013. *ACE health coach manual: The ultimate guide to wellness, ftness, and lifestyle change.* San Diego, CA: American Council on Exercise.

Burg, B. 2006. *Endless referrals.* 3rd ed. New York: McGraw-Hill.

Ciletti, D. 2011. *Marketing yourself.* Columbus, OH: South-Western Cengage Learning.

DiNubile, N.A., and W. Patrick. 2005. *FrameWork: Your 7-step program for healthy muscles, bones, and joints.* New York: Rodale.

Fisher, D. 2001. *Professional networking for dummies.* Hoboken, NJ: Wiley.

Howley, E.T., and D.L. Thompson, eds. 2016. *Fitness pro- fessional's handbook.* 7th ed. Champaign, IL: Human Kinetics.

Knoote-Parke, A. 2009. *Brand it purple: Stand out in a crowd.* St Agnes, Australia: Tish N Enigma Books.

Levinson, J.C., and M. Mann. 2007. *Guerrilla networking: A proven battle plan to attract the very people you want to meet.* New York: Morgan James.

Phillips, S. 2014. *The complete guide to professional networking: The secrets of online and offine success.* Philadelphia: Kogan Page.

Price, J., and M. Bratcher. 2010. *The BioMechanics Method corrective exercise specialist certifcation program.* San Diego, CA: The BioMechanics Press.

Price, J., and M. Bratcher. 2012. *The BioMechanics Method corrective exercise business professional educational course.* San Diego, CA: The BioMechan- ics Press.

Thomas, S. 2014. *Business networking for dummies.* Chichester, UK: Wiley.

Index

가

바

사

자